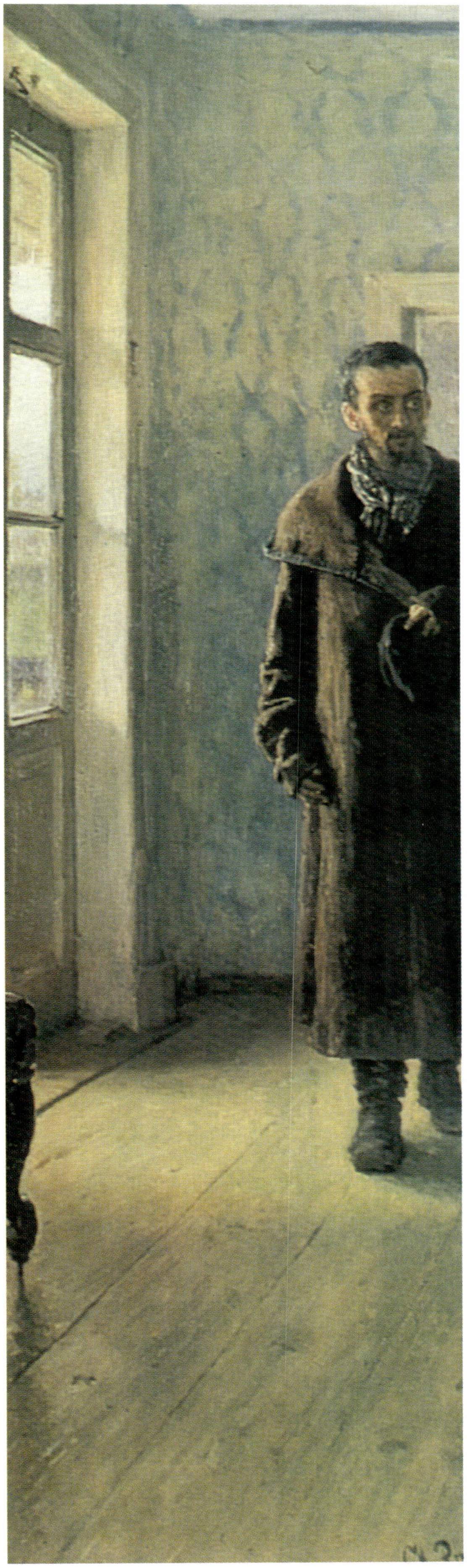

RUSSISCHE MALEREI

Parkstone
PARKSTONE VERLAG

Herausgeber: Jean-Paul Manzo
Text: Peter Leek
Übersetzung aus dem Englischen: Dr. M. Goch
Koordination: Anja Vierkant
Assistenz: Barbara Vignaux
Layout: Olivier Hickey
Schriftsatz: Christine Kalanquin

Gedruckt in Europa
Drucklegung: 2. Quartal 1999
ISBN: 1 85995 357 3

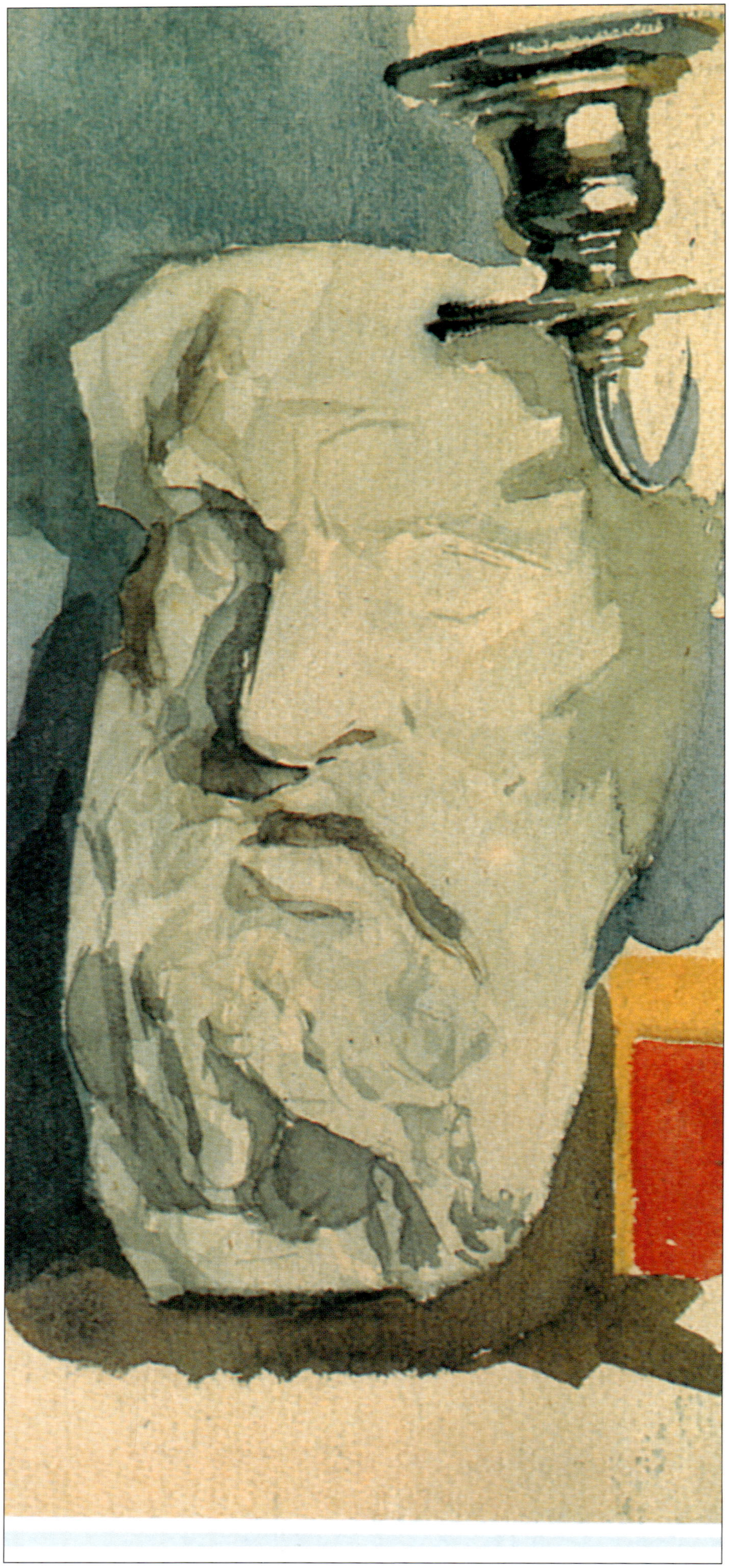

Michail Wrubel
111 *Stillleben mit Gipsmaske und Kandelaber.* 1885
Unvollendet. Aquarell auf Papier. 18,5 x 11,7 cm
Museum der Russischen Kunst, Kiew

INHALT

EINLEITUNG

Die erhabene Metaphorik der großen Ikonenmaler, die Porträtmalerei des 18. und des 19. Jahrhunderts, die Bilder der See, des Schnees und der Wälder, die Darstellungen des bäuerlichen Lebens und die historischen Gemälde der 'Wanderer', die Eleganz der Bewegung 'Welt der Kunst', die kühnen Experimente der Künstler des frühen 20. Jahrhunderts ... Wer mit der russischen Malerei nicht vertraut ist, wird ihren Reichtum und ihre Vielseitigkeit als eine Überraschung oder zumindest als eine aufregende Entdeckung empfinden. In der Tat ist die Kreativität der russischen Künstler der letzten zweieinhalb Jahrhunderte so ausgeprägt gewesen, dass ein Buch wie das vorliegende hoffnungslos überfordert wäre, wollte es einen erschöpfenden Überblick über ihr Schaffen geben. Sein Ziel ist es eher, eine repräsentative Auswahl der russischen Malerei vom 18. Jahrhundert bis zum Beginn der nachrevolutionären Epoche (sowie einige Ausblicke auf jüngere Arbeiten) zu bieten. In diesem Rahmen werden lediglich einige Bemerkungen zu Russlands reichem Erbe der Ikonenmalerei möglich sein. Ebensowenig kann die Kunst der sowjetischen Ära detailliert berücksichtigt werden.

Ikonenmalerei

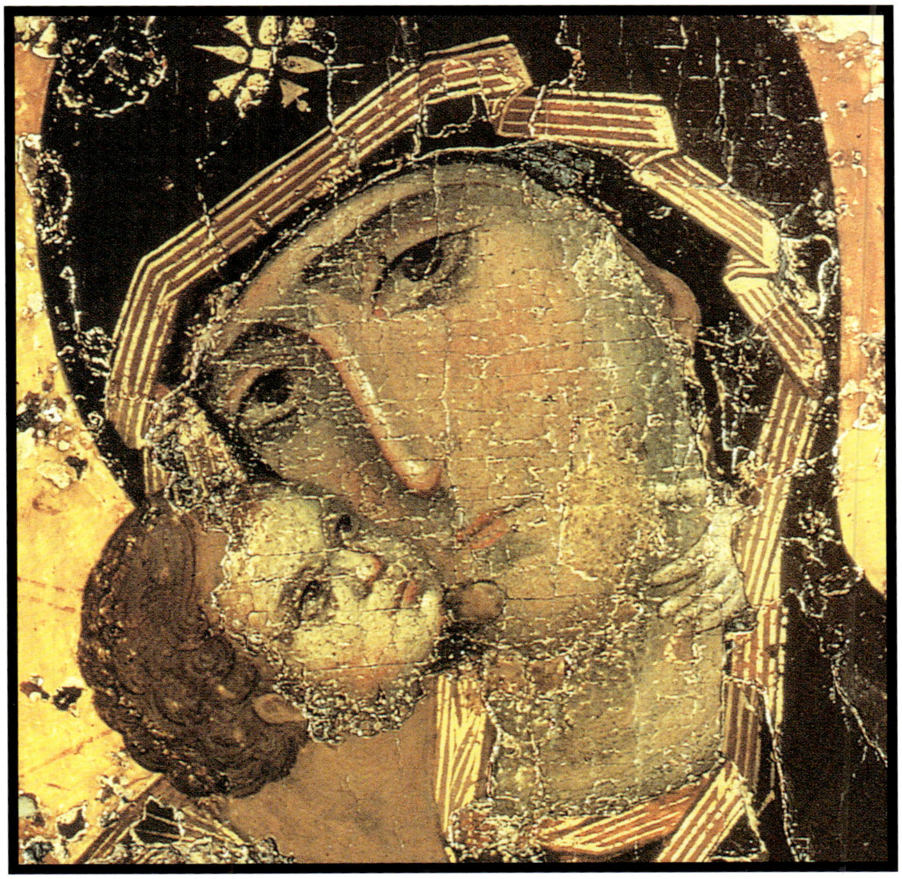

Unbekannter Künstler
1 *Die Muttergottes von Wladimir*
11. bis frühes 12. Jahrhundert. Detail.

Obwohl die Ikonenmalerei sich rasch zu einem genuinen Bestandteil der russischen Kultur entwickelte, handelte es sich zunächst um eine importierte Kunstform, die von Konstantinopel nach Russland gelangt war. Der Begiff 'Ikone' selbst, eine Übertragung des griechischen Wortes für Abbildung oder Bild, verweist auf seinen byzantinischen Ursprung. Nachdem der Großfürst Wladimir des Kiewer Reiches (dem ersten russischen Staatsgebilde überhaupt) Gesandte ausgeschickt hatte, um ihm über die unterschiedlichen existierenden Religionen zu berichten, nahm er im Jahr 988 sowohl für sich selbst wie auch für seine gesamten Untertanen den christlichen Glauben an und veranstaltete im Fluss Dnepr eine Massentaufe. Er lud byzantinische Künstler und Baumeister nach Kiew ein, um christliche Kultstätten zu bauen und zu schmücken. Auf diese Weise wurden die Steinkirchen Kiews mit großartigen Fresken und Mosaiken ausgestattet. Viele der frühen Kirchen in Kiew waren jedoch aus Holz errichtet worden und Wandmalereien waren deswegen unzweckmäßig; stattdessen wurden religiöse Bilder auf hölzerne Tafeln gemalt. Diese wiederum zierten häufig einen Wandschirm, der den Altarraum vom Hauptteil der Kirche trennte und sich schließlich zur Ikonostase entwickelte, einer mit gestuft angeordneten Ikonen kunstvoll dekorierten Trennwand.

Man nimmt an, dass die berümteste dieser frühen Ikonen, *Die Gottesmutter von Wladimir* [1] (heutzutage in der Tretjakow-Galerie in Moskau), während des ersten Viertels des 12.

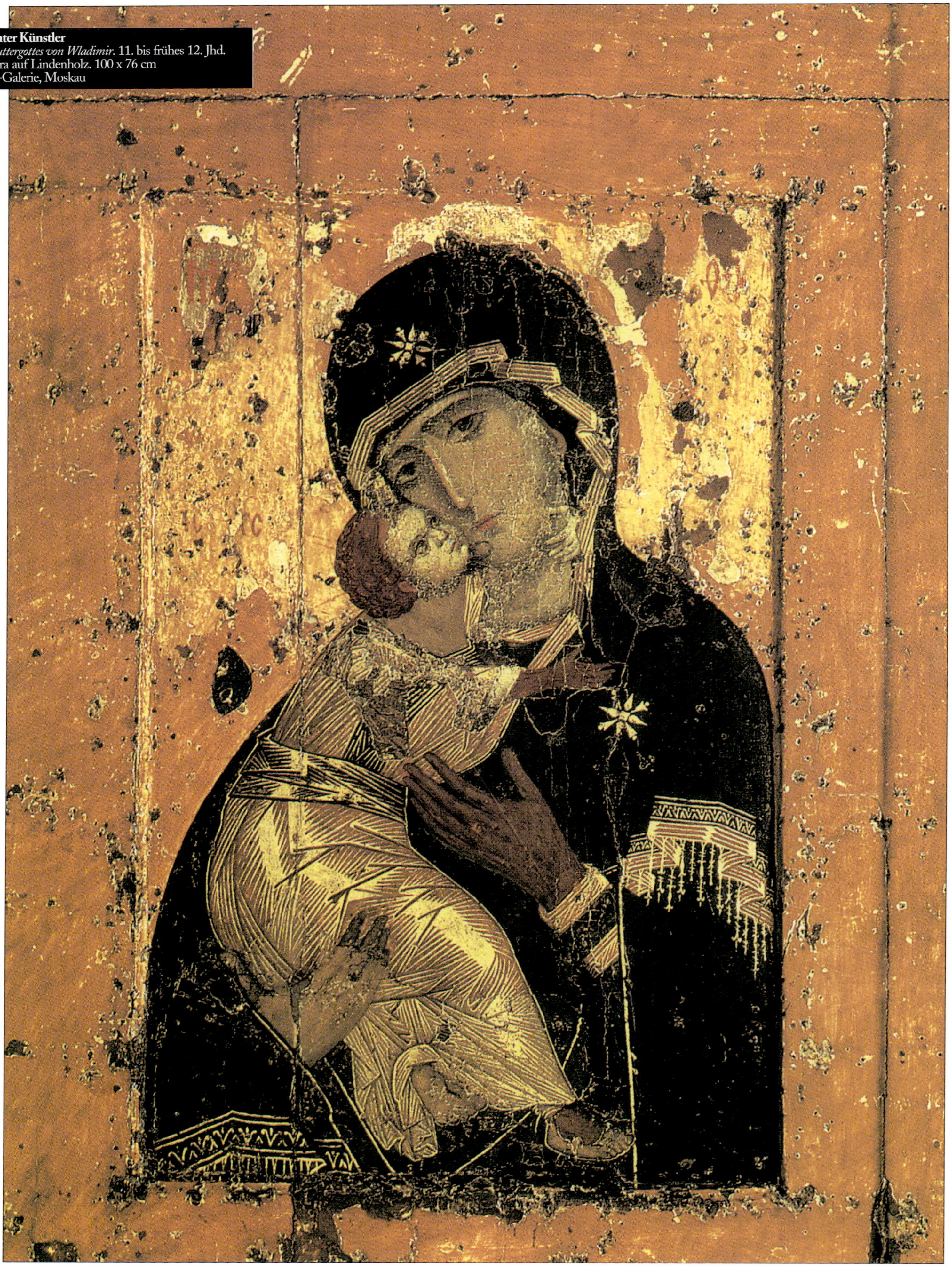

Unbekannter Künstler
1 *Die Muttergottes von Wladimir*. 11. bis frühes 12. Jhd.
Ei-Tempera auf Lindenholz. 100 x 76 cm
Tretjakow-Galerie, Moskau

Jahrhunderts in Konstantinopel gemalt wurde. Zwischen dieser Zeit und der Simon Uschakows (1626-1686), wohl dem letzten Ikonenmaler von Bedeutung, bildete sich eine große Vielfalt an Schulen und Stilen der Ikonenmalerei heraus, unter denen die von Wladimir-Susdal, Jaroslawl, Pskow, Nowgorod und Moskau herausragten. Die ersten Ikonenmaler sind biografisch nicht fassbar, man weiß jedoch, dass es sich nicht ausnahmslos um Mönche handelte, und bald schon waren Werkstätten, die sich auf Ikonen und andere Formen des Kirchenschmucks spezialisiert hatten, in vielen Teilen Russlands verbreitet.

Theophanes der Grieche (ca. 1340-1405), einer der großen Meister der Ikonenmalerei, kam aus Konstantinopel nach Russland und übte großen Einfluss sowohl auf die Nowgoroder wie auch auf die Moskauer Schule aus. Weitere bekannte Meister sind Andrej Rubljow (ca. 1370-1430), dessen berühmtestes Werk, die *Alttestamentliche Trinität* [2], sich in der Tretjakow-Galerie befindet und sein Freund und Partner Daniil Tschorny (wie Rubljow ein Mönch) sowie Dionysius (ca. 1440-1508), einer der ersten Laien unter den führenden Ikonenmalern. Als Dionysius und seine Söhne ihre Werke schufen, verbreitete sich zunehmend der Besitz von Ikonen. Zunächst hatten Adlige und Kaufleute sie an einem besonderen Ehrenplatz in ihren Häusern ausgestellt, zuweilen sogar in einem eigens für diesen Zweck vorgesehenen Raum. Aber dann begannen auch vermögende Bauernfamilien, Ikonen in einer 'schönen Ecke' (*krasny ugol*) aufzuhängen.

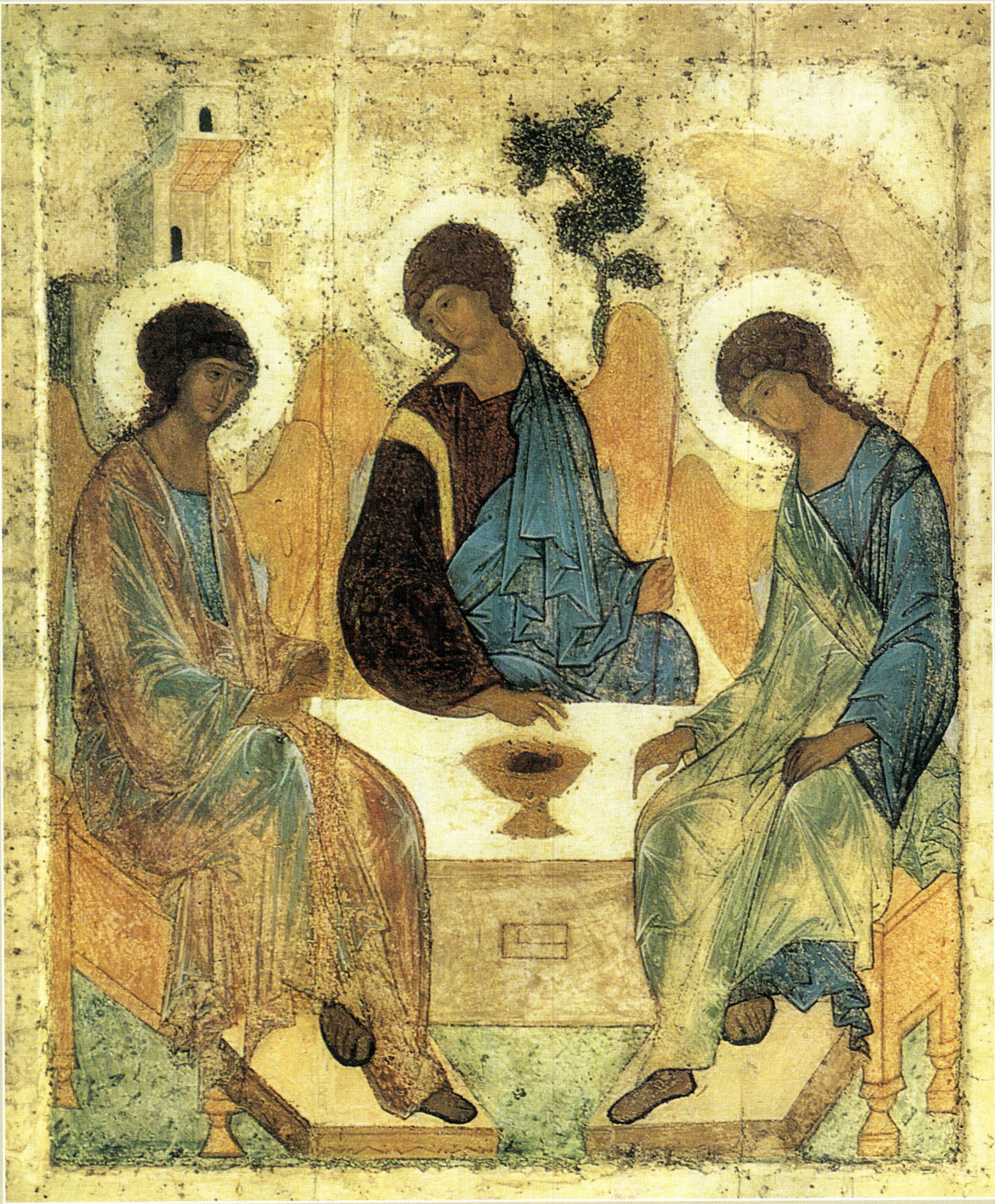

Andrei Rubljow
2 *Alttestamentliche Trinität.* 1422-1427
Ei-Tempera auf Holztafel. 142 x 114 cm
Tretjakow-Galerie, Moskau

Parsunas

Die Ikonenmaler stellten neben Christus, der Jungfrau Maria und Heiligen oder Engeln bis zur Mitte des 16. Jahrhunderts grundsätzlich nur Figuren aus dem Alten und Neuen Testament dar. Dann aber rief Iwan der Schreckliche im Jahr 1551 ein Kirchenkonzil (*Stoglav*) zusammen, um eine Reihe strittiger Fragen zu klären, unter anderem die, ob die Darstellung lebender Menschen in Ikonen frevelhaft sei. Der etwas kryptische Beschluss des Konzils in dieser Angelegenheit wurde so gedeutet, dass die Aufnahme von Zaren und Personen aus Geschichte und Sage neben biblischen Figuren zulässig sei. In der Folge öffnete sich die Ikonenmalerei neuen Stilrichtungen und Inhalten, bis im Rahmen des Schismas, das die russisch-orthodoxe Kirche Mitte des 17. Jahrhunderts spaltete, Nikon (der Patriarch der Reformpartei) und Awwakum (der Führer der konservativen Altgläubigen) sich gegenseitig in ihren Bemühungen zu übertreffen trachteten, die Reinheit der Ikonenmalerei wiederherzustellen. Nikon zerschmetterte, verbrannte oder verunstaltete durch das Ausstechen der Augen der Ikonengestalten jene Ikonen, die von der byzantinischen Tradition abwichen, insbesondere, wenn sie weltliche Figuren darstellten. Und Awwakum geißelte Neuerungen und fremde Einflüsse in einer Sprache, die kaum weniger drastisch war als die Nikons.

Aber der Beschluss von Iwans Stoglav hatte unbeabsichtigt den Weg für die Ausbreitung der weltlichen Kunst geebnet. Maler wandten sich Porträts und anderen künstlerischen Ausdrucksformen zu, um nicht die Aufmerksamkeit Nikons und Awwakums sowie ihrer Anhänger zu erregen. Ein Ergebnis war die Mode der Parsunas (von dem lateinischen *persona*), dies waren im Stil den Ikonen ähnelnde Bilder lebender Menschen, die aber keinen religiösen Charakter hatten und gewöhnlich auf hölzerne Tafeln, seltener auf Leinwand gemalt wurden. Zunächst außerordentlich stilisiert, wurde das Hauptaugenmerk weniger darauf gerichtet, den Charakter der Personen einzufangen als vielmehr ihren gesellschaftlichen Rang darzustellen. Aber die Parsunas machten in der Porträtmalerei schon bald einer realistischeren Form Platz. Das vor 1696 von einem unbekannten Künstler gemalte Porträt des Hofnarren Peters des Großen, Jakob Turgenjew [3], zum Beispiel weist eine psychologische Tiefe und eine Ironie auf, die man in den meisten Parsunas vermisst. Die zweifelnde Schläue, die den Gesichtsausdruck des Narren kennzeichnet, und die Art und Weise, in der diese kraftvolle Figur die Leinwand besetzt, mögen ein Hinweis darauf gewesen sein, dass Weisheit nicht allein Prinzen und Torheit ebensowenig allein den Narren vorbehalten ist.

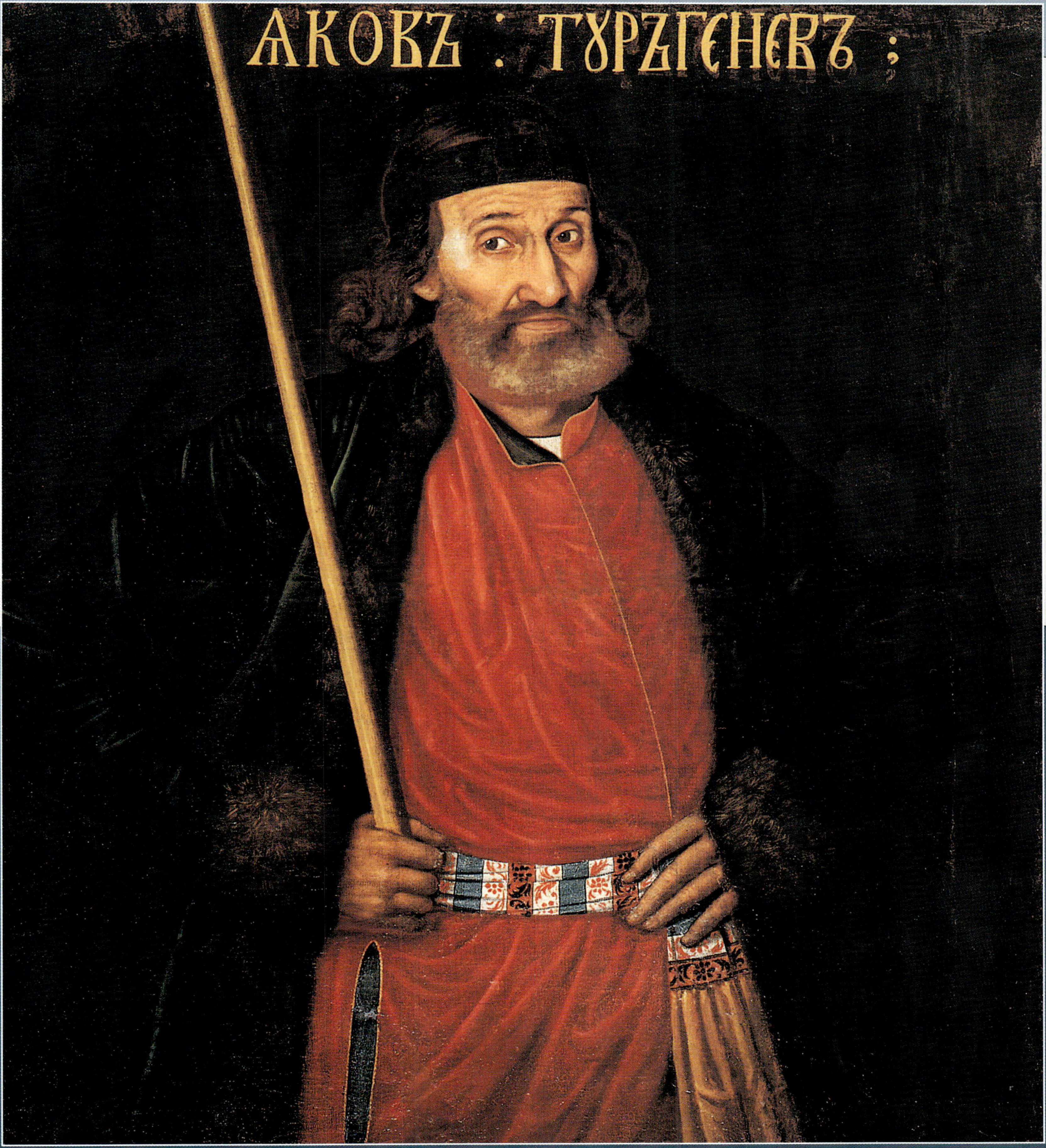

Unbekannter Künstler 3 *Porträt von Jakob Turgenjew.* Vor 1696. Öl auf Leinwand. 105 x 97,5 cm. Russisches Museum, St. Petersburg

Die Akademie

Die Entscheidung Peters des Großen [4], eine Hauptstadt zu bauen, die „ein Fenster nach Europa" sein würde, war für die russische Malerei von beträchtlicher Bedeutung. Zum einen holte er Architekten, Handwerker und Künstler aus unterschiedlichen Teilen Europas nach Russland. Sie sollten sowohl die Bauten St. Petersburgs entwerfen und verzieren als auch ihre russischen Zeitgenossen in den Fertigkeiten unterweisen, die erforderlich waren, um seinen Plan der Modernisierung des gesamten Landes umzusetzen. Mit einer ähnlichen Intention finanzierte er die Ausbildung russischer Künstler im Ausland, und auch seine Planungen zur Einrichtung einer Kunstabteilung in der gerade neu gegründeten Akademie der Wissenschaften sollten diesem Ziel dienen.

Nach dem Tod Peters des Großen trugen diese Pläne im Jahre 1757 Früchte: Man gründete die Kaiserliche Akademie der Künste, die sechs Jahre später ihren eigentlichen Betrieb aufnahm. Über ein Jahrhundert lang übte die Akademie einen außerordentlich starken Einfluss auf die russische Kunst aus. Sie wurde durch eine Vorbereitungsschule ergänzt, in die hoffnungsvolle künstlerische Talente schon mit sechs oder zehn Jahren geschickt wurden. Die Akademie war durch eine extreme Hierarchie gekennzeichnet, mit Titeln, die von 'Künstler ohne Rang' bis hin zu Akademiemitglied, Professor und Ratsmitglied reichten. Studenten, die über die nötige Ausdauer verfügten, mühten sich 15 Jahre mit ihren Studien ab. Bis zum letzten Viertel des 19. Jahrhunderts wurde die Akademie durch das bedingungslose Festhalten an klassischen Ideen beherrscht. Russische Künstler empfanden die Vorschriften und Einstellungen der Akademie häufig als frustrierend. Ihr Verdienst bestand jedoch zweifellos darin, dass sie verheißungsvollen Talenten eine umfassende und strenge künstlerische Ausbildung ermöglichte.

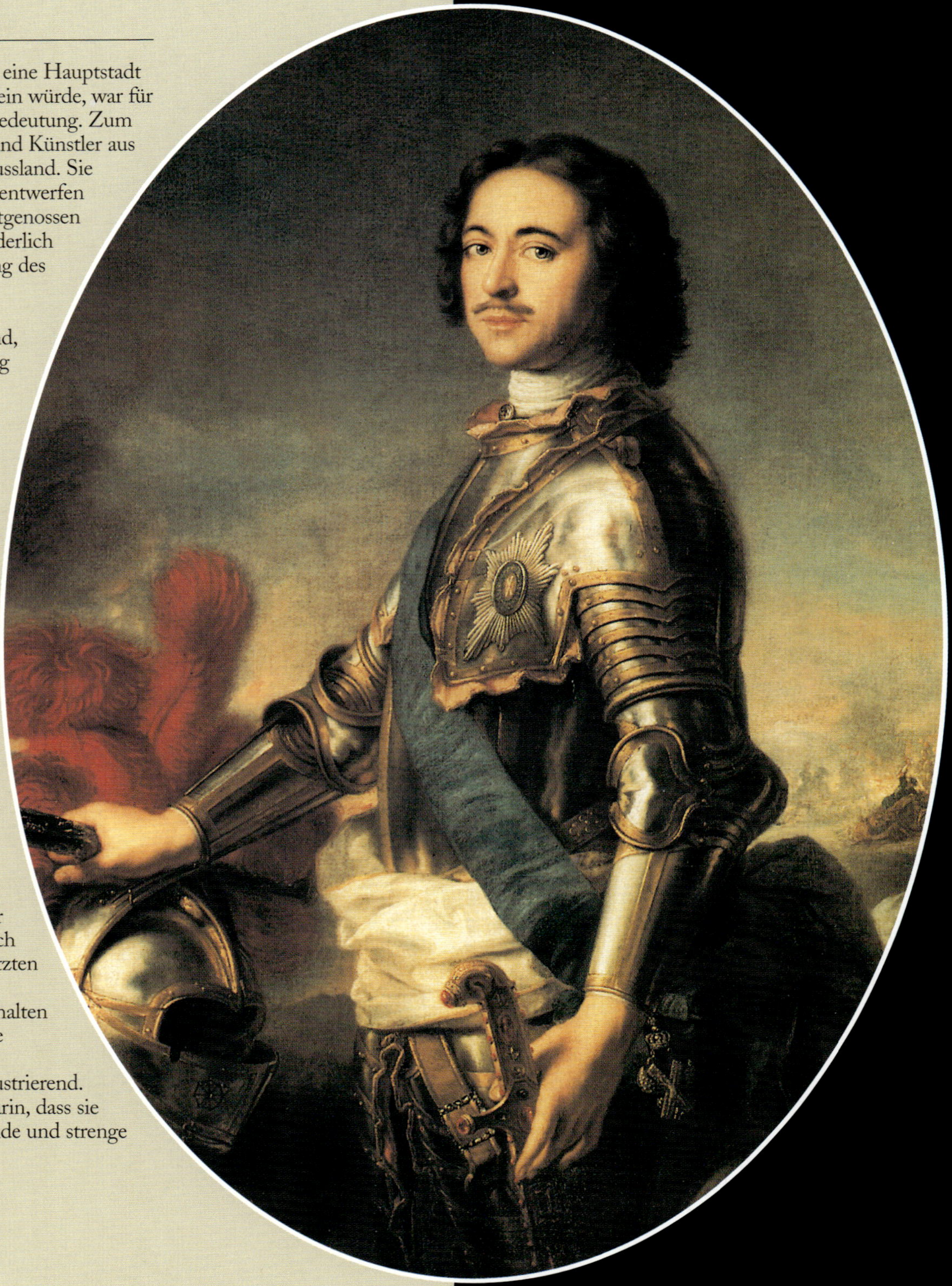

Jean-Marc Nattier
4 *Porträt von Peter dem Großen.* 1717.

Gegenströmungen in der Kunst

Anfangs stellten ausländische Künstler die Mehrheit des Lehrkörpers der Akademie dar, in erster Linie Franzosen und Italiener. Dies hatte zur Folge, dass die russische Malerei während der zweiten Hälfte des 18. und der ersten Hälfte des 19. Jahrhunderts stark von den Modeströmungen beeinflusst wurden, die in anderen Teilen Europas vorherrschten und Russland gewöhnlich mit einer leichten Verzögerung erreichten.

Angesichts der Entfernung zwischen St. Petersburg und Moskau einerseits und den westeuropäischen Hauptstädten andererseits ist dieser Rückstand kaum verwunderlich. Aber die russischen Maler hatten durchaus beträchtliche Möglichkeiten, sich mit russischer und nicht-russischer Kunst vertraut zu machen. Sie verdankten dies sowohl der Verbreitung von Reproduktionen — häufig Stiche und Lithographien — als auch der Angewohnheit der herrschenden Klasse, im großen Stil Kunstwerke zu erwerben.

Katharina die Große unterstützte die Akademie nicht nur finanziell (unter anderem durch Reisestipendien für Absolventen), sondern kaufte auch Meisterwerke französischer, italienischer und niederländischer Künstler für die Eremitage [5]. Während der Französischen Revolution gelang ihren Agenten — und im Allgemeinen russischen Besuchern der französischen Hauptstadt — eine Reihe günstiger Gelegenheitskäufe, als die Ausstattungen von Schlössern geplündert und verscherbelt wurden.

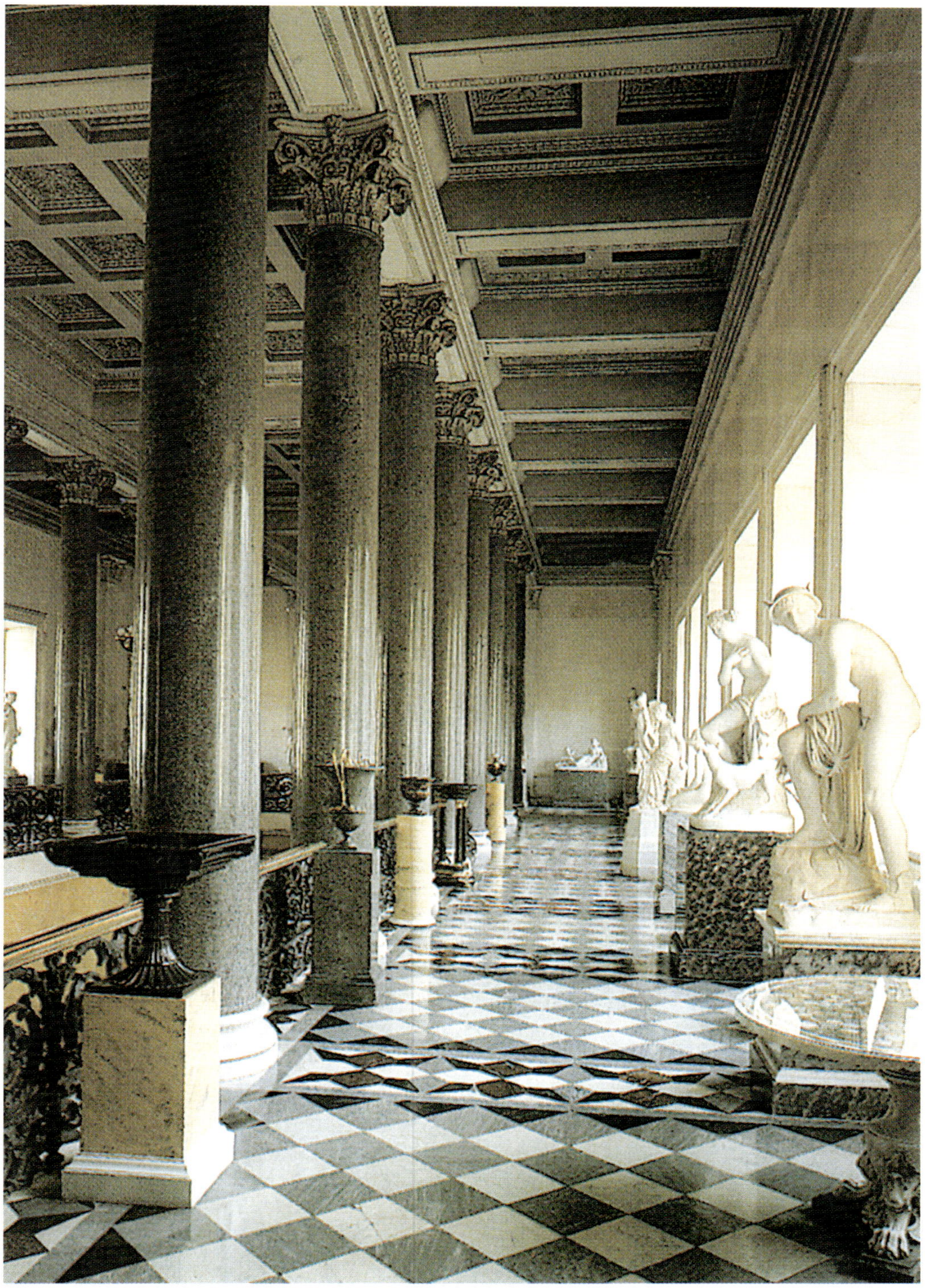

5 *Die Eremitage, Innenansicht*

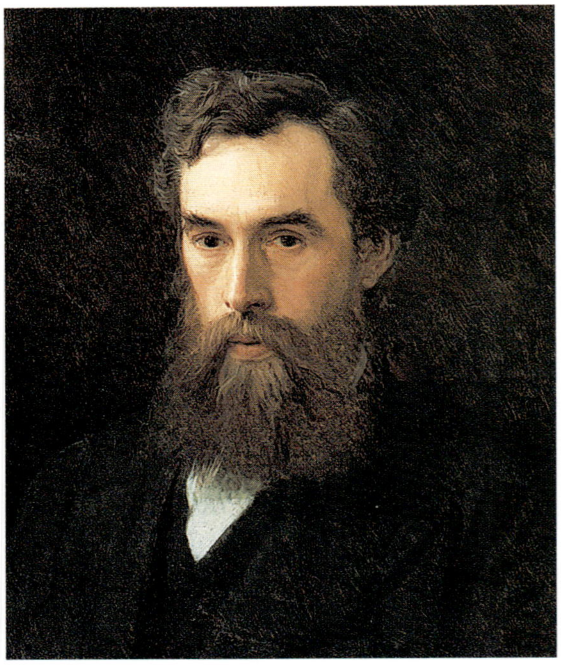

Ungefähr ein Jahrhundert später erwarben Sergej Schtschukin und die Brüder Michail und Iwan Morosow zahlreiche Gemälde der Impressionisten und brachten sie mit zurück nach Russland. Im Jahr 1892 vermachte der Kaufmann und Industrielle Pawel Tretjakow [6] seine riesige Gemäldesammlung — darunter mehr als tausend verschiedene russische Künstler — der Stadt Moskau. Sechs Jahre später öffnete das Russische Museum [7] im Michaelspalast in St. Petersburg seine Pforten (heute beherbergt es mehr als 300.000 Exponate, darunter etwa 14.000 Gemälde).
Ausstellungen spielten bei der Entwicklung der russischen Kunst ebenfalls eine wichtige Rolle. Ende des 19. Jahrhunderts dauerte der allmähliche künstlerische Niedergang der Ikonen bereits etwa zweihundert Jahre an, auch wenn sie als Objekte religiöser Verehrung weiterhin hoch geschätzt wurden. Während dieser Zeit waren viele von ihnen beschädigt und unfachmännisch restauriert oder durch Ruß fast unkenntlich geworden.

Iwan Kramskoi
6 *Porträt von Pawel Tretjakow.* 1876
Öl auf Leinwand. 59 x 49 cm
Tretjakow-Galerie, Moskau

1904 wurde die volle Pracht von Rubljows *Alttestamentlicher Trinität* [2] wiederhergestellt, und im Jahr 1913 zeigte eine großartige Ausstellung in Moskau restaurierte und gesäuberte Ikonen, um das tausendjährige Bestehen der Dynastie der Romanows zu begehen. In den ersten ein oder zwei Jahrzehnten des 20. Jahrhunderts wurden daraufhin die wiederentdeckten Farben und stilistischen Eigenarten der Ikonenmalerei von einer Reihe von Malern erkundet und benutzt. In ähnlicher Weise bewirkte eine 1905 von Diaghilew initiierte große Ausstellung zur Porträtmalerei des 18. Jahrhunderts im Taurisches Palais in St. Petersburg ein merkliches Wiederaufleben des Interesses an Porträts und der überkommenen russischen Kunst im Allgemeinen.

Internationale Ausstellungen, wie sie 1908 und 1909 die Zeitschrift *Das Goldene Vlies* organisierte, ermöglichten es russischen Künstlern im Verbund mit Auslandsreisen und Russlandbesuchen ausländischer Künstler, sich mit Bewegungen wie dem Impressionismus, dem Symbolismus, dem Futurismus und dem Kubismus vertraut zu machen. Es ist außerordentlich faszinierend zu sehen, wie so unterschiedliche Künstler wie Grabar, Wrubel, Chagall sowie Larionow und Gontscharowa diese Einflüsse aufnahmen und nutzten, um ihr eigenes Werk zu schaffen — wobei sie häufig russische Elemente einfließen ließen.

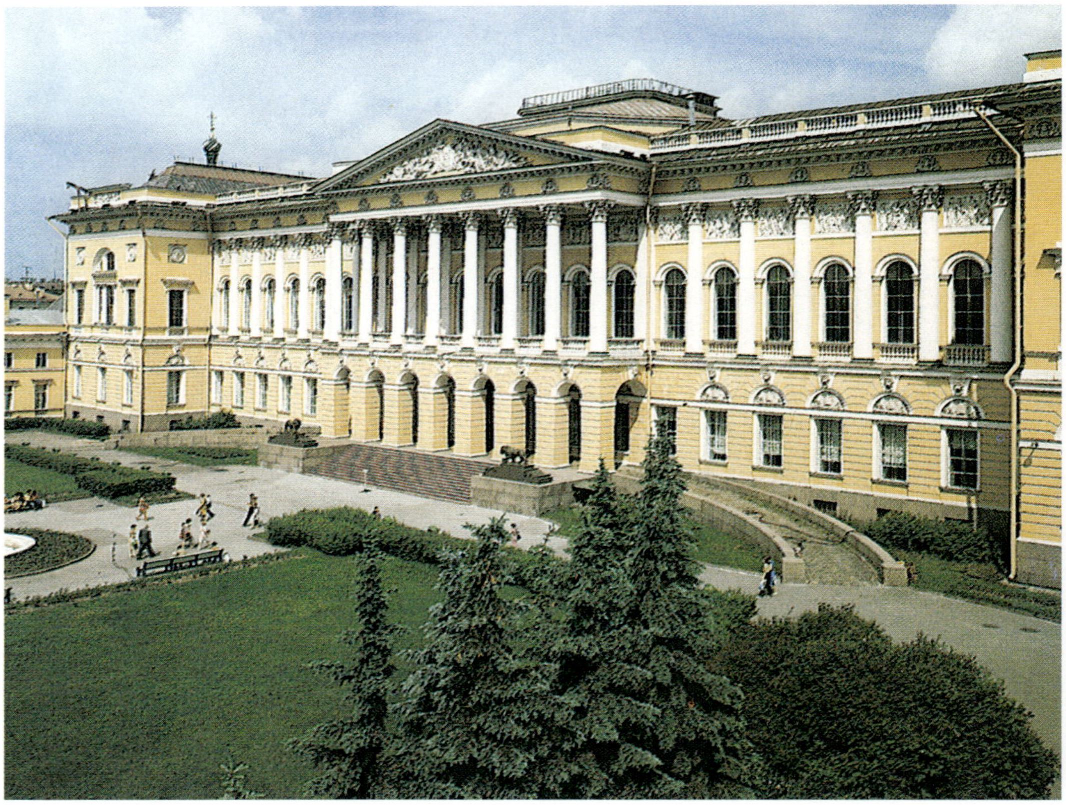

7 *Der Michaelspalast* (Russisches Museum) in St. Petersburg

Iwan Nikitin
8 *Porträt eines Hauptmanns.* 1720er
Öl auf Leinwand. 76 x 60 cm
Russisches Museum, St. Petersburg

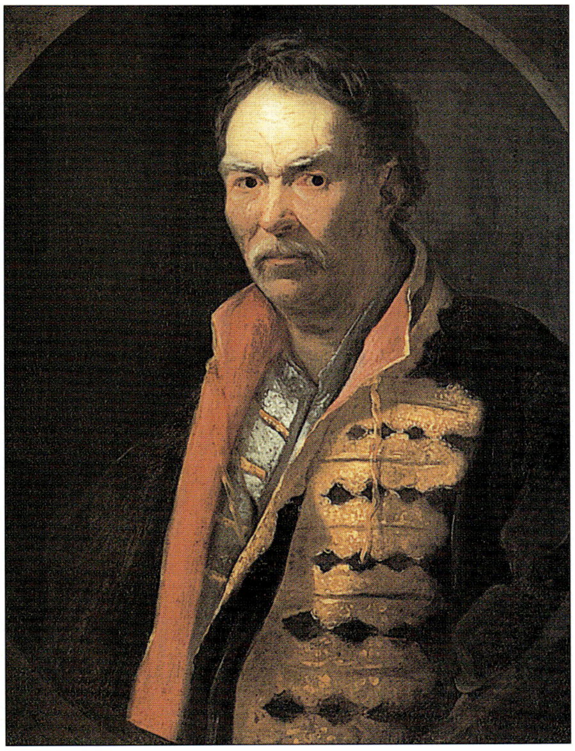

Vom 18. Jahrhundert bis zu den 1860er Jahren

Porträtmalerei

In Russland war das 18. Jahrhundert das Jahrhundert der Porträtmalerei. Abgesehen von der Ikonenmalerei stellte die Patronage des Zaren, reicher Adliger oder Kaufleute praktisch die einzige Einkommensquelle für russische Künstler dar. Infolgedessen maßen die fünf Künstler, die Peter der Große 1716 zu Studienzwecken ins Ausland geschickt hatte, der Vervollkommnung ihrer Fähigkeiten als Porträtmaler besonders große Bedeutung bei.

Einer dieser fünf Künstler war Iwan Nikitin (ca. 1688-1742), der Sohn eines Priesters. Nikitin begann seine künstlerische Laufbahn mit dem Studiums des Zeichnens und der Arithmetik an einer Artillerieschule. Nachdem der Zar auf ihn aufmerksam geworden war, wurde er gemeinsam mit seinem Bruder Roman, einem begabten, jedoch deutlich konventionelleren Maler, nach Italien geschickt. In Iwan Nikitins Porträt Peters des Großen aus dem Jahr 1721 wird der Zar ohne die Attribute seiner Macht und mit einer Intimität dargestellt, die man in dieser Ausprägung nur selten in Porträts königlicher Häupter findet. Vier Jahre später schuf Nikitin ein sehr emotionales Porträt des Zaren auf seinem Totenbett. Tragödien überschatteten Iwan Nikitins letzte Jahre. Nach dem Tode Peters des Großen opponierte er gegen die Herrschaft Anna Iwanownas, worauf er 1736 gemeinsam mit seinem Bruder nach Sibirien verbannt wurde. Endlich begnadigt, war er schwer krank und starb noch während der Heimreise.

Ein weiterer der von Peter dem Großen geförderten Künstler war Andrej Matwejew (1701-1739), der zu Studienzwecken in die Niederlande gesandt wurde.

Da er verpflichtet war, Schlachtszenen, Deckengemälde und Tafelbilder für die Paläste des Zaren zu malen, mangelte es ihm an der erforderlichen Freiheit, um sein Talent für Porträts, das in Werken wie *Die Allegorie der Malerei* (1725) und seinem *Selbstbildnis mit Gattin* [9] aus dem Jahr 1729 zum Ausdruck kommt, vollständig zu entwickeln. Matwejew war ein guter Farbkünstler und seine Werke zeichnen sich durch angenehme Nuancierungen aus. Sie illustrieren ebenfalls sein Verlangen, in Neuland vorzustoßen und die Porträtmalerei psychologischer anzugehen.

In den 1730er Jahren wandelte sich die Gesellschaft Russlands merklich. In dem Bestreben, ihre Position gegenüber dem Staat zu stärken, bemühte sich die Aristokratie, ihren Status dadurch zu betonen, dass sie die Überlegenheit und die Eleganz ihres Geschmacks wie ihrer Lebensführung herausstellte, und zwar insbesondere durch die Ausschmückung des Inneren ihrer Residenzen. Porträts boten eine Möglichkeit, die eigene Bedeutung und den gesellschaftlichen Status zu unterstreichen. Ab den 1760er Jahren waren sie überall anzutreffen — nicht nur am St. Petersburger Hof, sondern auch in entlegenen Teilen Russlands.

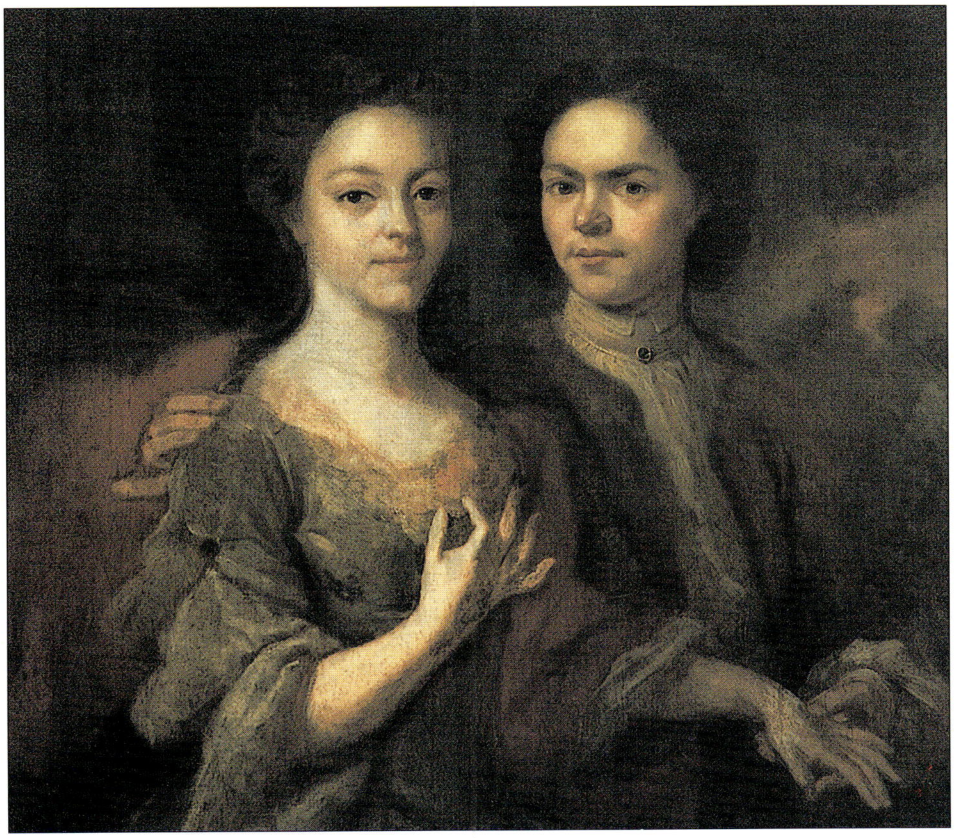

Andrej Matwejew
9 *Selbstbildnis mit Gattin.* 1729
Öl auf Leinwand. 75,5 x 90,5 cm
Russisches Museum, St. Petersburg

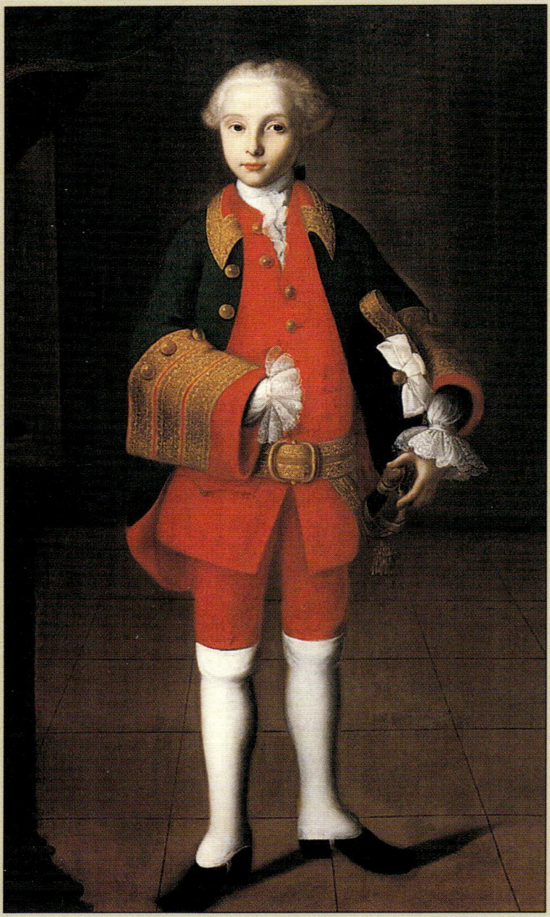

Iwan Wischnjakow
10 *Porträt von William Fermore.* Späte 1750er
Öl auf Leinwand. 135 x 109 cm
Russisches Museum, St. Petersburg

Einige der gelungensten Porträts aus dieser Zeit wurden von Iwan Wischnjakow (1699-1761) geschaffen. Wischnjakows Porträts setzen Matwejews Hang zum Schwärmerischen fort. Sie besitzen die dekorative Qualität, die für den zu dieser Zeit in Russland vorherrschenden Rokoko-Stil typisch ist, allerdings ohne die Frivolität, die man gewöhnlich mit ihm verbindet. Stattdessen strahlen ihre statischen Posen und Gesichtsausdrücke eine gewisse Ernsthaftigkeit aus und lenken die Aufmerksamkeit auf das Gesicht des porträtierten Menschen. Wischnjakow erreichte das größte Einfühlungsvermögen, wenn er Kinder porträtierte [10]. Die üppige Kleidung und die eingefrorenen Posen unterstreichen die Unschuld und Verletzlichkeit dieser kleinen Fürsten und Fürstinnen. Trotz des Formalismus seiner Porträts waren vergleichsweise wenige von ihnen Auftragsarbeiten für den Zarenhof.

Während der Herrschaft Elisabeth Petrownas blühten in Russland die Künste und die Wissenschaft auf und es erfolgte ein Ausbau des Bildungswesens. Dies war im Wesentlichen dem Einfluss Michail Lomonossows (1711-1765) zu verdanken, eines Mannes von immenser Bildung und weitgespannten kulturellen Interessen, der 1745 an der St. Petersburger Akademie der Wissenschaften zum Professor für Chemie berufen wurde. Nicht nur die russische Bildhauerei profitierte besonders von diesen Anregungen, sondern auch die Porträtmalerei, die sich in zweierlei Hinsicht entwickelte. Denn obwohl auf der einen Seite die Nachfrage nach kunstvollen formalen Porträts wuchs, gab es auf der anderen Seite eine Tendenz zu mehr Realismus in der Art und Weise, wie die Menschen abgebildet wurden.

Alexej Antropow (1716-1795) studierte gemeinsam mit Matwejew und arbeitete anschließend fast zwanzig Jahre lang unter der Anleitung Wischnjakows, wobei er sich vor allem darauf konzentrierte, zu lernen, wie formale Porträts gemalt werden. In diesen Porträts stieß man ebenso häufig auf Flaggen, Säulen und andere dekorative Accessoires wie auf luxuriöse Roben und Stoffe, die allesamt in lebhaften Farben gemalt waren. In Anlehnung an die Konventionen stellten diese Porträts die Menschen normalerweise in voller Lebensgröße dar. Trotz der durch die offizielle Porträtmalerei gesetzten Grenzen gelang es Antropow jedoch, einen bemerkenswerten Grad an Ehrlichkeit zu erreichen. Sowohl die formellen als auch die informellen Porträts, die er während der 1750er und 1760er Jahre schuf, zeigen ihn auf dem Höhepunkt seiner Kunst [11].

Antropows Zeitgenosse Iwan Argunow (1727-1802) malte zahlreiche Porträts von Künstlern und ihren Familien. Um die Mitte des 18. Jahrhunderts wurde er bereits als einer der führenden Porträtmaler angesehen, so dass er zahlreiche Aufträge erhielt, wahrscheinlich mehr als jeder andere russische Künstler seiner Zeit. Seine Porträts reichen von der Zarin und Höflingen bis zu den Leibeigenen und Vorfahren seines wohlhabenden Gönners, des Grafen Scheremetjew. Während Antropows Stil — mit seiner etwas statischen Qualität und dem Gefühl einer gewissen Distanz — zuweilen an die Parsunas erinnert, ist Argunows Werk im Allgemeinen durch eine größere Unmittelbarkeit und geringere Strenge charakterisiert.

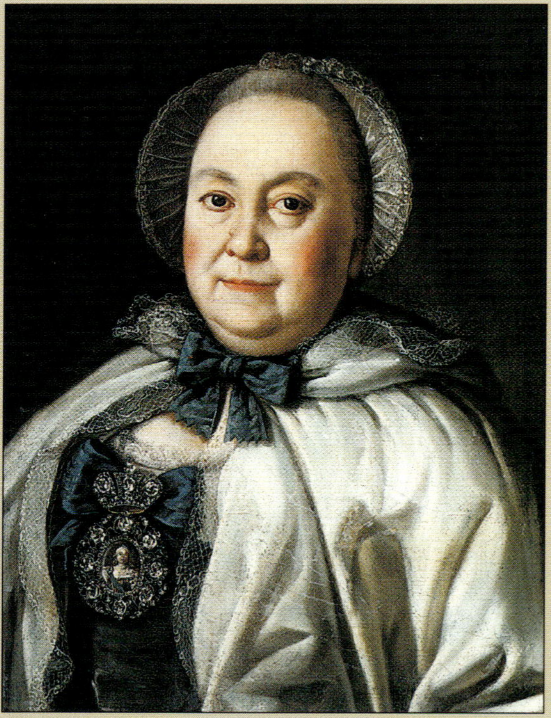

Alexej Antropow
11 *Porträt von Maria Rumjanzewa.* 1764
Öl auf Leinwand. 62,5 x 48 cm
Russisches Museum, St. Petersburg

Aus den Porträtmalern der zweiten Hälfte des 18. Jahrhunderts ragen drei Künstler aufgrund der Brillanz ihrer Arbeiten heraus: Rokotow, Lewitzki und Borowikowski. Stilistisch jedoch unterscheiden sie sich deutlich. Obwohl er von seinen Zeitgenossen hoch geschätzt wurde, geriet Fjodor Rokotow (ca. 1735-1808) nach seinem Tod überraschenderweise völlig in Vergessenheit und wurde erst zu Beginn des 20. Jahrhunderts wiederentdeckt. Anfangs arbeitete er als Hofmaler in St. Petersburg, wo er Porträts, darunter das des jungen Alexej Bobrinski [12], schuf, die durch ihre Individualität und Lebendigkeit auffallen. 1767 ging Rokotow nach Moskau, wo er der beliebteste Porträtmaler der Moskauer Gesellschaft wurde. Einmal von den Zwängen der Hofmalerei befreit, wurden seine Porträts deutlich intimer, besonders jene, die für das Innere von Privathäusern bestimmt waren. Vor allem in seinen späteren Arbeiten machte er mehr und mehr Gebrauch von *sfumato* (fast unmerklichen Farbübergängen) und von einem silbrigen Nuancenspektrum zur Wiedergabe des zarten Glanzes des Satins, der Seide und des Samtes bei der Kleidung seiner Porträtmodelle.

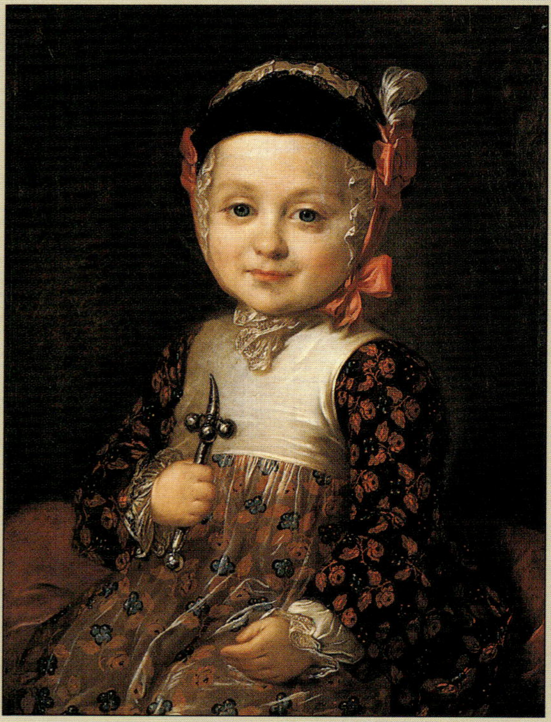

Fjodor Rokotow
12 *Der junge Alexej Bobrinski.* Ca. 1763
Öl auf Leinwand. 59,5 x 47 cm
Russisches Museum, St. Petersburg

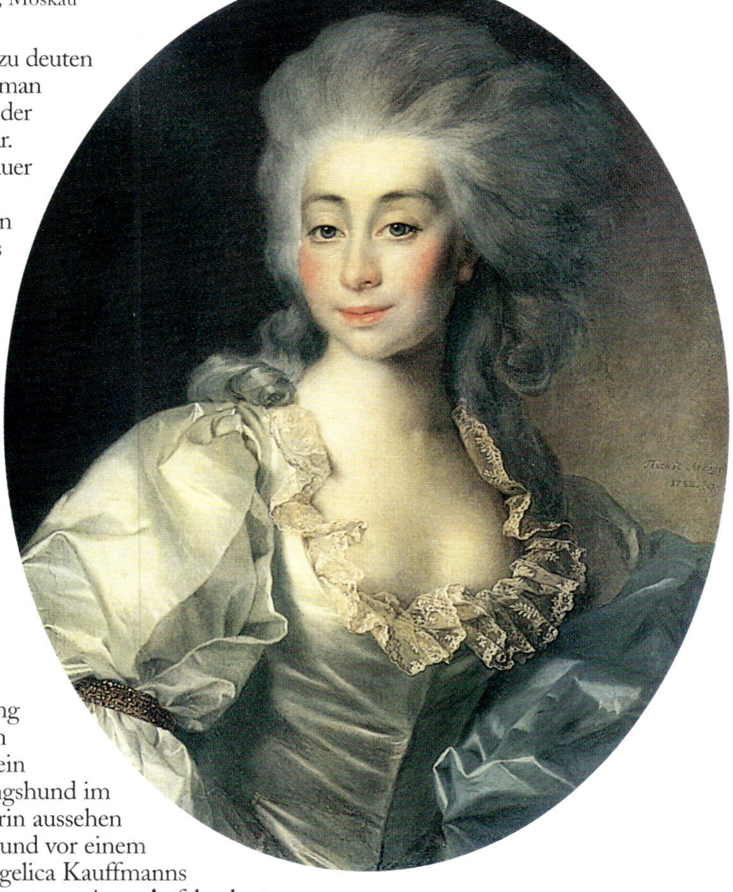

Dimitri Lewitzki
13 *Porträt von Ursula Mnischek*. 1782. Öl auf Leinwand. 72 x 57 cm (oval.) Tretjakow-Galerie, Moskau

Dimitri Lewitzki (1735-1822) besaß eine phantastische Fähigkeit, Persönlichkeit zu deuten und darzustellen. Wenn auch jedes Detail mit großer Sorgfalt gemalt ist, vermisst man dennoch in seiner Arbeit niemals ein Gefühl der Spontaneität. Lewitzki wurde in der Ukraine als Sohn eines Priesters geboren, der gleichzeitig ein begabter Graveur war. Nach seinem Studium bei Antropow stellte er einige Jahre lang Ikonen für Moskauer Kirchen her, um anschließend von 1771 bis 1788 an der Akademie Porträtmalerei zu lehren. Lewitzki brillierte bei weiblichen Porträts, wie seine Bildnisse der adligen Ursula Mnischek [13] und Maria Djakowa [14], der Frau des Architekten, Malers und Dichters Nikolai Lwow, zeigen. Auf Wunsch Katharinas der Großen malte er zwischen 1773 und 1776 eine Serie von Porträts ihrer Lieblingsschülerinnen am Smolny-Institut (einer Schule, die sie für die Ausbildung junger Aristokratinnen gegründet hatte) und zeigte sie bei Theateraufführungen, beim Harfespielen oder beim Tanzen von Menuetten. Der Tatsache, dass er auch Porträts ausländischer Besucher St. Petersburgs malte — unter ihnen Diderot — hatte Lewitzki es zu verdanken, dass er auch außerhalb Russlands einen Ruf erlangte; man verglich seinen Stil sogar mit dem von Boucher und Watteau. 1788 musste er krankheitsbedingt aus der Akademie ausscheiden, wo deren Hauptlehrer für den Bereich der Porträtmalerei er gewesen war. Während seiner letzten 30 Lebensjahre malte er kaum noch.

Wladimir Borowikowksi (1757-1825), der Sohn eines Ikonenmalers und Abkömmling einer alten Kosakenfamilie, lebte in Mirgorod, wo er Ikonen und Porträts in der ukrainischen Tradition malte. Nachdem Katharina die Große ihr Entzücken über die allegorischen Dekorationen ausgedrückt hatte, die er als Auftragsarbeit zu Ehren ihrer triumphalen Reise über die Krim gemalt hatte, ging Borowikowski 1790 nach St. Petersburg. Dort studierte er bei Lewitzki und dem österreichischen Porträtmaler Johann-Baptist Lampi. Im gleichen Jahr malte er ein Porträt Katharinas der Großen, das sie bei einem Spaziergang mit ihrem Lieblingshund im Park in Zarskoje Selo zeigt, was sie mehr wie eine Großmutter denn wie ein Zarin aussehen ließ. Borowikowkis Porträts von Frauen — die häufig griechische Roben tragen und vor einem Waldhintergrund dargestellt werden — sind mit denen Gainsboroughs oder Angelica Kauffmanns verglichen worden. In vielen von ihnen sind die Finger der porträtierten Person zart um einen Apfel gelegt. Sogar in einer so späten Phase wie den 1790er Jahren war Borowikowskis Arbeit noch durch einen Hauch von Sentimentalität getrübt [15]. Zu Beginn des 19. Jahrhunderts eignete er sich aber einen klassischeren Stil an und schuf Werke wie das Porträt des Fürsten Alexander Kurakin [16], das er 1802 vollendete.

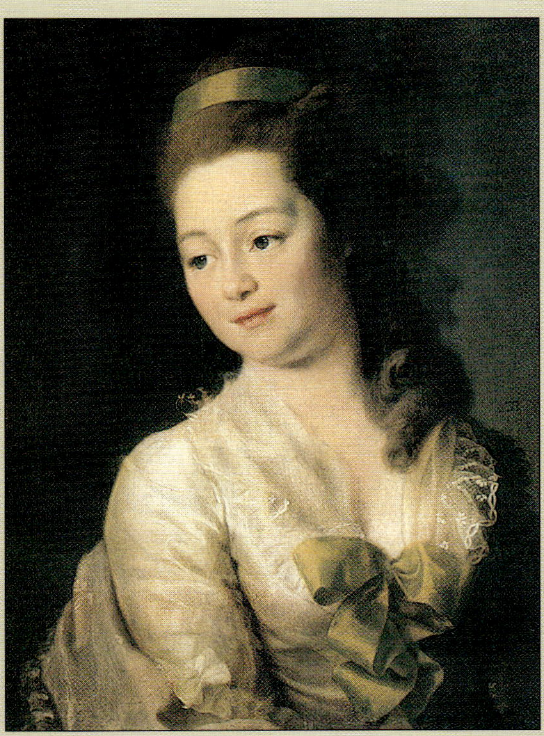

Dimitri Lewitzki
14 *Porträt von Maria Djakowa*. 1778
Öl auf Leinwand. 61 x 50 cm
Tretjakow-Galerie, Moskau

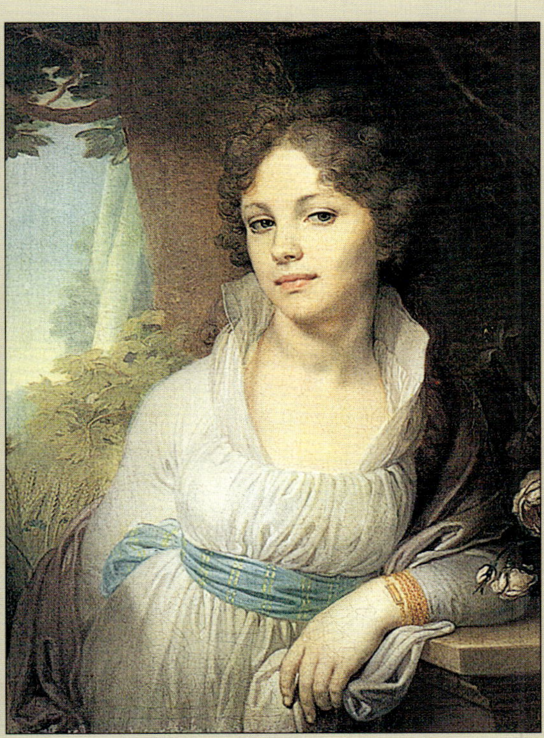

Wladimir Borowikowski
15 *Porträt der Großfürstin Alexandra Pawlowna*. 1797
Öl auf Leinwand. 70 x 57 cm
Kunstmuseum, Irkutsk

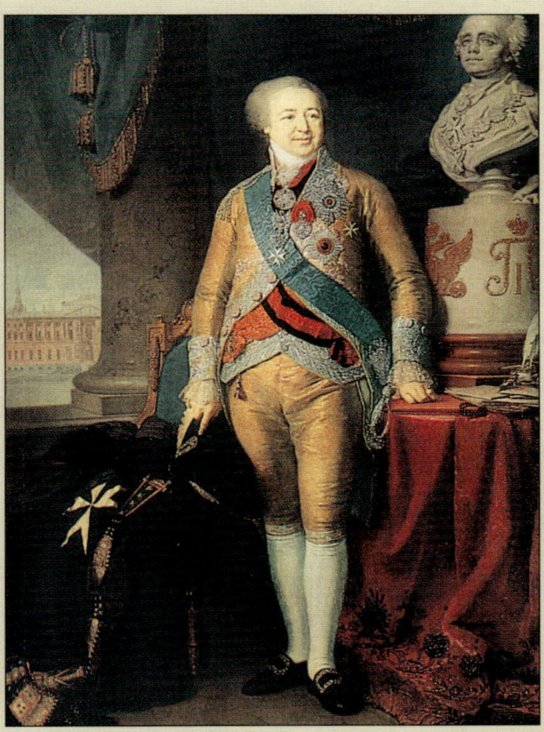

Wladimir Borowikowski
16 *Porträt des Fürsten Alexander Kurakin*. 1801-1802
Öl auf Leinwand. 259 x 175 cm
Tretjakow-Galerie, Moskau

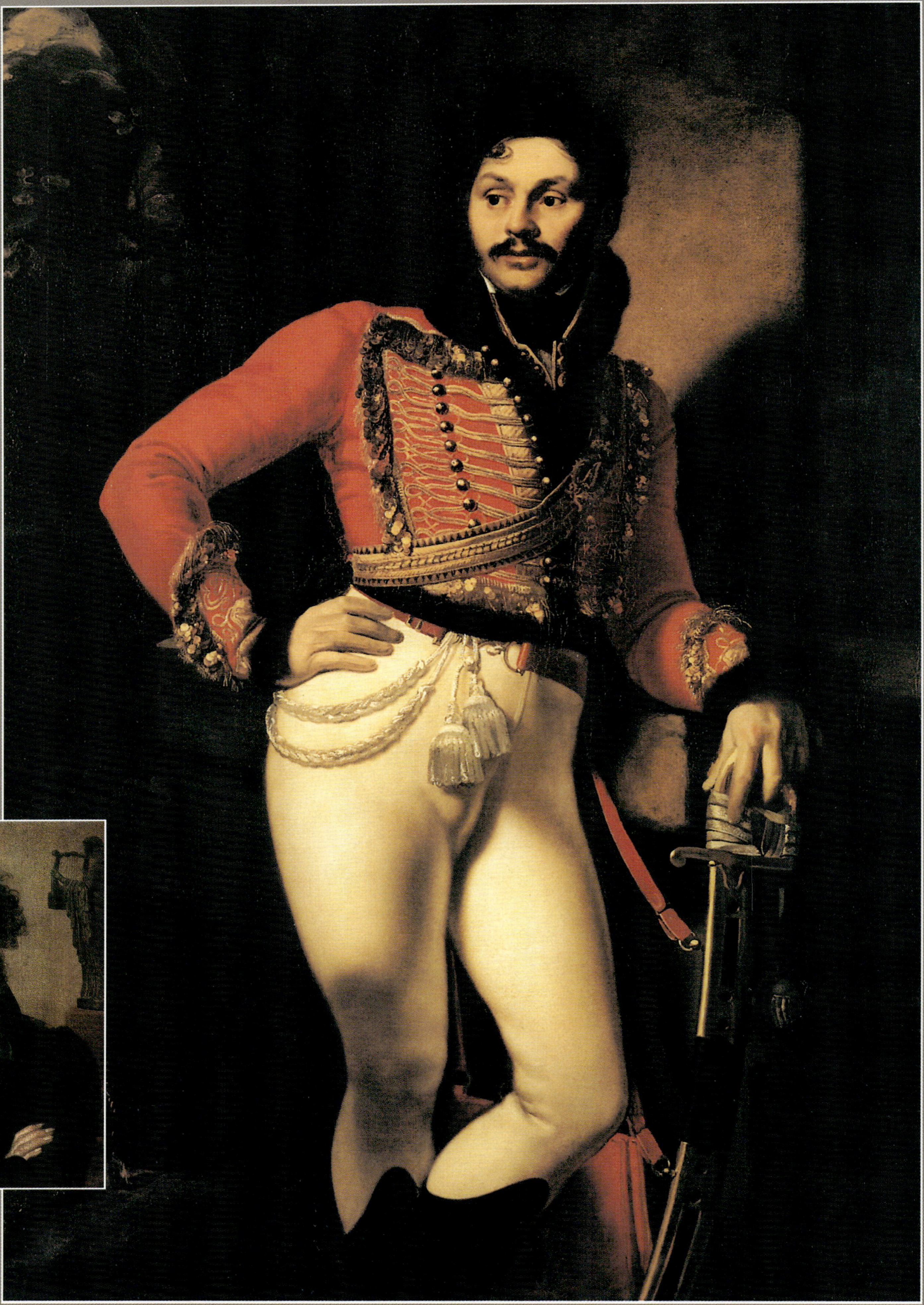

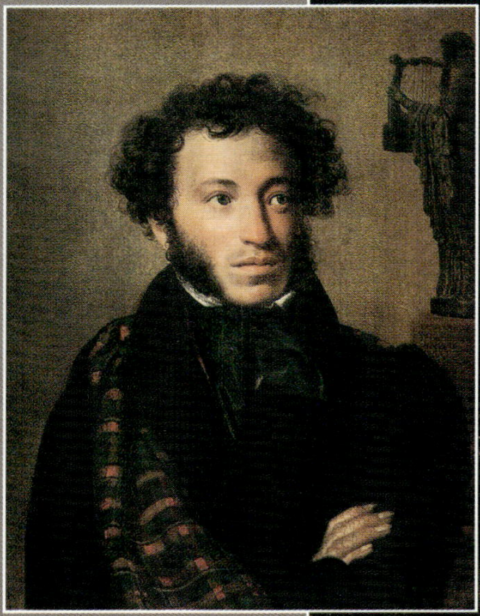

Anfang des 19. Jahrhunderts begann die Romantik, die russische Porträtmalerei zu beeinflussen. Die Maler begannen, sich freier auszudrücken und Selbstbildnisse wurden zunehmend üblich. Mit der Betonung des Individuellen passte die Romantik perfekt zum Genre des Selbstbildnisses — das schließlich ein Vehikel für die psychologische Betrachtung und die seelische Offenbarung war. Die Romantik führte ebenfalls zu wichtigen Änderungen in der Form. Um die Aufmerksamkeit auf das Gesicht zu lenken, wurde der Kleidung der Modelle weniger Bedeutung eingeräumt und immer häufiger ein neutraler Hintergrund verwendet.

Die romantische Porträtmalerei fand ihren deutlichsten Ausdruck in dem Werk von Orest Kiprenski (1782-1836), der eine Reihe von Selbstbildnissen schuf, darunter das für einen Maler typische Selbstbildnis, mit Pinseln hinter dem Ohr. Kiprenskis Leben selbst trug den Stempel der Romantik. Als illegitimer Sohn eines adligen Armeeoffiziers geboren, begann er im alter von sechs Jahren sein Studieum Malerei an der Akademie und wurde rasch ein erfolgreicher Porträtmaler. 1805 erhielt er ein Reisestipendium und reiste, sobald die Napoleonischen Kriege beendet waren, nach Rom. Dort führte er das Leben eines Bohemiens und fand sich im Mittelpunkt eines Skandals, als ein italienisches Modell und ein Diener bei einem Brand in seinem Haus starben. 1828, vier Jahre nach seiner Rückkehr nach Russland, zog es ihn wieder nach Italien, wo er die Tochter (die er in einer Klosterschule untergebracht hatte) des Modells heiratete. Die folgenden acht Jahre zog er mit ihr durch ganz Italien, bis er 1836 an Tuberkulose starb.

An der Akademie hatte Kiprenski gelernt, so makellos zu malen, dass seine Pinselstriche fast unsichtbar wurden und seine Bilder einen elfenbeinglatten Glanz haben. Sie dokumentieren ebenfalls seine außergewöhnliche Fähigkeit, Persönlichkeit wiederzugeben und subtile Farb- und Lichteffekte zu erzielen. Man kann in seinen Bildern Spuren des Geistes der großen russischen Dichter und Romanautoren des 19. Jahrhunderts erkennen. Unter seinen bekanntesten Arbeiten sind das Porträt Puschkins [17], das er 1827 malte und jenes des Obersten Jevgraf Dawydow [18], eines aristokratischen Kavallerieoffiziers (und Dichters) in lässiger Haltung, der direkt den Seiten von *Krieg und Frieden* entsprungen zu sein scheint. Als sich Kiprenski 1822 in Paris aufhielt, wurde er eingeladen, im dortigen Salon auszustellen. Eine weitere Auszeichnung stellte die Bitte der Uffizien-Galerie dar, für deren ständige Sammlung ein Selbstbildnis zur Verfügung zu stellen.

Die Karriere von Wassili Tropinin (1776-1857) unterschied sich erheblich von der Kiprenskis. Als Leibeigener geboren, wurde er als Teil der Mitgift dem Grafen Morkow von seiner Frau übergeben und verbrachte den ersten Teil seines Lebens auf den Ländereien des Grafen in der Ukraine. Als Morkow das künstlerische Talent Tropinins entdeckte, beauftragte er ihn, bekannte Kunstwerke zu kopieren sowie Porträts seiner Familie zu malen. 1799 sandte Morkow ihn nach St. Petersburg, um dort als Konditor ausgebildet zu werden. Tropinin ergriff die Möglichkeit, an Unterweisungen in der Akademie teilzunehmen, zunächst heimlich und später mit Morkows Zustimmung. Aber im Jahr 1804 rief Morkow ihn zurück auf seine Ländereien in der Ukraine, um sowohl als Diener wie auch als Künstler zu arbeiten. Schließlich, im Jahre 1823 — als Tropinin fast 48 Jahre alt war — gewährte Morkow ihm die Freiheit.

Im folgenden Jahr erhielt Tropinin den Titel eines Akademiemitgliedes und zog nach Moskau, wo er Porträts von Berühmtheiten (darunter Puschkin und Karamsin) und von zahlreichen ausländischen Besuchern malte. In den 1820er begann er, Genreporträts arbeitender Frauen mit Titeln wie *Klöpplerin* [19], *Spinnerin* und *Stickerin* zu malen, die sich durch bemerkenswerte Wirklichkeitsnähe und Direktheit auszeichnen. Zu den Meisterwerken seiner letzten Lebensjahre zählt das erfrischend unaffektierte Porträt der Schriftstellerin Warwara Lisogub [20]. Eines seiner unvergesslichsten Werke ist das sehr natürliche Porträt seines eigenen Sohnes aus dem Jahre 1818.

Wie Tropinin war auch Alexej Wenezianow (1780-1847) in seinem wahren Element, wenn er gewöhnliche Menschen malte. Der ruhige Realismus seiner Arbeit steht für einen wichtigen Schritt in der Entwicklung der russischen Kunst und übte mehrere Jahrzehnte lang einen deutlich spürbaren Einfluss aus. Wenezianow arbeitete bis zum Alter von 39 Jahren im Staatsdienst als Zeichner und Landvermesser. Nachdem er sich 1802 in St. Petersburg niedergelassen hatte, studierte er bei Borowikowski und bot in einer Zeitungsanzeige seine Dienste als Porträtmaler an. Im Jahre 1811 wurde er von der Akademie für sein Selbstbildnis ausgezeichnet, das sich hinsichtlich seiner Aufrichtigkeit mit dem Chardins messen kann. Es war ein Porträt Golowaschewskis (einer der Professoren), das ihm die Ernennung zum Akademiemitglied einbrachte. Dennoch entschloss er sich 1823, seine Energien in erster Linie der Genremalerei zu widmen und schrieb „Wenezianow gibt hiermit seine Porträtmalerei auf" auf die Rückseite eines Porträts, das er gerade fertiggestellt hatte[1].

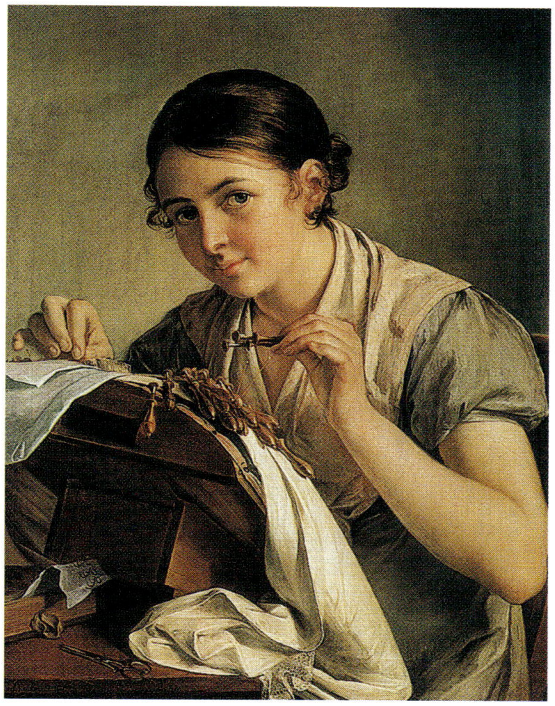

Wassili Tropinin
19 Klöpplerin. 1823
Öl auf Leinwand. 74,7 x 59,3 cm
Tretjakow-Galerie, Moskau

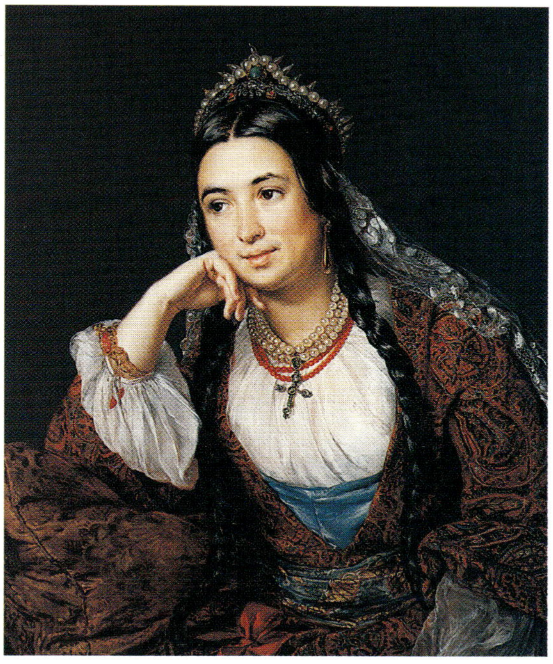

Wassili Tropinin
20 *Porträt der Schriftstellerin Warwara Lisogub.* 1847
Öl auf Leinwand. 82,5 x 68 cm
Russisches Museum, St. Petersburg

Linke Seite, kleines Bild:
Orest Kiprenski— 17 *Porträt Alexander Puschkin.* 1827. Öl auf Leinwand. 63 x 54 cm. Tretjakow-Galerie, Moskau

Linke Seite, rechtes Bild:
Orest Kiprenski — 18 *Porträt des Oberst Jevgraf Dawydow.* 1809. Öl auf Leinwand. 162 x 116 cm. Russisches Museum, St. Petersburg

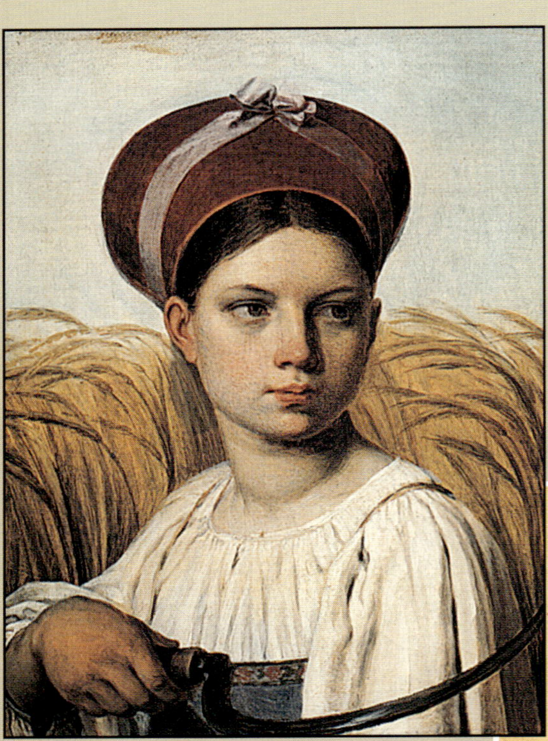

Alexei Wenezianow
21 *Bäuerin mit Sense.* Vor 1827
Öl auf Leinwand. 30 x 24 cm
Russisches Museum, St. Petersburg

Jedoch verschwimmt bei Wenezianow häufig die Grenze zwischen Porträt- und Genremalerei, wie seine beiden nach 1823 gemalten Bilder *Mädchen mit Gefäß aus Birkenrinde* und *Bäuerin mit Sense* [21] illustrieren. Auch nahm er seinen Abschied von der Porträtmalerei nicht besonders ernst, da er anschließend liebevolle Porträts seiner Frau und seiner Tochter sowie die junger Leibeigener und Bauern malte — darunter eine Serie, in der er verschiedene Bauernmädchen porträtierte, deren Gesicht und Haar von einem Schal eingerahmt wurden. 1834 malte er ein Porträt Gogols, dessen Ideen er sehr bewunderte.

Wenezianows erklärtes Ziel bestand darin, „nichts in irgendeiner Weise anders darzustellen, als es in der Natur erscheint ... ohne auf den Stil eines anderen Malers zurückzugreifen, das heißt, nicht à la Rembrandt oder à la Rubens zu malen, sondern einfach sozusagen à la Natur"[2]. Im Jahr 1819 schied er aus dem Staatsdienst aus und ließ sich in Safonkowo nieder, der Landresidenz östlich von Moskau, die er einige Jahre zuvor erworben hatte. Dort begann er, einige seiner Nachbarn und deren Leibeigene in der Malerei zu unterrichten. Am Ende hatten sich mehr als 70 Schüler seine Kunstauffassung zu eigen gemacht, darunter mehrere, die dann ebenfalls beliebte Lehrer wurden und Wenezianows Ideen an die nächste Generation weitergaben.

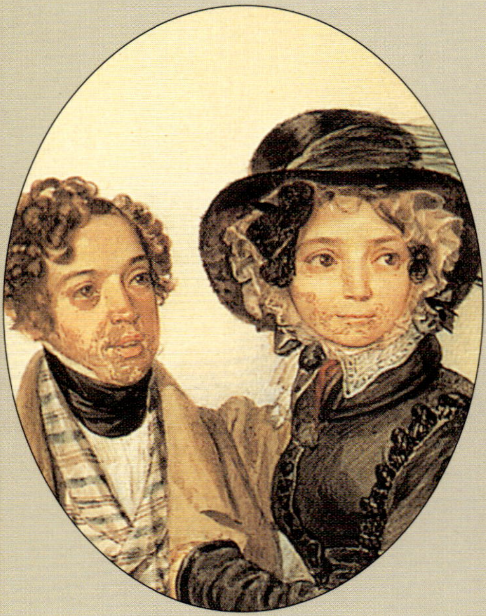

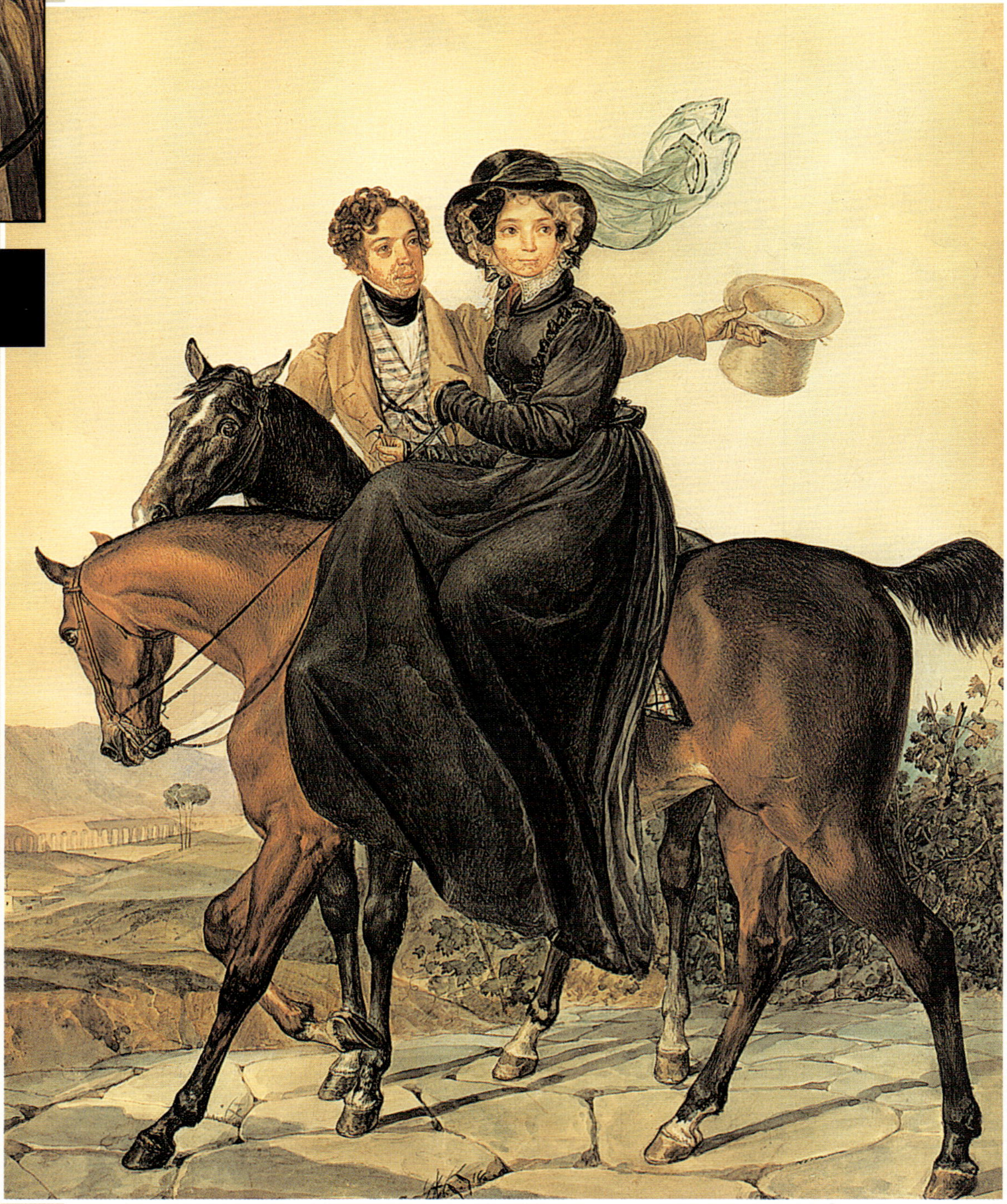

Karl Brüllow
22 *Doppelbildnis Cyril und Maria Naryschkin.* 1827. Aquarell auf Papier. 44,1 x 35,4 cm. Russisches Museum, St. Petersburg

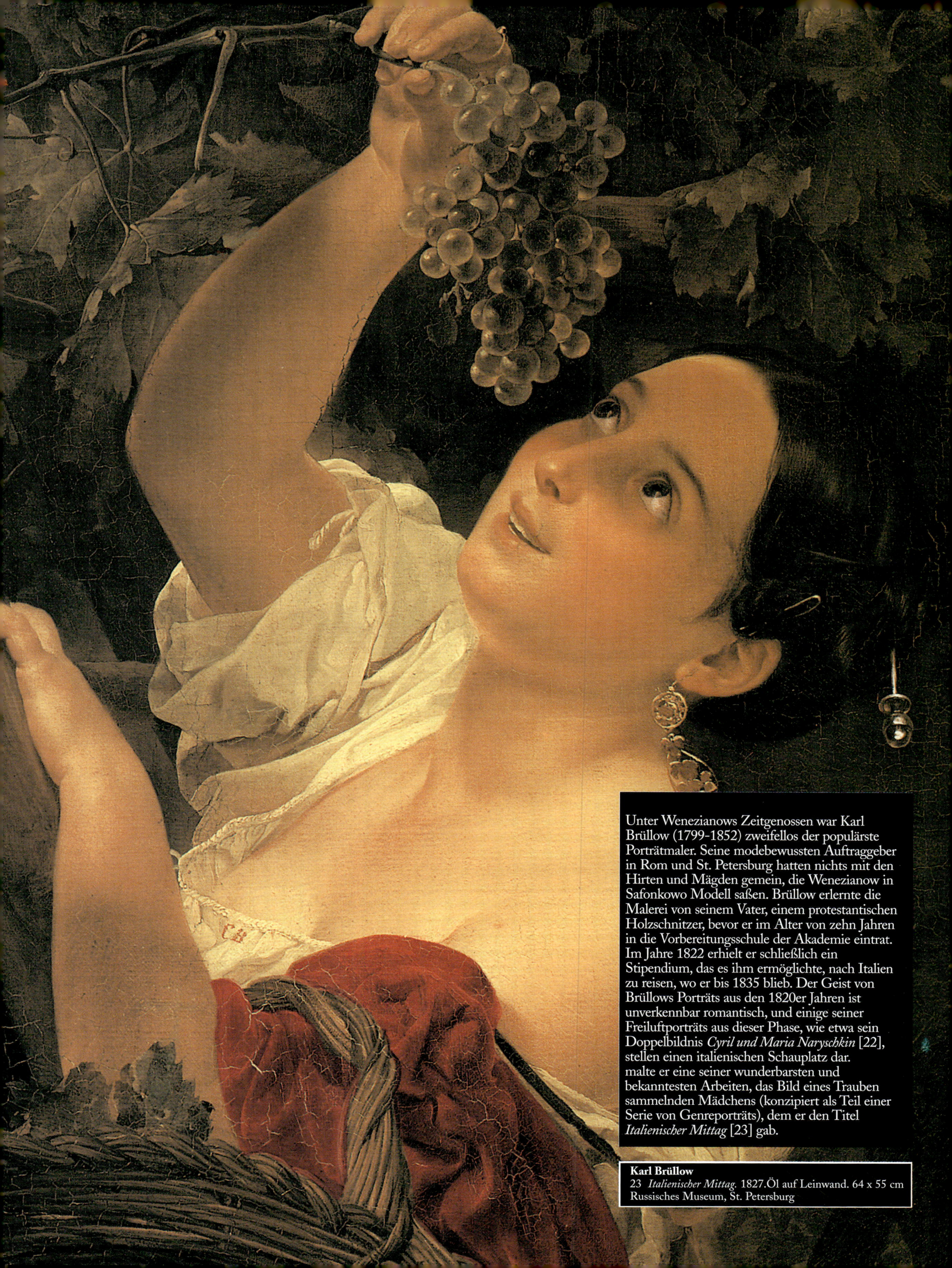

Unter Wenezianows Zeitgenossen war Karl Brüllow (1799-1852) zweifellos der populärste Porträtmaler. Seine modebewussten Auftraggeber in Rom und St. Petersburg hatten nichts mit den Hirten und Mägden gemein, die Wenezianow in Safonkowo Modell saßen. Brüllow erlernte die Malerei von seinem Vater, einem protestantischen Holzschnitzer, bevor er im Alter von zehn Jahren in die Vorbereitungsschule der Akademie eintrat. Im Jahre 1822 erhielt er schließlich ein Stipendium, das es ihm ermöglichte, nach Italien zu reisen, wo er bis 1835 blieb. Der Geist von Brüllows Porträts aus den 1820er Jahren ist unverkennbar romantisch, und einige seiner Freiluftporträts aus dieser Phase, wie etwa sein Doppelbildnis *Cyril und Maria Naryschkin* [22], stellen einen italienischen Schauplatz dar. malte er eine seiner wunderbarsten und bekanntesten Arbeiten, das Bild eines Trauben sammelnden Mädchens (konzipiert als Teil einer Serie von Genreporträts), dem er den Titel *Italienischer Mittag* [23] gab.

Karl Brüllow
23 *Italienischer Mittag.* 1827.Öl auf Leinwand. 64 x 55 cm
Russisches Museum, St. Petersburg

Karl Brüllow
24 *Gruppenbild: Baronin Jekaterina Meller-Sakomelskaja, ihre Tochter und der Maler selbst in einem Kahn.* 1833-35
Öl auf Leinwand. 151,5 x 190,3 cm
Russisches Museum, St. Petersburg

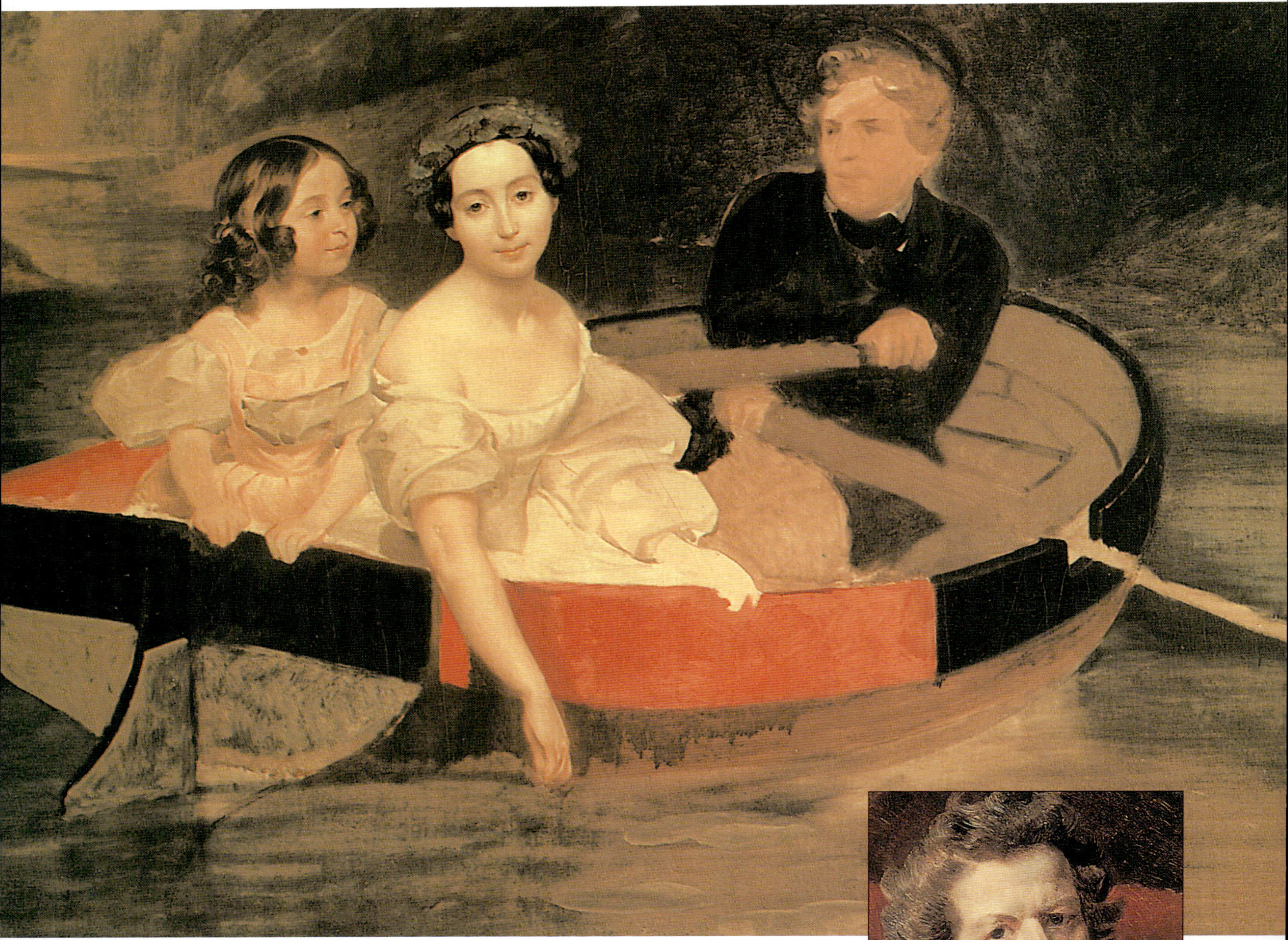

Gegen Ende der 1820er und während der 1830er Jahre schuf er zunehmend große und ausgefeilte Kompositionen, wie zum Beispiel das Gruppenbild *Baronin Jekaterina Meller-Sakomelskaja, ihre Tochter und der Maler selbst in einem Kahn* [24].

Im Laufe seiner künstlerischen Entwicklung überwand Brüllows Stil die Romantik. Seine Porträts illustrierten nun vielmehr psychologische Anliegen. Oft erweckten sie den Eindruck, als seien sie völlig ungestellt und richteten besonderes Augenmerk auf die Persönlichkeit des Modells. Die letzte Stufe seiner stilistischen Entwicklung kommt in dem bemerkenswerten Selbstbildnis zum Ausdruck, das er 1848 malte [25].

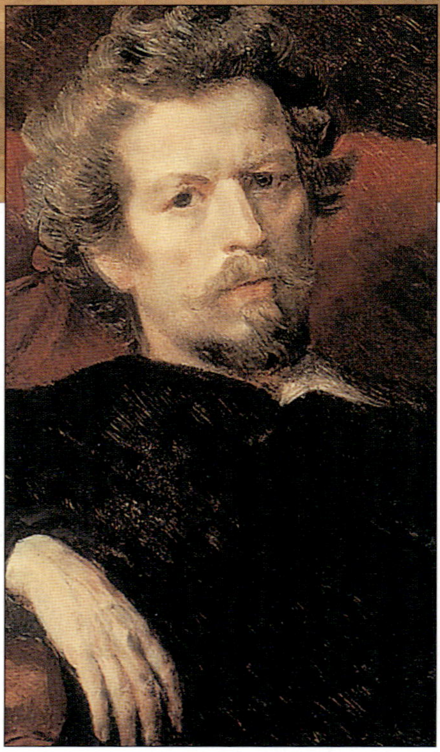

Karl Brüllow
25 *Selbstbildnis.* 1848
Öl auf Karton. 64,1 x 54 cm
Tretjakow-Galerie, Moskau

Historienmalerei

Die frühe russische Malerei wies enge Verbindungen mit der Ikonenmalerei auf und löste sich erst zu Anfang des 18. Jahrhunderts von ihren Richtlinien. Eines der ersten russischen Bilder, das die wirklichkeitsgetreue Rekonstruktion eines historischen Ereignisses zur Vermittlung einer patriotischen Botschaft einsetzte, war Iwan Nikitins Wiedergabe des Triumphs des Fürsten Dimitri von Moskau über die Tartaren bei Kulikowo im Jahre 1380 — mit einer lebendigen Darstellung der Individualität der Kämpfer, des Schlachtgetümmels, muskulöser Pferde und kräftiger Männer.

Die Historienmalerei emanzipierte sich insgesamt jedoch erst mit der Gründung der Akademie, wo sie als anderen Kunstformen überlegen eingeschätzt wurde; religiöse wie auch mythologische Themen wurden als Unterarten der Darstellung der Geschichte behandelt. Eines der höchst gelobten bildlichen Werke aus dieser Zeit war nicht etwa ein Gemälde, sondern ein Mosaik, das zwischen 1762 und 1764 in der Werkstatt M.V. Lomonossows entstand und den Sieg Peters des Großen über Karl XII. von Schweden bei Poltawa im Jahr 1709 darstellte.

Ein Hindernis für die Entwicklung einer realistischen historischen Malerei war der Mangel an zuverlässigen geschichtlichen und archäologischen Quellen. Dies hielt viele Künstler von dem Versuch ab, Orte, Menschen und Ereignisse wirklichkeitsgetreu abzubilden. Ein weiterer

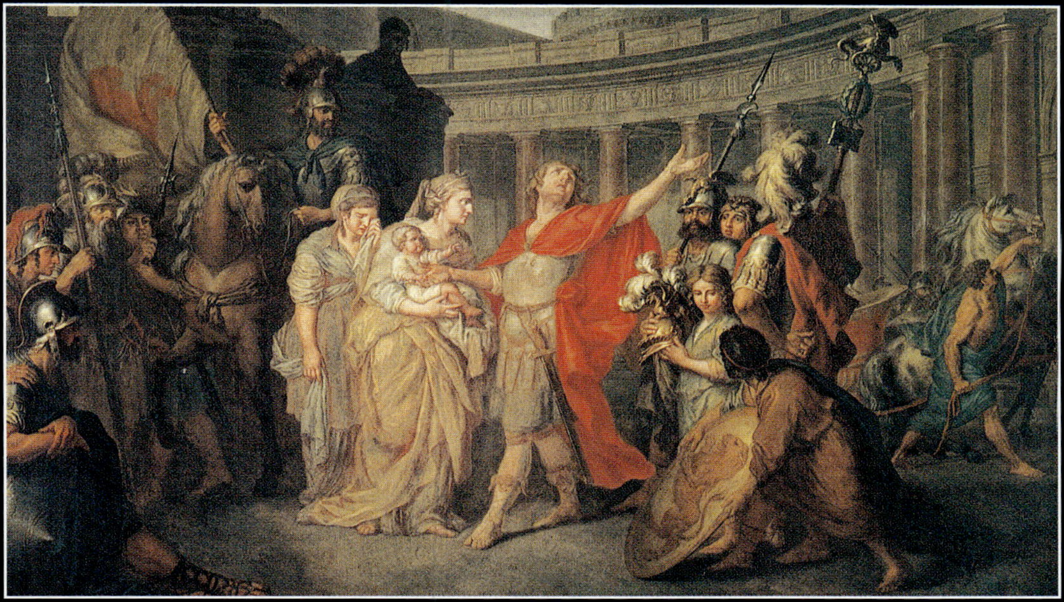

Anton Lossenko
26 *Hektors Abschied von Andromache.* 1773
Öl auf Leinwand. 155,8 x 211,5 cm
Tretjakow-Galerie, Moskau

Hemmschuh war die Verehrung des Klassizismus durch die Akademie. Ereignisse der russischen Geschichte wurden weniger häufig wiedergegeben als antike oder mythologische Themen — wie zum Beispiel Brunis *Camillas Tod* (1824) und Lossenkos *Hektors Abschied von Andromache* [26], der das Pathos des inneren Schmerzes und der äußeren stoischen Ruhe des Paares melodramatisch ausschlachtete.

Selbst in Ereignissen aus der russischen Geschichte wurden die Russen häufig nach dem klassischen Vorbild dargestellt — in der Kleidung von Griechen oder Römern oder gepresst in heroische Posen, die jene aus der Antike imitierten. Zuweilen grenzte das Ergebnis ans Absurde, wie in Andrej Iwanows Bild (um 1810), das eine Heldentat während der Belagerung Kiews im Jahre 968 darstellt, in dem die spärliche Kleidung und die statuengleiche Pose des heroischen Jünglings stark an die antike griechische Bildhauerei erinnern.

In höchster Vollendung zeigt sich diese Vernarrtheit in klassische Themen in Karl Brüllows Meisterstück *Der letzte Tag von Pompeji* [27]. Dieses Bild, zwischen 1830 und 1833 während eines Italienaufenthaltes gemalt, verursachte in ganz Europa helle Aufregung. Brüllow[3] brüstete sich hocherfreut, dass Sir Walter Scott einen ganzen Morgen damit verbrachte, es zu studieren und gesagt haben sollte, es handele sich „nicht um ein Gemälde, sondern um ein Epos." Gogol bezeichnete es als „eine Augenweide"[4].

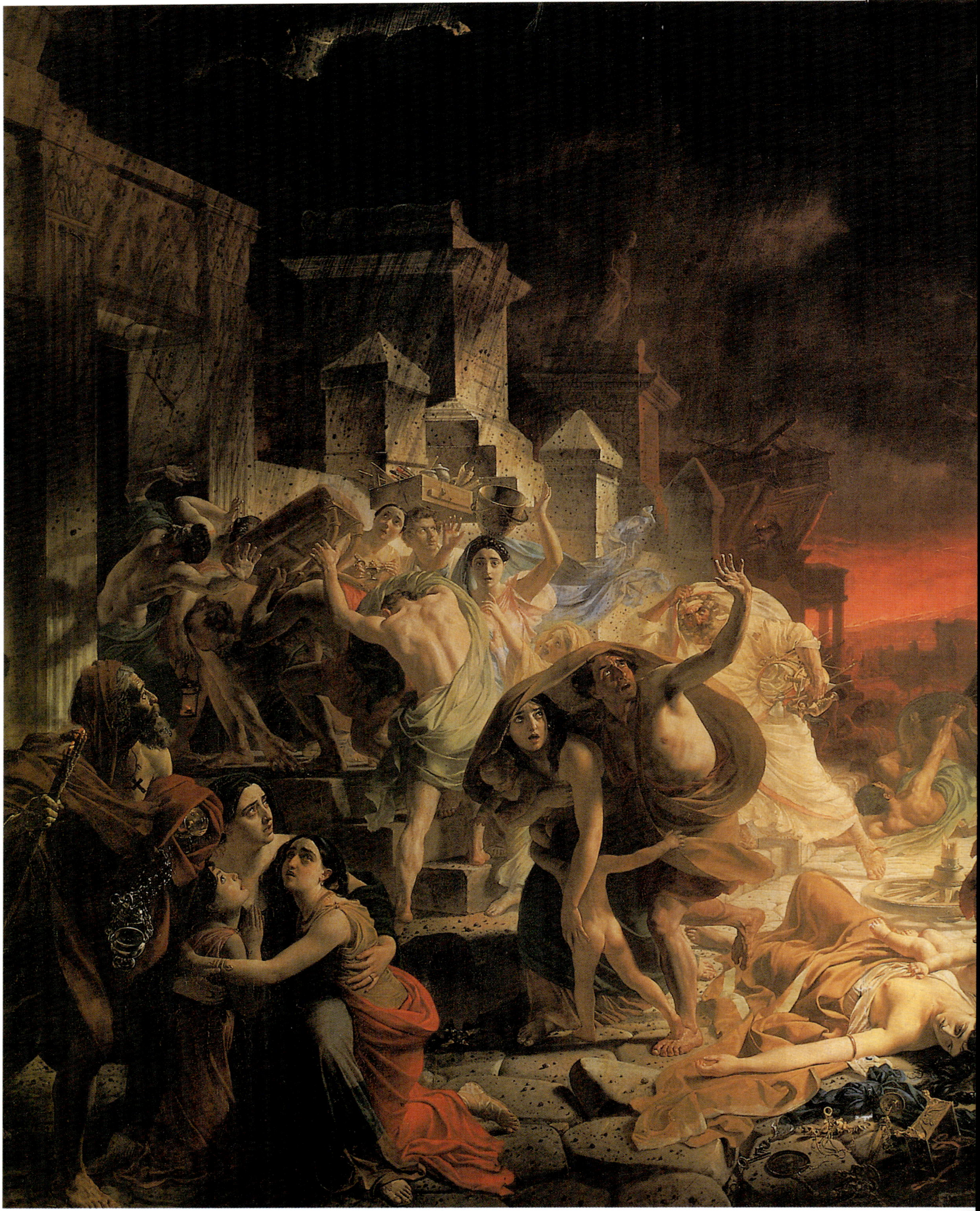

Auch George Bulwer (-Lytton), der Italien 1833 besuchte und dessen fast identisch betiteltes Buch 1834 erschien, bewunderte das Gemälde. Das Bild brachte Brüllow zahlreiche Ehrungen ein, unter anderem den prestigeträchtigen Großen Preis des Pariser Salon, und es war ausschlaggebend für seinen Ruf, der größte russische Maler seiner Zeit zu sein.

Brüllows ernstzunehmendster Rivale war Fjodor Bruni (1799-1875). Sein Meisterwerk *Die eherne Schlange* war zeugte von ebenso großem Ehrgeiz wie *Der letzte Tag von Pompeji* und war diesem hinsichtlich seiner Dimensionen sogar mehr als ebenbürtig. Bruni arbeite 15 Jahre (von 1826 bis 1841) an diesem Bild, aber zu seiner großen Verbitterung erlangte es nicht den gleichen Ruhm wie Brüllows Gemälde. Eine kleine Flut von Karikaturen, Spottschriften und Bildern mit nationalistischen Themen erschien als Reaktion auf solche Ereignisse wie Napoleons Invasion Russlands im Jahr 1812 und den Versuch der Dekabristen, 1825 den noch ungekrönten Nikolaus I. abzusetzen. Später, im Jahr 1853, erinnerte ein Gemälde von Wassili Timm (1820-1895) an die Niederschlagung ihres Putsches. Es zeigt Nikolaus in dem Moment da er die Nachricht erhält, dass die rebellierenden Truppen von den zaristischen Garden, deren Anwesenheit ein sichtbares Zeichen der Zarenmacht war, überwältigt worden sind.

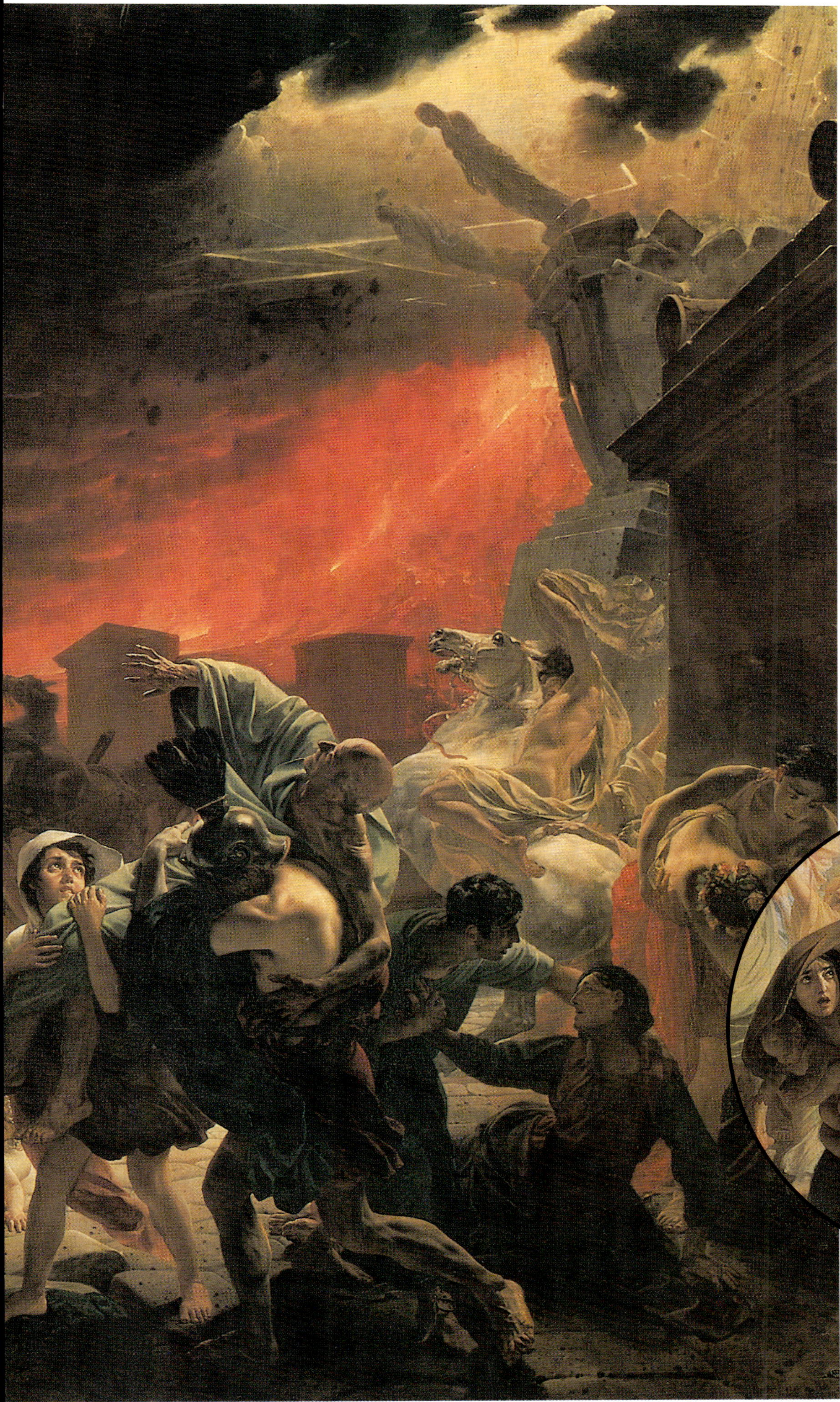

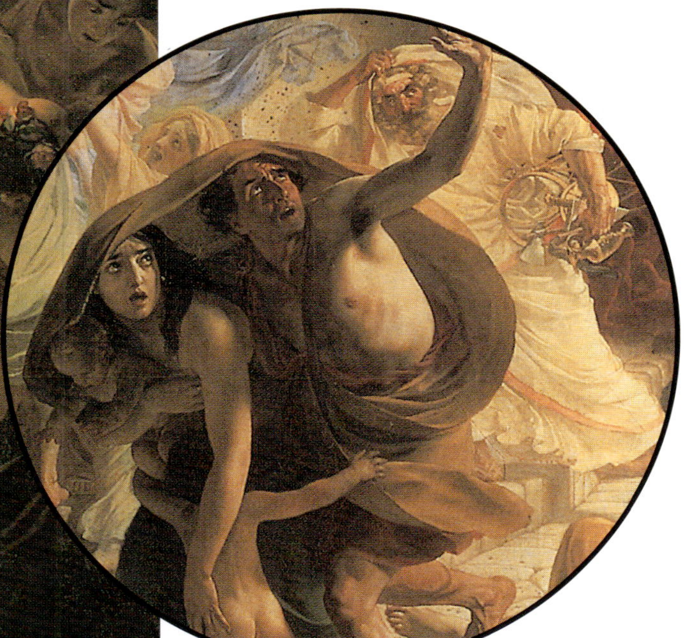

Karl Brüllow
27 *Der letzte Tag von Pompeji.* 1830-33
Öl auf Leinwand. 456,5 x 651 cm
Russisches Museum, St. Petersburg

Religiöse Malerei

Brüllow und eine Anzahl weiterer Künstler, darunter auch Bruni, wurden 1843 beauftragt, das Innere der Isaaks-Kathedrale in St. Petersburg auszuschmücken. Die wichtigsten Wandgemälde wurden Brüllow anvertraut, dessen Bild der von Heiligen und Engeln umringten Jungfrau Maria das Innere der riesigen zentralen Kuppel bedeckt. Die Feuchtigkeit, die Kälte und der Steinstaub in der neu errichteten Kathedrale zerrütteten seine Gesundheit, so dass er 1847 gezwungen war, widerwillig die Arbeit an den Wandgemälden einzustellen, mit denen er gehofft hatte, seine künstlerische Laufbahn krönen zu können.

Alexander Iwanow
28 *Apollo, Hyazinth und Kyparissos beim Musizieren.* 1831-1834
Öl auf Leinwand. 100 x 139,9 cm
Tretjakow-Galerie, Moskau

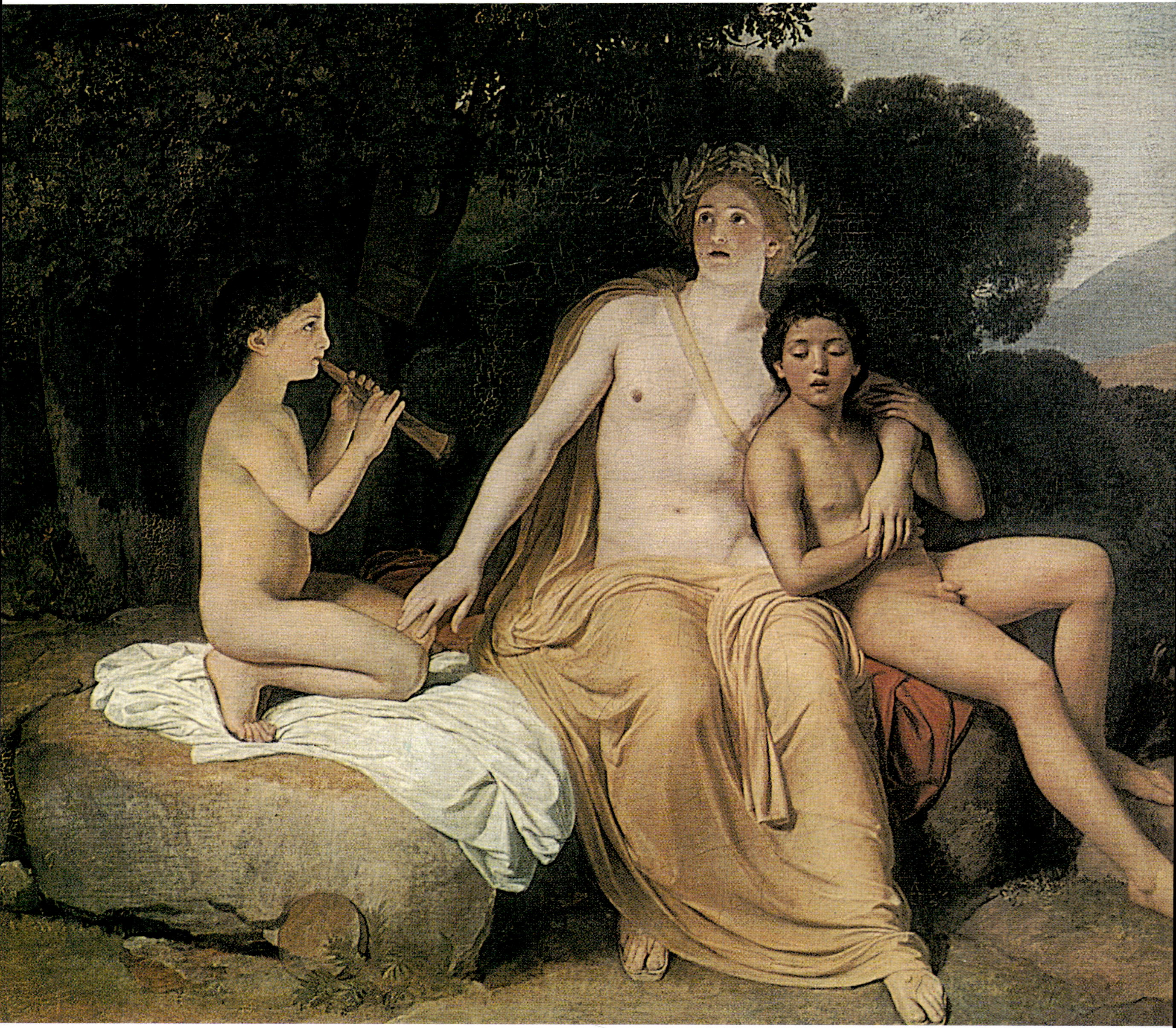

Zwei weitere Maler herausragender geschichtlicher und religiöser Werke waren Anton Lossenko (1737-1773) und Alexander Iwanow (1806-1858), dessen Vater Andrej Iwanow (siehe oben) Professor für Historienmalerei an der Akademie war. Lossenko, der aus einem kleinen ukrainischen Dorf stammte, hatte in jungem Alter beide Eltern verloren. Nach einigen Gesangskursen wurde er aufgrund seiner bemerkenswerten Stimme nach St. Petersburg geschickt. Im Alter von 16 Jahren wurde er der Obhut Argunows (zu dieser Zeit schon einer der führenden Porträtmaler) anvertraut und studierte anschließend an der Akademie, an der er später Professor für Historienmalerei wurde. Lossenkos künstlerische Ausbildung fand in Paris und Rom ihren Abschluss und mehrere seiner religiösen Werke — wie etwa *Der wunderbare Fischzug* und *Das Opfer Abrahams* — zeigen den Einfluss der italienischen Renaissance-Malerei. Eigenartigerweise waren seine Bilder *Kain* (1768) und *Abel* (1769) als Übungen in der Darstellung lebender Personen gedacht und erhielten erst mehrere Jahrzehnte nach seinem Tod ihre biblischen Namen.

Alexander Iwanow, ein Zeitgenosse Brüllows, war unbestritten der einflussreichste religiöse Maler seiner Zeit. Nachdem er sich mit Bildern wie *Apollo, Hyazinth und Kyparissos beim Musizieren* [28] und *Christus erscheint Maria Magdalena nach seiner Auferstehung* (1836) etabliert hatte, widmete er sich in *Christus erscheint dem Volk* [29]

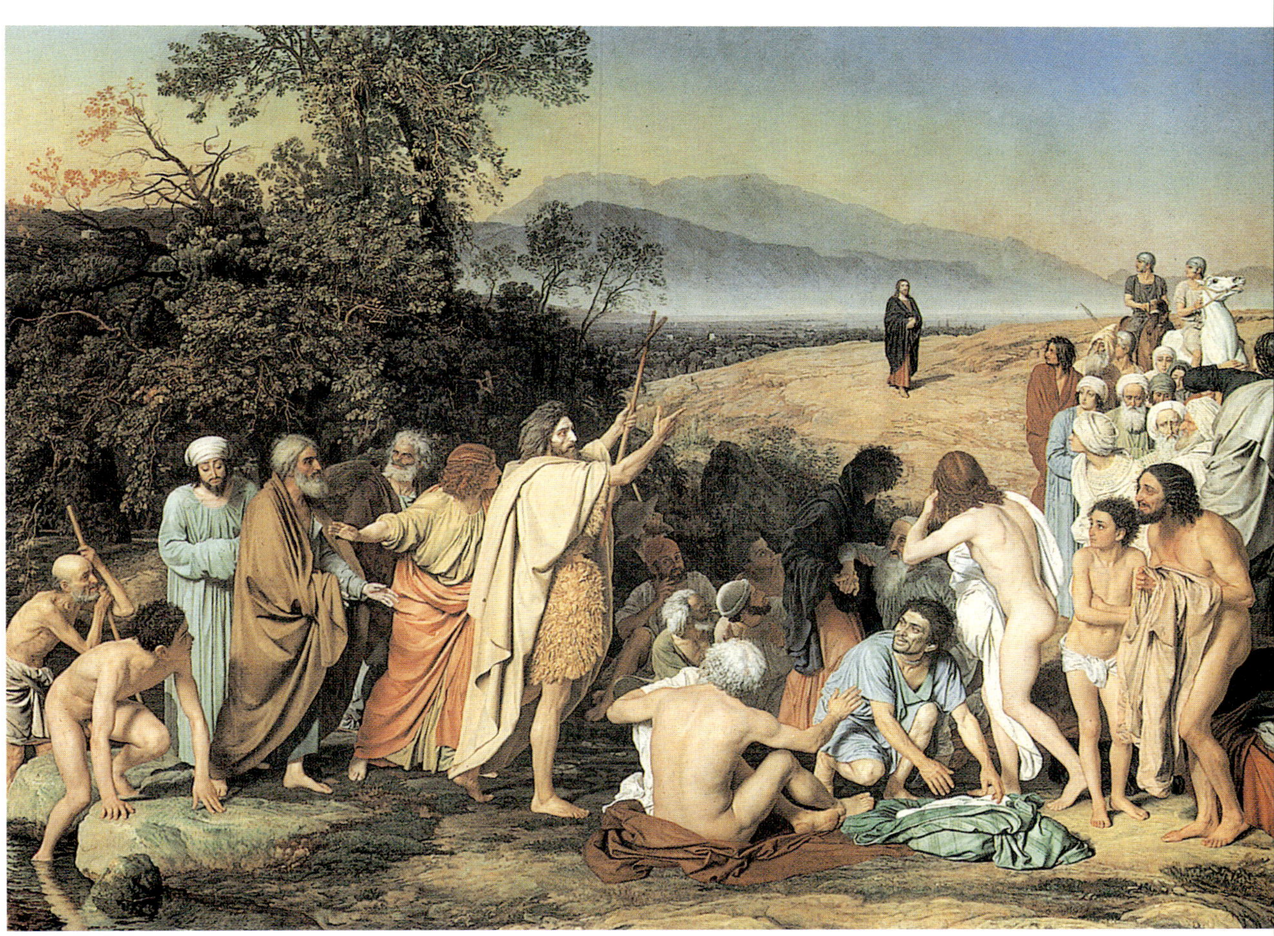

Alexander Iwanow
29 *Christus erscheint dem Volk*. 1837-1857
Öl auf Leinwand. 540 x 750 cm
Tretjakow-Galerie, Moskau

einer riesigen Leinwand, die für die nächsten 20 Jahre, von 1837 bis zum Jahr vor seinem Tode, einen Großteil seiner Energie beanspruchen sollte. Trotz all dieser mühseligen Jahre war Iwanow jedoch niemals glücklich mit diesem Bild, und er betrachtete es nie als vollendet. Tatsächlich aber sind die Bemühungen des Malers deutlich sichtbar, und vielen von Iwanows vorbereitenden Studien — Landschaften, Naturstudien, Akten und Porträts, darunter ein Kopf von Johannes dem Täufer, der schon für sich genommen ein Meisterwerk ist — ist eine Vitalität eigen, die man in dem Gemälde selbst vermisst.

Während des letzten Jahrzehnts seines Lebens schuf Iwanow mehr als 250 biblische Skizzen, von denen sich zahlreiche durch ihre klaren Farben und ihre spirituelle Intensität auszeichnen. Sein großer Ehrgeiz bestand darin, diese Aquarellstudien in Wandgemälde für einen Tempel zu umzusetzen, das jede Form menschlicher Spiritualität erfassen sollte. Dieses sowohl von der Mythologie wie auch christlichen Ideen genährte Projekt nahm in seiner Vorstellung einen so großen Raum ein, dass er sich immer wieder mit neuen Entschuldigungen der Arbeit am Inneren der Isaaks-Kathedrale entzog, um sich auf die Konzeption dieses perfekten Tempels konzentrieren zu können.

Landschaftsmalerei

Die Landschaftsmalerei entwickelte sich in Russland erst Ende des 18. und während der ersten Hälfte des 19. Jahrhunderts zu einem eigenständigen Genre. Künstler wie Fjodor Alexejew (1753-1824), Fjodor Matwejew (1758-1826), Maxim Worobjow (1787-1855) und Silvester Schtschedrin (1791-1830) schufen Meisterwerke der Landschaftsmalerei. Aber ihre Arbeiten wurden von der mediterranen Tradition — von Malern wie Claude Lorrain, Poussin und Canaletto — stark beeinflusst, und erst die Werk von Wenezianow und seinen Anhängern (zum Beispiel in seinen Bildern Sommer. *Getreideernte* und *Frühling. Auf dem Acker* [30]) zeigen Landschaftsbilder mit unverwechselbar russischem Charakter.

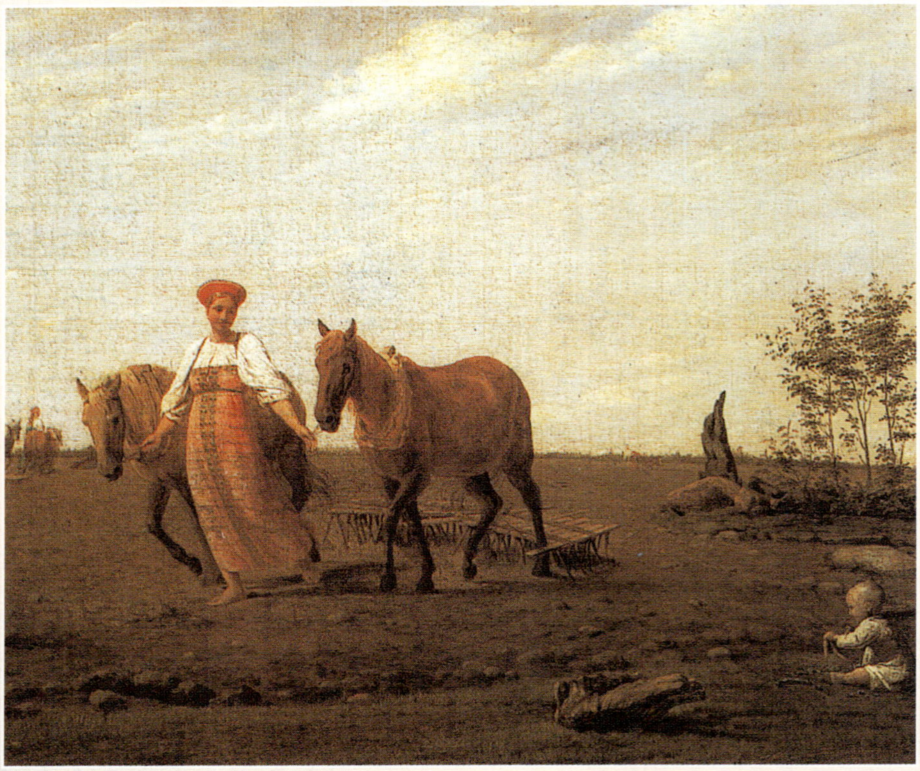

Alexej Wenezianow
30 *Frühling. Auf dem Acker*

Zwei von Wenezianows vielversprechendsten Schülern waren Nikifor Krylow (1802-1831) und Grigori Soroka (1823-1864). Obwohl sie nur wenige Jahre arbeiteten, sollten beide einen deutlichen Einfluss auf die ihnen nachfolgenden Maler haben. In Krylows bekanntestem Bild, *Der russische Winter* (1827), tragen die Landschaft und auch die Menschen, die ihm Leben verleihen, deutlich russische Züge. Um die Szenerie wirklichkeitsgetreu malen zu können ließ sich Krylow ein einfaches hölzernes Atelier bauen, das einen Blick über die schneebedeckte Ebene bis hin zu den Wäldern in der Ferne bot. Seine künstlerische Laufbahn hatte kaum begonnen, als er mit 29 Jahren der Cholera erlag. Nur eine geringe Anzahl seiner Werke ist überliefert.

Soroka starb unter noch tragischeren Umständen. Er war Leibeigener eines Großgrundbesitzers namens Miljukow, dessen Gut Ostrowski in der Nähe von Wenezianows Anwesen lag. Wenezianow erkannte Sorokas Begabung und versuchte erfolglos, Miljukow zu überreden, dem jungen Maler die Freiheit zu schenken. Getreu seinen humanitären Idealen setzte Wenezianow sich auch für die Freiheit anderer künstlerisch talentierter Leibeigener ein und kaufte sie in manchen Fällen selbst frei. Soroka wurde später, im Jahre 1864, aufgrund seiner Teilnahme an einem Aufruhr zur Durchsetzung einer Landreform zur Auspeitschung verurteilt. Er beging Selbstmord, bevor die Strafe vollstreckt werden konnte. Eines seiner repräsentativsten Werke ist *Fischer. Blick auf den Moldino-See* aus den späten 1840er Jahren, das die Ruhe und Stille des Sees in bemerkenswerter Weise einfängt.

Über einen Zeitraum von 30 oder 40 Jahren wurden die meisten der führenden russischen Landschaftsmaler von Maxim Worobjow unterrichtet, der 1815 Lehrer an der Akademie wurde und dort — mit der Ausnahme von langen Auslandsreisen, darunter einem längeren Aufenthalt in Italien — fast bis zu seinem Tod lehrte. Worobjow und Silvester Schtschedrin waren in erster Linie dafür verantwortlich, dass sich der Geist der Romantik auf die russische Landschaftsmalerei auswirken konnte, wenn sie auch gleichzeitig den Prinzipien der Klassik treu blieben. Besonders im letzten Jahrzehnt seines Lebens bevorzugte Schtschedrin dramatische Szenerien. Worobjow hatte eine Phase, in der ihn in Nebel getauchte oder vom Sturm gepeitschte Landschaften anzogen, und sowohl er als auch Schtschedrin liebten romantische Sonnenuntergänge und Mondlandschaften.

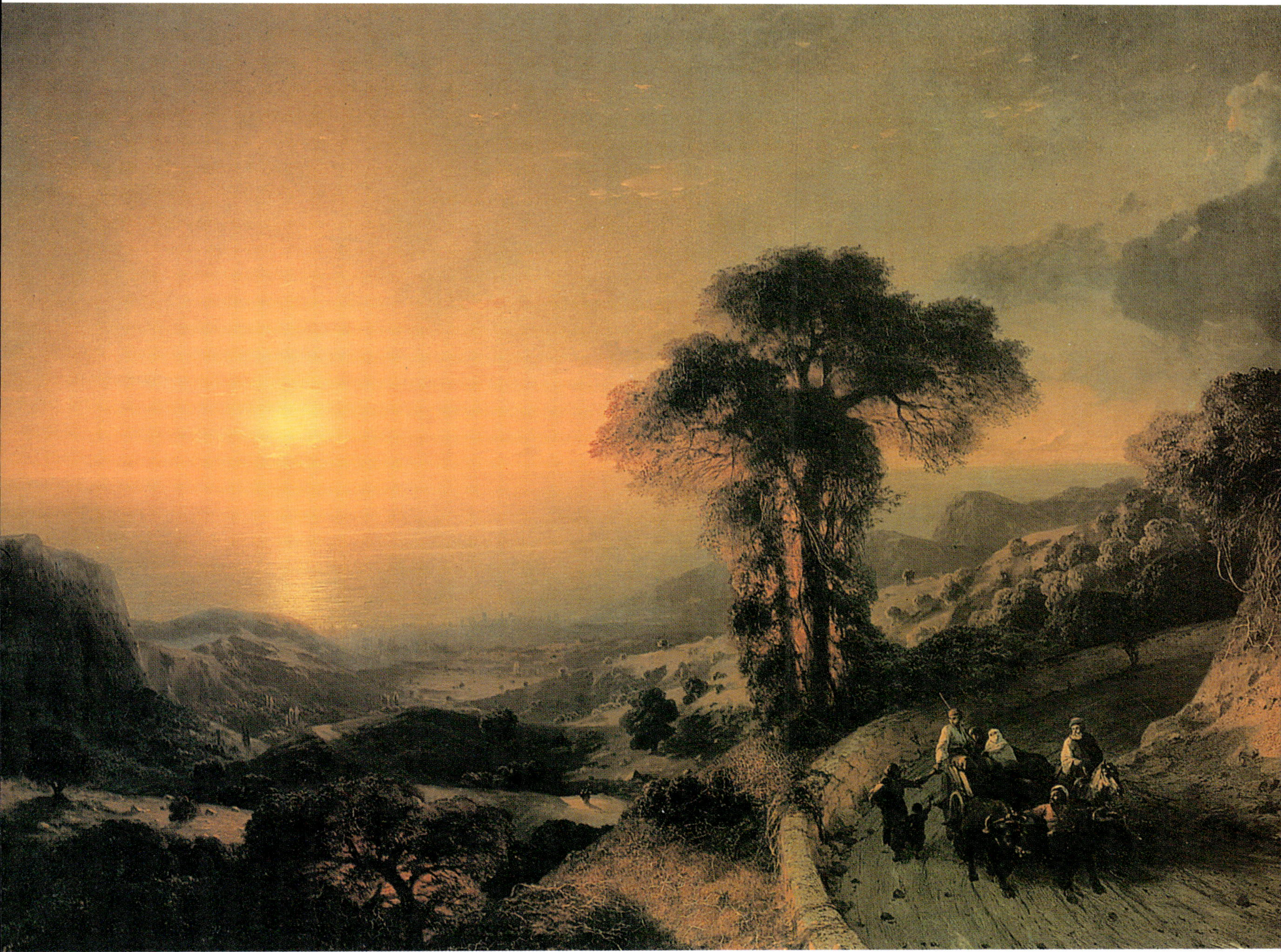

Iwan Aiwasowski
31 *Blick von den Bergen auf das Meer.* 1864
Öl auf Leinwand. 122 x 170 cm
Russisches Museum, St. Petersburg

Zu Worobjows talentiertesten Schülern gehörten Michail Lebedjew (1811-1837) — dessen Landschaften weniger romantisch geprägt sind als die Worobjows oder Schtschedrins- und Iwan Aiwasowski (1817-1900), einer der beliebtesten, und in jedem Falle der produktivste Landschaftsmaler seiner Zeit. Bis zu einem gewissen Grad von Turner beeinflusst, schuf er großartige Seestücke, wie zum Beispiel *Mondnacht auf der Krim, Blick von den Bergen auf das Meer* [31] und *Die Erschaffung der Welt* [32]. Eines von Aiwasowskis berühmtesten Werken, *Die neunte Woge* , verdankt seinen Titel dem unter russischen Seeleuten weit verbreiteten Aberglauben, dass in einer Abfolge von Wellen die neunte stets die mächtigste ist[5]. Wie viele seiner Gemälde trägt auch dieses Werk den Stempel der Romantik: Das Meer und der Himmel vermitteln die Macht und die Erhabenheit der Natur, während die Überlebenden eines Schiffbruchs im Vordergrund die menschlichen Hoffnungen und Ängste verkörpern. Obwohl die See das Hauptmotir in der Mehrheit der etwa 6.000 von Aiwasowski gemalten Bilder darstellt, malte er auch Küsten- und Landschaftsansichten, und zwar sowohl in Russland (vor allem in der Ukraine und auf der Krim) als auch im Ausland.

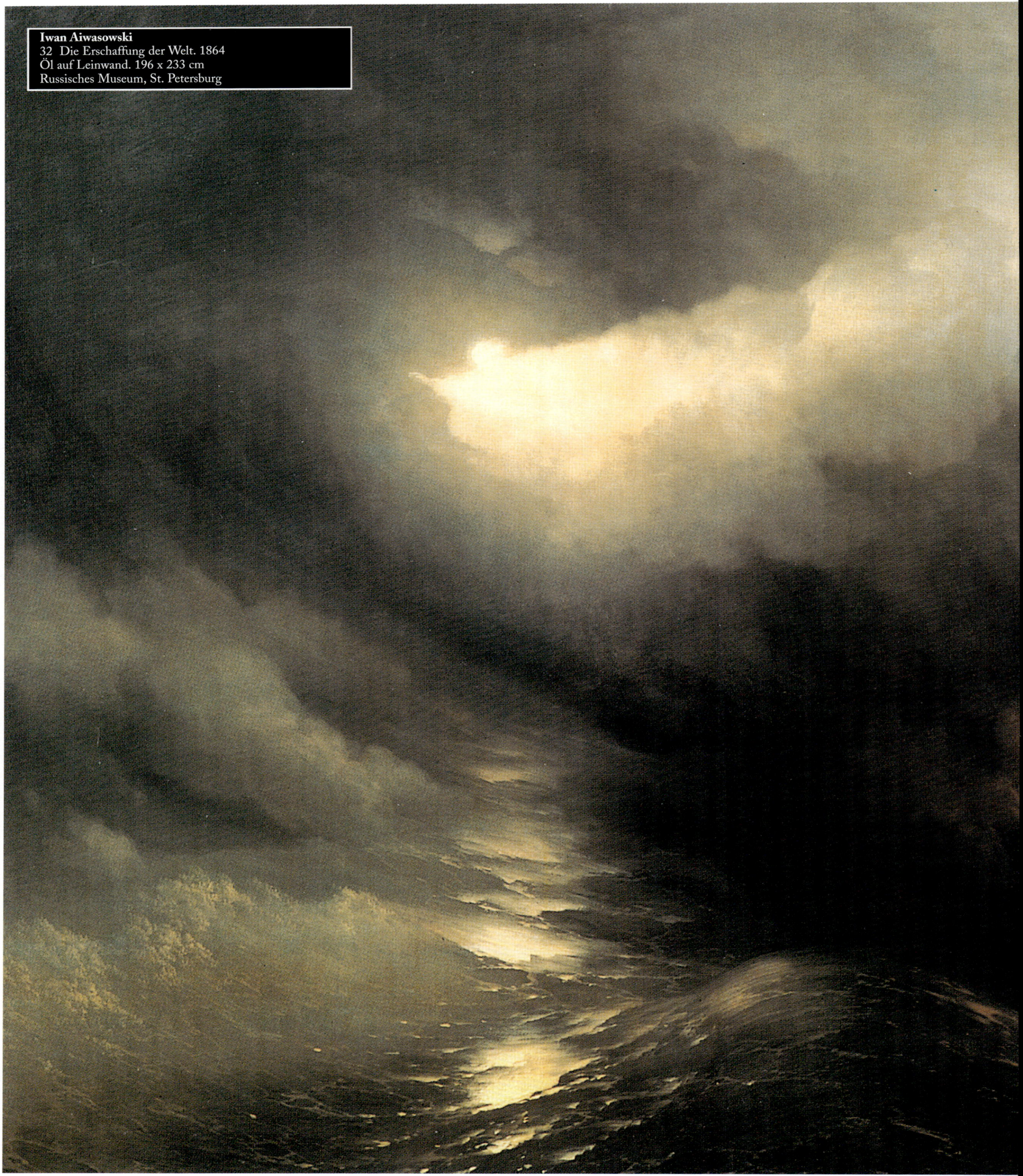

Iwan Aiwasowski
32 Die Erschaffung der Welt. 1864
Öl auf Leinwand. 196 x 233 cm
Russisches Museum, St. Petersburg

Die während des 18. Jahrhunderts in Russland so vorherrschende Begeisterung für alles Französische, schwand in der Folge der Napoleonischen Kriege — einer der Gründe, warum russische Maler, wie europäische Künstler und Schriftsteller ganz allgemein, sich Italien zuzuwenden begannen. Sowohl die Verehrung, die die Akademie der Antike und der italienischen Renaissance entgegenbrachte, als auch der beginnende Einfluss der Romantik verstärkten diese Tendenz. Fjodor Matwejew malte kaum etwas anderes als italienische Architektur und Landschaften. Sowohl Silvester Schtschedrin (der die letzten 12 Jahre seines Lebens in Italien verbrachte) als auch Michail Lebedjew liebten idyllische Angelszenen und Szenen aus dem Leben italienischer Bauern. Aiwasowski malte Ansichten Venedigs und Neapels, viele von ihnen in Mondlicht gebadet, und Fjodor Alexejew [33] erlangte sogar als 'der russische Canaletto' Berühmtheit.

Fjodor Alexejew
33 *Blick auf die Admiralität.* 1810. Öl auf Leinwand. 138 x 178 cm
Russisches Museum, St. Petersburg

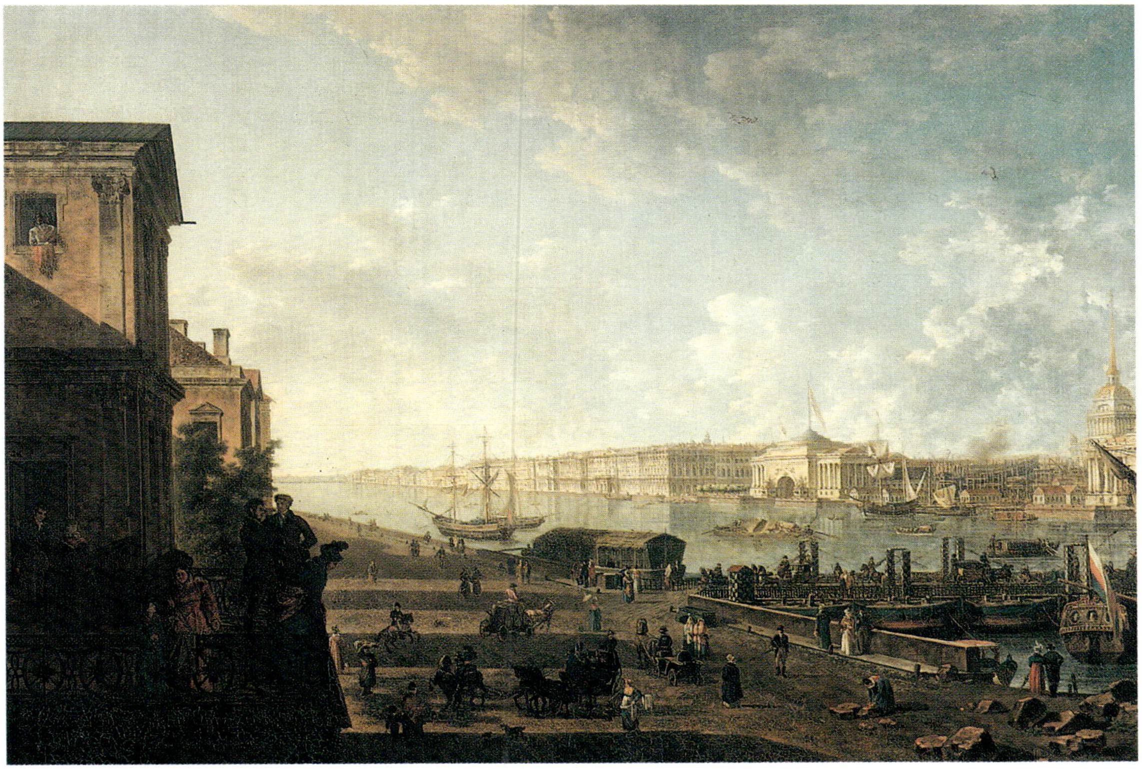

Während der ersten Hälfte des 19. Jahrhunderts zog ein ununterbrochener Strom russischer Maler nach Italien oder ließ sich dort nieder — unter ihnen die Gebrüder Tschernezow (die auch Ägypten, die Türkei und Palästina bereisten) und so einflussreiche Maler wie Brüllow, Kiprenski und Alexander Iwanow, dessen Bilder *Via Appia* und *Wasser und Steine bei Pallazzuolo* [34] fast präraffaelitisch wirken. 1846 erklärte Nestor Kukolnik — ein modischer Dichter und Ästhet, der von Brüllow porträtiert wurde -, dass die russische Malerei praktisch „eine Fortsetzung der italienischen Schule" geworden sei[6].

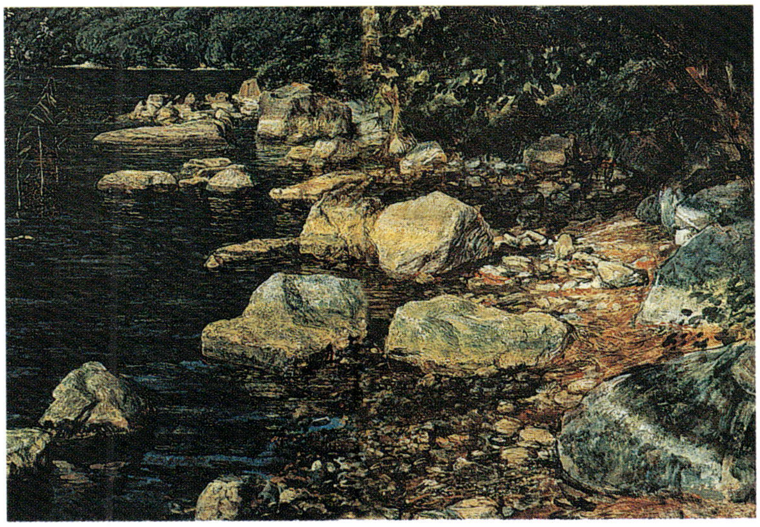

Alexander Iwanow
34 *Wasser und Steine bei Pallazzuolo.* Frühe 1850er. Tretjakow-Galerie, Moskau

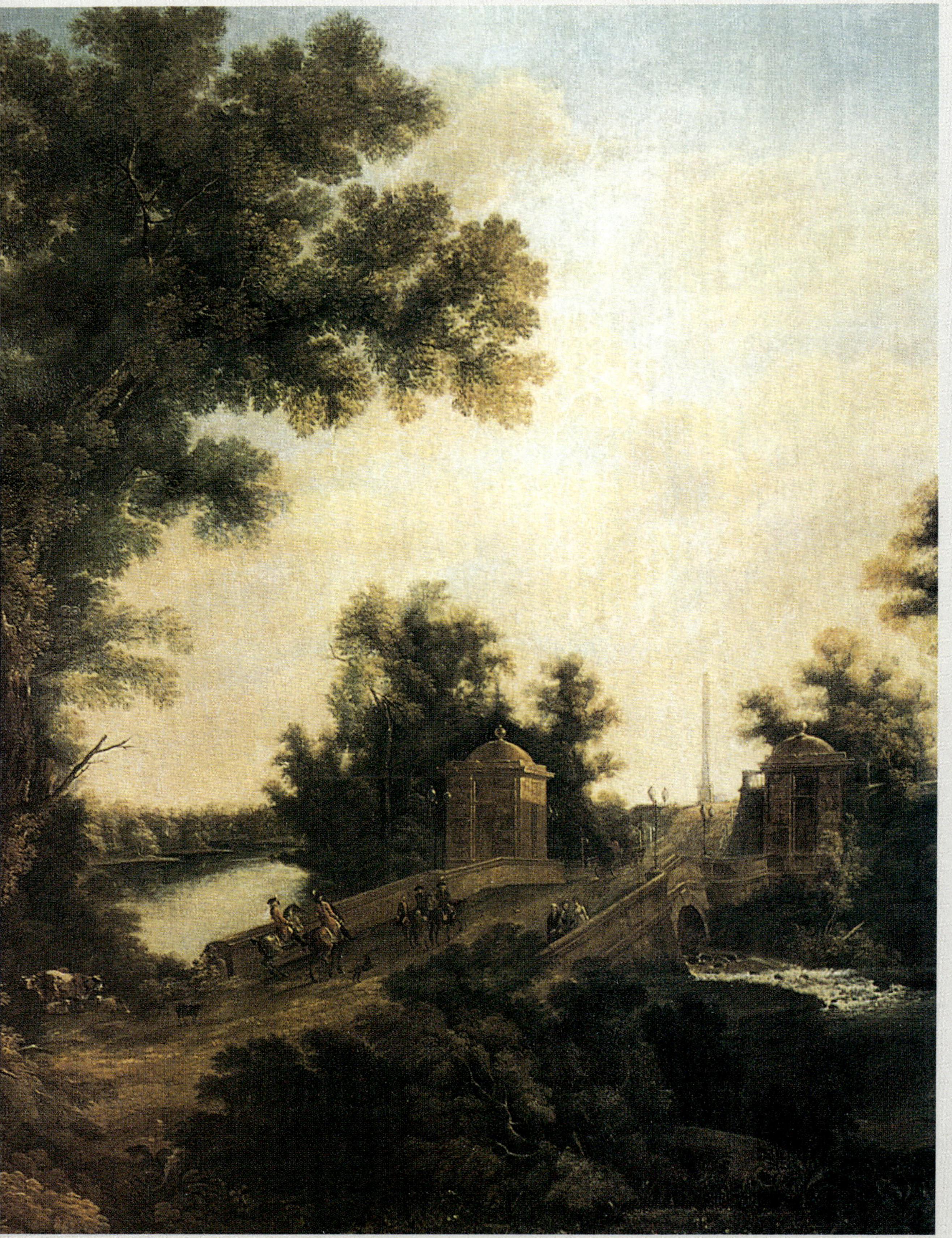

Semjon Schtschedrin
35 *Steinbrücke in Gatschina.* 1799-1801
Öl auf Leinwand. 256 x 204 cm
Schmucktafel für den Michaelspalast, St. Petersburg

Die Architektur ihres eigenen Landes inspirierte ebenfalls die Vorstellungskraft der russischen Maler. Sowohl Fjodor Alexejew als auch Worobjow, der ein Schüler Alexejews gewesen war, schufen zahlreiche Bilder der Gebäude, Straßen und Plätze von St. Petersburg und Moskau. Dies tat auch Semjon Schtschedrin (1745-1804), der Onkel Silvesters. Er war von 1776 bis zu seinem Tod Professor für Landschaftsmalerei an der Akademie und malte reizende und einfühlsame Ansichten der Parks und Gärten der zaristischen Residenzen in der Nähe St. Petersburgs — wie etwa *Steinbrücke in Gatschina* [35], ein Bild aus einer Serie von Schmucktafeln, die er zwischen 1799 und 1801 schuf.

Alexejews Bilder der von Peter dem Großen errichteten Stadt sind weit mehr als bloße topographische Aufzeichnungen. Sie sind mit Harmonie und einem Sinn für Schönheit ausgeführt, die zu einem Kennzeichen der russischen Landschaftsmalerei des gesamten 19. Jahrhunderts wurden. Der sowohl hinsichtlich der Pinselführung wie auch der Perspektive kunstvolle Umgang mit komplizierten Effekten des Chiaroscuro gibt Alexejews Werk im Verbund mit der Fülle an Beobachtungen über das Stadtleben und den detailliert dargestellten Bauten einen dauerhaften künstlerischen und historischen Wert. Andrej Martinow (1768-1826) und Stefan Galaktionow (1778-1854) wurden „die Dichter von St. Petersburg" genannt. Martinow, ein Schüler Semjon Schtschedrins, malte atmosphärische Ansichten der Alleen eleganter Häuser, die Gärten von Monplaisir, die von Palästen besetzten Ufer der Newa und das aus der Ferne gesehene, im Abendhimmel verschwimmende Smolny-Kloster. Wie Worobjow und Aiwasowski unternahm er weite Reisen und malte in Sibirien, in der Mongolei und in China. Galaktionow, ein weiterer Schüler Semjon Schtschedrins, war Lithograph, Graveur und gleichzeitig Maler, was in dem sorgfältigen und detailreichen Charakter seines Werks zum Ausdruck kommt.

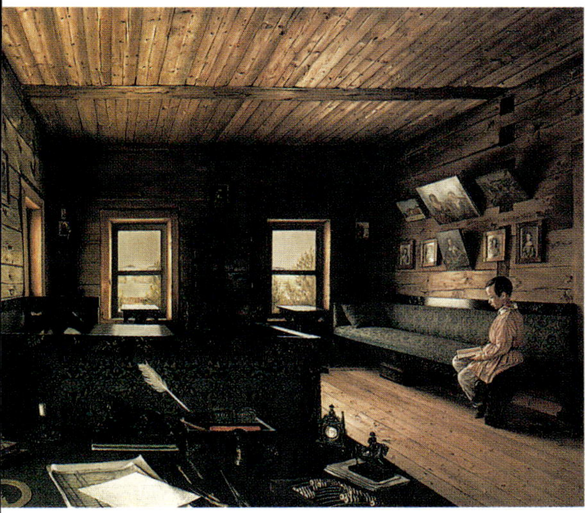

Grigori Soroka
36 *Arbeitszimmer auf dem Landsitz in Ostrowski.* 1844
Öl auf Leinwand. 54 x 65 cm
Russisches Museum, St. Petersburg

Interieurs

Mit der Gründung der Akademie wurde die Darstellung von Innenräumen als eine eigenständige künstlerische Disziplin angesehen und nicht mehr als eine Untergattung der perspektivischen Malerei behandelt. Ein herausragendes Beispiel dieses neuen Genre war das mit Wasserfarben gemalte Porträt des Salons des Palastes des Fürsten Alexander Besborodko, des Außenministers Katharinas der Großen. Im Jahr 1790 von dessen engem Freund, dem Architekten und Künstler Nikolai Lwow in einer Skala aus Violett- und Grüntönen gemalt, besitzt es eine ihrer Freundschaft adäquate Intimität, die sich mit einer Theatralik verbindet, die zu einem Teil auf die extravaganten Wandbehänge zurückzuführen ist. Durch den geschickten Einsatz von Spiegeln und den Ausblicken aus den Fenstern gelang es Lwow, auch Streiflichter auf die Stadt und die Berge zu werfen. Dieses Element künstlerischer Sophisterei wurde von dem Fürsten, der ein Kenner und großzügiger Förderer der Künste war, zweifellos gewürdigt.

Angeregt durch das Interesse an Innendekoration, das Europa in der nach-napoleonischen Ära ergriff, häuften sich Kompositionen wie diese während der ersten Hälfte des 19. Jahrhunderts. 1828 wurde Worobjow zum Professor für Perspektive an die Akademie berufen. Zur selben Zeit ließ Wenezianow als Teil seines Lehrplans seine Schüler sorgfältig beobachtete Interieurs malen. Viele von ihnen sind überliefert, darunter Innenansichten der Eremitage und der Staatsräume des Winterpalastes. Weitere bedeutende Interieurs von Wenezianows Schülern sind Sorokas *Arbeitszimmer auf dem Landsitz in Ostrowski* [36], Alexej Tyranows reizendes Bild der *Gebrüder Tschernezow in ihrem Atelier* (1828), Alexander Denisows *Matrosen in der Schusterwerkstatt* (1832), Jewgraf Krendowskis *Aufbruch zur Jagd* (1836) und Lawr Plachows *Kutscherraum im Gebäude der Akademie der Künste* (1834).

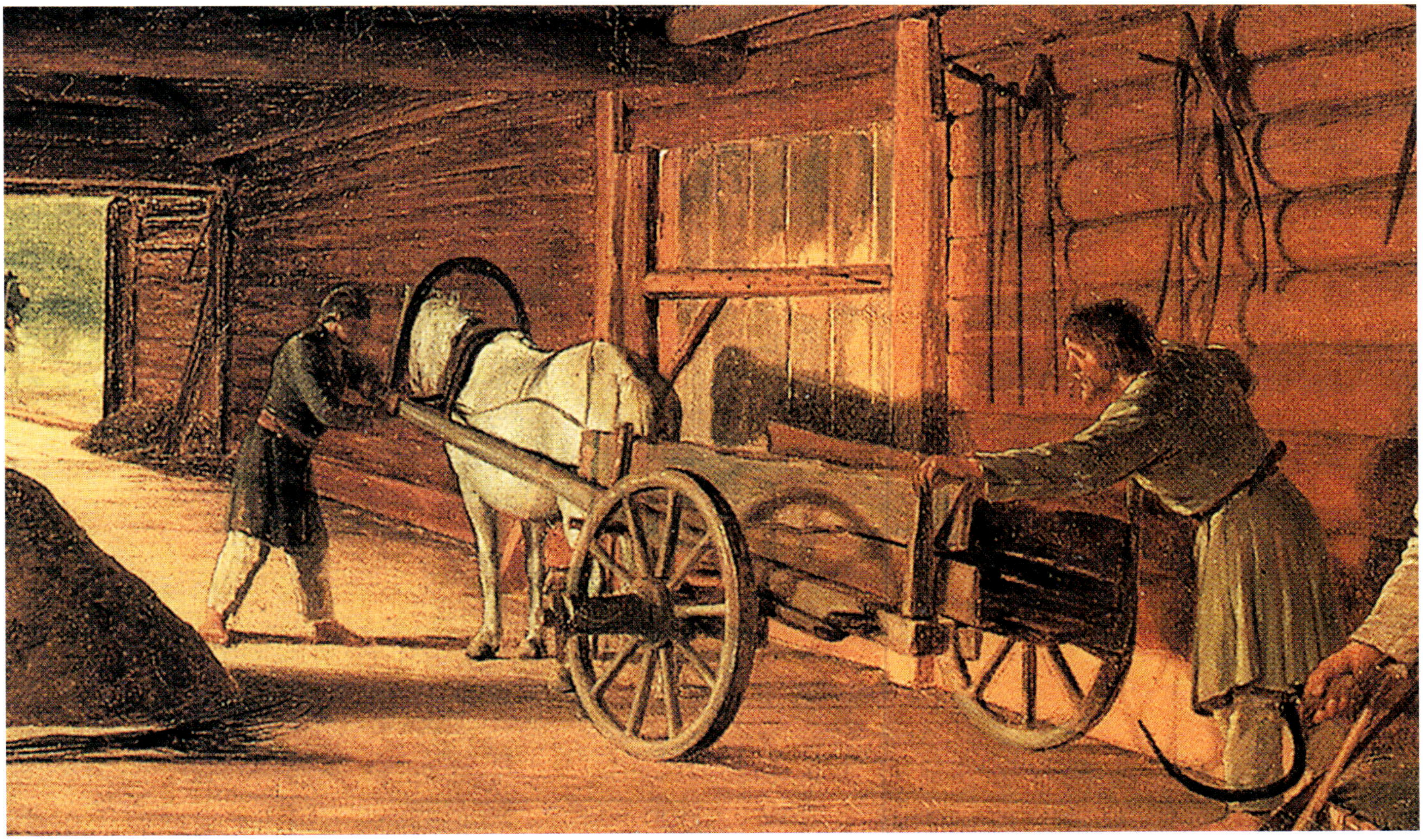

Alexej Wenezianow
37 *Die Tenne.* 1821-23. Detail

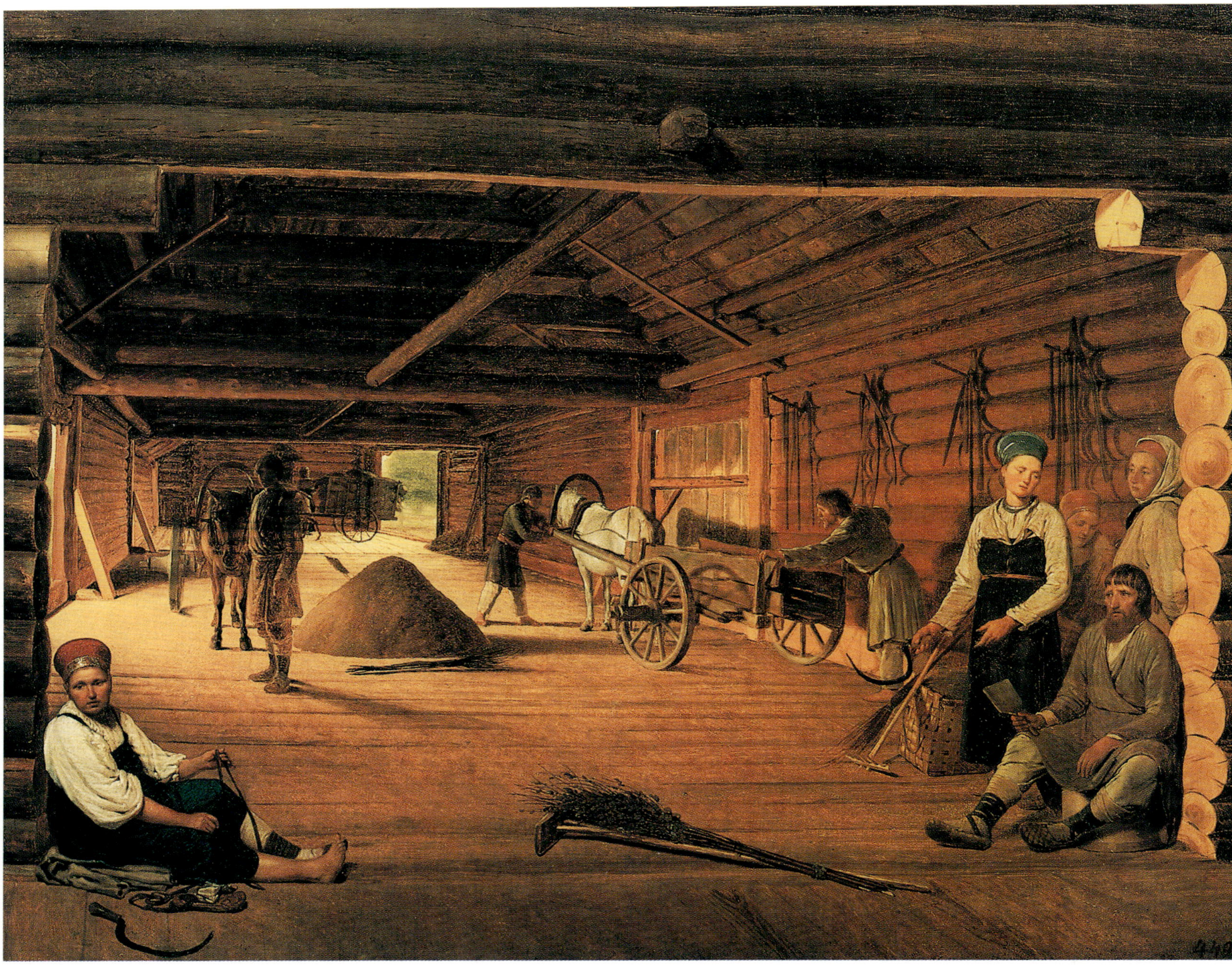

Alexej Wenezianow
37 *Die Tenne.* 1821-1823
Öl auf Leinwand. 66,5 x 80,5 cm
Russisches Museum, St. Petersburg

Wenezianows eigener Umgang mit Interieurs war einem plötzlichen Wandel unterworfen, der durch das Bild *Chor des Kapuzinerklosters auf der Piazza Barberini* des französischen Künstlers Francois Granet angeregt wurde. Wenezianow sah es 1820 in der Eremitage und wurde sofort von dem Verlangen ergriffen, Granets Umgang mit dem Raum und dem Licht auf ein alltägliches Interieur anzuwenden. *Die Tenne* [37] war das einige Monate später gemalte Ergebnis. Um das Licht und die Details richtig wiederzugeben, ließ er sogar eine der Endwände der Dreschscheune entfernen. Es ist interessant, dieses Interieur mit *Küche* von Juri Krylow (1805-1841) zu vergleichen, das fünf oder sechs Jahre später entstand. Es ist nicht bekannt, ob Krylow ein Schüler Wenezianows war, aber die Stimmung, die Liebe zum Detail und die Beschäftigung mit Perspektive und Licht sind sicherlich von dem früheren Werk beeinflusst worden.

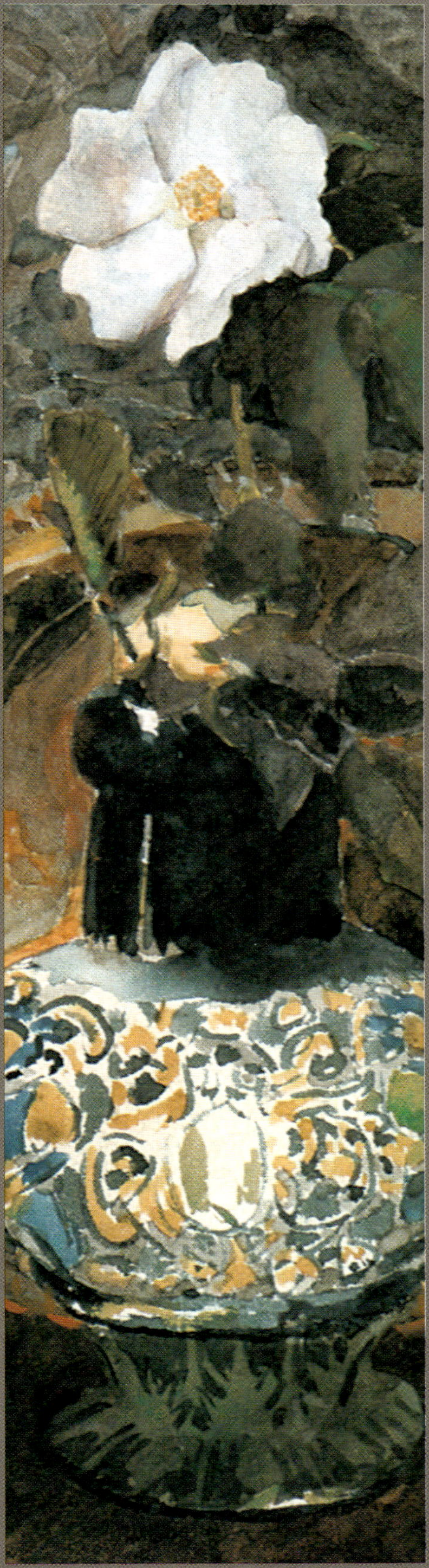

Oben und rechts, Details von:
Michail Wrubel
110 *Heideröschen.* 1884
Aquarell auf Papier. 24,5 x 19,5 cm
Privatsammlung, Kiew

Stillleben

In Russland etablierte sich das Stillleben erst in der zweiten Hälfte des 19. Jahrhunderts als eigenständige künstlerische Kategorie. Bis zu diesem Zeitpunkt gab es tatsächlich nur vergleichsweise wenige russische Maler, die sich hauptsächlich dem Stillleben widmeten. Der brillanteste Vertreter dieses Genres war Iwan Chruzki (1810-1885), dessen dekorative Bilder von Früchten und Gemüse von niederländischen Meisterwerken beeinflusst waren, die in der Eremitage hingen. Niederländische und italienische Stillleben dienten den meisten von Chruzkis Zeitgenossen als Vorbilder — obwohl ein oder zwei von ihnen insofern von der Norm abwichen, als sie die Treibhausfrüchte, die üblicherweise in den niederländischen und italienischen Kompositionen zu finden waren, durch heimisches Gemüse wie Zwiebeln, Karotten, Champignons und Petersilie ersetzten.

Einige von Wenezianows Schülern, zum Beispiel Kapiton Selenzow (1790-1845) und Alexej Tyranow (1808-1859), malten lebendige, exakt beobachtete Kompositionen alltäglicher Gegenstände. Elemente des Stilllebens erscheinen ebenfalls häufig in ihren Porträts oder Interieurs, zum Beispiel auf dem Schreibtisch im Vordergrund von Sorokas *Arbeitszimmer auf dem Landsitz in Ostrowski* [36].

Graf Fjodor Tolstoi (1783-1873), ein Freund und Bewunderer Wenezianows und ein Verwandter des berühmten Romanciers, war ein außergewöhnlich vielseitiger Künstler, der als Bildhauer und Medailleur und auch aufgrund seiner Scherenschnitte Bekanntheit erlangte. Darüber hinaus schuf er naturgeschichtliche Studien von Vögeln und Blumen sowie Interieurs mit Titeln wie *In einer Mondnacht am Fenster.* Eine der Kunstformen, in der er glänzte, war die Schöpfung wunderbar überzeugender Trompe-l'oeil-Miniaturen in Tusche und Gouache, die Blumen und Beeren mit Schmetterlingen und Vögeln zeigten.

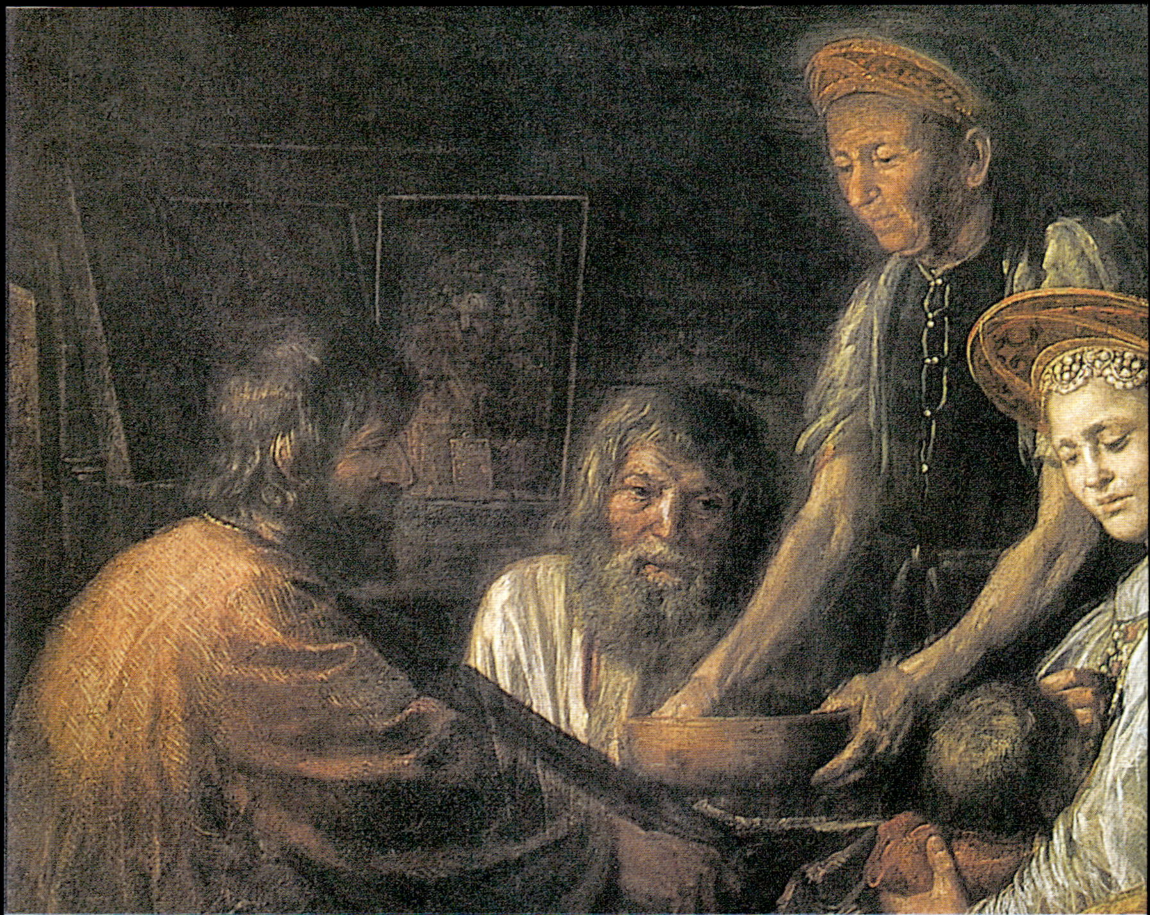

Genremalerei

In den 1770er Jahren bot die Akademie einen Kurs über 'häusliche Übungen' an, Szenen des normalen Alltagslebens jedoch — als Genremalerei bekannt geworden — wurden kaum als der Kunst würdige Gegenstände angesehen und genossen kein solches Prestige wie Porträts oder historische Gemälde. Wie bei der Landschaftsmalerei und den Interieurs war es teilweise Wenezianows Interesse zu verdanken, dass die Genremalerei als eine eigenständige Disziplin der Kunst angesehen wurde.

Bei Wenezianow, wie auch bei anderen Künstlern, verschwimmen manchmal die Grenzen zwischen seinen Genrebildern und den anderen Gattungen, die er malte. Dennoch sind seine Genrebilder anhand der ruhigen Konzentration auf die in diesen Tableaus erscheinenden Männer, Frauen und Kinder sowie auf ihre Tätigkeiten, ihre Umgebung, ihre Identität und ihre Lebensweise klar zu identifizieren. Viele seiner Genrebilder, wie zum Beispiel *Beim Putzen der Rüben, Bauernkinder auf dem Felde und Der Morgen einer Gutsbesitzerin*, fangen einen Moment ein, in dem jegliche Bewegung erstarrt zu sein scheint. Dies gilt auch für das muntere Gemisch aus Menschen, Tieren, Karren und Kutschen in *Der Marktplatz einer*

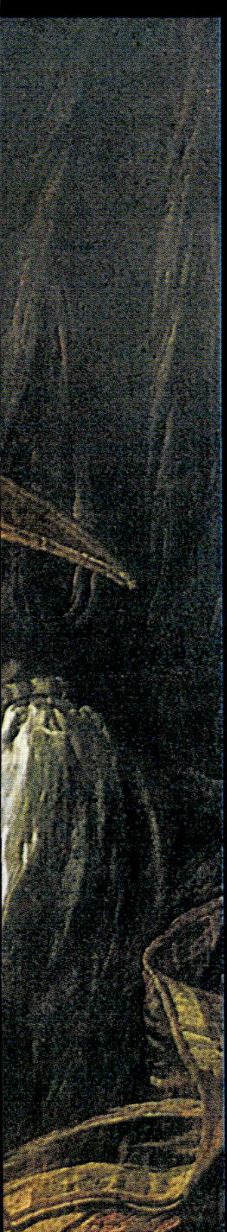

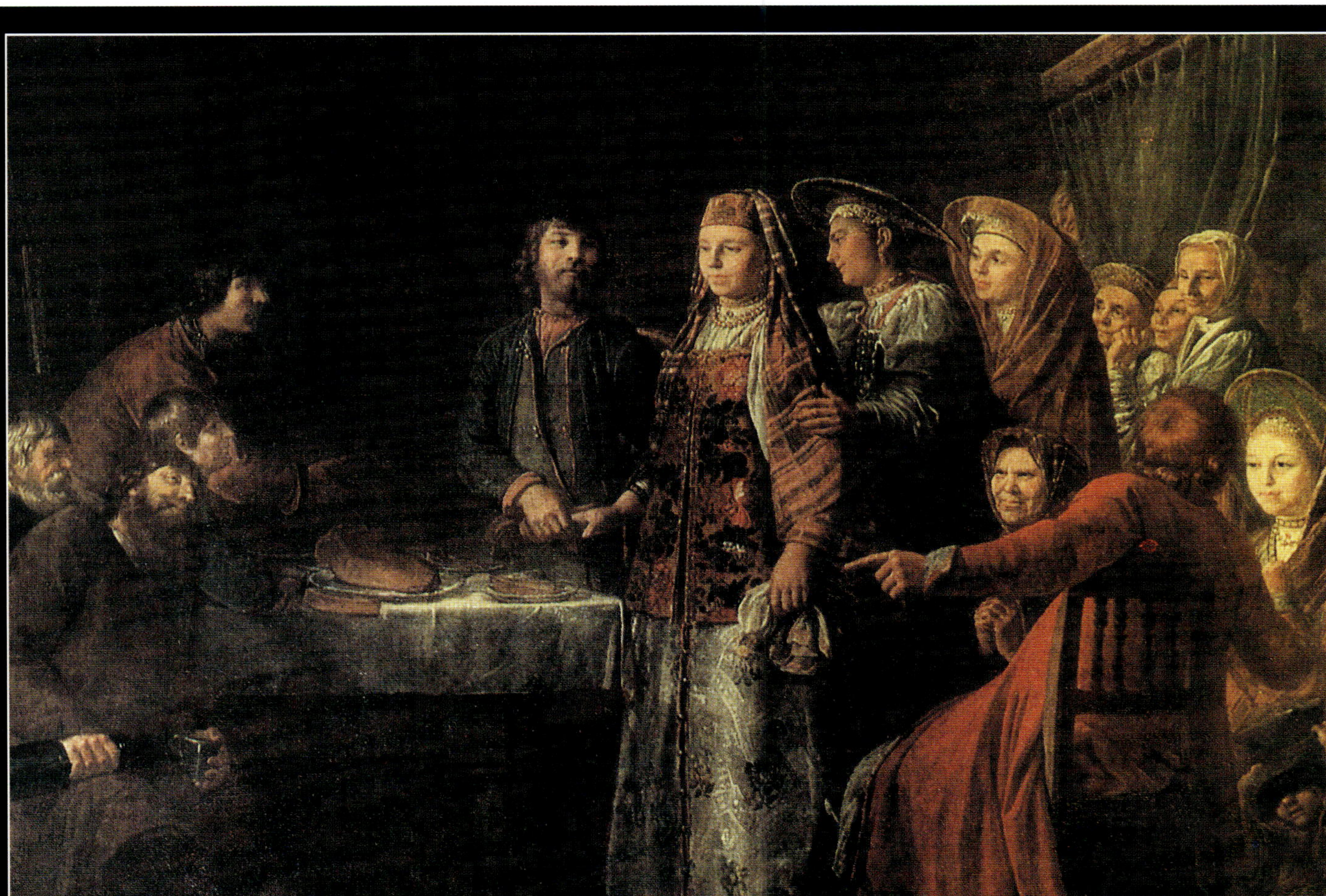

Linke Seite:
Michail Schibanow
38 *Bauernmahlzeit.* 1774
Öl auf Leinwand. 103 x 120 cm
Tretjakow-Galerie, Moskau

Rechte Seite:
Michail Schibanow
39 *Feier des Ehevertrages.* 1777
Öl auf Leinwand. 199 x 244 cm
Tretjakow-Galerie, Moskau

Provinzstadt von Jewgraf Krendowski (1810-1853), einem Weitwinkel-Panorama mit einer beachtenswerten Manipulation der Perspektive.

Einer der ersten russischen Maler, der sich auf diese Art von Gemälden spezialisierte, war Michail Schibanow. Als Leibeigener des Fürsten Grigori Potjomkin, des Favoriten Katharinas der Großen, machte er eigene Erfahrungen mit dem bäuerlichen Leben. Seine genauen Geburts- und Todesdaten sind nicht bekannt, man weiß nur, dass er nach 1789 starb. Die Familie in seinem berühmtesten Bild *Bauernmahlzeit* [38] aus dem Jahre 1774 zeigt er versammelt um einen Bauerntisch. Vermutlich hatte sich die Akademie vorher noch nie mit einem Kunstwerk befasst, das gewöhnliche Menschen in bescheidener häuslicher Umgebung bei einer alltäglichen Verrichtung darstellte. Indem er die würdevolle Solidarität dieser Bauernfamilie porträtierte, bewies Schibanow, dass es möglich war, ein Meisterstück zu schaffen, ohne im erhabenen Stil zu malen. Das Bild *Feier des Ehevertrages* [39], das er drei Jahre später malte, weist ebenfalls diese Qualitäten auf.

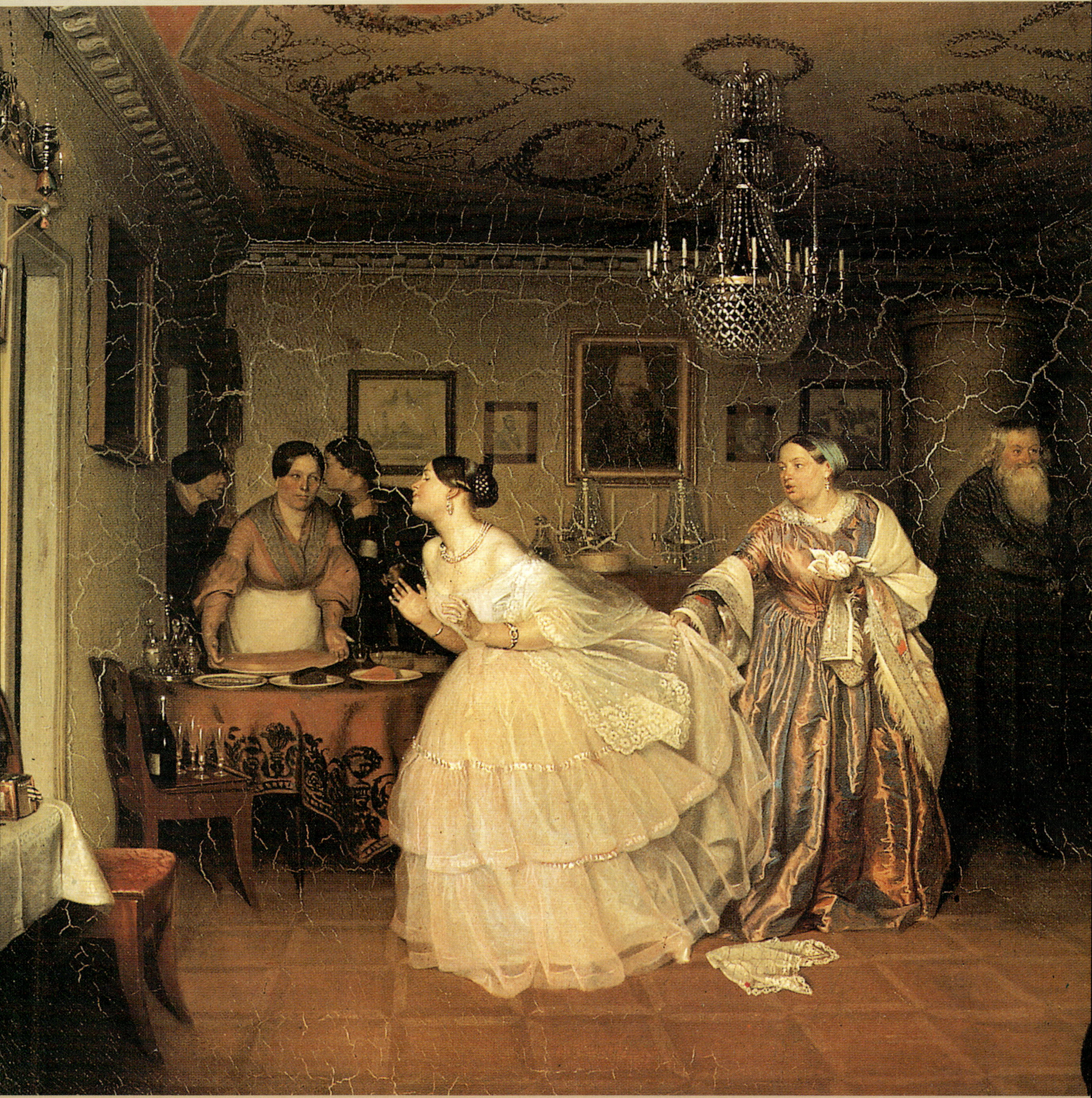

Pawel Feodotow
40 *Die Brautschau des Majors.* 1848
Öl auf Leinwand. 58,3 x 75,4 cm
Tretjakow-Galerie, Moskau

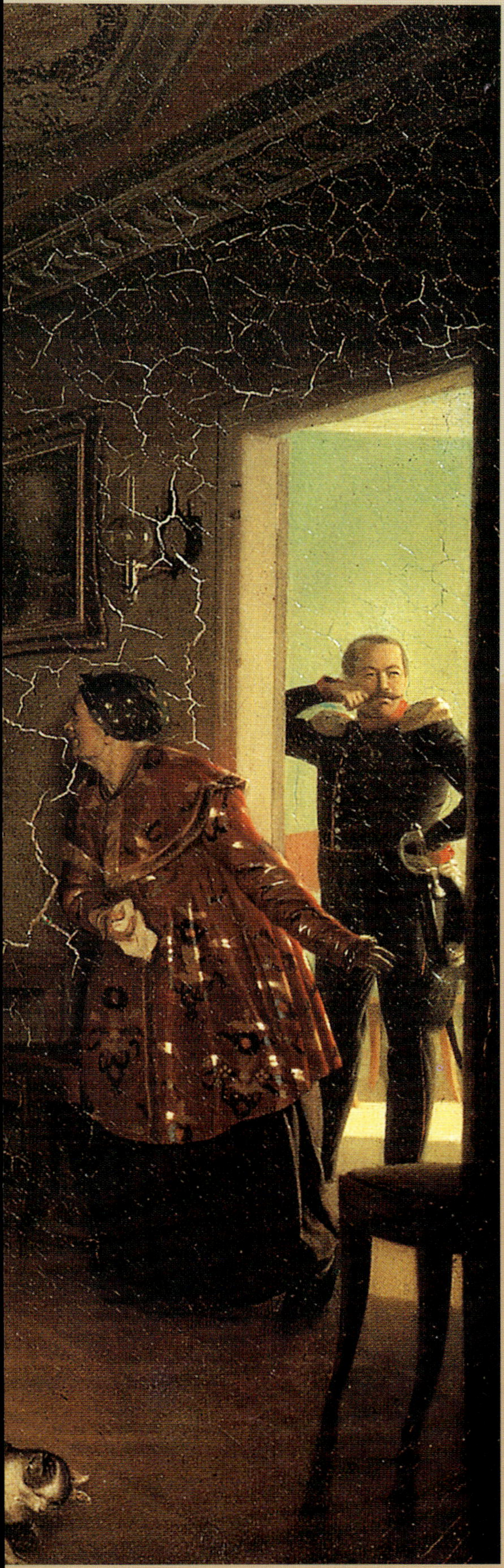

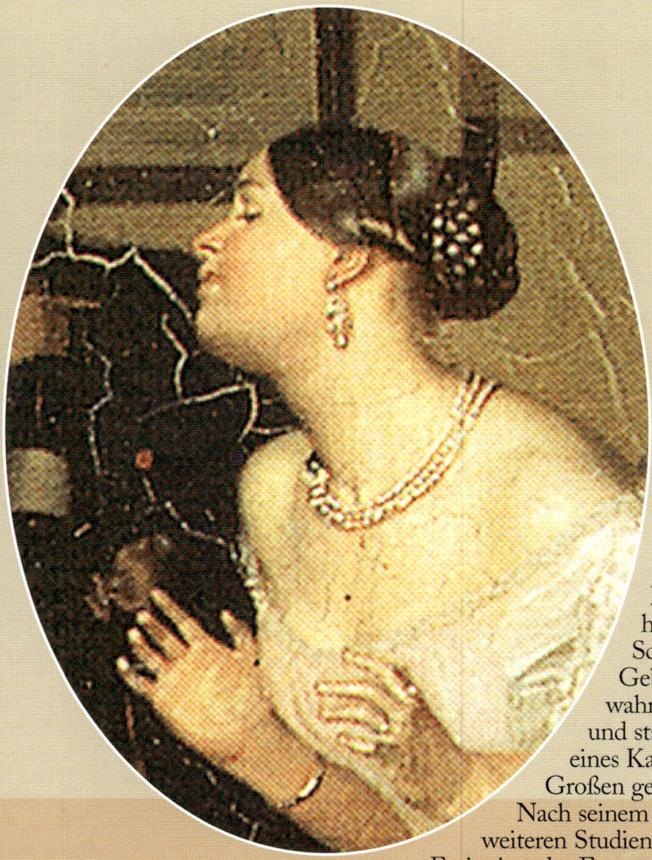

Zwischen Schibanow und den Menschen in diesen Bildern gibt es keine Distanz. Erstmals in der Geschichte der russischen Kunst wurden Bauern nicht wie exotische Figuren oder Kuriositäten behandelt, sondern wie Menschen mit ästhetischem und moralischem Wert.

Ein weiterer Künstler, der lebendige Darstellungen des bäuerlichen Lebens hinterließ, war I.A. Jermenjew. Wie bei Schibanow kennen wir seine exakten Geburts- und Todesdaten nicht, wahrscheinlich aber wurde er 1746 geboren und starb einige Zeit nach 1789. Als Sohn eines Kammerdieners am Hofe Katharinas der Großen geboren, wurde er schon früh Vollwaise. Nach seinem Examen an der Akademie ging er zu weiteren Studien nach Paris. Dort erlebte er die Ereignisse der Französischen Revolution mit, die sein Interesse an den Lebensbedingungen der unteren Klassen noch verstärkten. Jermenjews ergreifende Gemälde tragen entsprechende Titel — *Arme Frau mit ihrer Tochter, Singende Blinde, Bauernmahlzeit, Armer Mann und arme Frau und Sitzender alter Mann mit einem Napf.* Die in Lumpen und geflickten Kleidern dargestellten Leibeigenen und Bettler in seinen Bildern, häufig mit wässrigen Augen und mit Stofflappen an ihren geschwollenen Füßen, haben sehr wenig gemein mit den modischen Höflingen, die Rokotow, Borowikowski oder Lewitzki Modell saßen. Jermenjew starb einsam und nicht anerkannt; sein Werk ist bis nach seinem Tode praktisch nicht wahrgenommen worden.

Um die Mitte des 19. Jahrhunderts begannen russische Schriftsteller und Maler, ihre Aufmerksamkeit auch weiteren Bereichen der Gesellschaft zuzuwenden, die in der Kunst bis dahin kaum eine Rolle gespielt hatten. Grundbesitzer, Staatsdiener, das Militär und der Klerus, sie alle wurden nun zu potentiellen Objekten künstlerischer Interpretation. Als eine Reaktion auf die repressive und bürokratische Herrschaft von Nikolaus I. wurde das Verhalten der herrschenden Klasse häufig in ein satirisches Licht getaucht.

Pawel Fedotow (1815-1852) war einer der scharfsinnigsten Beobachter der Gesellschaft. Seinen Zeitgenossen wäre der gesellschaftliche Rang der Figuren in seinem bekanntesten Bild — *Die Brautschau des Majors* [40] von 1848 — unmittelbar erkennbar gewesen. Solch junge Damen im heiratsfähigen Alter wie diejenige, um deren Hand der gelangweilte Major anhält, konnte man bei ihren Spaziergängen auf dem St. Petersburger Newski Prospekt und in den Parks der Stadt beobachten. Alle Personen, bis hinunter zu den Dienern im Hintergrund, sind mit einem untrüglichen Auge für Einzelheiten porträtiert. Fedotows Bilder prangern, zumeist mit Humor, hin und wieder aber auch mit Bitterkeit, soziale Missstände an, in diesem Falle die Art und Weise, mit der man Frauen wie übertragbares bewegliches Vermögen behandelte. 1844 gab Fedotow im Alter von 29 Jahren seine militärische Karriere zugunsten der Malerei auf. Acht Jahre später starb er in einem Irrenhaus, nachdem Armut und Enttäuschung seine geistige Gesundheit zerstört hatten.

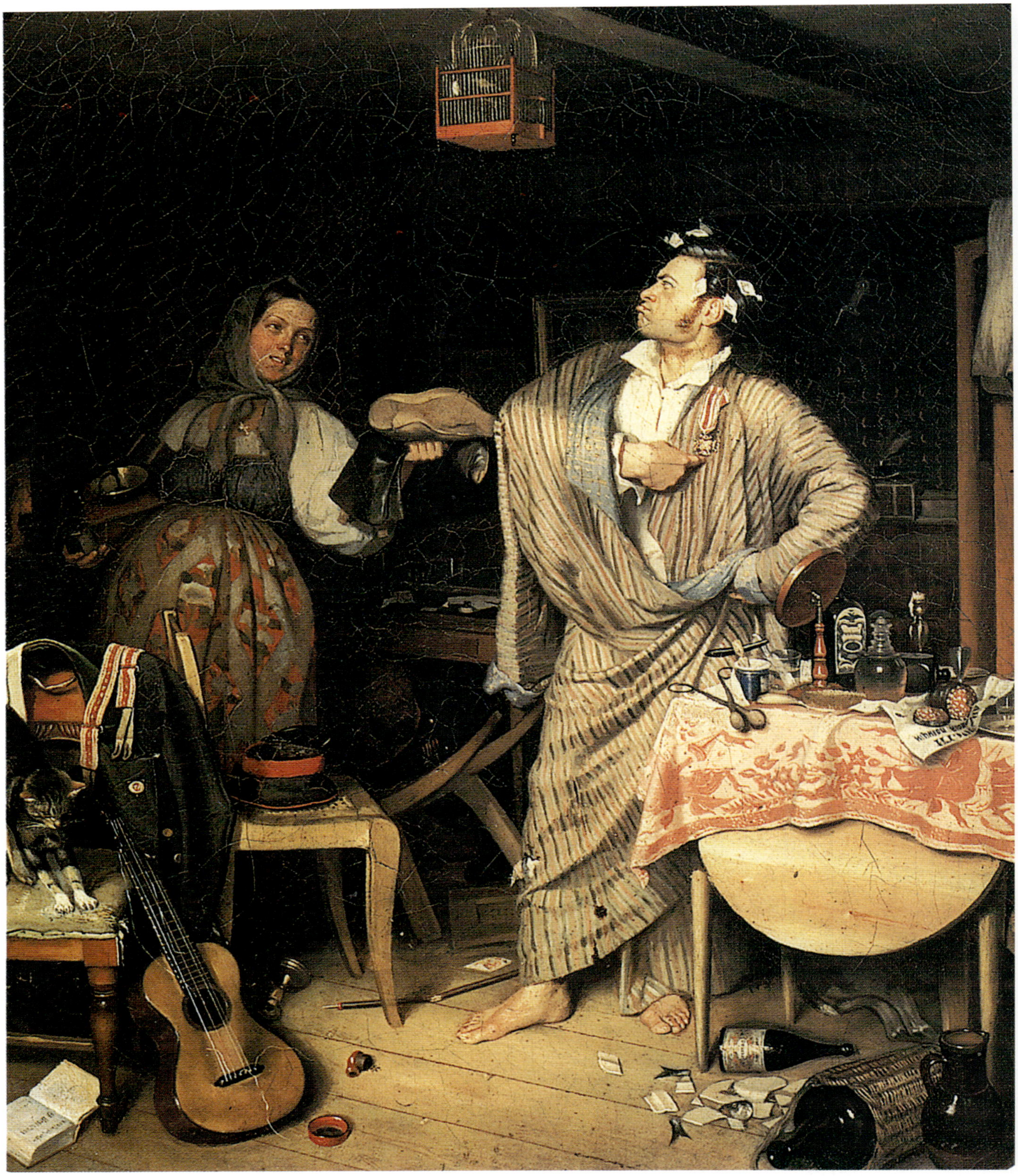

Pawel Feodotow
41 *Der frischgebackene Ordensritter.* 1846
Öl auf Leinwand. 48,2 x 42,5 cm
Tretjakow-Galerie, Moskau

Fedotows Bild *Der frischgebackene Ordensritter* [41] erzürnte die von ihm karikierten dünkelhaften Beamten derart, dass ihm verboten wurde, Reproduktionen zu verkaufen, bis er den Orden von dem Morgenmantel des Beamten entfernte und den Titel in *Der Morgen nach einem Fest* änderte[7]. Sein Sinn für das Absurde macht sich deutlich bemerkbar in Werken wie *Die wählerische Braut* (1847), *Frühstück des Aristokraten* (1849) und auch in dem Bild *Encore, encore!* (1851-1852), das einen Armeeoffizier zeigt, der die Langeweile einer abgelegenen Stationierung verzweifelt zu mildern versucht, indem er seinem Hund beibringt, über einen Stock zu springen. Fedotows letzte Bilder weisen eine nüchternere Atmosphäre auf, zum Beispiel *Die Spieler* (1852) und *Die junge Witwe* (1851-1852), ein sehr bewegendes Bild, von dem Schicksal seiner eigenen Schwester inspiriert.

Von den 1860er bis zu den 1890er Jahren

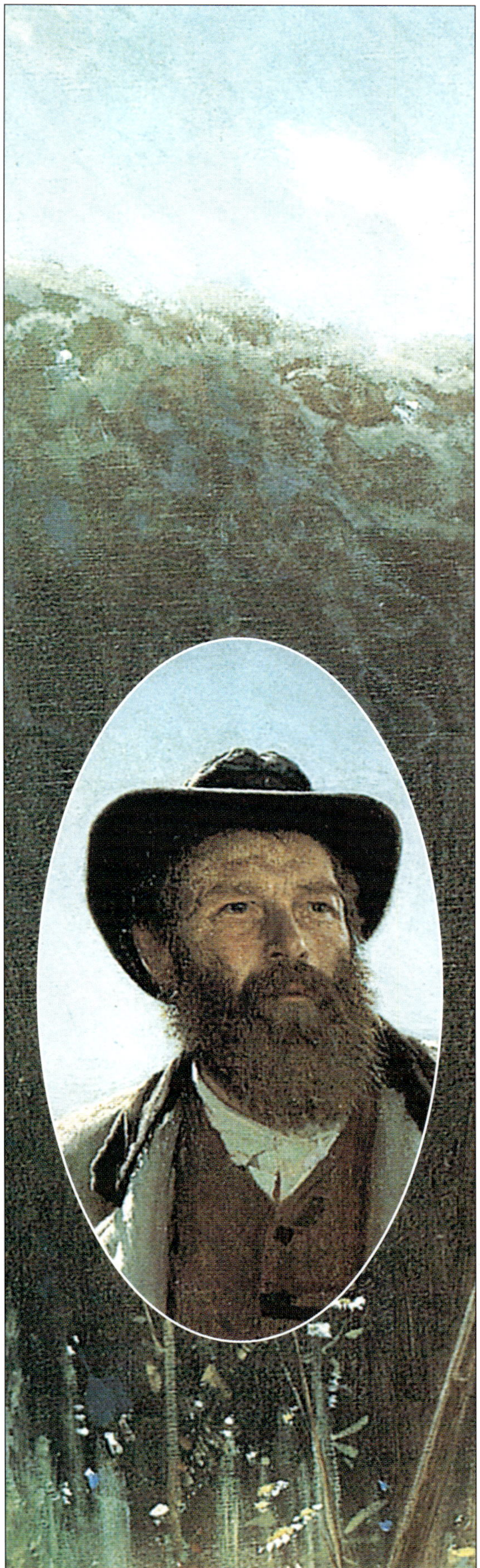

Iwan Kramskoj
42 *Porträt von Iwan Schischkin.* 1873
Öl auf Leinwand. 110,5 x 78 cm
Tretjakow-Galerie, Moskau

'Die Wanderer'

1863 — dem Jahr, in dem der erste Salon der Abgelehnten (Salon des Refusés) in Paris veranstaltet wurde — verließen vierzehn hochbegabte Kunststudenten (dreizehn Maler und ein Bildhauer) die Kaiserliche Akademie der Künste in St. Petersburg aus Protest gegen deren konservative Haltung und restriktiven Vorschriften. Ihr nächster Schritt bestand in der Gründung eines Künstlerbundes; aber es wurde schnell deutlich, dass es eines breiter verankerten und besser organisierten Verbandes bedurfte, und dies führte schließlich zur Bildung der Gesellschaft für Wanderkunstausstellungen. Die Gesellschaft wurde im November 1870 eingetragen, und die erste ihrer insgesamt 43 Ausstellungen fand im November 1871 statt (die letzte im Jahre 1923). Iwan Kramskoj, Wassili Perow, Grigori Mjassojedow und Nikolai Gay waren die treibenden Kräfte hinter der Gründung. Eines ihrer Hauptanliegen, das sich im Namen der Gesellschaft niederschlug, war, dass sich die Kunst um ein breiteres Publikum bemühen müsse. Um dieses Ziel zu erreichen, organisierten sie — möglicherweise von den *narodniki* (den zu dieser Zeit durch Russland ziehenden populistischen Verfechtern sozialer und politischer Reformen) angeregt — Wanderausstellungen, die von einer Stadt zur nächsten zogen.

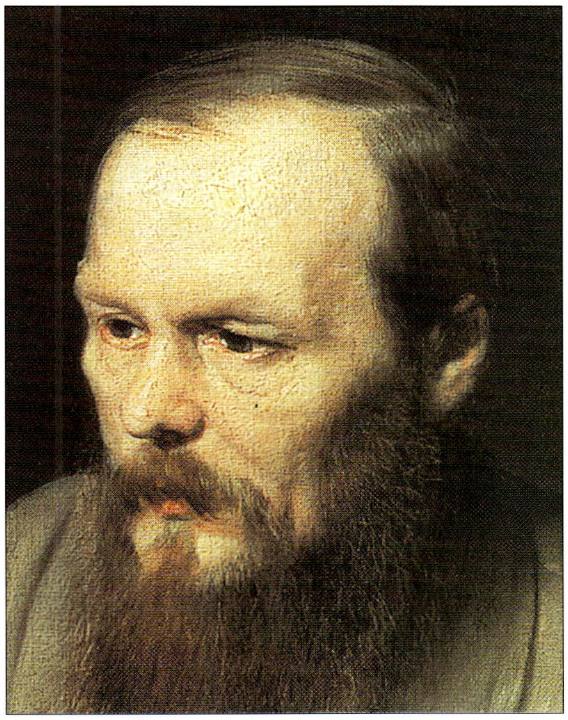

Wassili Perow
45 *Porträt von Fjodor Dostojewski.* 1872
Öl auf Leinwand. 90 x 80,5 cm
Tretjakow-Galerie, Moskau

Wie die Impressionisten in Frankreich, die ihre erste Ausstellung ebenfalls 1871 organisierten, vereinigten die Peredwischniki — als Wanderer, Reisende und Wandervögel übersetzt — bald ein breites Spektrum von Künstlern unterschiedlicher Stilrichtungen und stark voneinander abweichender künstlerischer Interessen. Zu Anfang allerdings handelte es sich bei der Gesellschaft um eine fester gefügte Organisation mit einer einheitlichen Zielsetzung. Zu einer Zeit, da die Schriften von Herzen, Tschernyschewski, Turgenjew, Dostojewski und Tolstoi das soziale Gewissen weckten, widmeten sich die meisten Mitglieder der Gesellschaft den Lebensbedingungen der einfachen russischen Bevölkerung und bemühten sich, das Bewusstsein für die entsetzliche Ungerechtigkeit und Ungleichheit in der damaligen Gesellschaft zu wecken. Die Kunstbewegung, die sich auf diese Anliegen konzentrierte, wurde als 'Kritischer Realismus' bekannt.

Porträtmalerei

Iwan Kramskoj (1837-1887), der auch ein führender Kopf der „Revolte der Vierzehn" gewesen war, spielte die herausragende Rolle bei der Gründung der Genossenschaft. Obwohl er sich anfangs zur Historien- und Genremalerei hingezogen fühlte, sollte er seine Bestimmung als Porträtmaler finden. Unter den zahlreichen Berühmtheiten, die in seinen Bildern erscheinen, sind der 'Wanderer' Iwan Schischkin [42] — gemalt, wie er vor einem Hintergrund aus Bäumen die Landschaft überblickt, bevor er seine Staffelei aufstellt — und die Sängerin Elisabeth Lawroskaja (1879) auf Konzertbühne bei der Entgegennahme einer Ovation. Sein Porträt des 43jährigen Leo Tolstoi [43], der ihm Modell saß, während er *Anna Karenina* schrieb, konzentriert sich auf die nachdenkliche Intensität des Blickes des Schriftstellers. Kramskojs Porträt von Nikolai Nekrassow [44], das während dessen schwerer, tödlicher Krankheit entstand, zeigt den Dichter, wie er tapfer seine *Letzten Lieder* vollendet. Noch herzzerreißender ist Kramskojs Bild mit dem Titel *Untröstliches Leid* (1884), das eine trauernde Frau neben einem Blumenkranz zeigt und das er zu dem Zeitpunkt malte, als seine Frau den Tod ihres gemeinsamen Sohnes betrauerte.

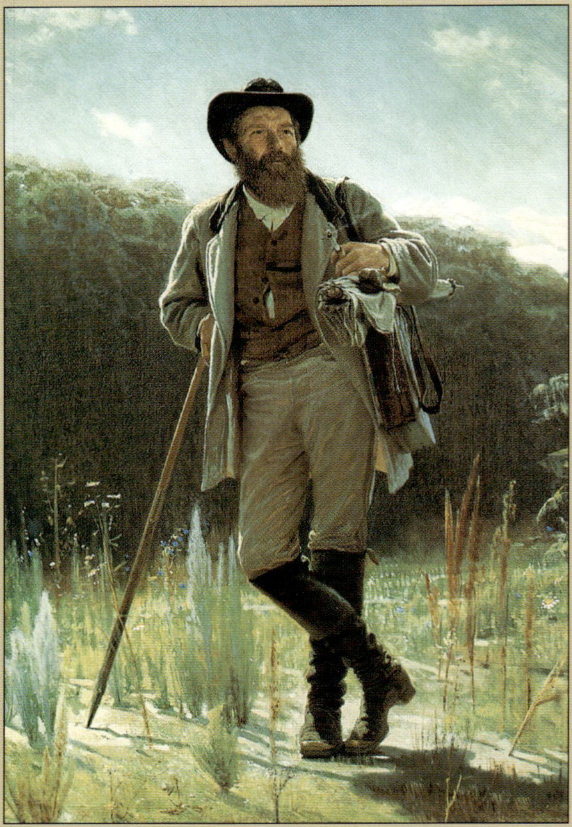

Iwan Kramskoj
42 *Porträt von Iwan Schischkin.* 1873
Öl auf Leinwand. 110,5 x 78 cm
Tretjakow-Galerie, Moskau

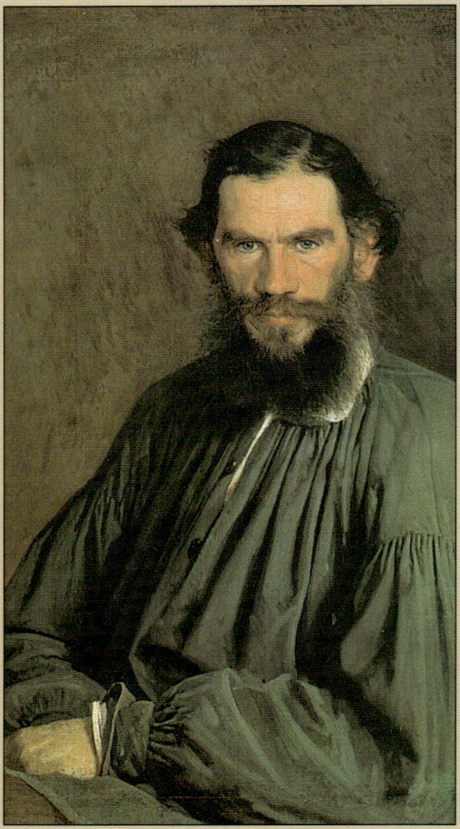

Iwan Kramskoj
43 *Porträt von Leo Tolstoi.* 1872
Öl auf Leinwand. 98 x 79,5 cm
Tretjakow-Galerie, Moskau

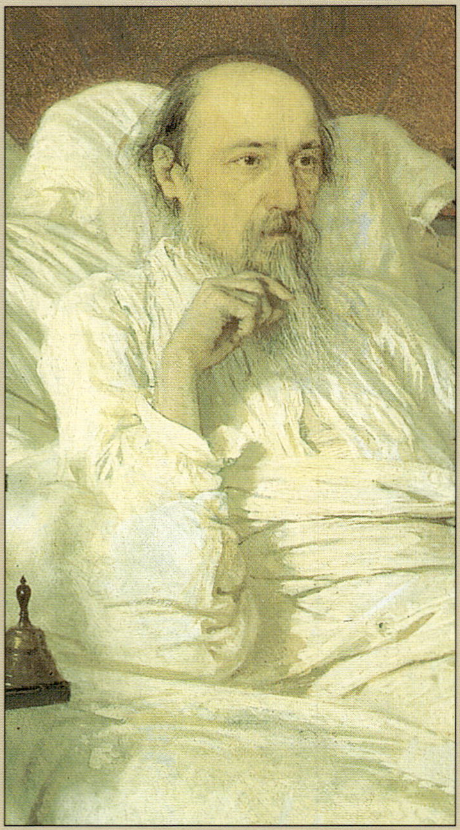

Iwan Kramskoj
44 *Nekrassow in der Periode seiner 'Letzten Lieder'.* 1877
Öl auf Leinwand. 105 x 89 cm
Tretjakow-Galerie, Moskau

Wassili Perow (1834-1882), ein warmherziger Mann, dessen Ansichten ihm in der Gesellschaft große Achtung verschafften, zeigt seine Modelle fast ausnahmslos in ruhiger und würdevoller Pose sitzend. Mit großer Subtilität vermittelt er die Feinfühligkeit Dostojewskis [45], die geistige Energie des Dramatikers Alexander Ostrowski [46] und die Schläue des Kaufmanns Iwan Kamynin [47] — dessen Familie ihm verbot, das Porträt 1878 auf der Weltausstellung in Paris auszustellen, weil es kein ausreichend schmeichelhaftes Bild von ihm zeichnete. Viele von Perows lebendigsten Genrebildern, wie etwa *Jäger bei der Rast* [100], *Klostermahlzeit* und *Der Angler* verdanken ihre Lebhaftigkeit, ihren satirischen Charakter und Humor der Charakterbeobachtung.

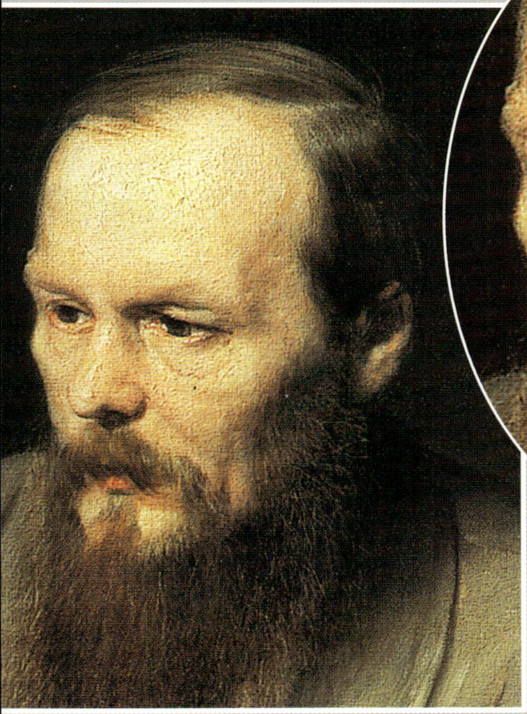

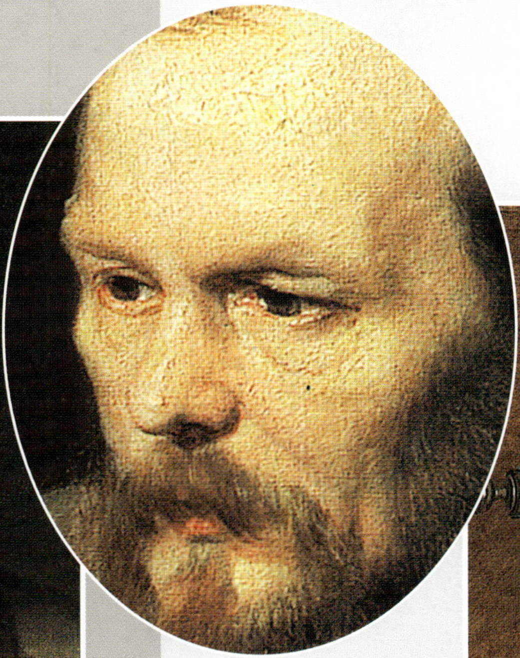

Wassili Perow
45 *Porträt von Fjodor Dostojewski.* 1872
Öl auf Leinwand. 90 x 80,5 cm
Tretjakow-Galerie, Moskau

Wassili Perow
46 *Porträt des Schriftstellers Alexander Ostrowski.* 1871
Öl auf Leinwand. 13 x 80,7 cm
Tretjakow-Galerie, Moskau

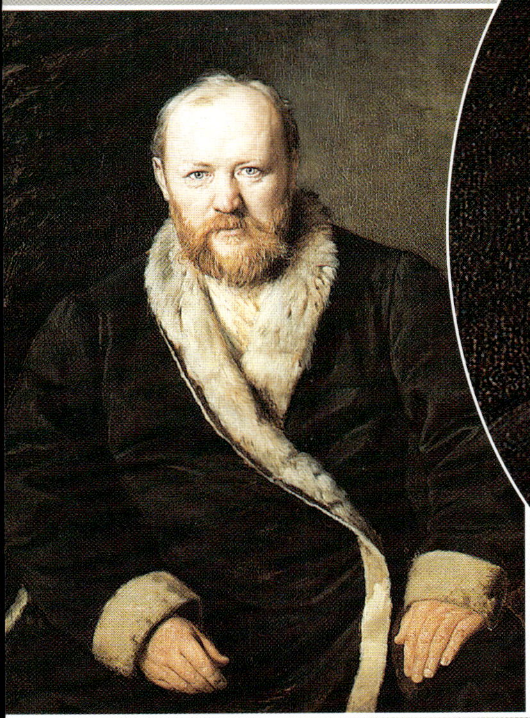

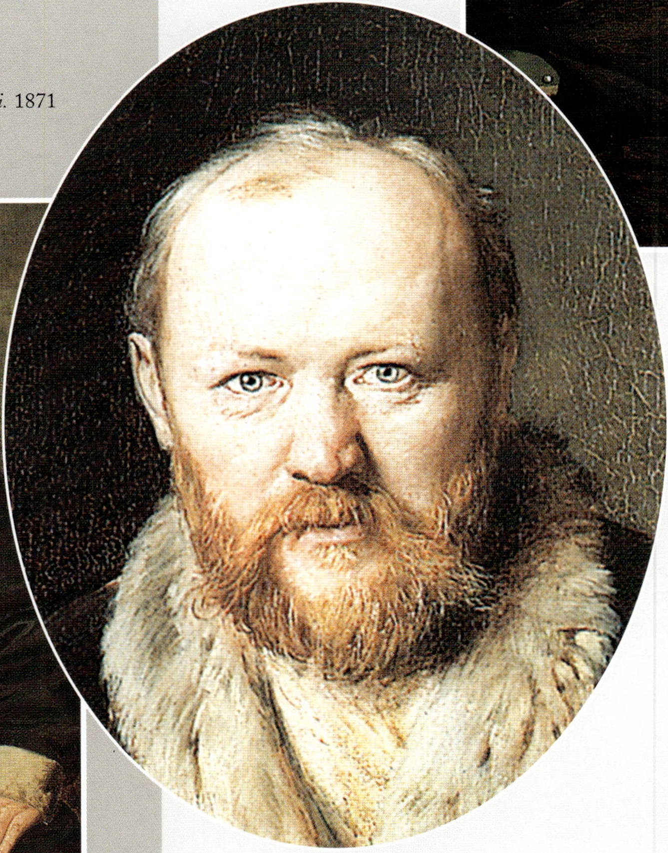

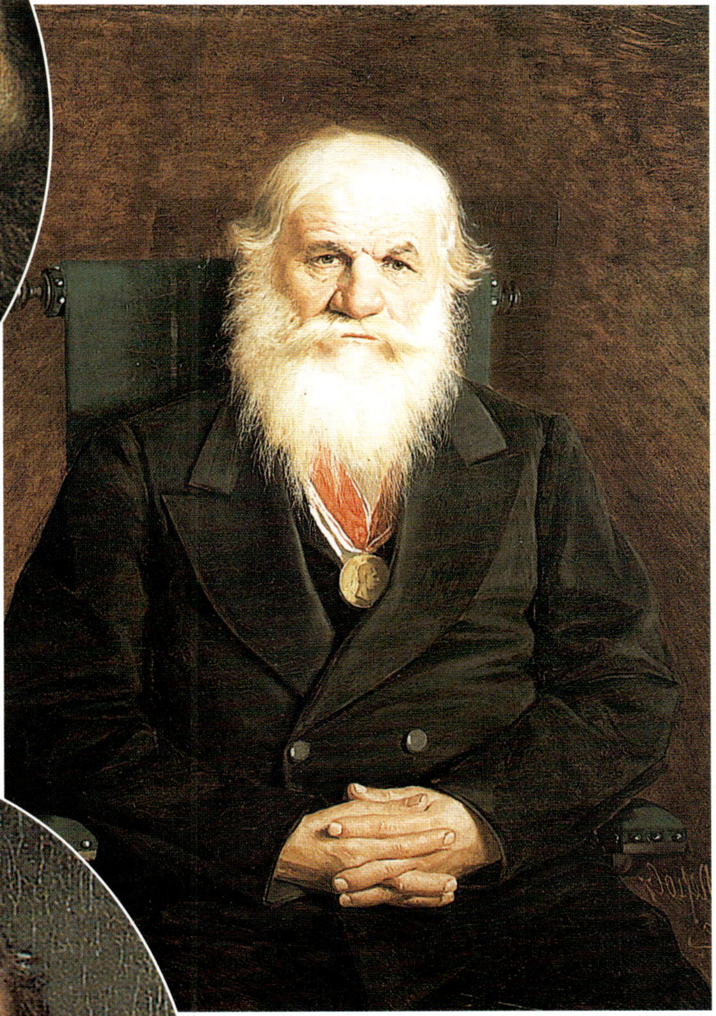

Wassili Perow
47 *Porträt des Kaufmannes Iwan Kamynin.* 1872
Öl auf Leinwand. 104 x 84,3 cm
Tretjakow-Galerie, Moskau

Sowohl Manet als auch Velázquez beeinflussten Ilja Repin (1844-1930), der aber dennoch einen ganz persönlichen Stil der Porträtmalerei entwickelte. Die Porträts seiner Töchter Vera [48] und Nadja [49] sowie das idyllische Gruppenporträt *Auf der Rasenbank* (1876), allesamt unter freiem Himmel gemalt, gehören zu seinen bezauberndsten Werken.

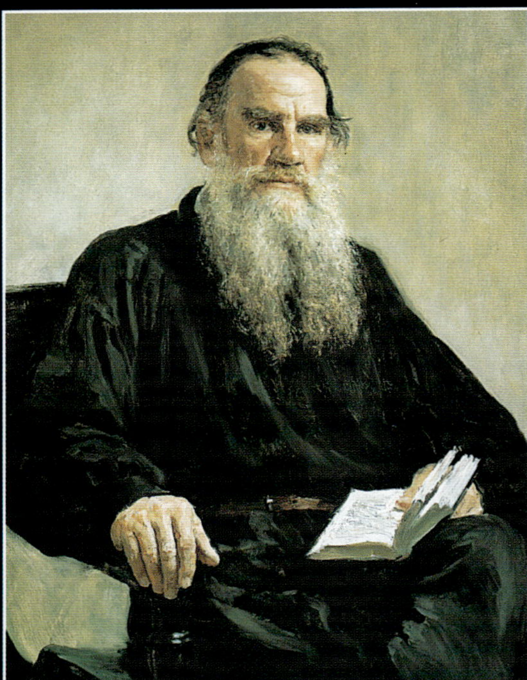

Ilja Repin
50 *Porträt von Leo Tolstoi.* 1887
Öl auf Leinwand. 124 x 88 cm
Tretjakow-Galerie, Moskau

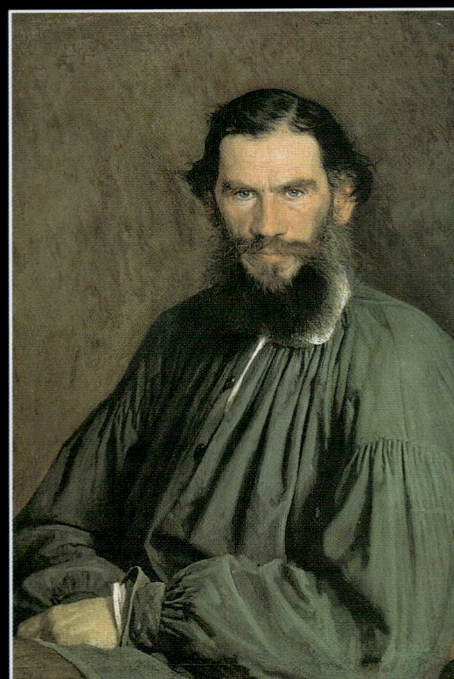

Iwan Kramskoj
43 *Porträt von Leo Tolstoi.* 1872
Öl auf Leinwand. 98 x 79,5 cm
Tretjakow-Galerie, Moskau

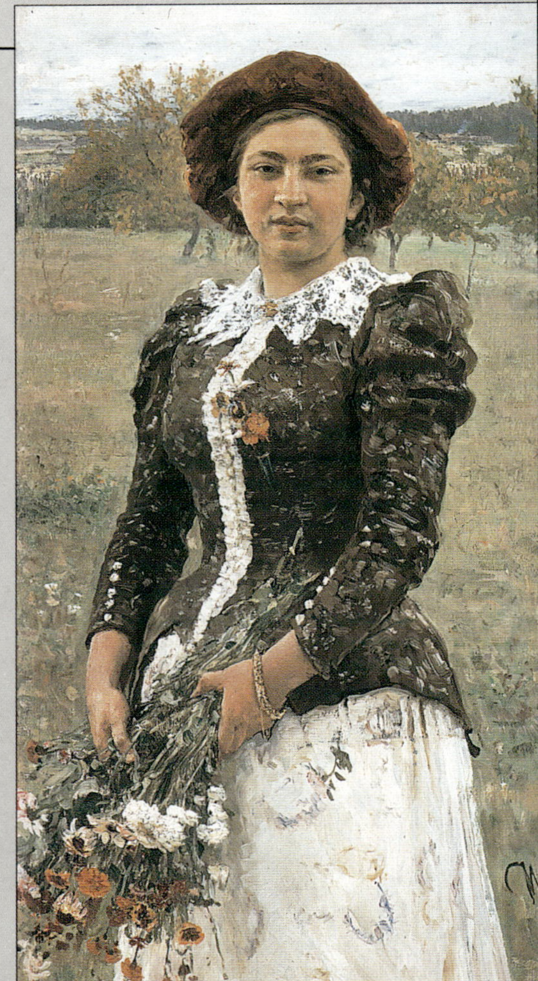

Ilja Repin
48 *Herbststrauß, Bildnis Vera Repina, Tochter des Künstlers.* 18
Öl auf Leinwand. 111 x 65 cm
Tretjakow-Galerie, Moskau

Ilja Repin
49 *In der Sonne. Porträt von Nadja Repina.* 1900
Öl auf Leinwand. 94,3 x 67 cm
Tretjakow-Galerie, Moskau

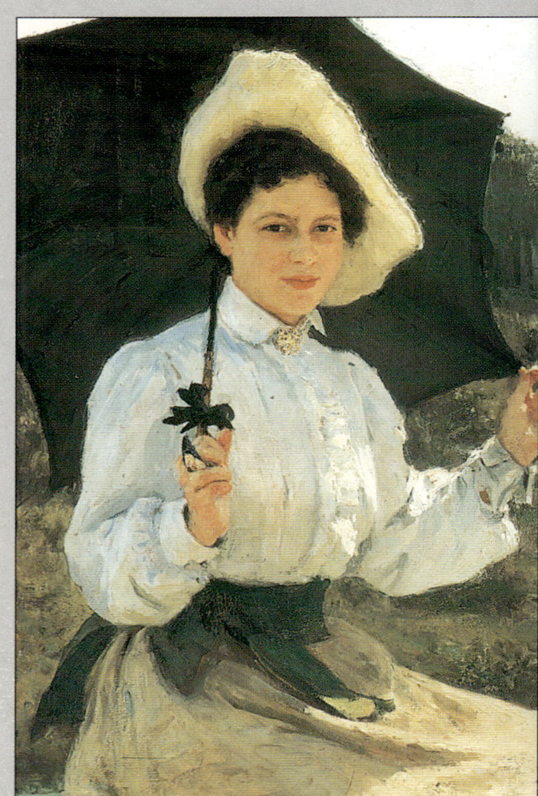

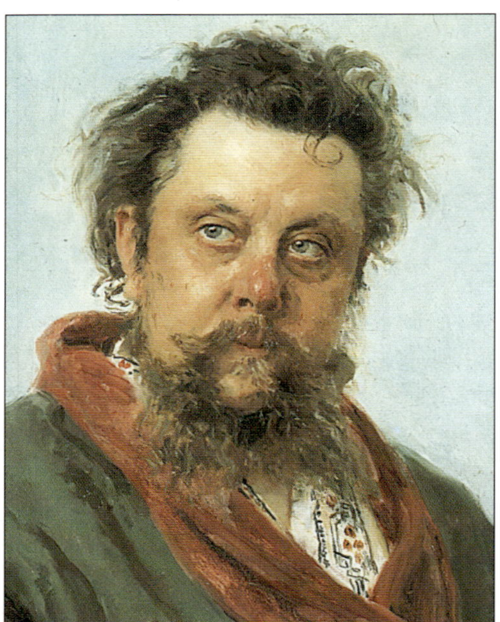

Repin Ilja
51 *Porträt des Komponisten Modest Mussorgski.* 1881
Öl auf Leinwand. 69 x 57 cm
Tretjakow-Galerie, Moskau

Repin war ein enger Freund Leo Tolstois. Er fertigte unzählige Bilder und Skizzen des Romanciers an, und es ist interessant, das hier reproduzierte Porträt [50] mit Kramskojs aus dem Jahre 1872 zu vergleichen. Die beiden Bilder trennt ein Zeitraum von 15 Jahren, in denen Tolstoi immer asketischer geworden war. Ebenso aufschlussreich ist Repins Porträt Mussorgskis [51], das den Komponisten in seinem Morgenmantel im Krankenhaus zeigt und das kurz vor dessen vom Alkoholismus beschleunigten frühen Tod gemalt wurde. Eines der einprägsamsten Porträts Repins ist *Der Protodiakon* (1877), das auf großartige Weise die patriarchalische Robustheit dieses 'Löwen innerhalb des Klerus'[8] vermittelt, der für Repin das „Echo eines heidnischen Priesters"[9] verkörperte.

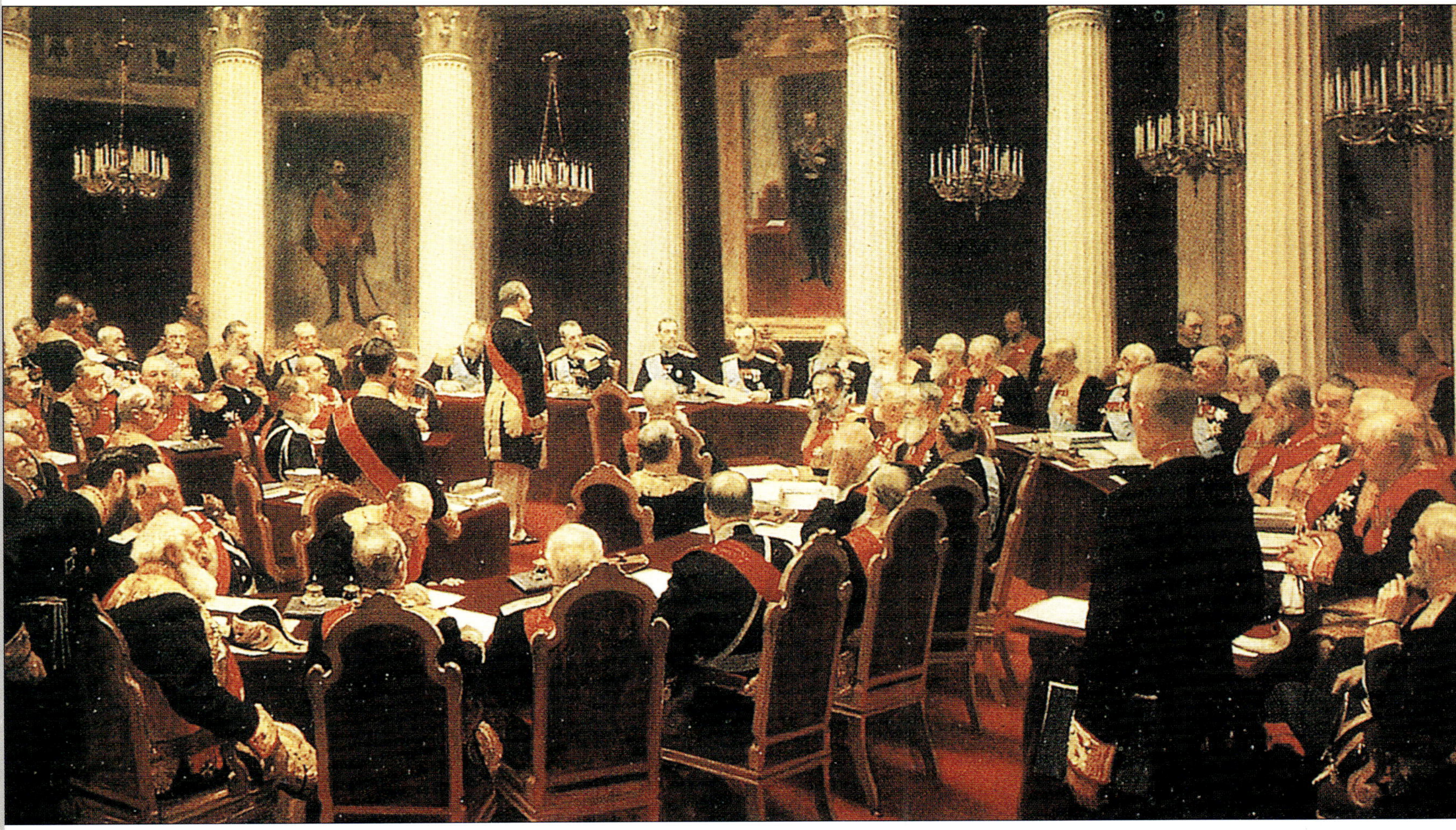

Der anspruchsvollste offizielle Auftrag, den Repin jemals annahm, war das Bild einer Festsitzung des Staatsrates am 7. Mai 1901 [52]. Er fertigte mit Hilfe seiner Schüler Boris Kustodijew und Iwan Kulikow Dutzende von Skizzen an, um dieses gigantische Gruppenporträt so zu vollenden, dass er die Persönlichkeit jedes der 100 Ratsmitglieder akkurat einfangen konnte. Das Gemälde war in Auftrag gegeben worden, um das hundertjährige Bestehen des Rates zu feiern — aber Repin gelang es, sei es gewollt oder ungewollt, seine Aura unversöhnlicher Konservativität zu vermitteln, und ein Kritiker bemerkte, er habe eine Vision „Karthagos am Vorabend des Untergangs" gemalt[10].

Viele der anderen 'Wanderer' waren begabte Porträtmaler, unter ihnen Juri Lehmann, Alexej Charlamow und Nikolai Jaroschenko (1846-1898), der „das Gewissen der Peredwischniki"[11] genannt wurde und Kramskoj als Führer der Gesellschaft folgte, sowie Nikolai Gay, der während der beiden Jahre vor seinem Tod ein wunderbar ausdrucksvolles Selbstbildnis malte. Die Porträtmalerei zweier der brillantesten 'Wanderer', Serow und Surikow, wird in Teil III dieses Buches behandelt werden.

Repin Ilja
52 *Festsitzung des Staatsrates am 7. Mai 1901, zum hundertjährigen Bestehen.* 1903
Öl auf Leinwand. 400 x 877 cm
Russisches Museum, St. Petersburg

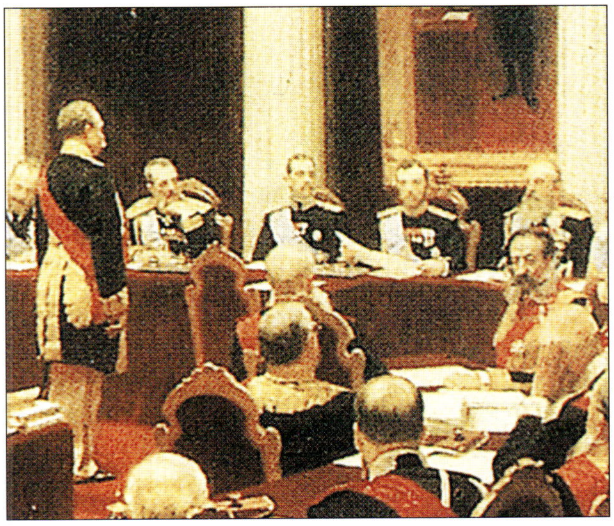

Historienmalerei

Unter den 'Wanderern' war Wassili Surikow (1848-1916) der unumstrittene Meister der Historienmalerei. Als Nachkomme von Kosaken in einer abgelegenen Stadt in Sibirien, Krasnojarsk, geboren, verbanden ihn enge persönliche Bindungen mit den Menschen und der Geschichte Russlands. Wie viele russische Künstler in den 1870er und 1880er Jahren faszinierte ihn besonders die Ära Peters des Großen, weil die Zeiten seiner Herrschaft und der Alexanders II. (von 1855 bis 1881) gleichermaßen Perioden der nationalen Entwicklung und liberaler Reformen gewesen waren, obwohl beide Herrscher sich autokratisch verhielten und ihre Gegner gnadenlos bekämpften.

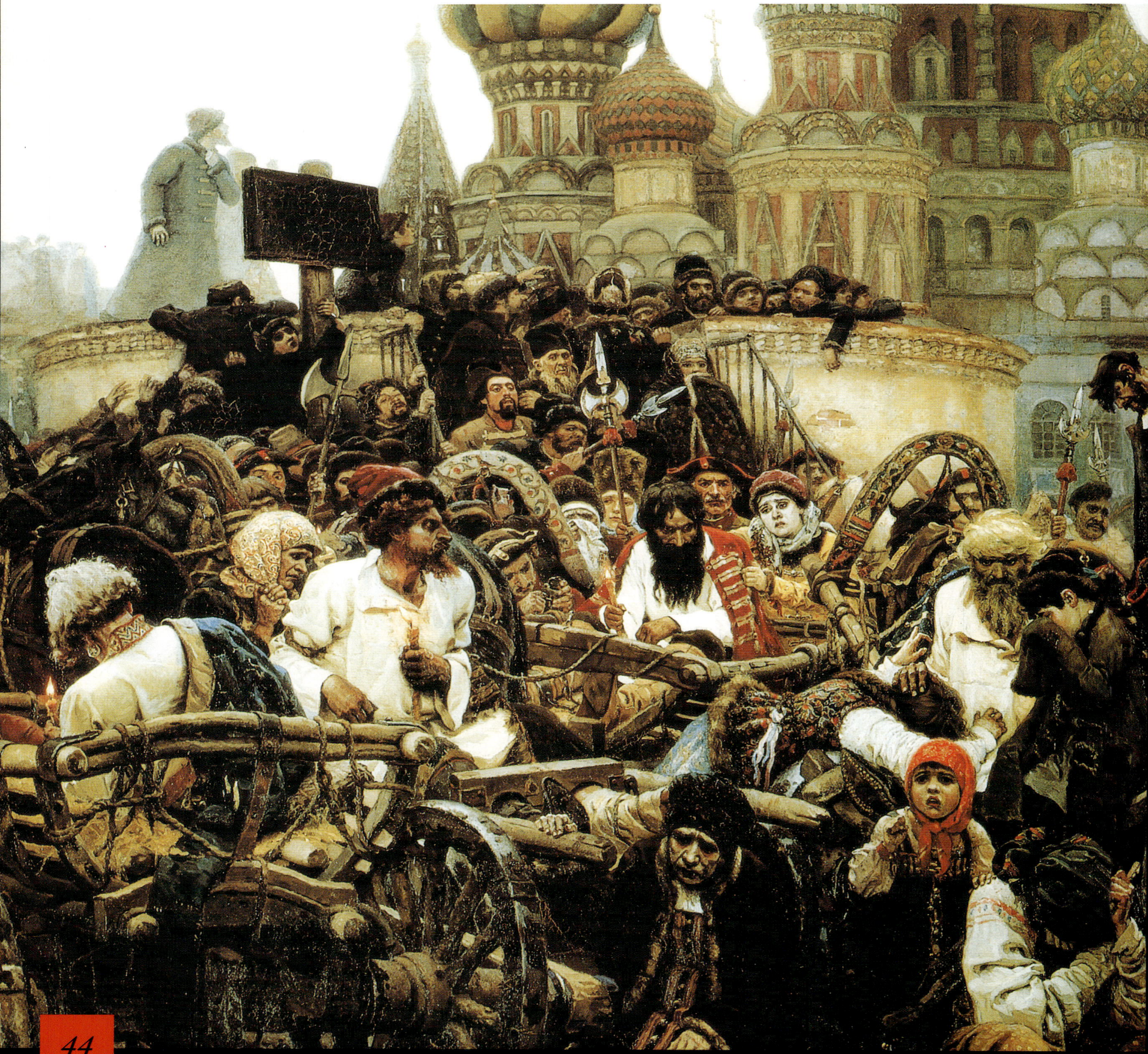

Vassili Sourikov
53 *Am Morgen der Strelitzenhinrichtung.* 1878-1881
Öl auf Leinwand. 218 x 379 cm
Tretjakow-Galerie, Moskau

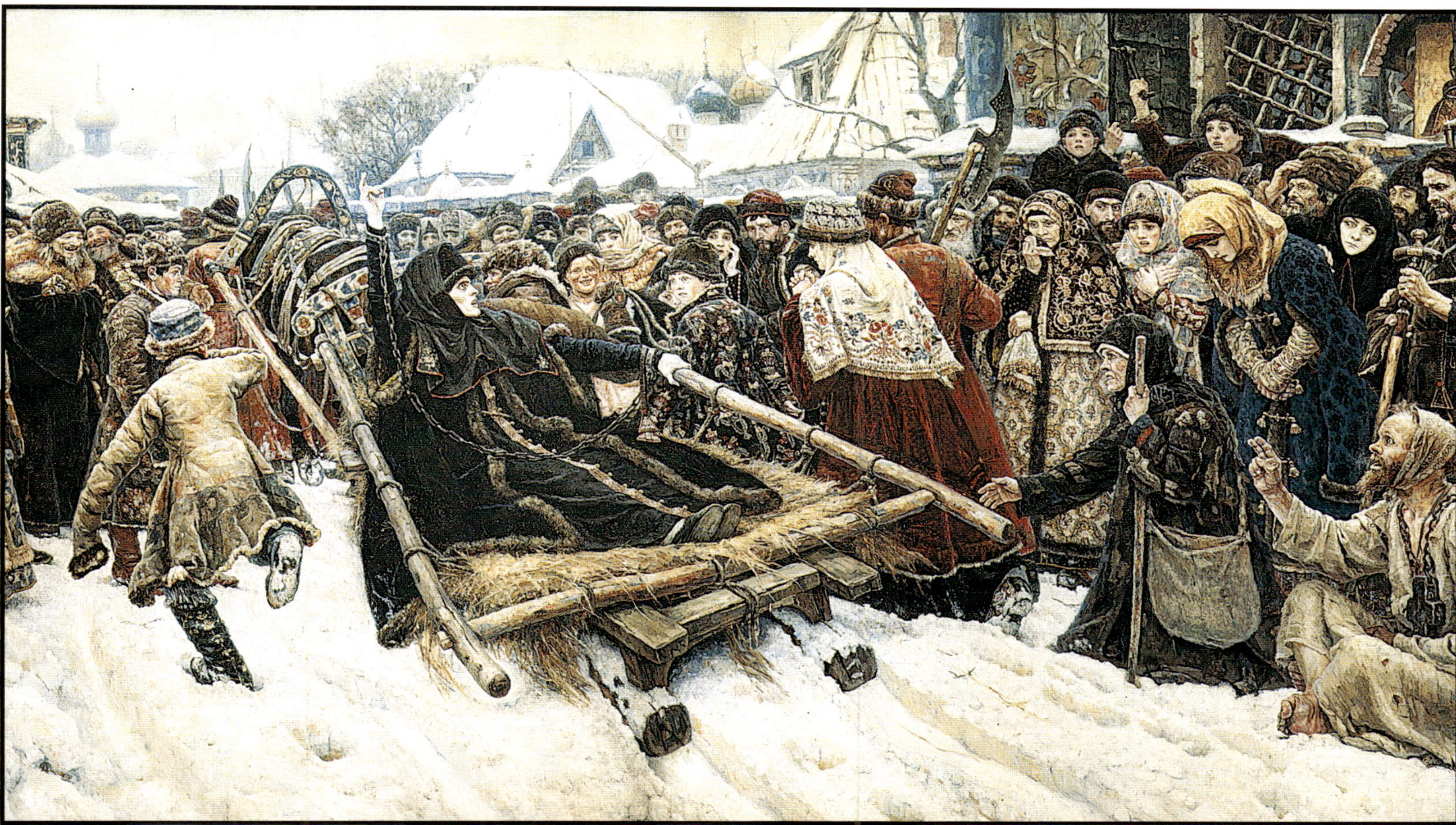

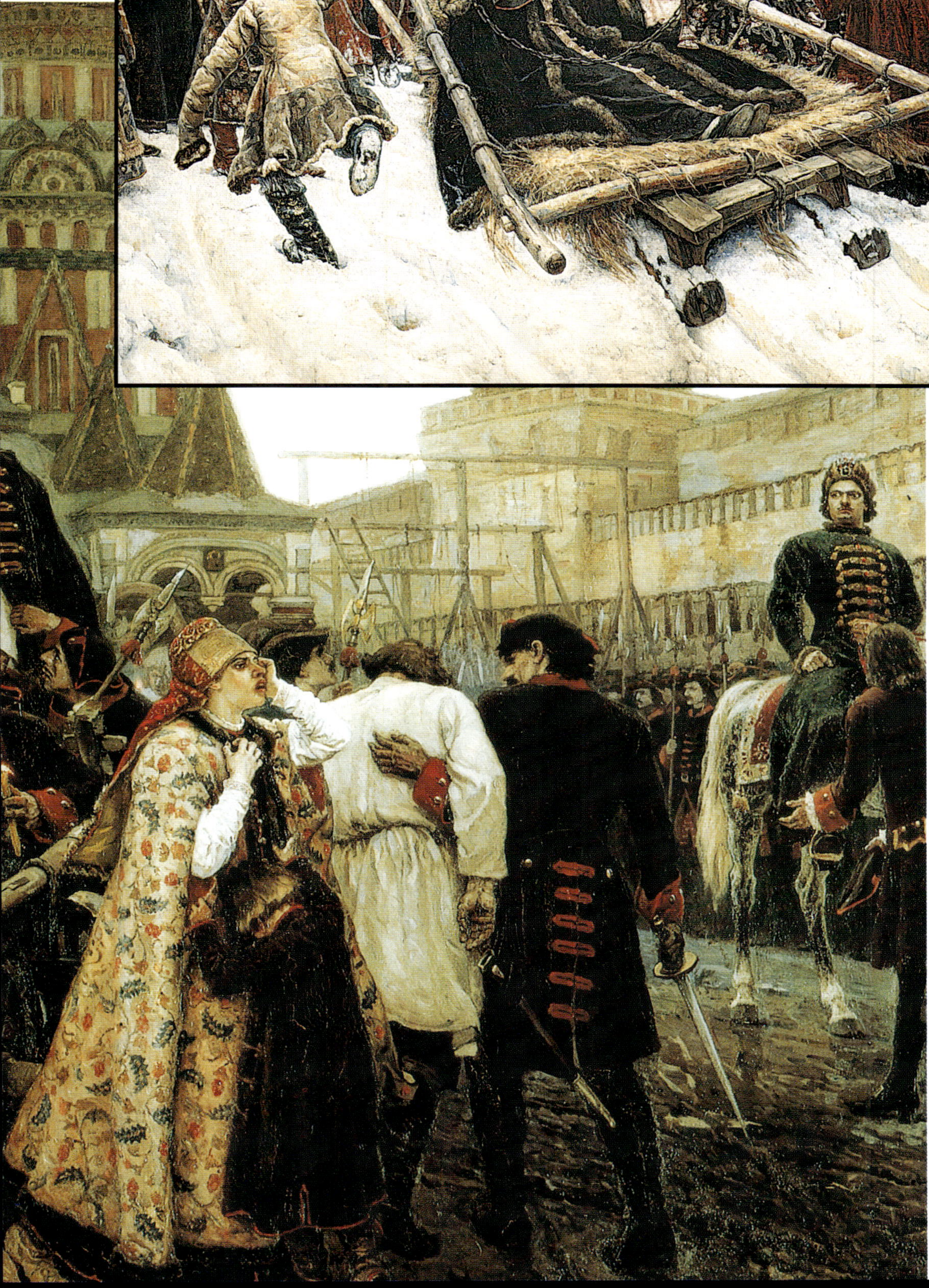

Wassili Surikow
54 *Die Bojarin Morosowa.* 1887
Öl auf Leinwand. 304 x 587,5 cm
Tretjakow-Galerie, Moskau

Der Konflikt zwischen den Rechten des Einzelnen und der Macht des Staates liefert das zentrale Drama in zweien von Surikows größten und komplexesten Werken, beide in den 1880er Jahren gemalt. In *Am Morgen der Strelitzenhinrichtung* [53] beobachtet Peter der Große, umgeben von seinem Gefolge, von seinem Pferd aus und voll rachsüchtigem Zorn, wie die Strelitzen — Russlands erste stehende Truppe, die seine Thronfolge zu verhindern versucht hatte — auf Karren zu den neben der Kremlmauer errichteten Galgen geführt werden. Auch die zentrale Figur in Surikows *Die Bojarin Morosowa* [54] ist eine Rebellin — diesmal eine Adlige, eine Anhängerin des Alten Glaubens, die auf einem Schlitten fortgezerrt wird, um für ihr Festhalten an 'häretischen' Lehren zu büßen, während die Zuschauer sie verhöhnen oder ihr ihre Sympathie und Achtung bezeigen. In beiden Gemälden betont Surikow die Gefühle der Menschen, die in die Mühlen der Geschichte geraten sind und die Auswirkungen der Geschichte auf ihr Leben.

In dem Bild *Menschikow in Berjosow* [55] stellt Surikow den Favoriten Peters des Großen gemeinsam mit seinen drei Kindern im Exil in Sibirien dar, nachdem der Staatsmann nach Peters Tod in Ungnade gefallen war. Die vier Figuren, ihres Wohlstands beraubt, aber immer noch eine Familie, sind nicht weniger aussagekräftig als die Menschenmassen in Surikows dramatischeren Werken.

Anders als für Surikow stellte die Historienmalerei für Repin kein zentrales künstlerisches Betätigungsfeld dar. Dennoch leistete er hier einen enormen Beitrag. Mehrere seiner Bilder untersuchen die psychologische Wahrheit geschichtlicher Situationen und offenbaren eine Empathie mit jenen Menschen, deren Leben von der Geschichte in Mitleidenschaft gezogen werden.

Wassili Surikow
55 *Menschikow in Berjosow.* 1883
Öl auf Leinwand. 169 x 204 cm
Tretjakow-Galerie, Moskau

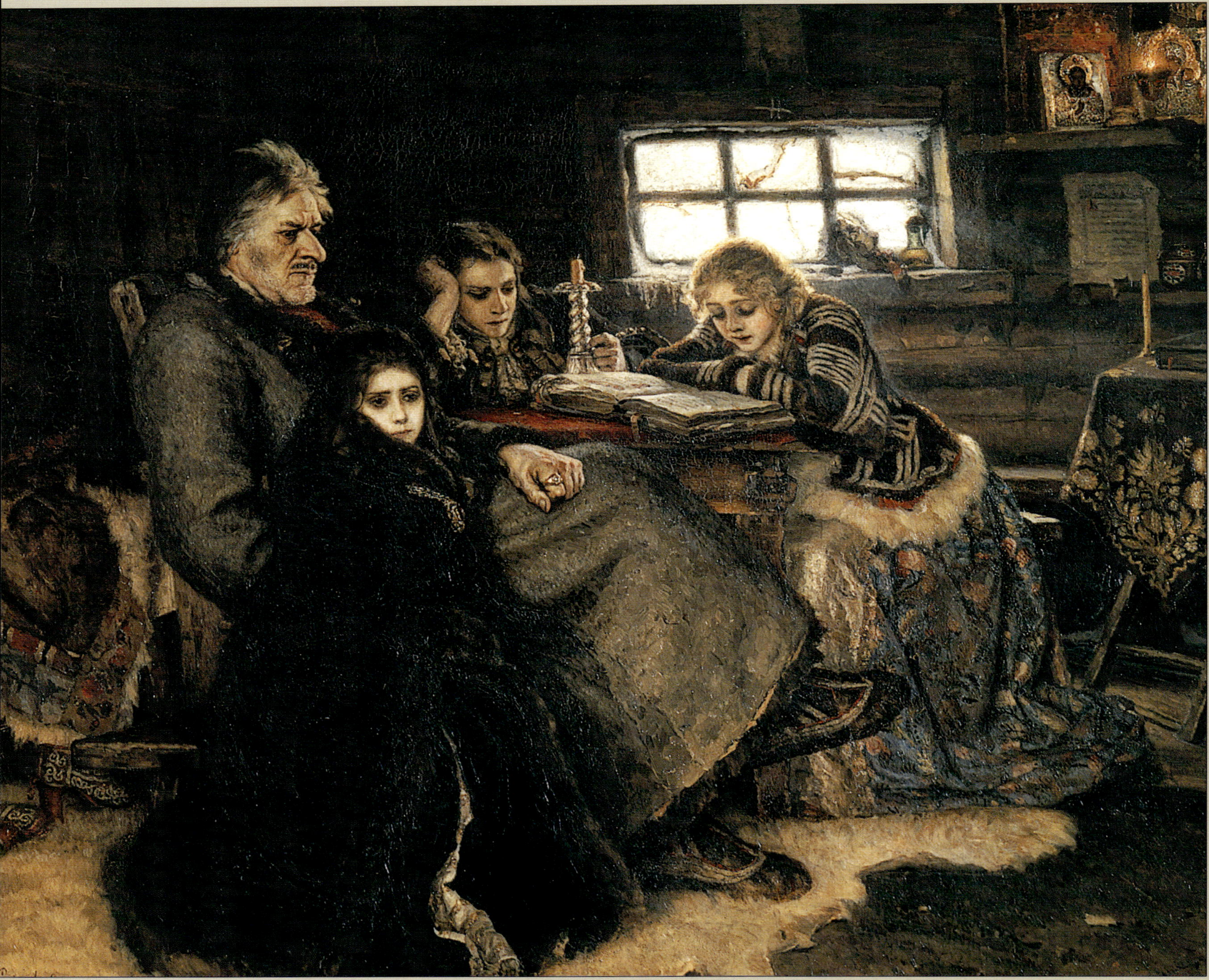

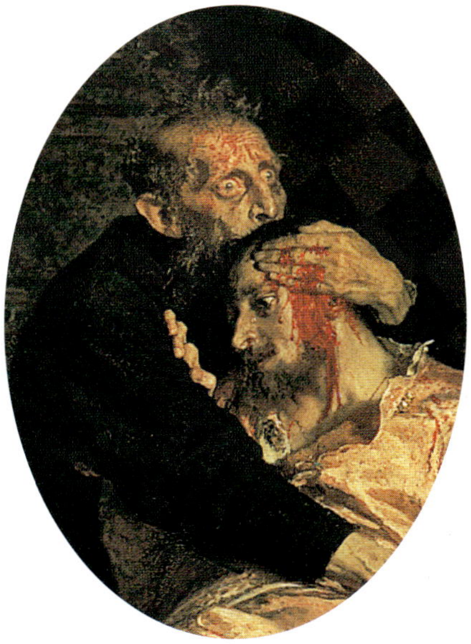

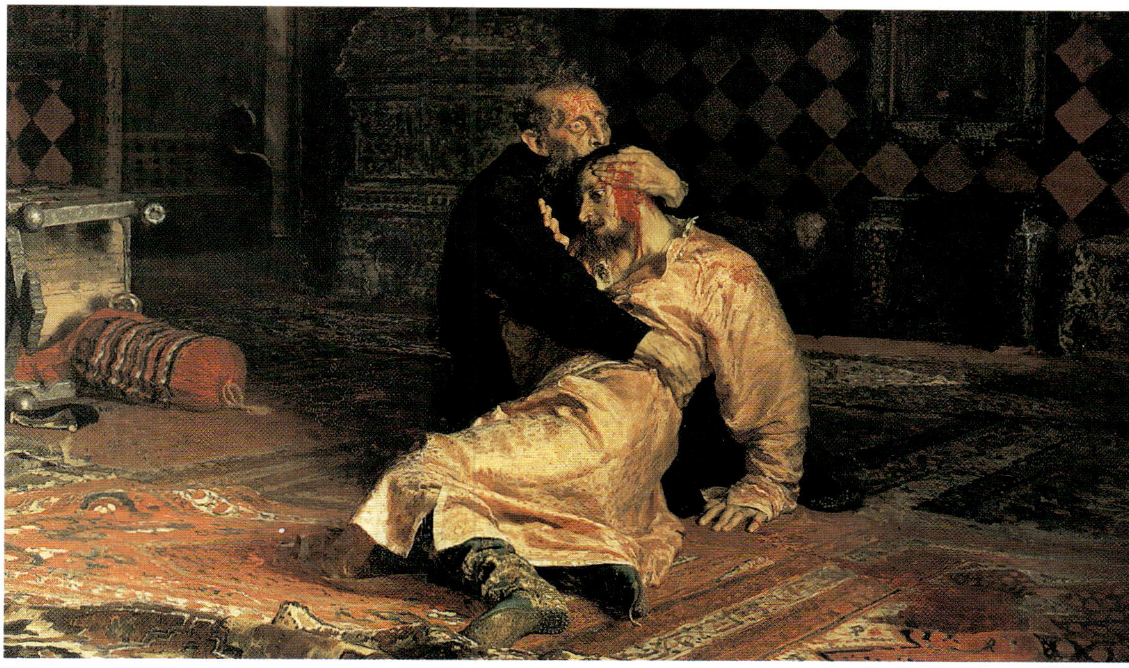

Ilia Répine
56 *Iwan der Schreckliche und sein Sohn Iwan am 16. November* 1581. 1885
Öl auf Leinwand. 199,5 x 254 cm
Tretjakow-Galerie, Moskau

Sein Bild, das Iwan den Schrecklichen zeigt, wie er vor Trauer fast wahnsinnig die Leiche seines Sohnes umarmt, den er gerade in einem Wutanfall getötet hat, führt augenscheinlich die obszönen Folgen der Tyrannei vor [56]. Repin sagte, dass er die Arbeit an diesem Bild kurz nach der Exekution der Revolutionäre aufgenommen hatte, die einen Anschlag auf Alexander II. verübt hatten, und dass er es „unter Anfällen und in Angstzuständen" gemalt habe, während seine Gefühle „von den Schrecken des heutigen Lebens überwältigt gewesen seien"[12].

Repins Gemälde der Halbschwester Peters des Großen, Sofia [57], die in ein Kloster gesperrt wurde, weil sie sich gegen ihn gestellt hatte, porträtiert sowohl ihren unverminderten Trotz wie auch ihre Wut und ihr Entsetzen über das Schicksal ihrer Anhänger (durch das Fenster in ihrem Raum ist der Umriss eines Gehenkten zu sehen). In dem Gemälde *Die Saporoger Kosaken schreiben einen Brief an den türkischen Sultan* [58], das die Fröhlichkeit der Briefschreiber in den Mittelpunkt stellt, lädt Repin uns ein, den unabhängigen Geist der Kosaken zu bewundern und an ihrer Freude über ihren unverschämten Akt teilzuhaben.

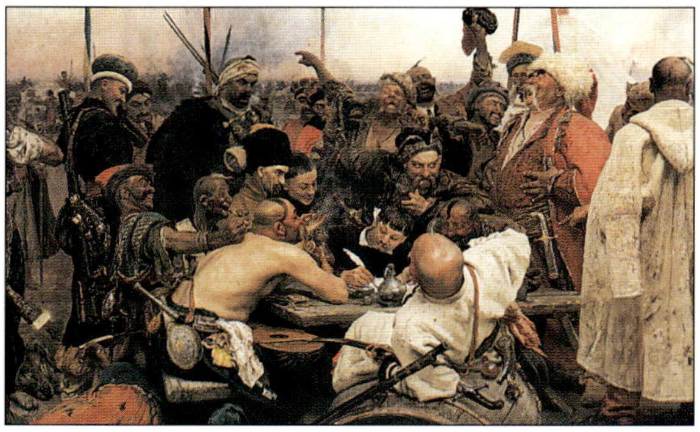

Ilja Repin
58 *Die Saporoger Kosaken schreiben einen Brief an den türkischen Sultan.* 1880-1891
Öl auf Leinwand. 203 x 358 cm
Russisches Museum, St. Petersburg

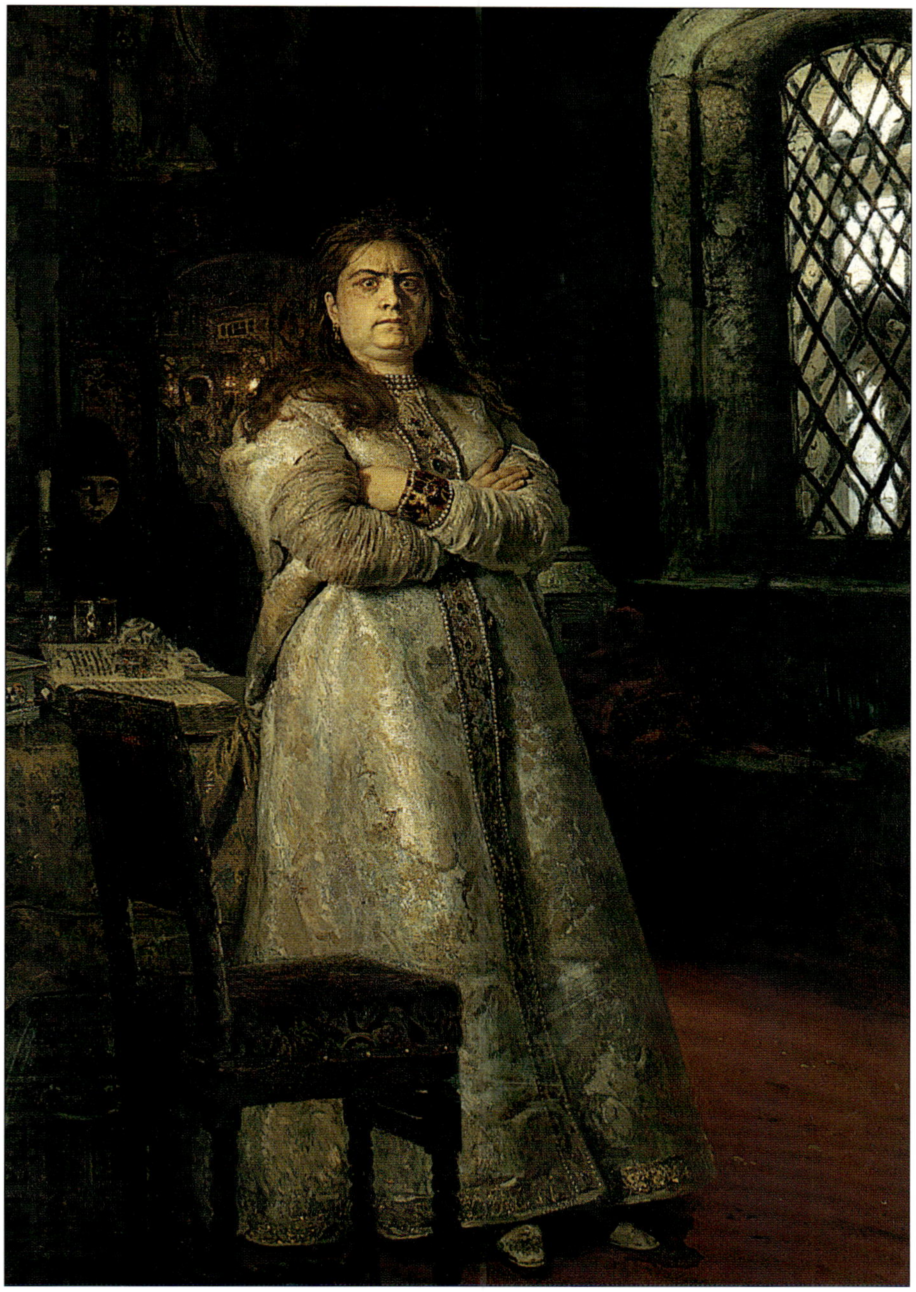

Ilja Repin
57 *Die Zarentochter Sophia im Neujungfrauenkloster während der Hinrichtung der Strelitzen und der Folterung ihrer Dienerschaft im Jahr* 1698. 1879. Öl auf Leinwand. 201,8 x 145,3 cm
Tretjakow-Galerie, Moskau

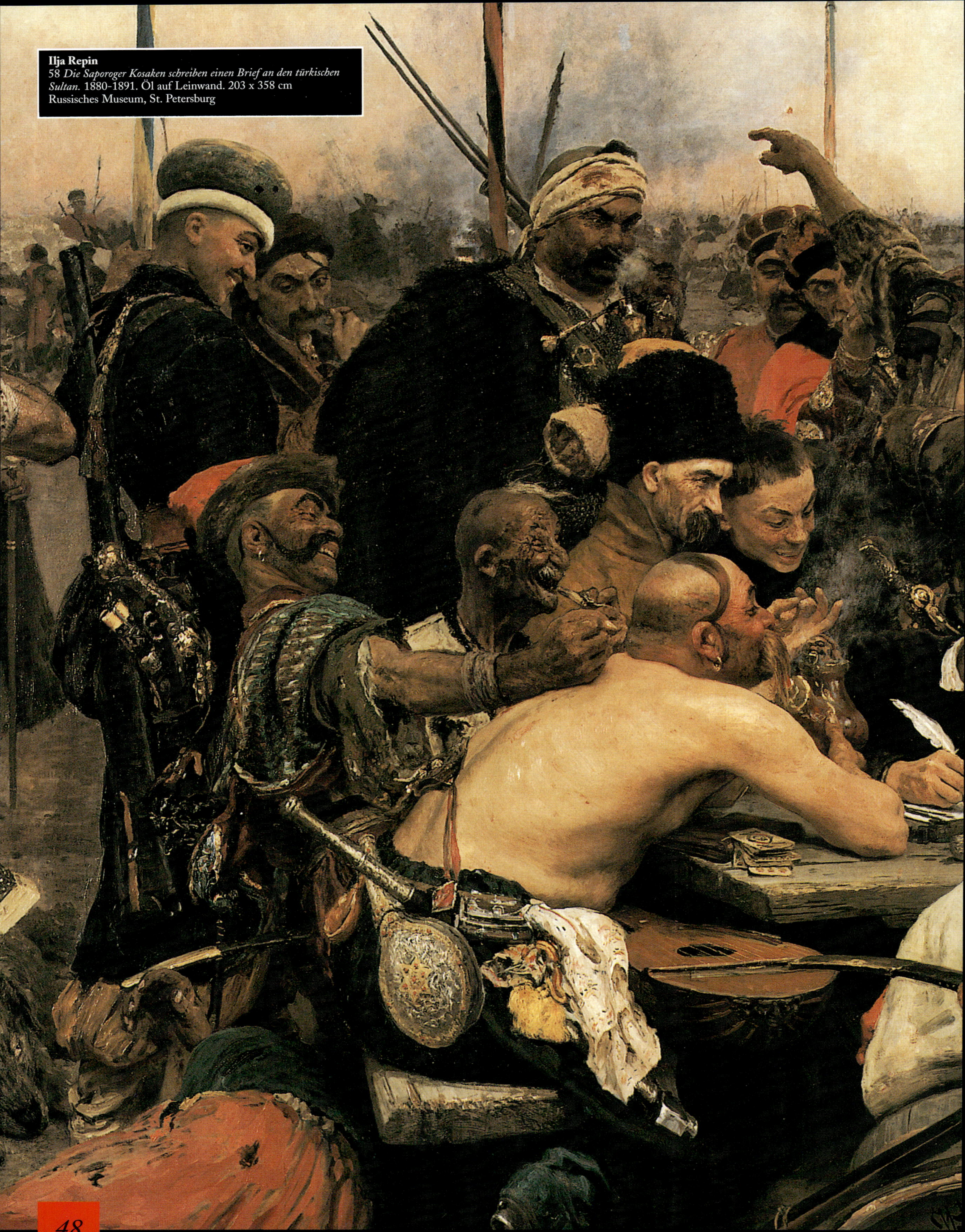

Ilja Repin
58 *Die Saporoger Kosaken schreiben einen Brief an den türkischen Sultan.* 1880-1891. Öl auf Leinwand. 203 x 358 cm
Russisches Museum, St. Petersburg

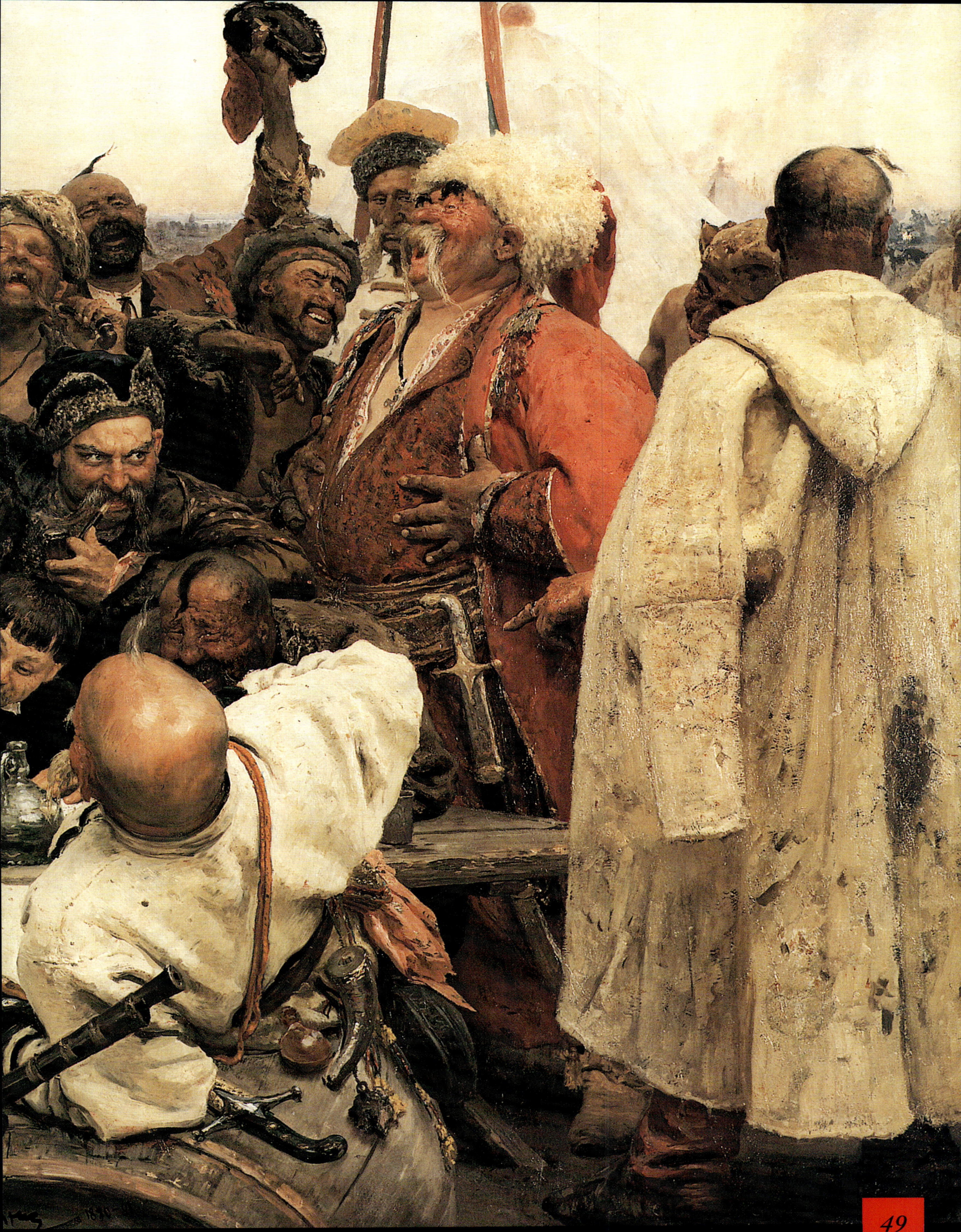

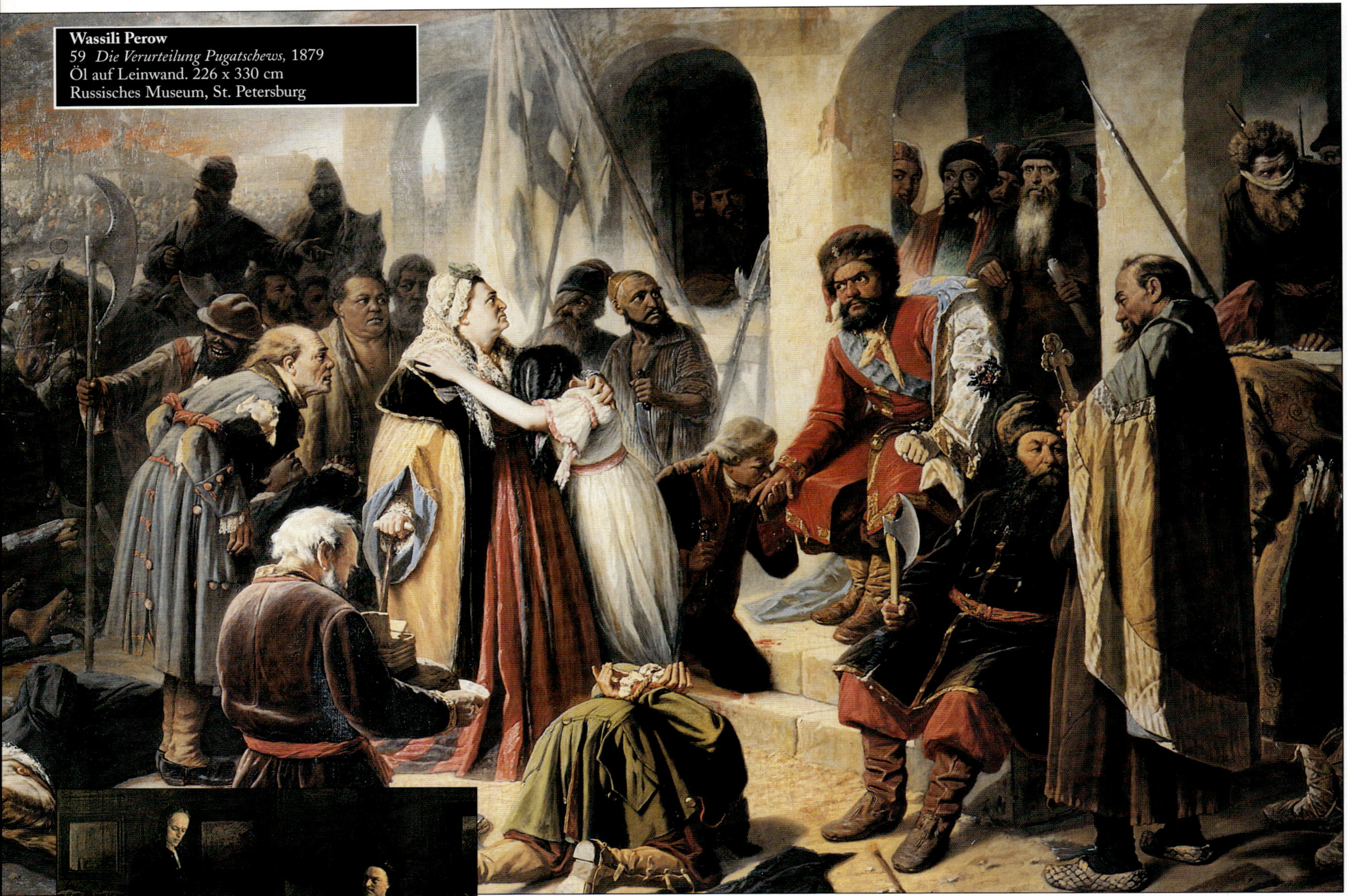

Wassili Perow
59 *Die Verurteilung Pugatschews,* 1879
Öl auf Leinwand. 226 x 330 cm
Russisches Museum, St. Petersburg

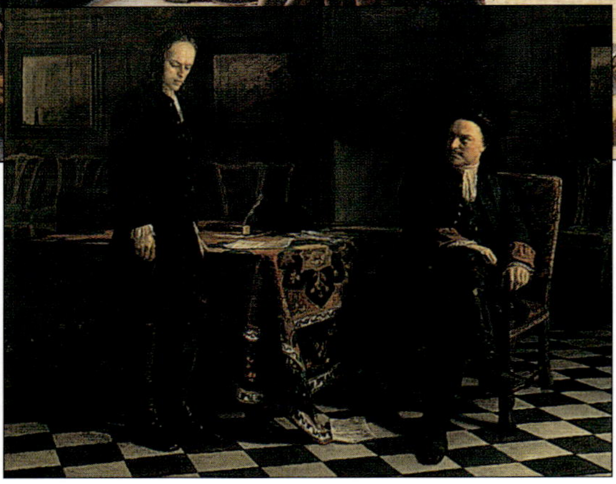

Nikolaï Gay
60 *Peter I. verhört den Zarewitsch Alexej Petrowitsch in Peterhof.* 1871. Öl auf Leinwand. 135,7 x 173 cm.
Tretjakow-Galerie, Moskau

Wie Surikow und Repin wollten die meisten Historienmaler dieser Periode freiheitliche Ideen ausdrücken. In dem Bild *Tod der Fürstin Elisabeth Tarakinowa im Peter-Pauls-Kerker 1776* (1864), das die schöne Prinzessin von der Welt vergessen und kurz vor dem Ertrinken in ihrer von Wasser überschwemmten Gefängniszelle zeigt, fasste Konstantin Flawizki (1830-1866) historische Ereignisse zusammen, um seinem Protest gegen den herzlosen Despotismus der Zaren stärkeren Ausdruck zu verleihen. Perows Darstellung der Verurteilung von Emeljan Pugatschew [59], der einen Volksaufstand gegen Katharina die Große anführte, illustrierte, dass er sich mit dem Geist der Bauernrevolution identifizierte. Newrew, Polenow und viele ihrer Zeitgenossen malten zahlreiche Bilder, die direkt oder indirekt die Not der Leibeigenen anprangerten.

Die demokratischen Ideale der Wanderaussteller und ihr Engagement, der Wahrheit zum Durchbruch zu verhelfen, inspirierten Nikolai Gay (1831-1894), der in den 1860er Jahren eine Phase der Unsicherheit erlebt hatte, die seine künstlerische Entwicklung gehemmt hatte. Sein Bild Peters des Großen beim Verhör seines Sohnes Alexej [60], den er des Verrates verdächtigte, markiert einen Wendepunkt in seiner Laufbahn. Als das Gemälde in der ersten Wanderkunstausstellung 1871 gezeigt wurde, wurde es als ein Lobpreis des Idealismus des Zaren verstanden, der seine väterlichen Gefühle im Interesse seines Landes unterdrückt.

Im gleichen Jahr schuf Wassili Wereschtschagin (1842-1904) sein grimmiges Meisterwerk *Die Apotheose des Krieges* [61]. Er war selbst ein erfahrener Soldat und bemühte sich, die Welt mit Hilfe seiner Kunst auf die Schrecken des Schlachtfeldes und die Grausamkeit des Kolonialismus und des zaristischen Terrors aufmerksam zu machen. Wereschtschagin war im Ausland der bekannteste russische Maler seiner Zeit und außerdem einer der wenigen, der nicht der Gesellschaft für Wanderausstellungen beitrat. Nachdem er einen Großteil seines Lebens im unmittelbaren Angesicht des Krieges verbracht hatte, starb er an Bord eines Schlachtschiffes, als dieses im Russisch-Japanischen Krieg explodierte.

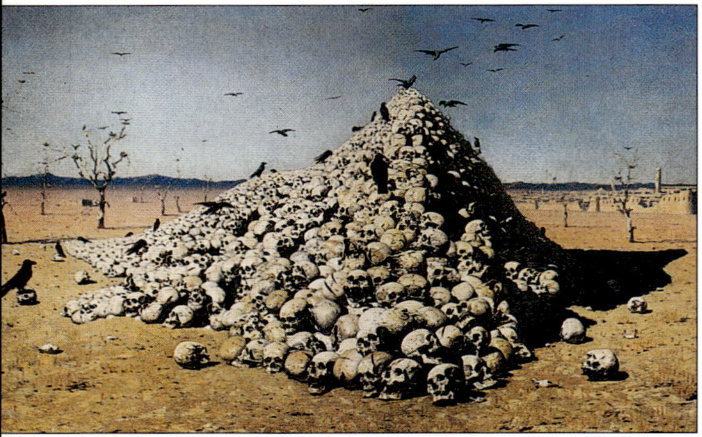

Wassili Wereschtschagin
61 *Die Apotheose des Krieges.* 1871. Öl auf Leinwand. 127 x 197 cm. Tretjakow-Galerie, Moskau

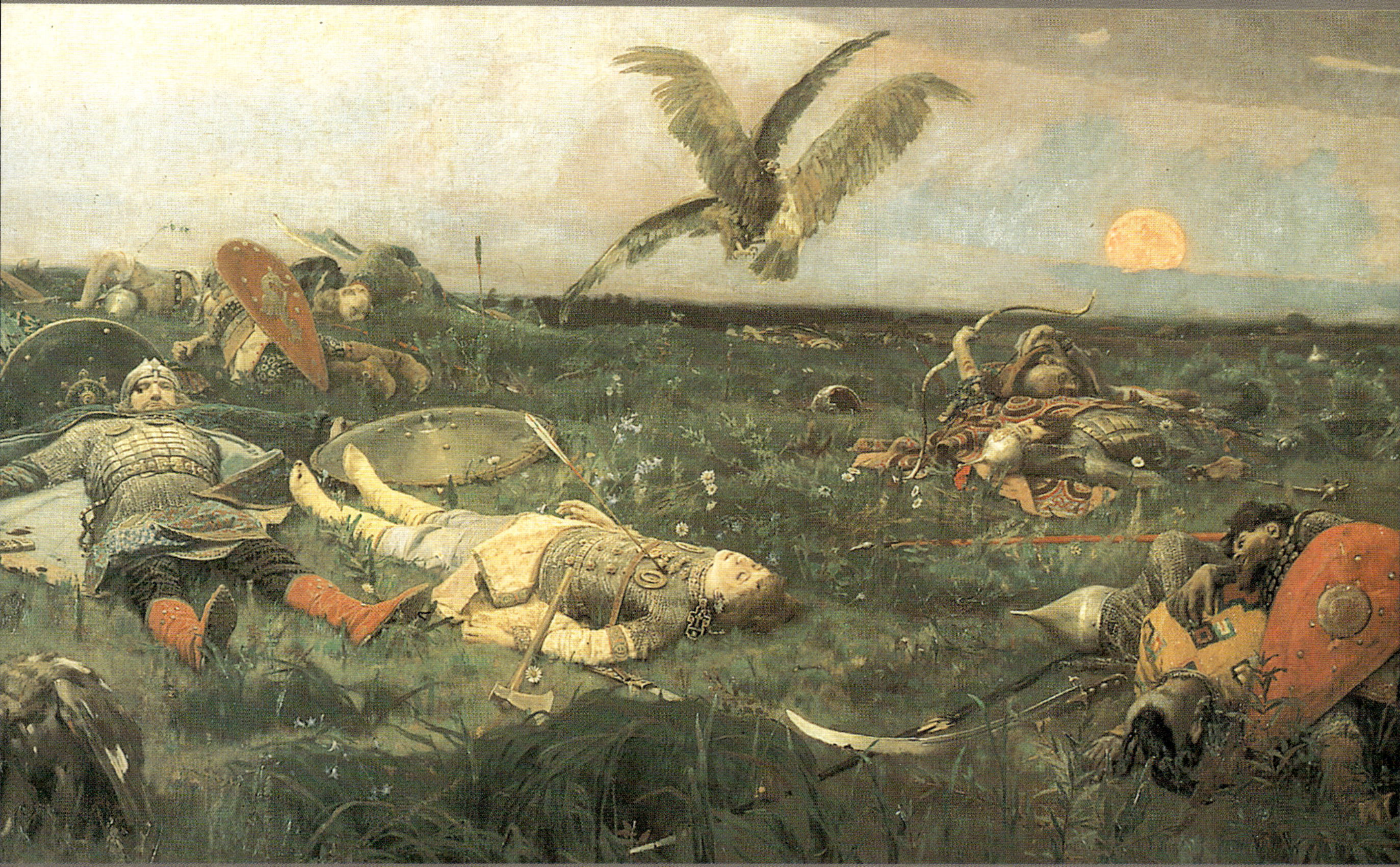

Viktor Wasnetzow
62 *Nach dem Kampf Igor Swjatoslawowitschs mit den Polowzen.* 1880
Öl auf Leinwand. 205 x 390 cm. Tretjakow-Galerie, Moskau

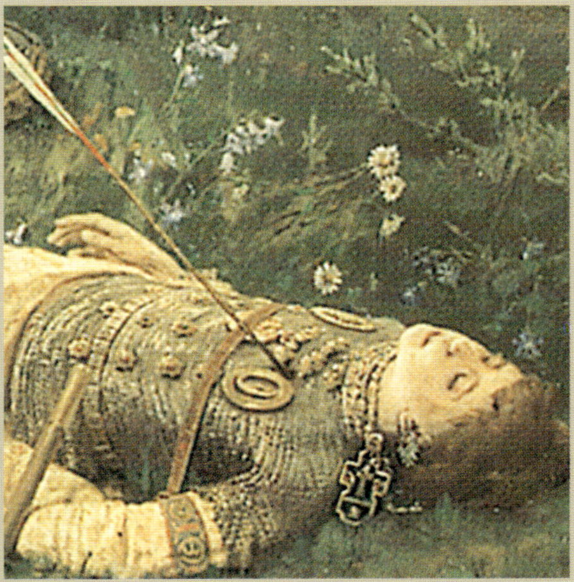

Der Seekrieg bot Aiwasowski und Alexej Bogoljubow (1824-1896) die Möglichkeit, sich mit Lichteffekten zu befassen und ihre Meisterschaft bei der stimmungsvollen Wiedergabe des Meeres und des Himmels vorzuführen. Beide malten zahlreiche Bilder, die die russische Flotte bei Seeschlachten zeigen.

Die Kunst Viktor Wasnezows (1848-1926), der sich selbst als „Historienmaler mit einem Hang zum Phantastischen" bezeichnete[13], unterscheidet sich deutlich von der der bereits Genannten. In Bildern wie jenem, das auf einem *bylina* (einem epischen Gedicht) des 12. Jahrhunderts über den Kriegszug des Fürsten Igor gegen die Polowzer basiert [62], ging er von Russlands früher Geschichte und Überlieferung aus und schuf Bilder mit einer ganz eigenen mythischen Aura. Viele seiner Bilder — wie zum Beispiel sein Porträt von Iwan dem Schrecklichen, der trotz seiner Qualen noch durch und durch ein Zar ist — weisen eine dekorative Qualität auf, die an die 'Art Nouveau' erinnert. Sein monumentales Wandgemälde über die Steinzeit, das er für das Historische Museum in Moskau malte, ist ein Meisterwerk der Komposition, das die Kindheit der Menschheit wunderbar rekonstruiert.

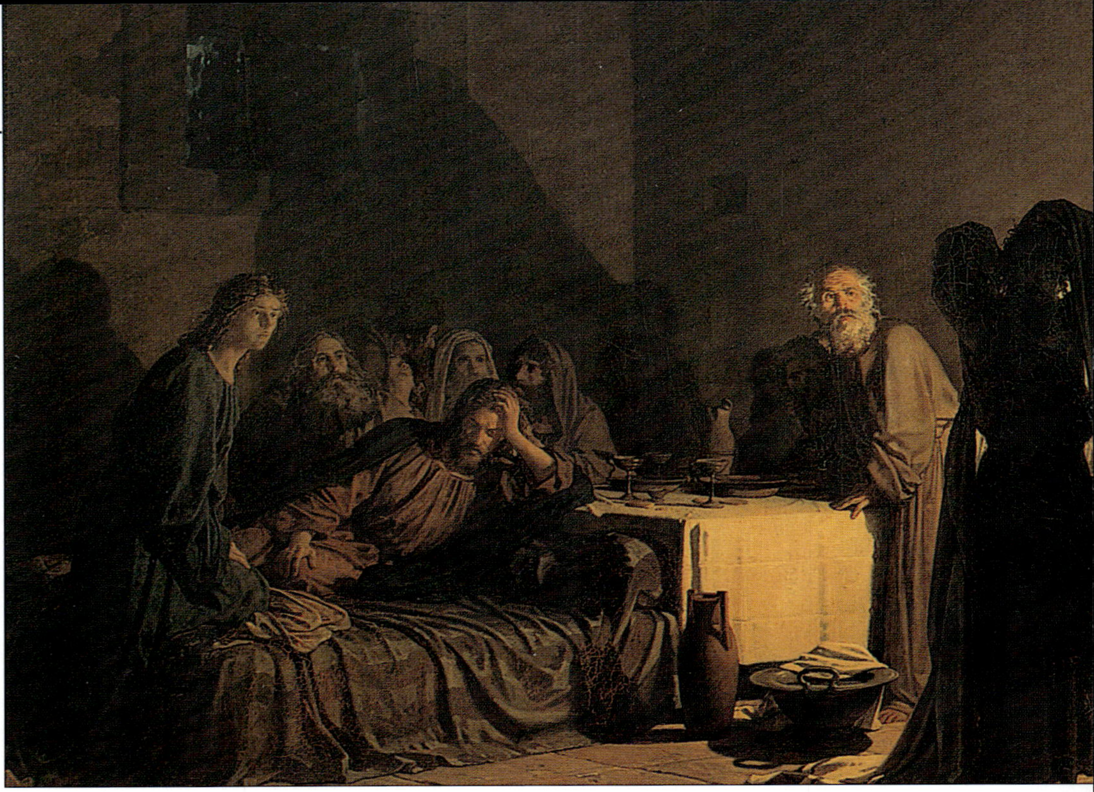

Nikolai Gay
63 *Das Abendmahl.* 1863. Öl auf Leinwand. 283 x 382 cm. Russisches Museum, St. Petersburg

Religiöse Malerei

Die religiöse Malerei der 'Wanderer' war durch eine künstlerische und psychologische Intensität gekennzeichnet, der man seit den Tagen Alexander Iwanows, im 19. Jahrhundert, nicht mehr begegnet war.

Im Jahre 1863, dem Jahr, als die 14 Künstler gegen den Konservatismus der Akademie rebellierten, wurde Nikolai Gays ausdrucksstarkes Gemälde *Das Abendmahl* [63] in St. Petersburg ausgestellt und entfachte eine leidenschaftliche Kontroverse. Dostojewski gehörte zu jenen, die von dem Realismus und der Theatralik des Bildes verstört waren — von der geistergleichen Silhouette des Judas, den unheimlichen Schatten und der drohenden Atmosphäre, als die anderen Apostel zusehen müssen, wie er sie verlässt. Gays spätere Bilder, die er als einen Versuch bezeichnete, „ein Evangelium aus Farben" zu erschaffen, schockierten nicht minder. In mehreren von ihnen wird Christus als gewöhnlicher, leidender Mensch gezeigt, der eher einem politischen Gefangenen als dem Sohn Gottes ähnelt — ein derart schockierender Gedanke, dass das Bild *Quid est veritas*? („Was ist die Wahrheit?") [64] 1890 aus einer Ausstellung genommen werden musste, weil es als gotteslästerlich empfunden wurde.

Iwan Kramskoj
65 *Christus in der Wüste.* 1872. Öl auf Leinwand. 180 x 210 cm. Tretjakow-Galerie, Moskau

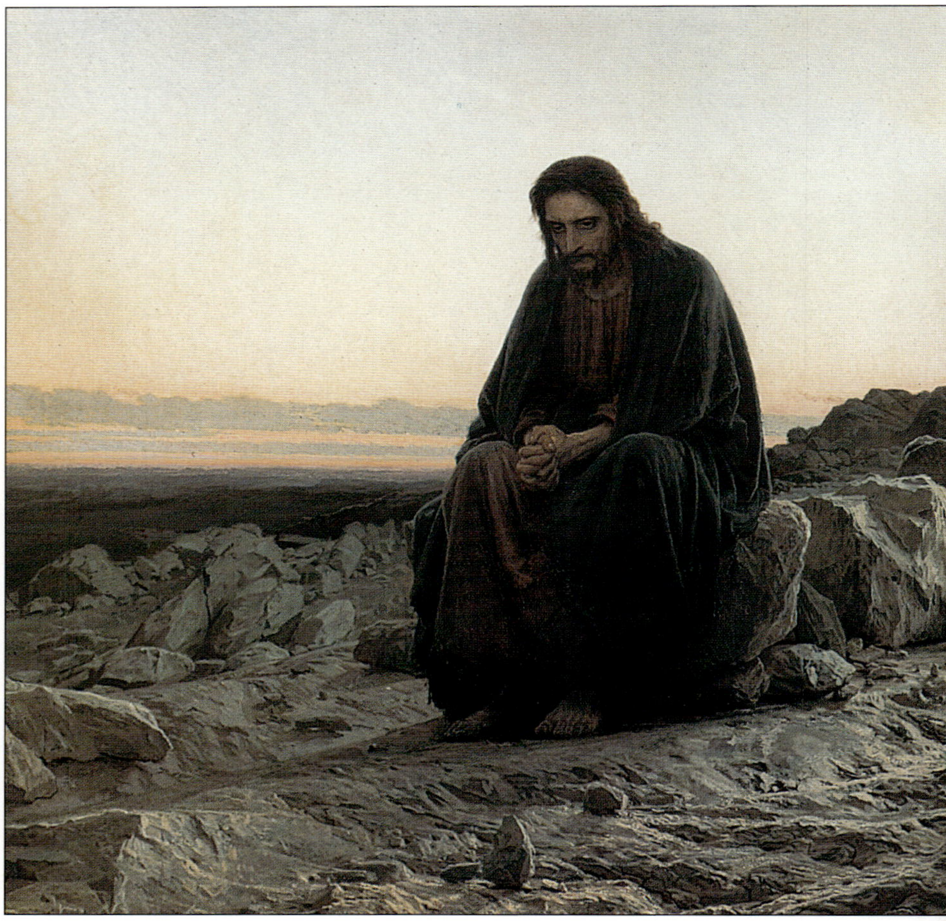

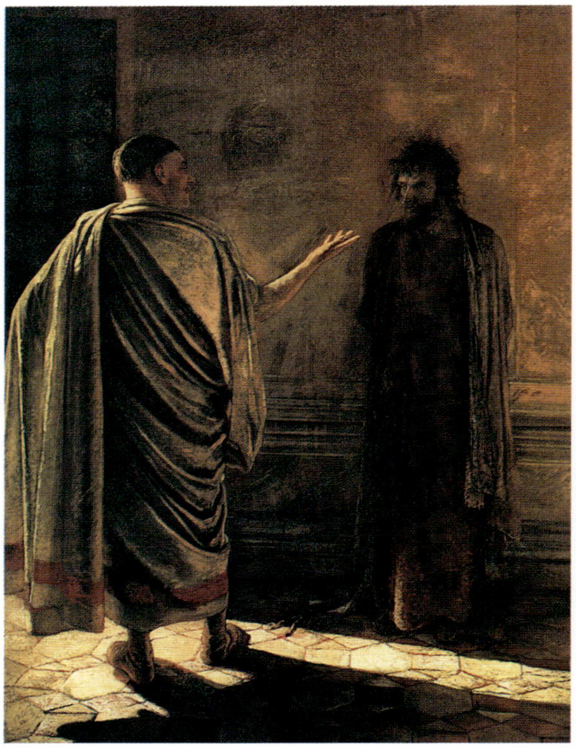

Nikolai Gay
64 *Quid est veritas?. Jesus und Pilatus.* 1890
Öl auf Leinwand. 233 x 171 cm
Tretjakow-Galerie, Moskau

Kramskojs *Christus in der Wüste* [65] verursachte ebenfalls eine Sensation, als es 1872 ausgestellt wurde. Es zeigt Christus in einem Zustand schmerzhafter Unentschlossenheit und Niedergeschlagenheit, mit Händen, die nicht im Gebet, sondern aus innerer Anspannung gefaltet sind. Kramskoj fühlte sich von seinem Verlangen, Christus so zu malen wie noch nie zuvor, gleichzeitig angetrieben und entmutigt, und er sagte, dass er seine Bilder mit „seinem eigenen Blut und seinen eigenen Tränen" male [14].

Obwohl er fünf Jahre an *Verspottung Christi* [66] arbeitete, ließ Kramskoj es am Ende unvollendet. „Unternimm einen ernsthaften Versuch, Ideen [von Güte und Aufrichtigkeit] in die Praxis umzusetzen", schrieb er, „und du wirst überall Gelächter ernten"[15].

Sowohl Repin als auch Wassili Polenow (1844-1927) malten Bilder, in denen Jesus die Tochter des Jairus auferweckt. Beiden gelingt es in bewundernswerter Weise, das Charisma Christi zu vermitteln, aber Repins Bild [67] ist atmosphärischer. Polenows riesiges Bild *Christus und die Sünderin* [68] ist so mit Details überfrachtet, dass es mehr wie ein weltliches denn wie ein religiöses Werk wirkt. Später in seinem Leben schuf Polenow eine Reihe von Bildern, die von Ernest Renans *Das Leben Jesu* (1863) inspiriert waren, einem Buch, das großen Einfluss auf Künstler und Schriftsteller in Russland und anderen Ländern ausübte.

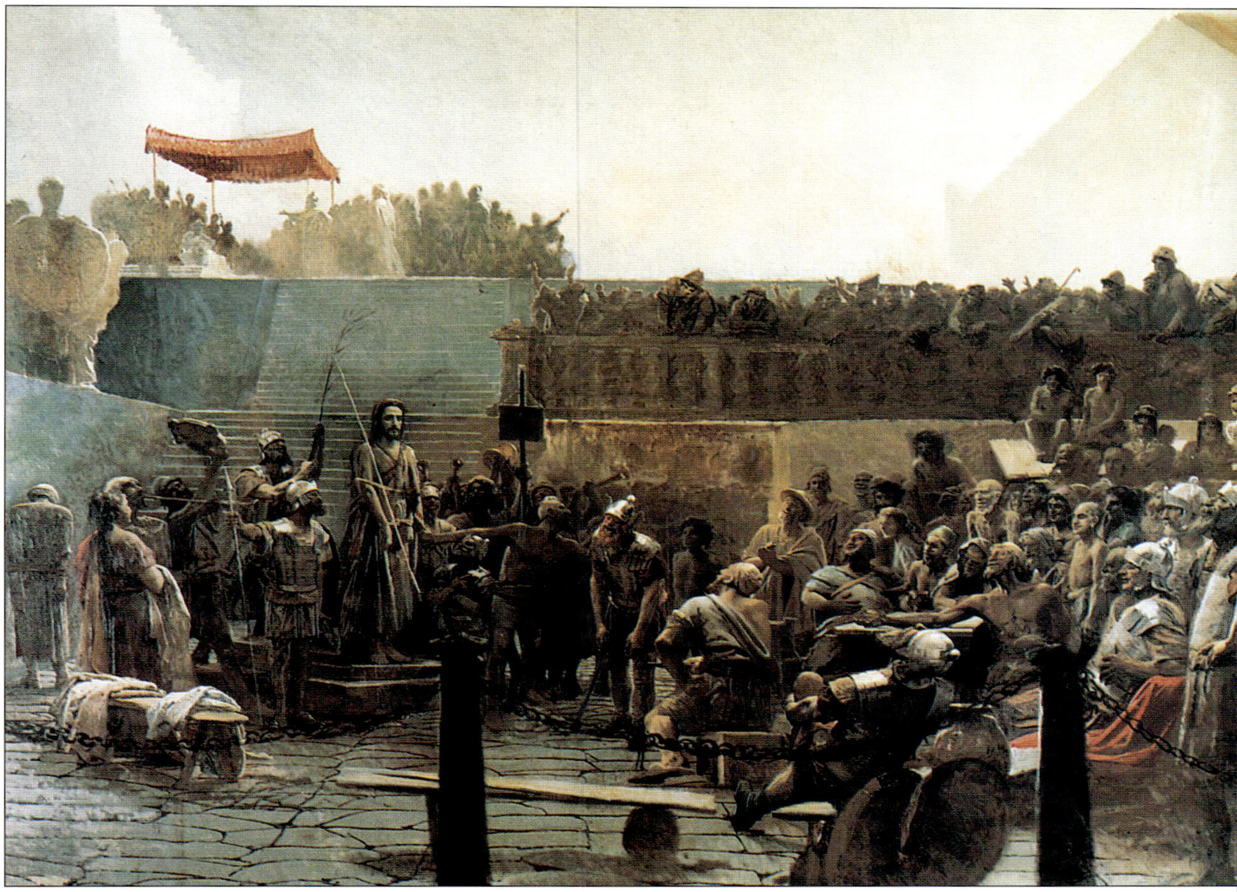

Iwan Kramskoj
66 *Die Verspottung Christi,* 1877-1882
Unvollendet. Öl auf Leinwand. 375 x 501 cm
Russisches Museum, St. Petersburg

Ilja Repin
67 *Auferweckung der Tochter des Jairus.* 1871. Öl auf Leinwand. 119 x 382 cm. Russisches Museum, St. Petersburg

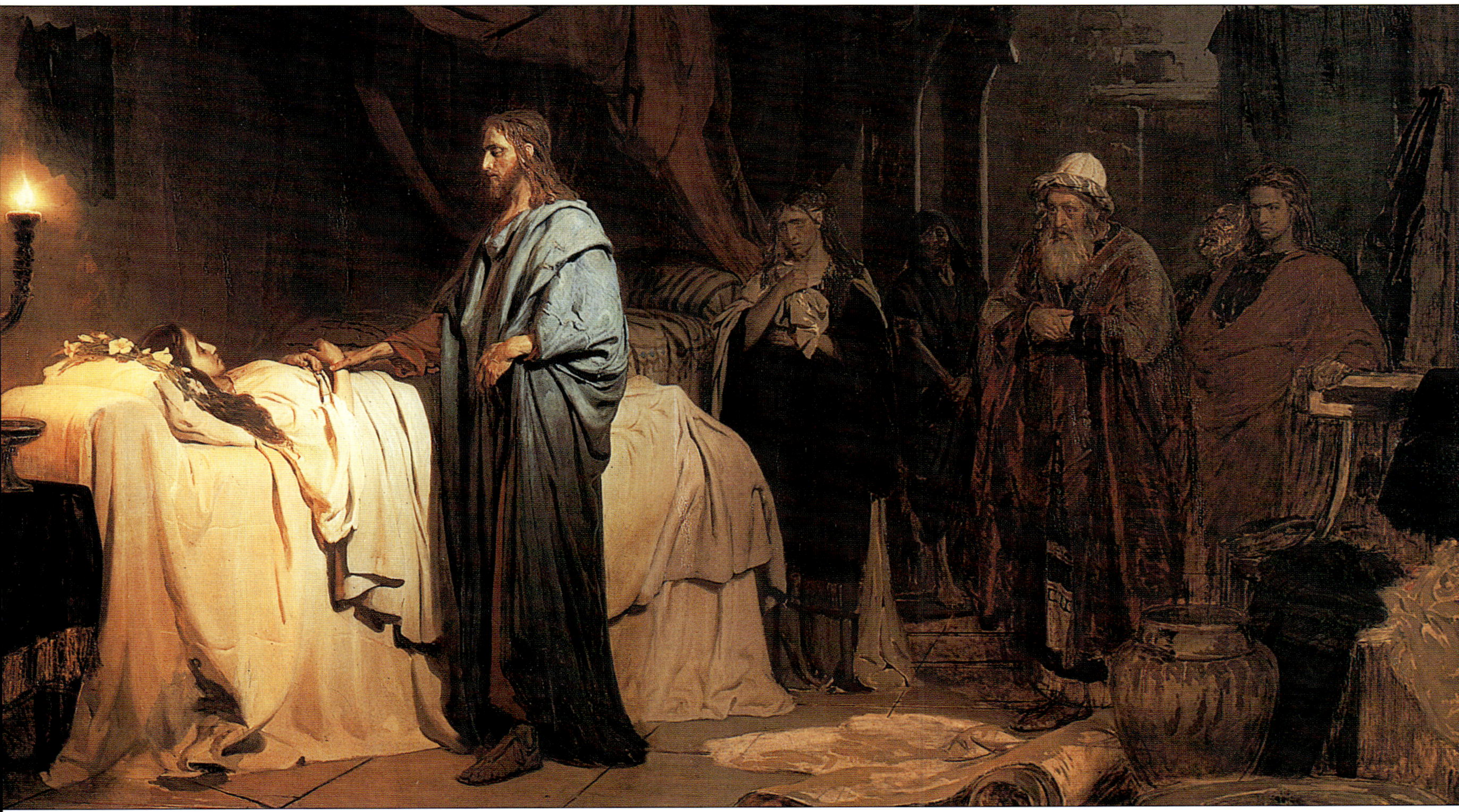

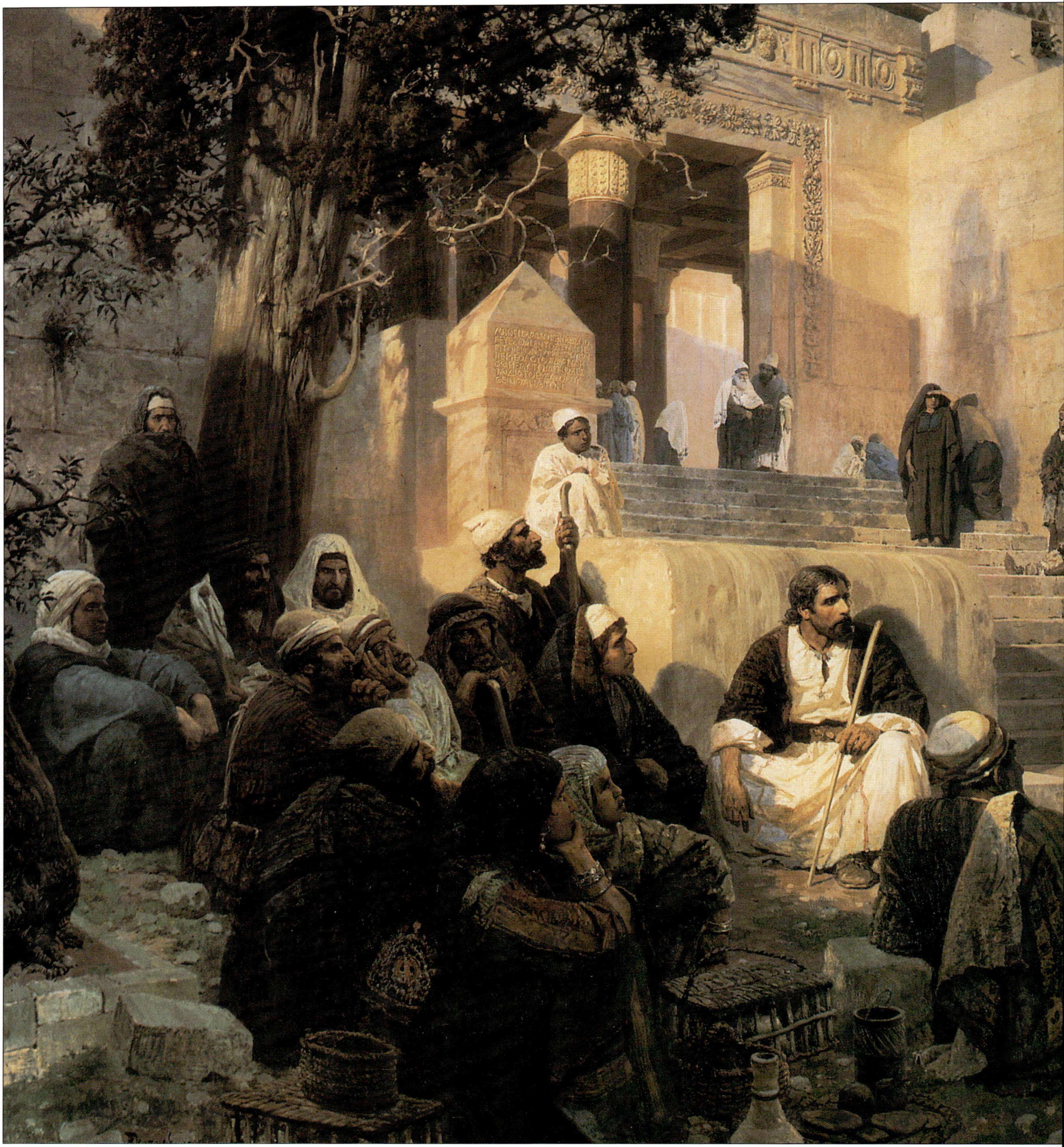

Wassili Polenow
68 *Christus und die Sünderin.* 1887
Öl auf Leinwand. 325 x 622 cm
Russisches Museum, St. Petersburg

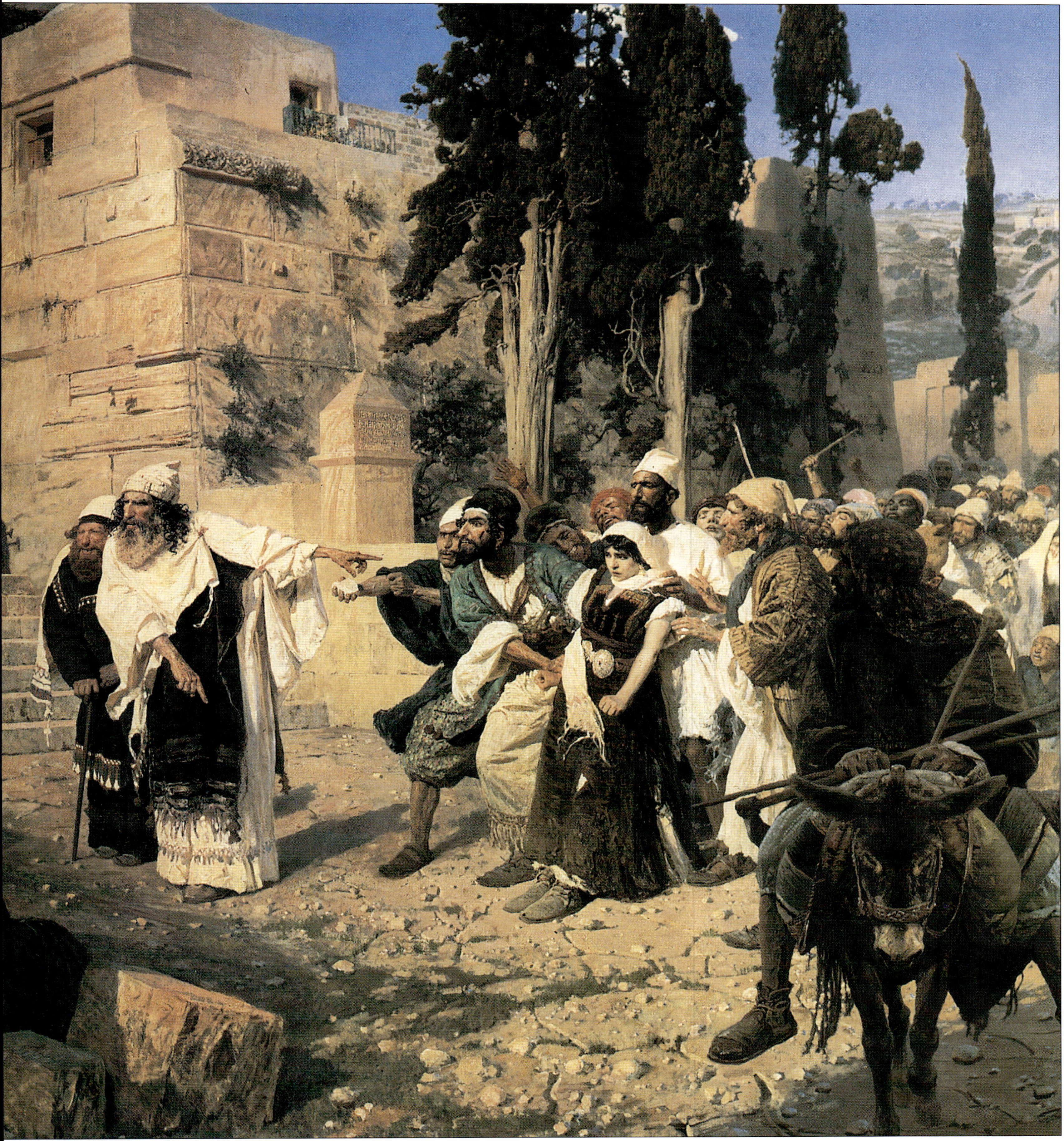

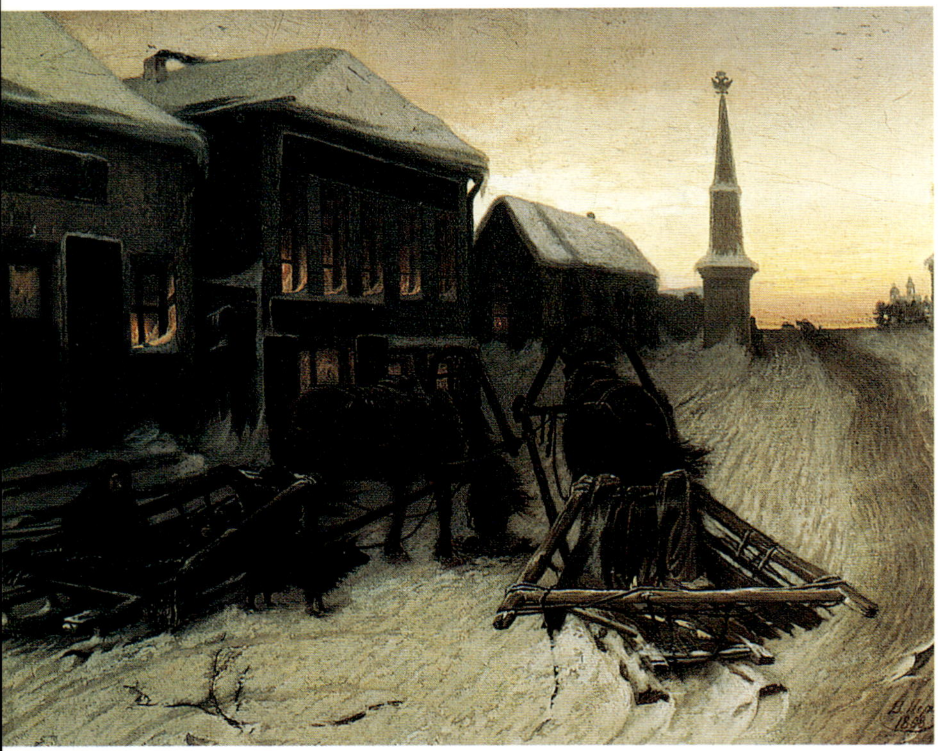

Landschaftsmalerei

Die 'Wanderer' maßen der Landschaftsmalerei größere Bedeutung zu. Selbst Künstler wie Perow, die sich mehr für Menschen als für Landschaften interessierten, sahen in der Landschaft mehr als nur einen passenden Hintergrund für Porträts und Genrebilder. Perows Gemälde *Das letzte Wirtshaus am Stadttor* [69] aus dem Jahr 1868 ist mit seinem winterlichen Licht und der in die Ferne weisenden schneebedeckten Straße außerordentlich evokativ. Drei Jahre später zählten Fjodor Wassiljews *Tauwetter* [70] und Alexej Sawrassows *Die Saatkrähen sind zurück* [71] zu den Höhepunkten der ersten Wanderausstellung. Diese drei Bilder markieren letzten Endes die Grenzlinie zwischen der akademischen Romantik und einer wirklichkeitsgetreueren Wiedergabe der Natur.

Wassili Perow
69 *Die letzte Schenke vor dem Stadttor.* 1868. Tretjakow-Galerie, Moskau

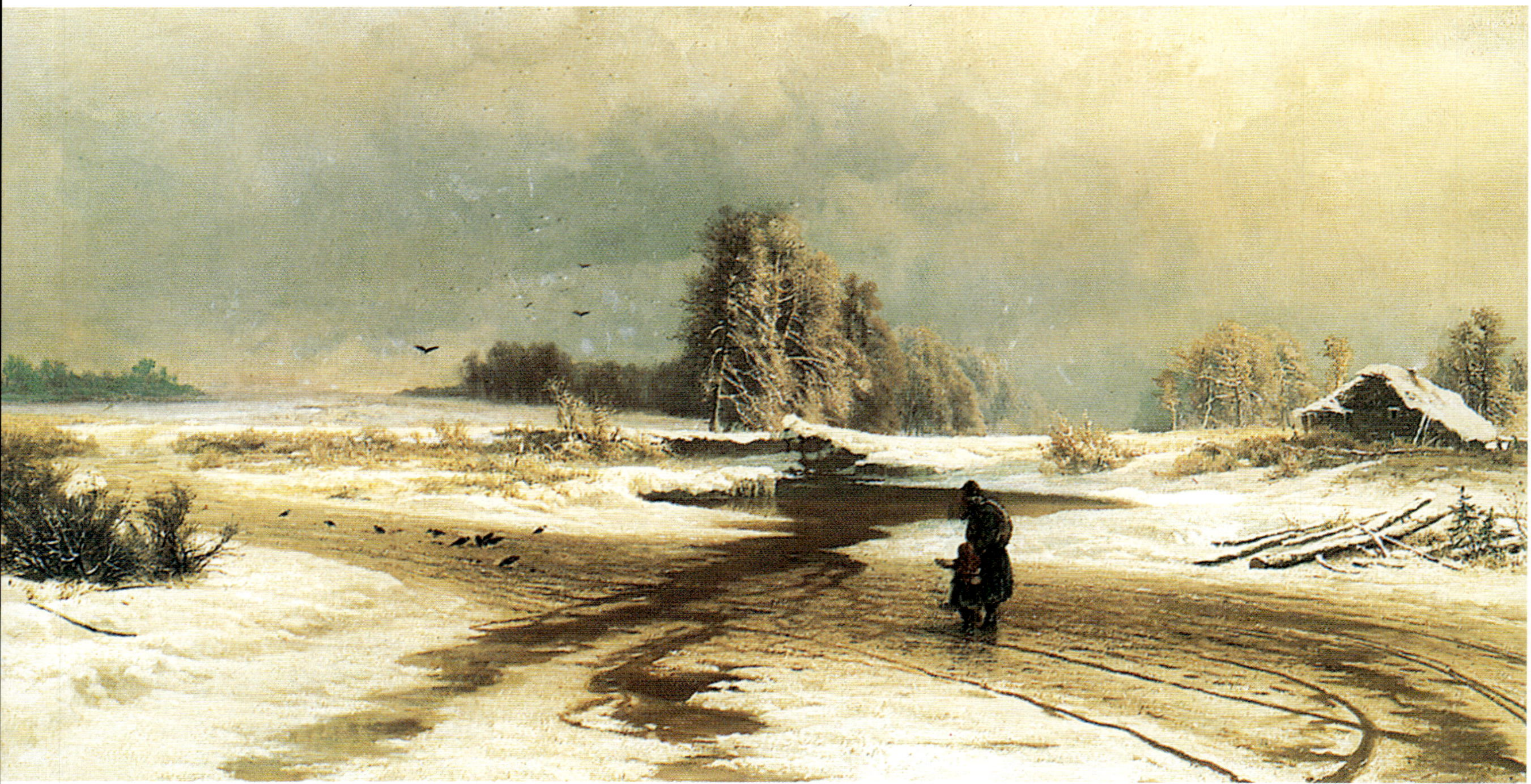

Fjodor Wassiljew
70 *Tauwetter.* 1871. 53,5 x 107 cm. Tretjakow-Galerie, Moskau

Sawrassow, ein sanftmütiger und außerordentlich geduldiger Lehrer, übte einen weitreichenden Einfluss auf die russische Landschaftsmalerei aus. Er leitete von 1857 bis 1882 das Landschaftsatelier an der Moskauer Schule für Malerei, Bildhauerei und Architektur, wo Lewitan, Korowin und Nesterow zu seinen Schülern zählten. Das Bild *Die Saatkrähen sind zurück* beschwört in brillanter Weise das Wiedererwachen des ländlichen Russland nach dem Winter herauf.

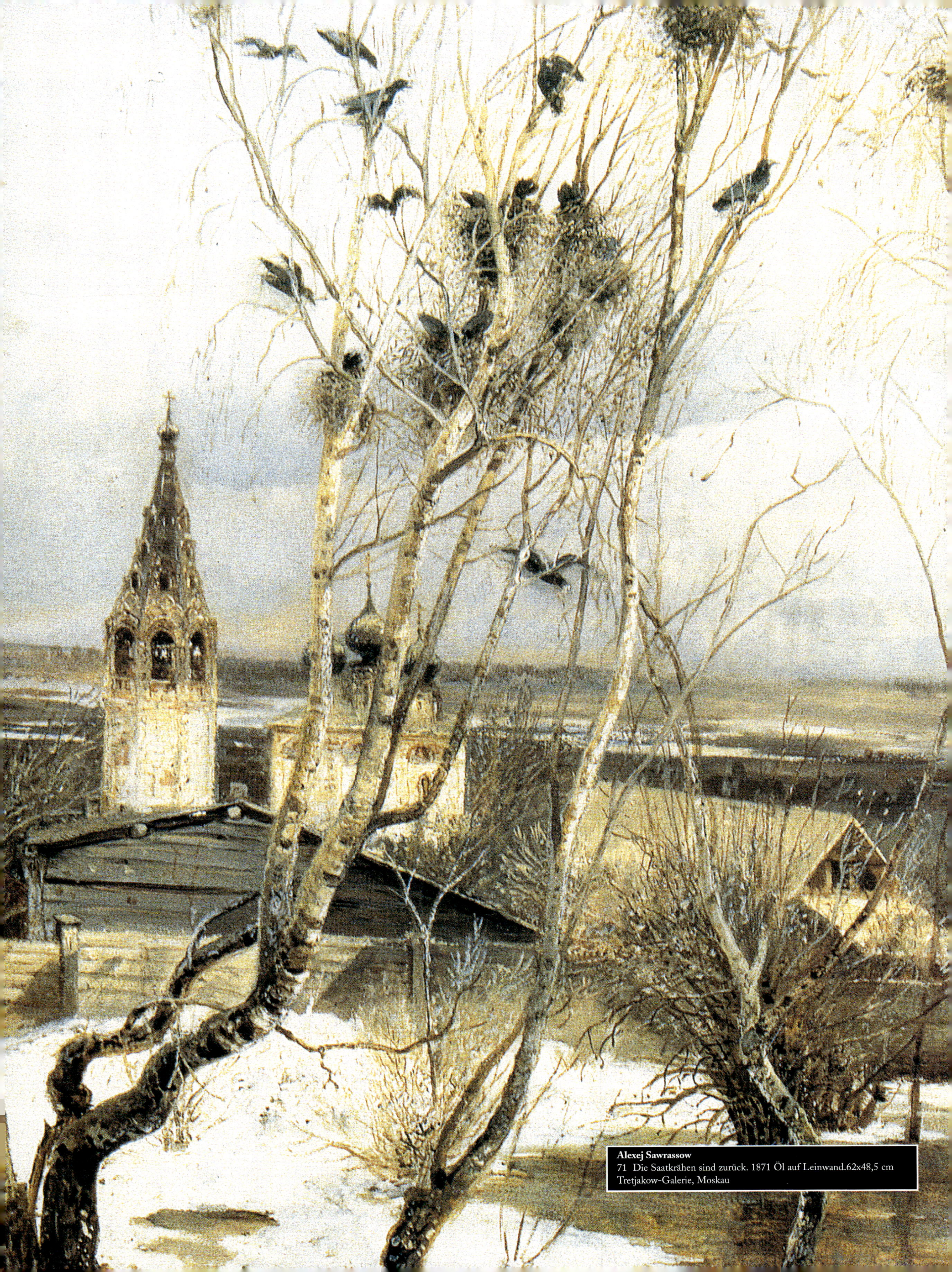

Alexej Sawrassow
71 Die Saatkrähen sind zurück. 1871 Öl auf Leinwand.62x48,5 cm
Tretjakow-Galerie, Moskau

Iwan Schischkin (1832-1898) wurde von seinen Zeitgenossen der 'Zar des Waldes' genannt. Die technische Virtuosität und poetische Erhabenheit seiner Gemälde sprechen für sich. Werke wie *Winter* (1890) sind unerreicht hinsichtlich der Wiedergabe der Beschaffenheit des Schnees, während seine sommerlichen Landschaften — beispielweise *Roggen* und *Eichenhain* [72] — die Schönheit und die Farben der russischen Landschaft kraftvoll zum Ausdruck bringen. *Morgen in einem Kiefernwald* [73], unvergesslich wegen seiner Bären, und *Im Wald der Gräfin Mordwinowa* [74] zählen zu den Hunderten seiner Bilder, die die Magie des Waldes und den Charakter der Bäume einfangen.

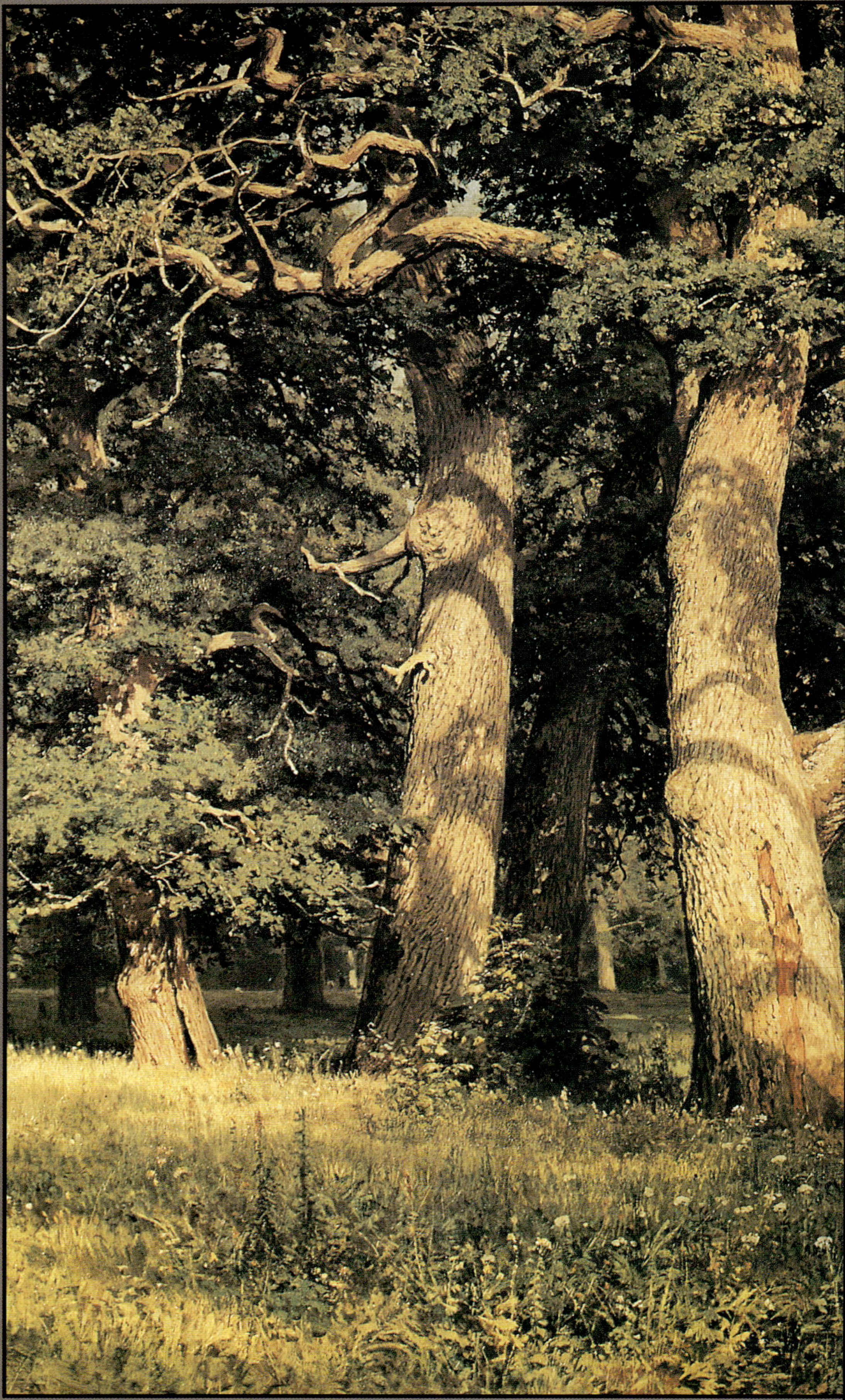

Iwan Schischkin
72 *Eichenhain.* 1887
Öl auf Leinwand. 125 x 193 cm
Museum der Russischen Kunst, Kiew

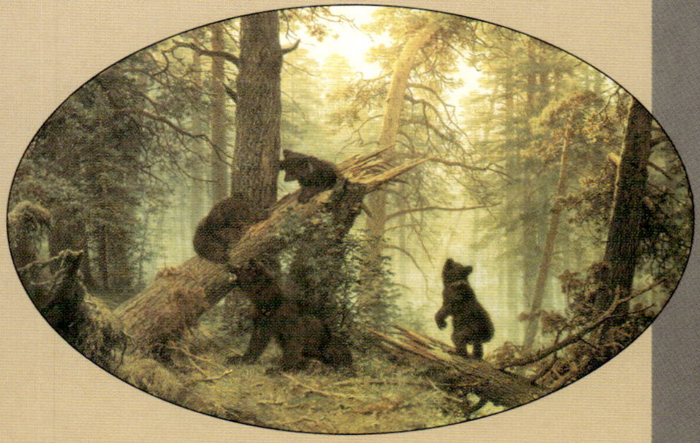

Iwan Schischkin
73 *Morgen in einem Kiefernwald.* 1889
Öl auf Leinwand. 139 x 213 cm
Tretjakow-Galerie, Moskau

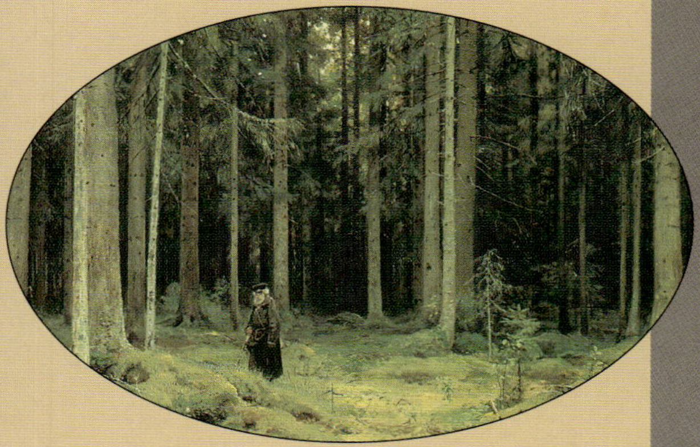

Iwan Schischkin
74 *Im Wald der Gräfin Mordwinowa. Peterhof.* 1891
Öl auf Leinwand. 81 x 108 cm
Tretjakow-Galerie, Moskau

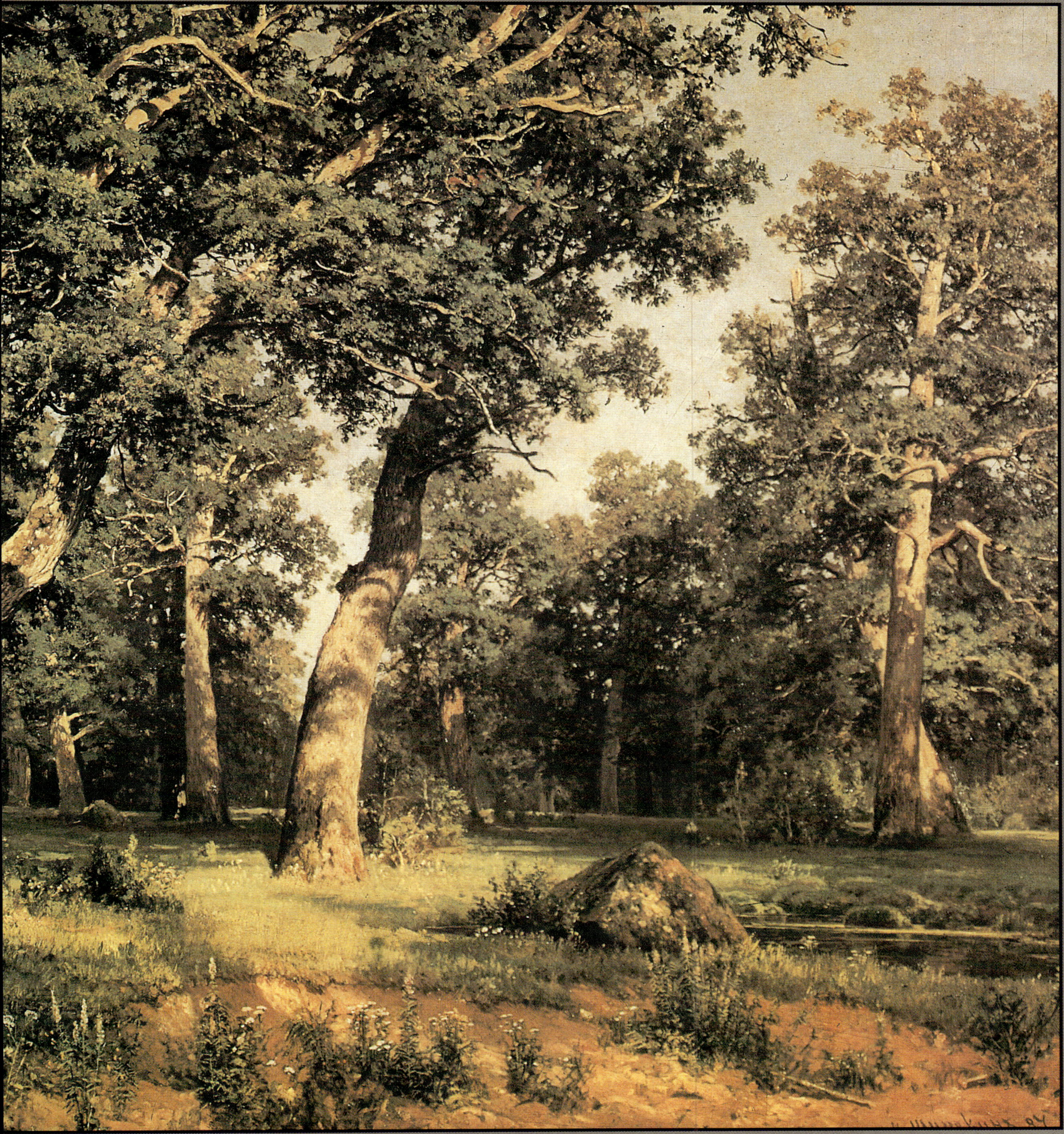

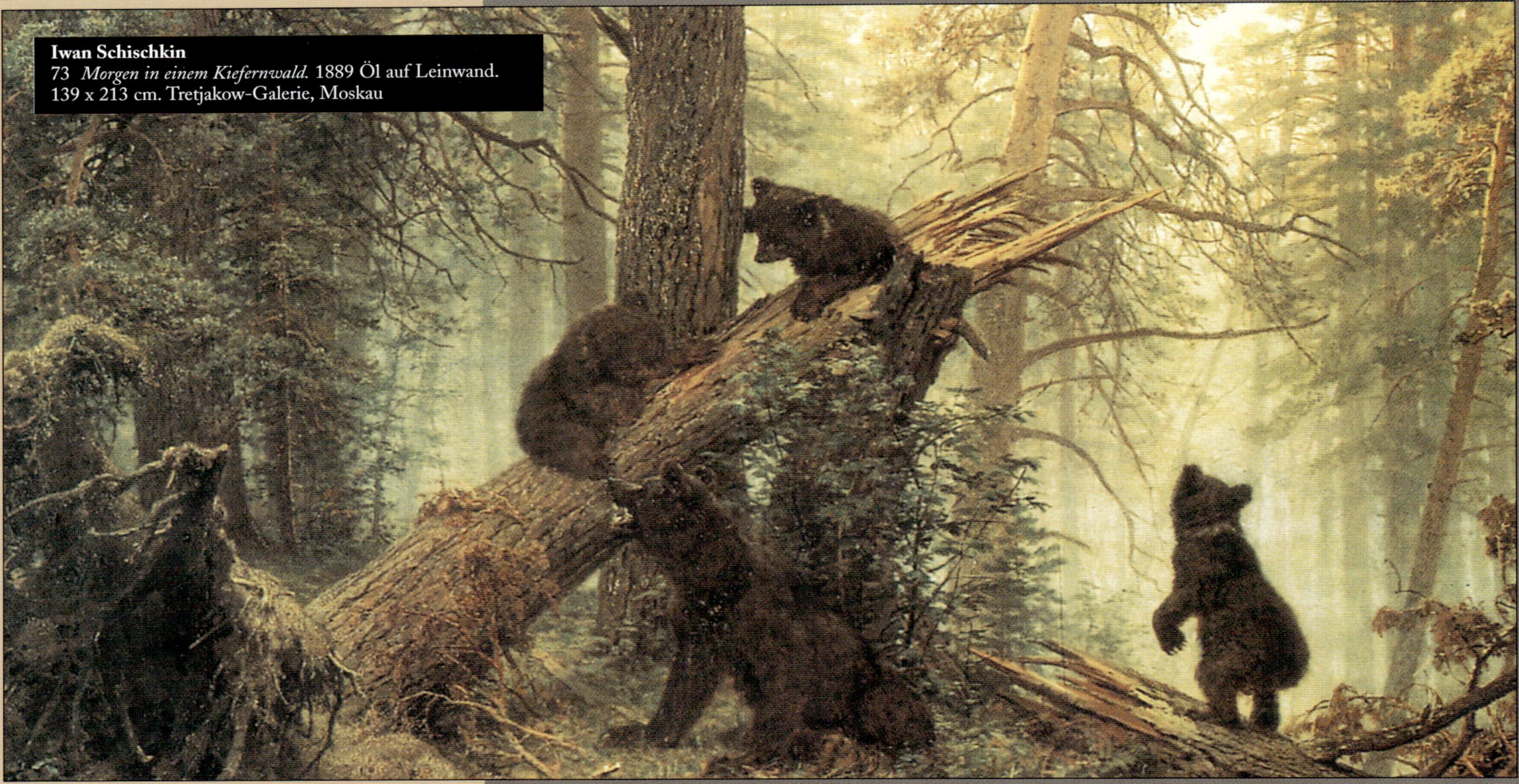

Iwan Schischkin
73 *Morgen in einem Kiefernwald.* 1889 Öl auf Leinwand. 139 x 213 cm. Tretjakow-Galerie, Moskau

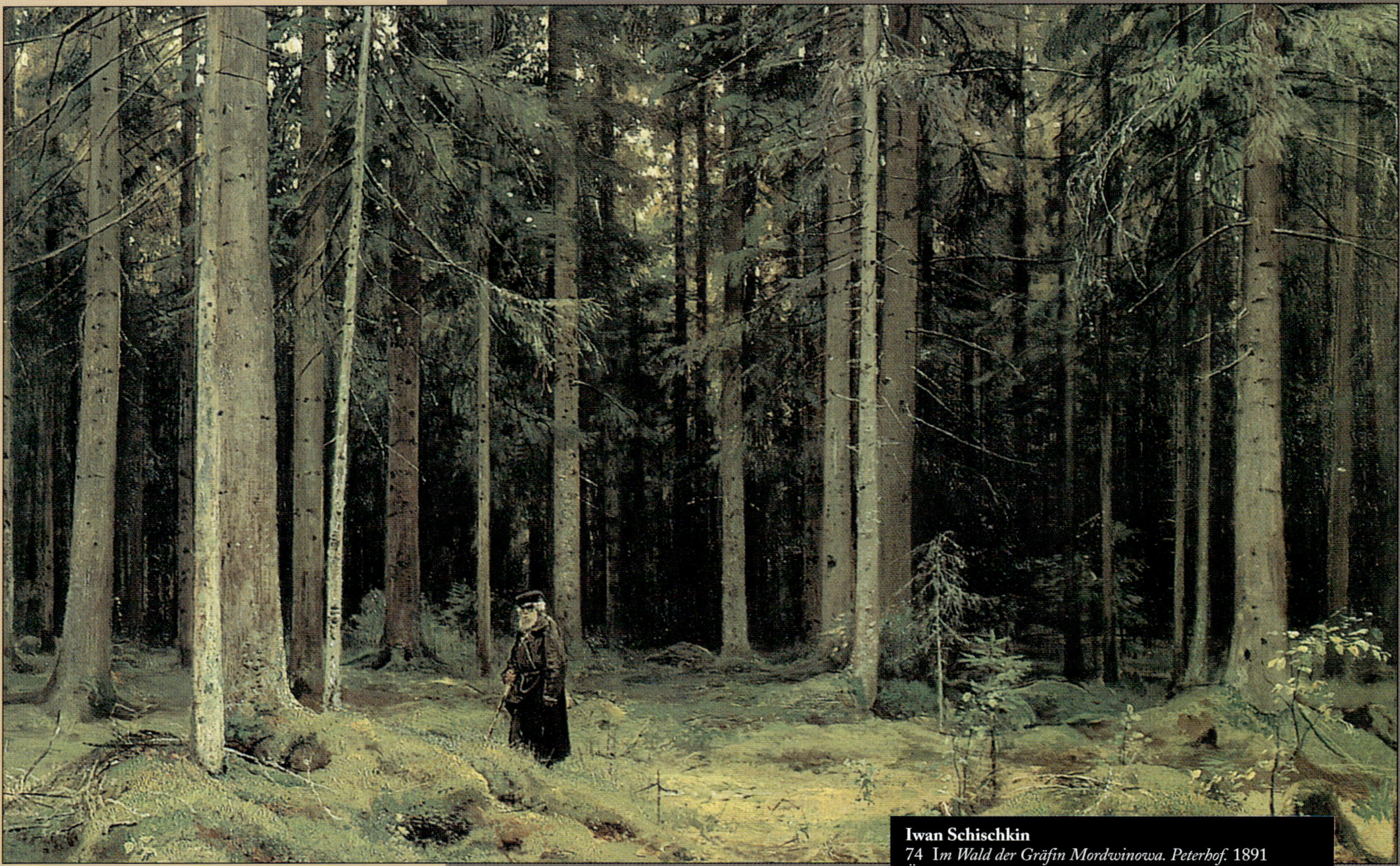

Iwan Schischkin
74 *Im Wald der Gräfin Mordwinowa. Peterhof.* 1891 Öl auf Leinwand. 81 x 108 cm Tretjakow-Galerie, Moskau

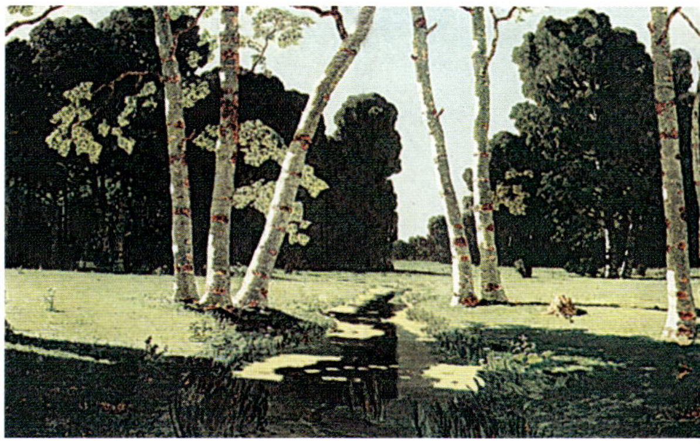

Archip Kuindschi 76 *Birkenhain.* 1879
Öl auf Leinwand. 97 x 181 cm
Tretjakow-Galerie, Moskau

Die Kunst Archip Kuindschis (1842-1910) veränderte sich während der 1870er Jahre abrupt. Viele der Bilder, die er in den frühen und mittleren Jahren dieses Jahrzehnts malte — wie beispielsweise *Das vergessene Dorf und Die Straße der Frachtfuhrleute in Mariupol* — sind in gedeckten Farben gehalten und reflektieren so das harte Leben im ländlichen Russland. Dann aber begann Kuindschi mit einer gänzlich anderen Farbpalette zu experimentieren, was in der wunderbar leuchtenden Qualität solcher Bilder wie *Nach dem Gewitter* [75] und der Helligkeit von Gemälden wie *Der Birkenhain* [76] resultierte, die beide aus dem Jahre 1879 stammen.

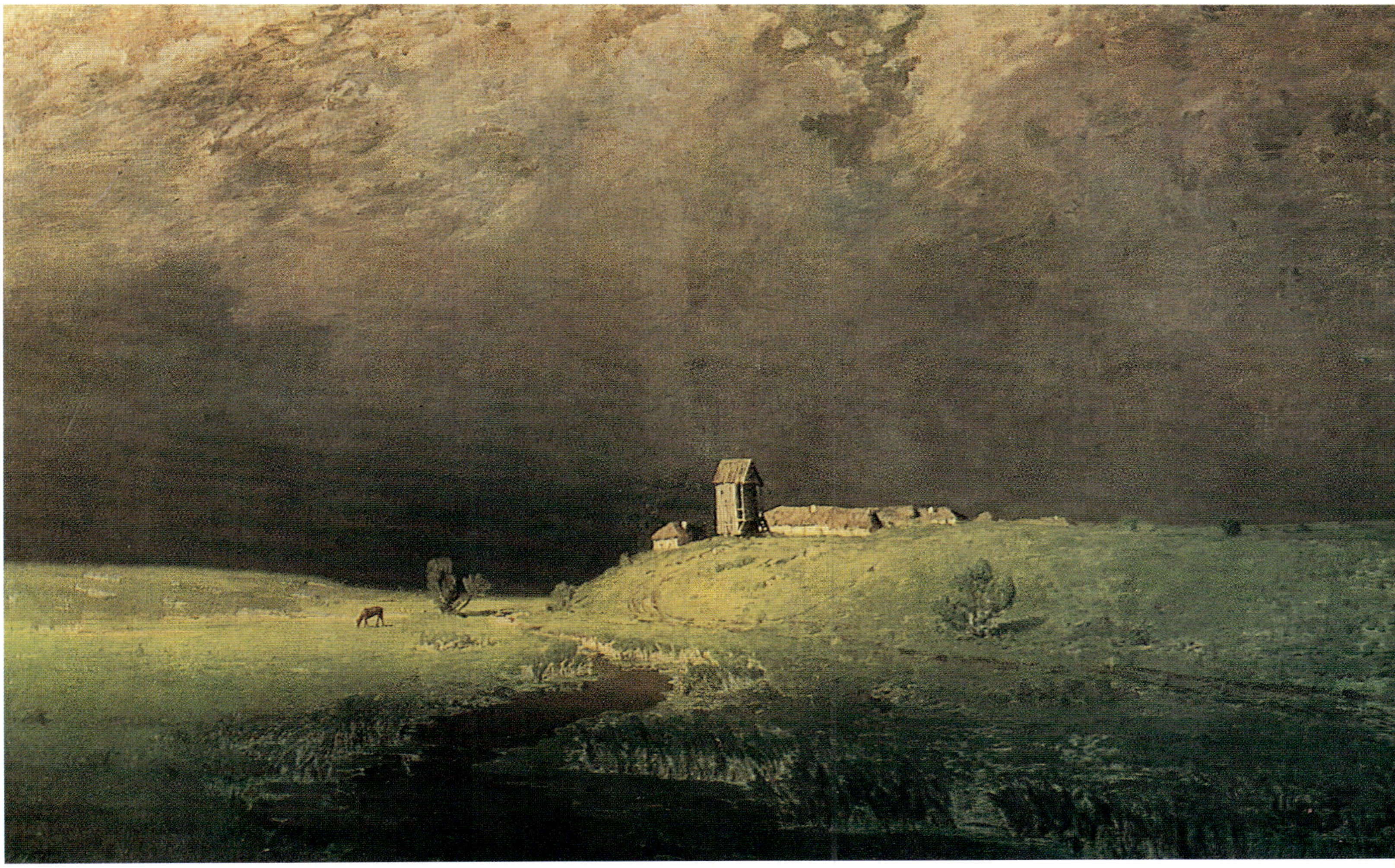

Archip Kuindschi
75 *Nach dem Gewitter.* 1879
Öl auf Leinwand. 102 x 159 cm. Tretjakow-Galerie, Moskau

Von Kuindschis neuem Stil gefesselt, erklärte Repin, dass „die Illusion des Lichts sein Gott war" und kein anderer Künstler „an den wundersamen Erfolg seiner Bilder heranreichte". Dennoch gab es Künstler, die Kuindschis 'Mondfarben' nacheiferten und auch solche, die in ähnlicher Weise dramatische Lichteffekte einsetzten — zum Beispiel Nikolai Dubowskoi (1859-1918), der 1890 *Die Ruhe vor dem Sturm* [77] malte.

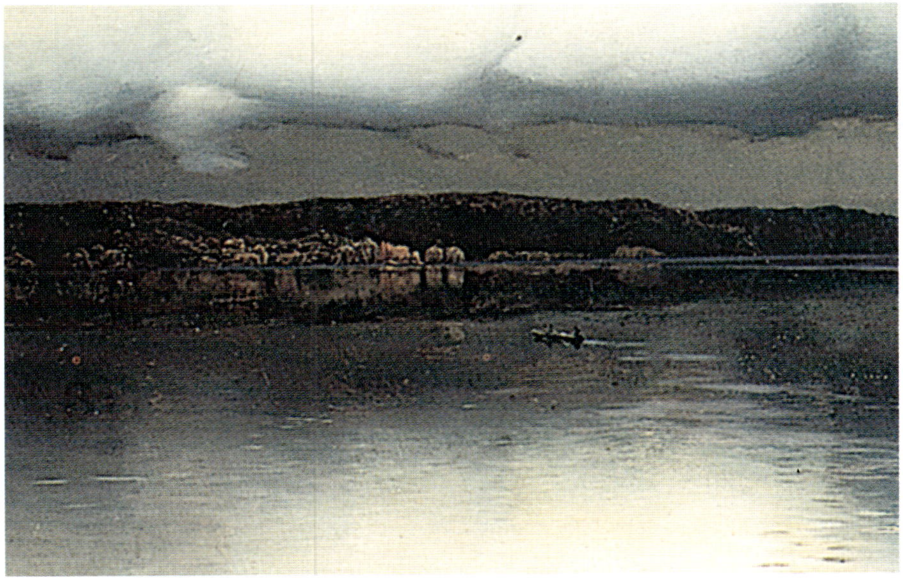

Nikolai Dubowskoi
77 *Ruhe vor dem Sturm.* 1890
Öl auf Leinwand. 76,5 x 128 cm
Russisches Museum, St. Petersburg

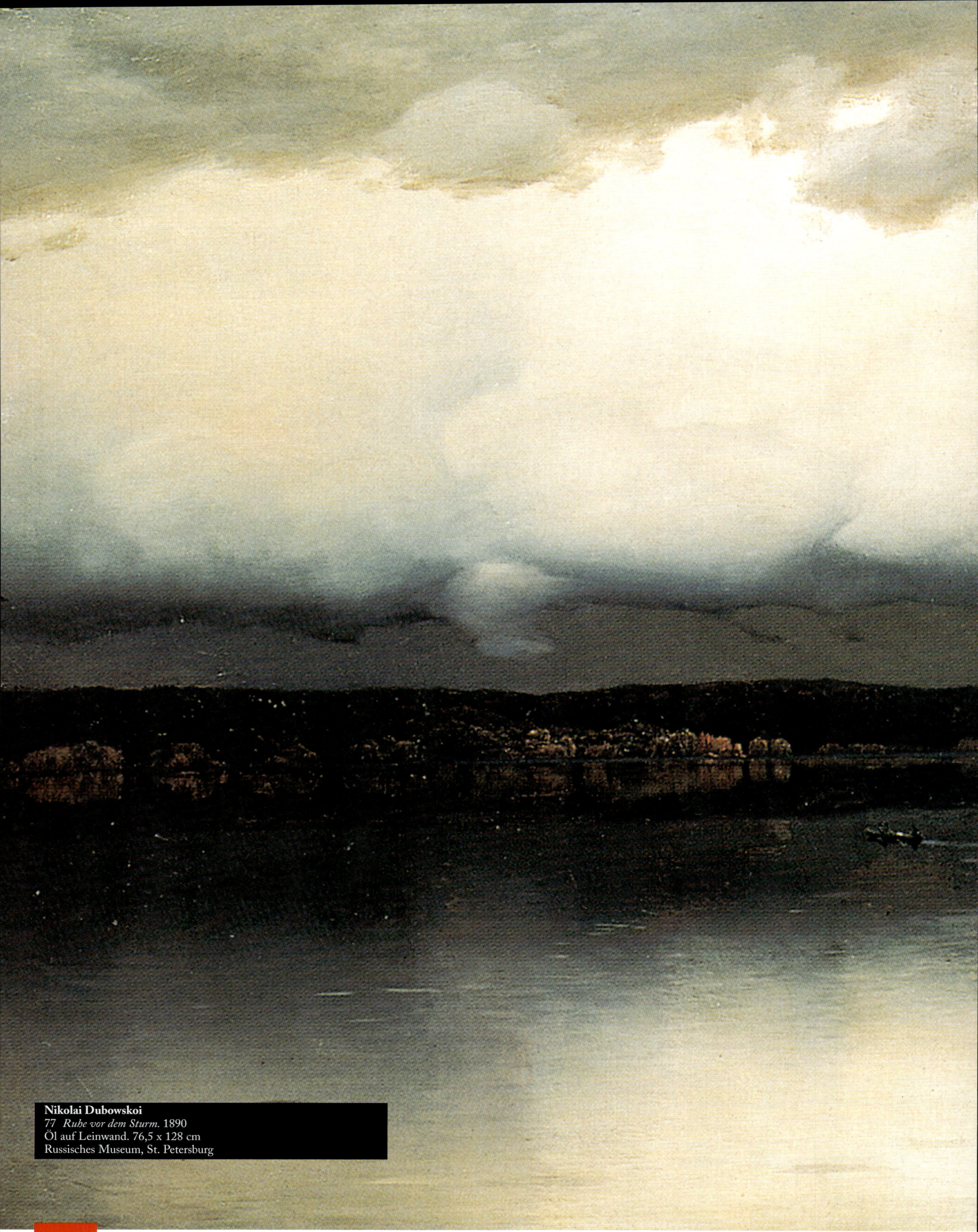

Nikolai Dubowskoi
77 *Ruhe vor dem Sturm.* 1890
Öl auf Leinwand. 76,5 x 128 cm
Russisches Museum, St. Petersburg

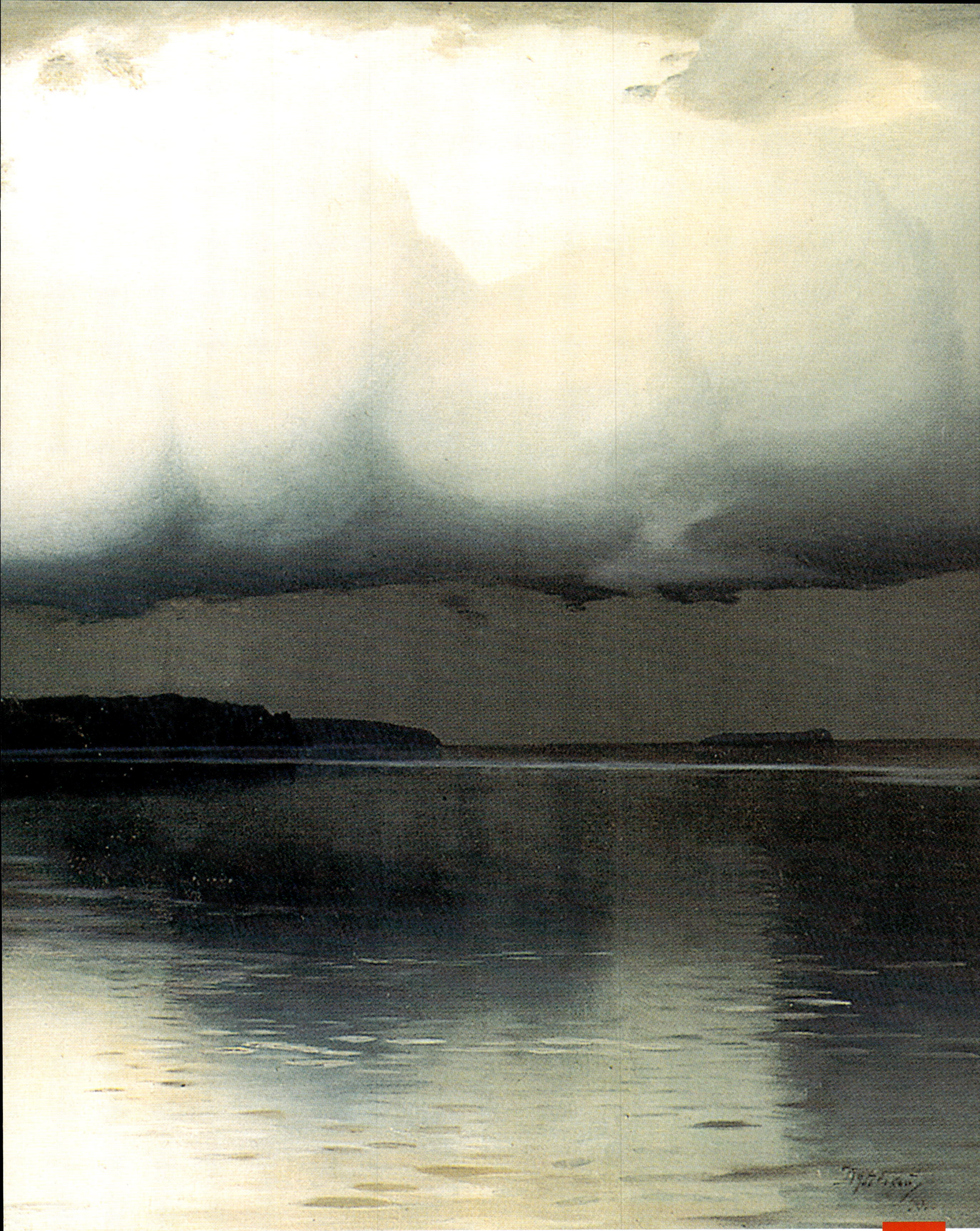

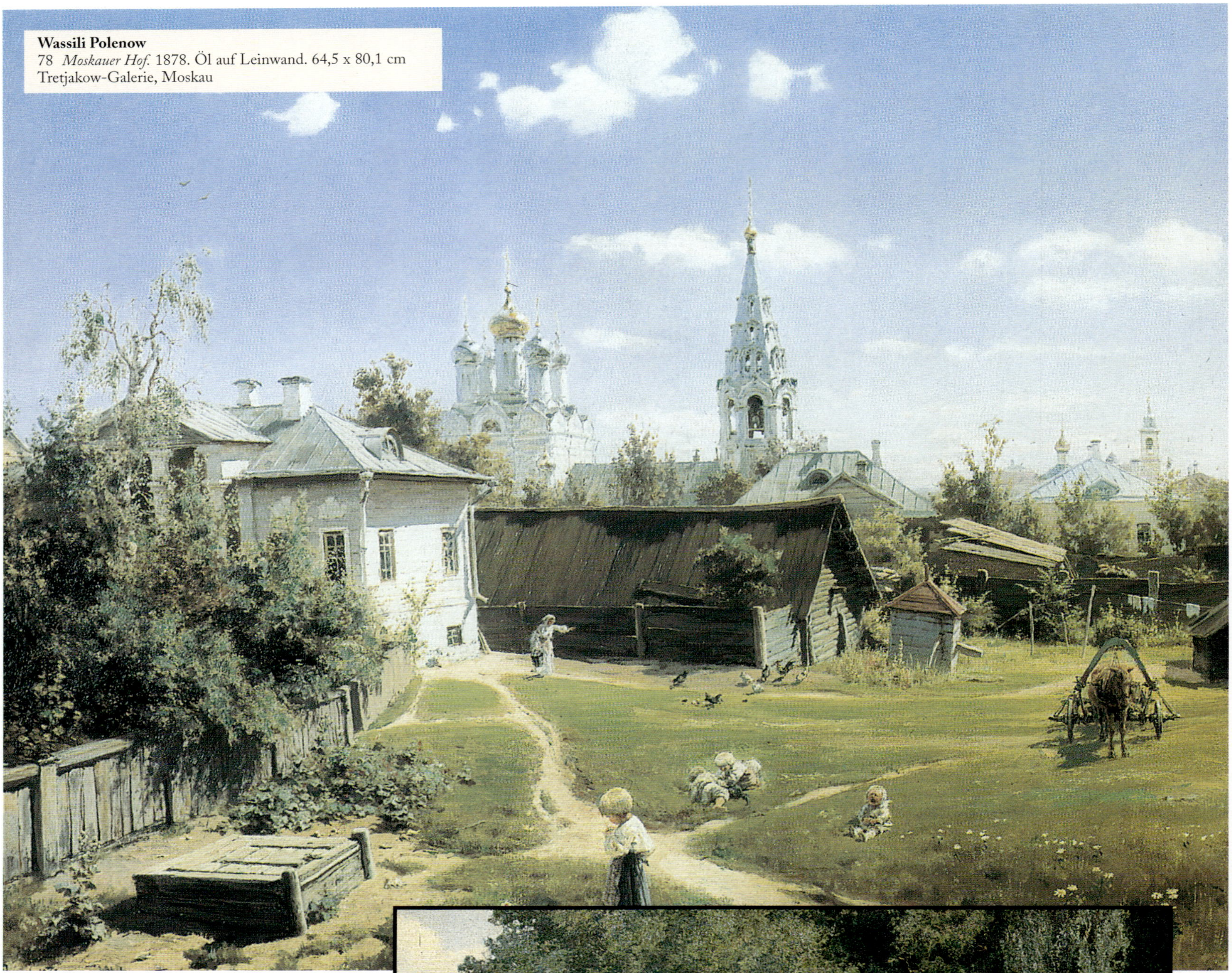

Wassili Polenow
78 *Moskauer Hof.* 1878. Öl auf Leinwand. 64,5 x 80,1 cm
Tretjakow-Galerie, Moskau

Wassili Polenow (1844-1927) war ebenfalls ein Meister attraktiver Lichteffekte. Dies zeigen deutlich sowohl sein Bild eines ruhigen Moskauer Hinterhofs, mehr der Hof eines Bauernhofs als der Innenhof einer Stadt [78], das eine Mode der Landschaftsmalerei mit auffälligen Gattungselementen etablierte, wie auch die Licht- und Schattenabstufungen in *Überwucherter Teich* [79]. Als ein enthusiastischer Verfechter der Freilichtmalerei wurde er der Nachfolger Sawrassows als Leiter des Landschaftsstudios an der Moskauer Schule für Malerei, Bildhauerei und Architektur.

Isaak Lewitan (1860-1900), einer der größten und bekanntesten Landschaftsmaler innerhalb der Gruppe der 'Wanderer', hatte das Privileg, bei Sawrassow und Polenow zu studieren. Obwohl seine Kunst vielleicht weniger episch als die Schischkins ist, sind sein Stil und seine Themen weiter gespannt — was angesichts der Tatsache seines frühen Todes vielleicht überrascht.

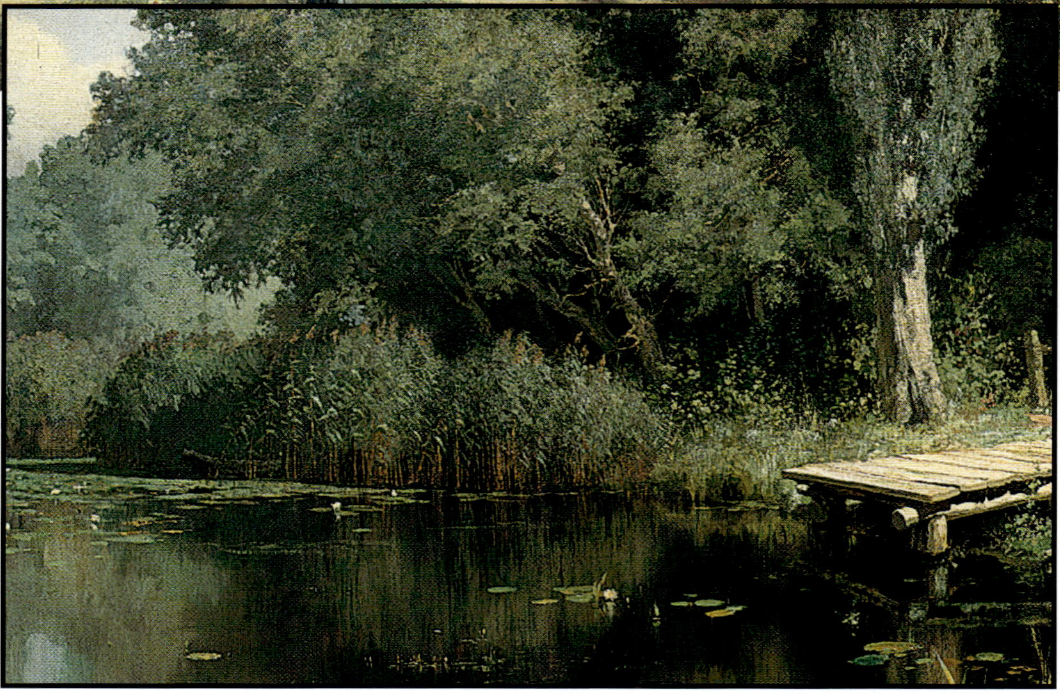

Wassili Polenow
79 *Überwucherter Teich.* 1879. Öl auf Leinwand. 77 x 121,8 cm. Tretjakow-Galerie, Moskau

Wie Schischkin beherrschte auch Lewitan meisterlich den Einsatz von Farbe, Komposition sowie Licht und Schatten. In seinen Bildern sind alle Jahreszeiten, die unterschiedlichen Zeiten des Tages und die unendliche Vielfalt der Natur dargestellt. Aber im Gegensatz zu Schischkin, der eine Vorliebe für Sommerlandschaften hatte, bevorzugte Lewitan die frischen Farben des Frühlings [80] und die gedämpften Farbabstufungen des Herbstes [81]. Wenn er Sommerlandschaften malte, wie in *Stiller Zufluchtsort* [82], zog er es vor, abends, wenn das Licht sanfter war, oder gar bei Sonnenuntergang zu arbeiten.

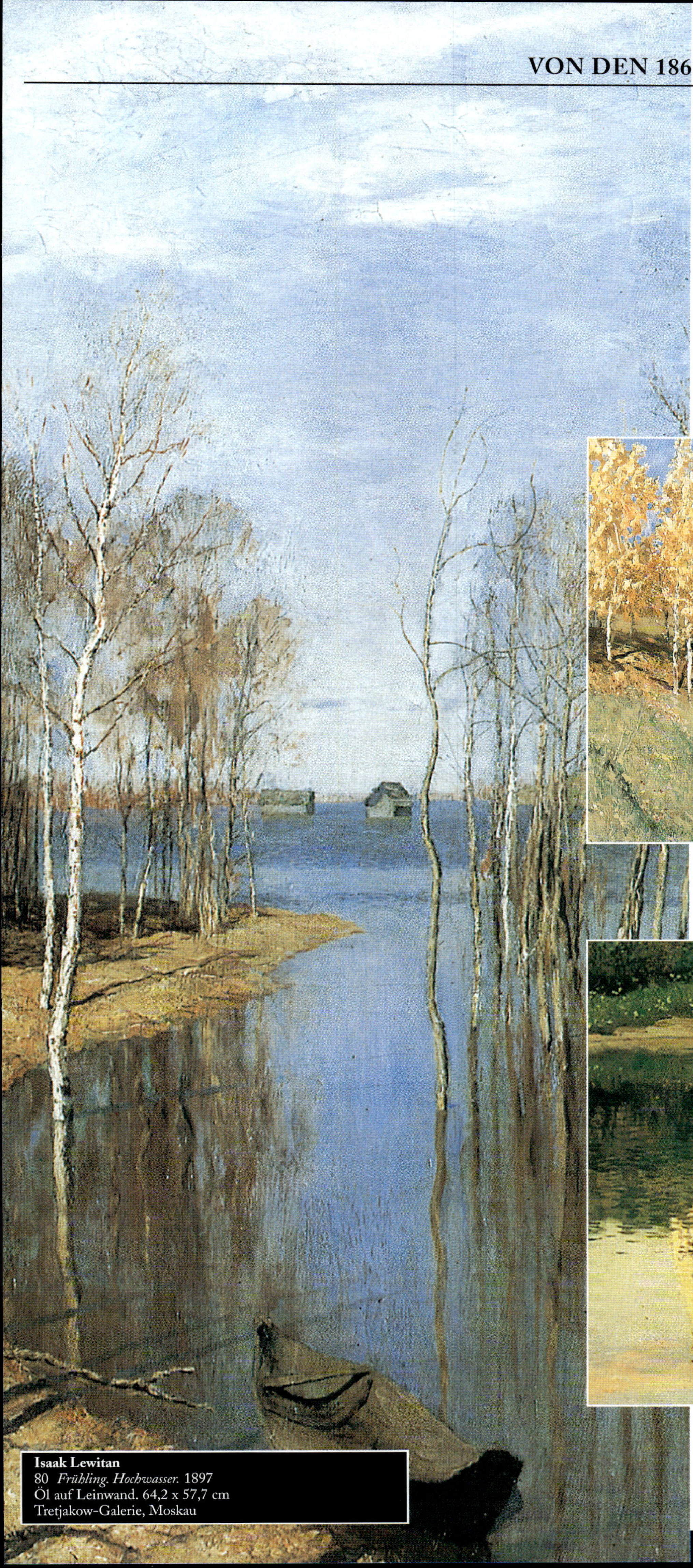

Isaak Lewitan
80 *Frühling. Hochwasser.* 1897
Öl auf Leinwand. 64,2 x 57,7 cm
Tretjakow-Galerie, Moskau

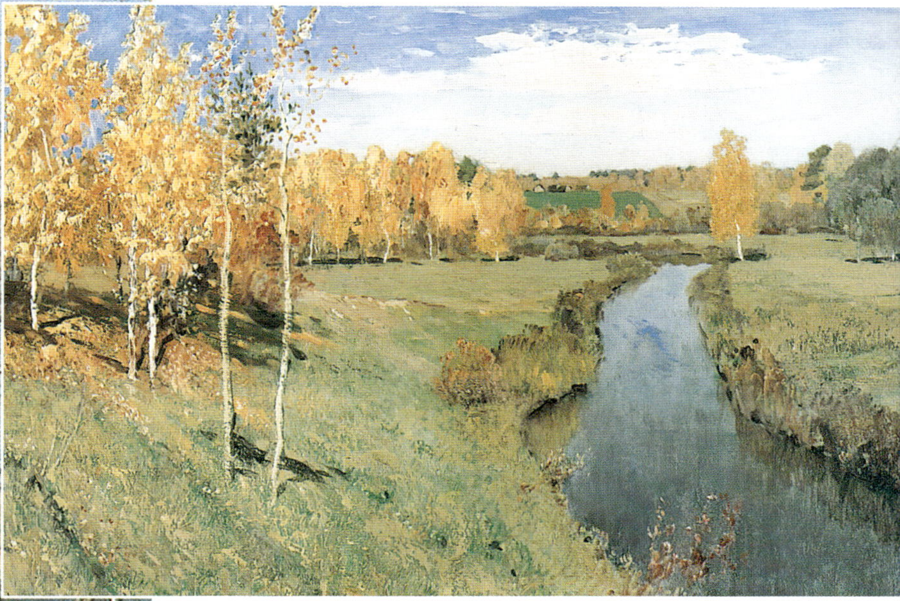

Isaak Lewitan
81 *Goldener Herbst.* 1895
Öl auf Leinwand. 82 x 126 cm
Tretjakow-Galerie, Moskau

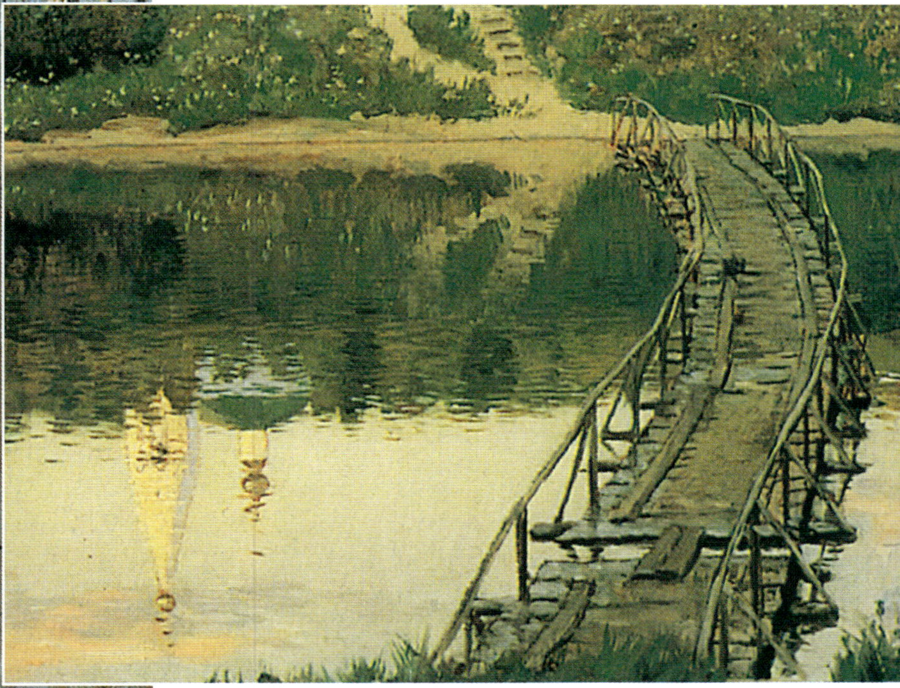

Isaak Lewitan
82 *Stiller Zufluchtsort.* 1890. Detail
Öl auf Leinwand. 87,5 x 108 cm
Tretjakow-Galerie, Moskau

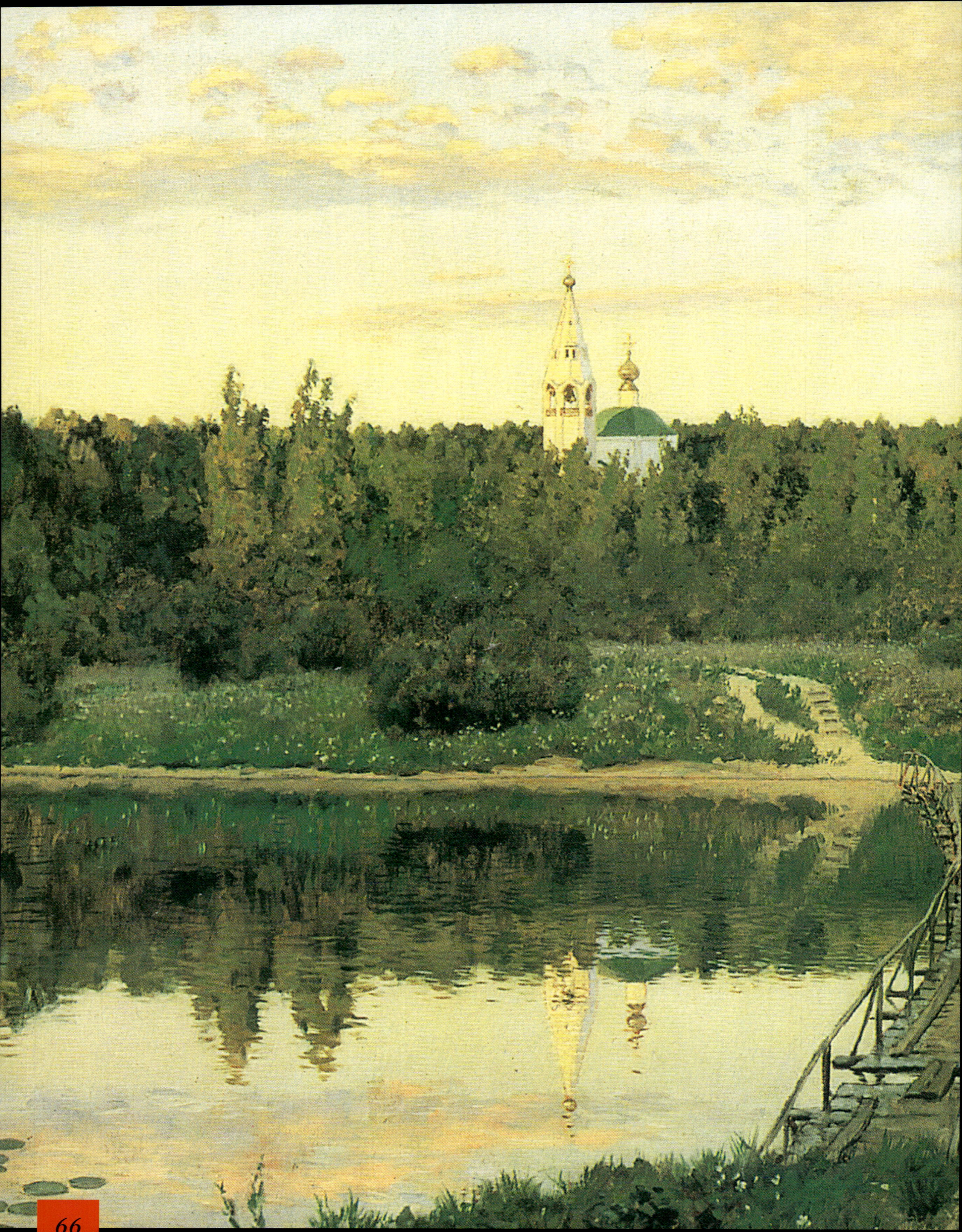

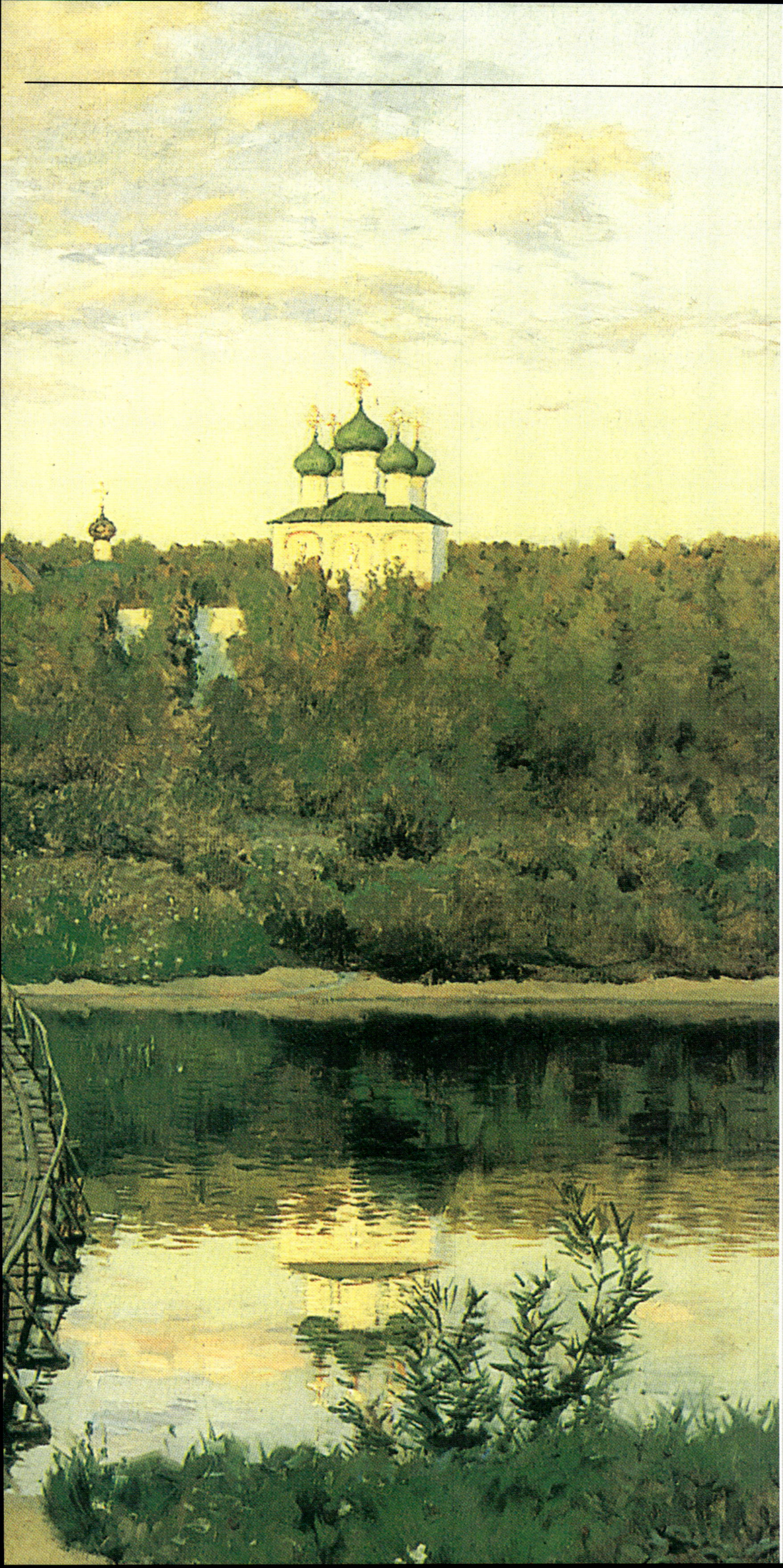

Isaak Lewitan
82 *Stiller Zufluchtsort.* 1890
Öl auf Leinwand. 87,5 x 108 cm
Tretjakow-Galerie, Moskau

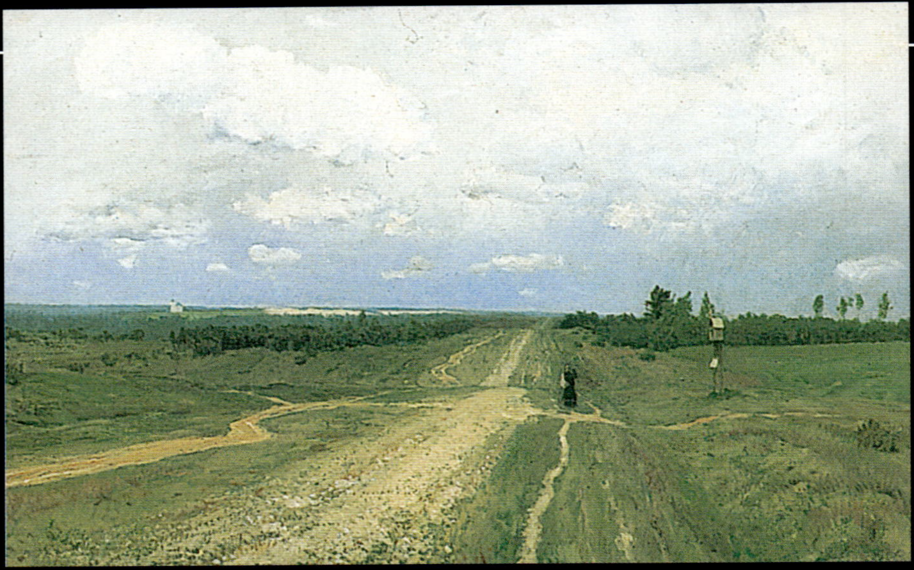

Isaak Lewitan
83 *Die Wladimirka* (Die Straße nach Wladimir). 1892
Öl auf Leinwand. 79 x 123 cm. Tretjakow-Galerie, Moskau

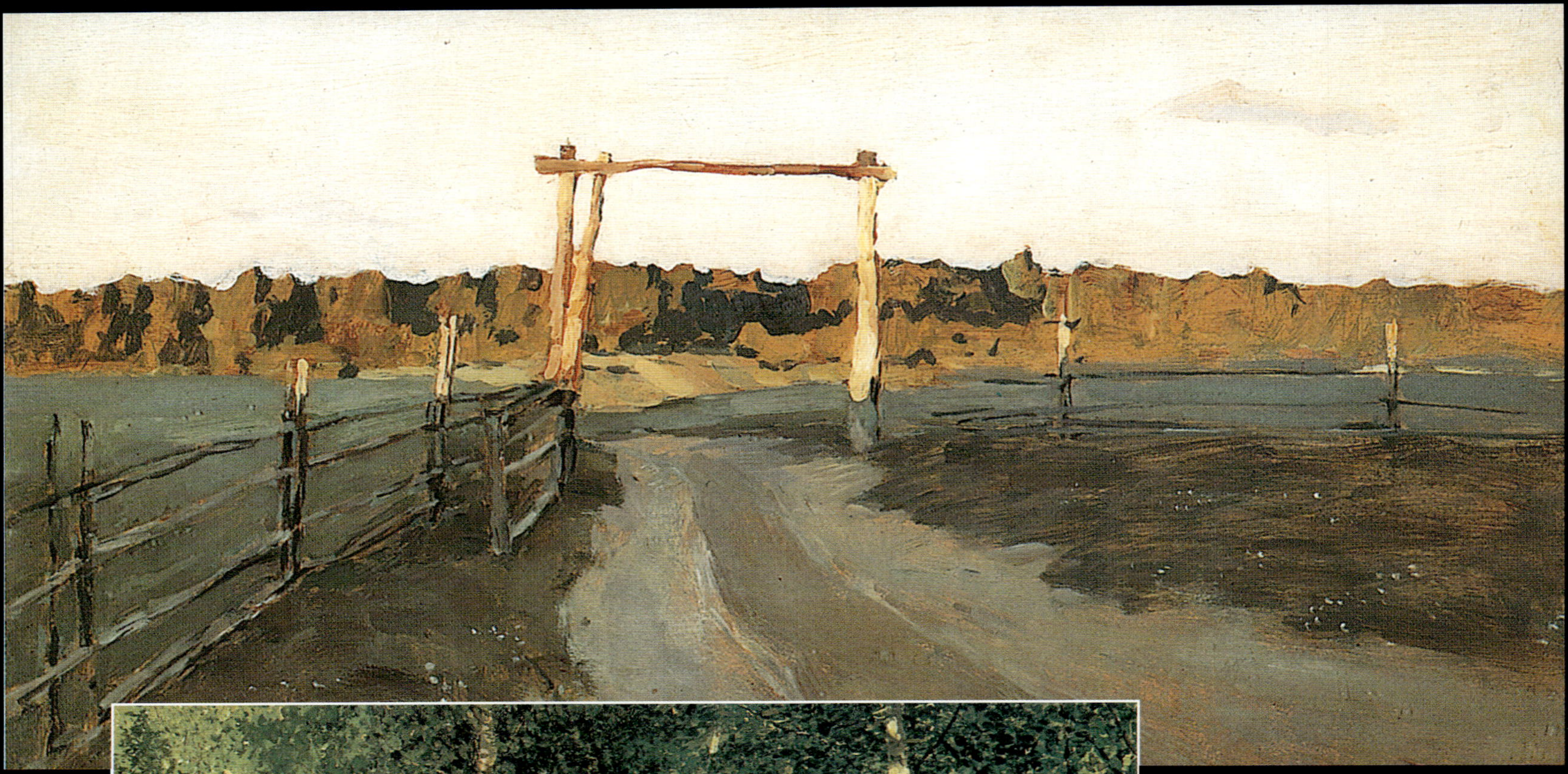

Isaak Lewitan
84 *Sommerabend.* 1900
Öl auf Karton. 49 x 73 cm. Tretjakow-Galerie, Moskau

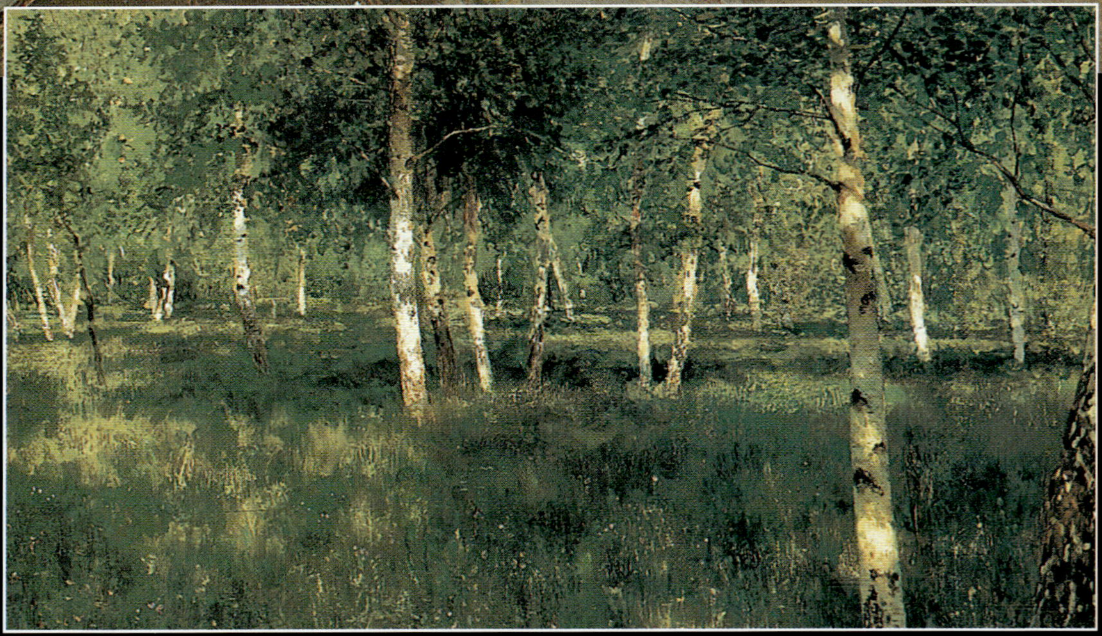

Isaak Lewitan
85 *Birkenhain.* 1885-89. Öl auf Papier, auf Leinwand geklebt. 28,5 x 50 cm. Tretjakow-Galerie, Moskau

Tschechow (ein Freund Lewitans) zog folgendes Resümee seiner Arbeit: „Niemand vor ihm erreichte eine so erstaunliche Einfachheit und Klarheit der Absicht ... und ich weiß nicht, ob irgendjemand nach ihm diese jemals erreichen wird." Lewitans Gemälde stellen im Endeffekt eine Hymne an die Natur dar. Die beiden Bilder *Die Wladimirka* [83] — häufig auch *Die Straße nach Wladimir* genannt — und *Sommerabend* [84] drücken gleichermaßen die Weite und Leere von Teilen Russlands aus. *Der Birkenhain* [85] ist ein reizendes Beispiel seines Umgangs mit gesprenkeltem Licht.

Genremalerei

In der ersten Hälfte des 19. Jahrhunderts porträtierten Maler wie Wenezianow und Schibanow mit viel Mitgefühl Aspekte des alltäglichen Lebens, während andere wie Fedotow und Jermenjew die Fundamente des Kritischen Realismus schufen, der direkt oder implizit zu sozialen und moralischen Fragen Stellung nahm. Die Wanderaussteller und andere Maler der zweiten Jahrhunderthälfte bauten auf diesen Grundlagen auf und boten eine lebendige Darstellung des wirklichen Lebens der Menschen.

Ein Maler, der Gefallen an Fedotows *Der Künstler, der sich auf seine Begabung verlässt und keine Mitgift erheiratete* gefunden hätte, war Wassili Pukirew (1832-1890), dessen dramatisches Gemälde *Das ungleiche Paar* [86] eine autobiographische Basis hatte. Die Eltern des Mädchens, das er liebte, hatten sie an einen älteren General verheiratet, da sie die Malerei nicht als eine wünschenswerte Laufbahn ansahen. Pukirew selbst gehört zu der Versammlung und steht unglücklich mit verschränkten Armen hinter der widerwilligen Braut. Dieses Bild, das sich enormer Beliebtheit erfreuen sollte, wurde im September 1863 in der gleichen Ausstellung wie Nikolai Gays *Das Abendmahl* der Öffentlichkeit gezeigt. Gemeinsam kündeten sie von einer deutlich freieren und innovativeren Herangehensweise an die akademische Kunst.

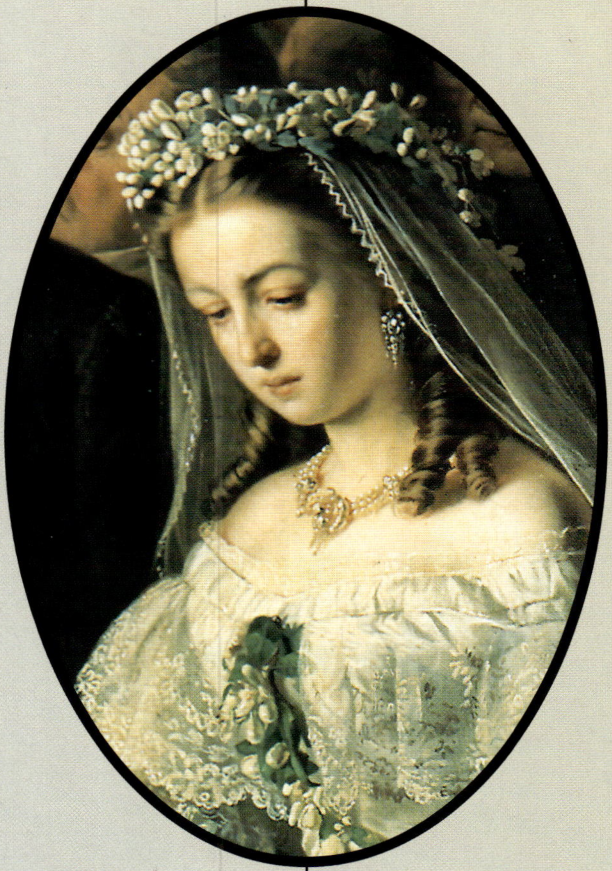

Wassili Pukirew
86 *Das ungleiche Paar.* 1862. Detail
173 x 136,5 cm
Tretjakow-Galerie, Moskau

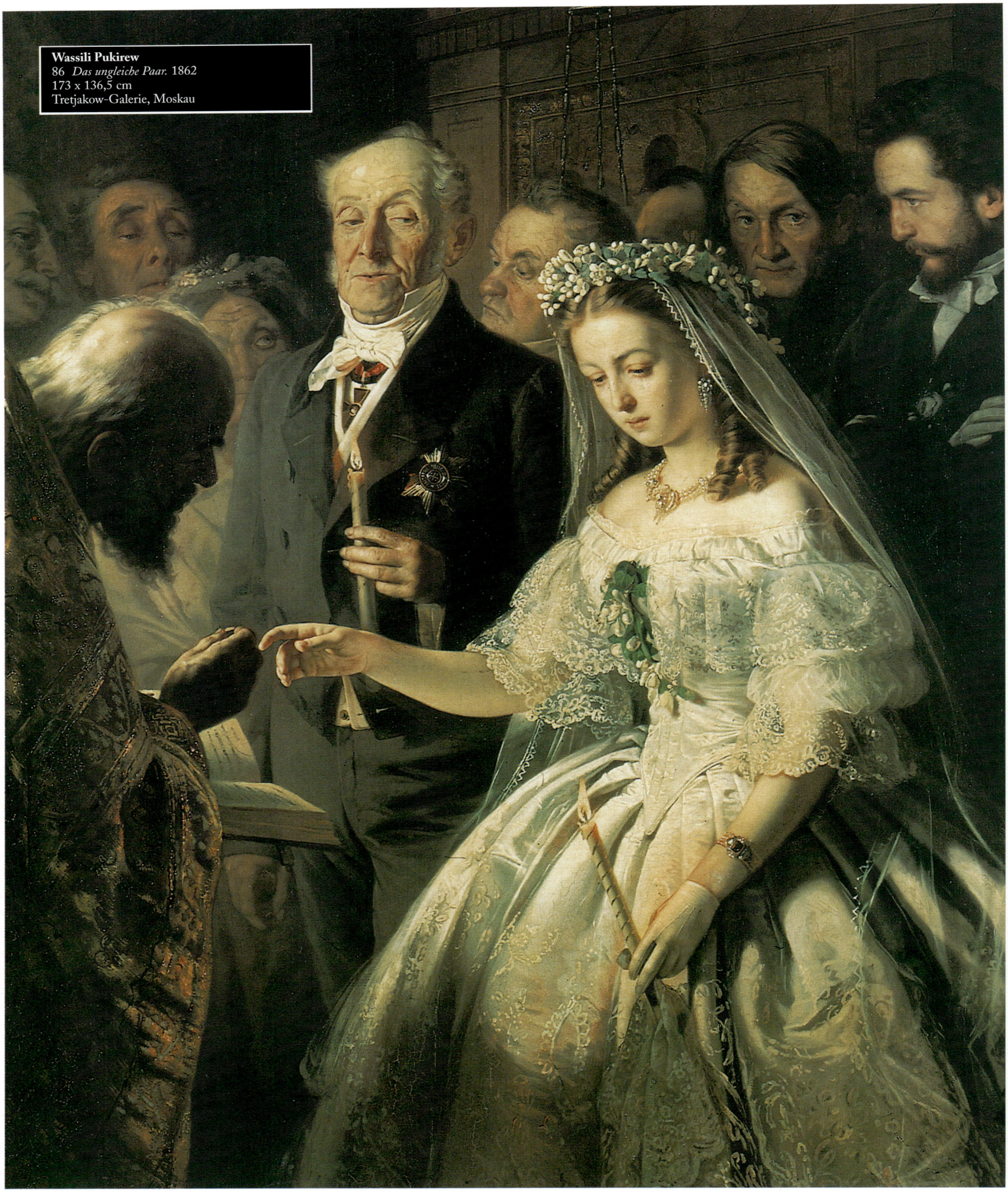

Wassili Pukirew
86 *Das ungleiche Paar.* 1862
173 x 136,5 cm
Tretjakow-Galerie, Moskau

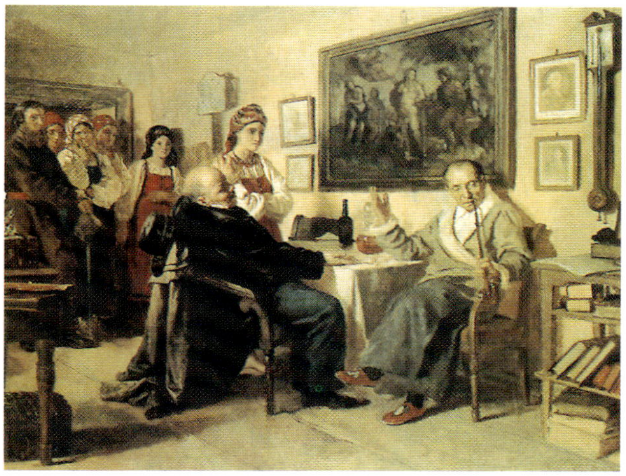

Wie Fedotow und Pukirew besaß Nikolai Newrew (1830-1904) ein scharfes Auge für Humbug. In dem Gemälde *Das Feilschen. Eine Szene aus dem Leben in der Leibeigenschaft* [87] wird ein Grundbesitzer verhöhnt, der einen schönen Leibeigenen verkauft, um seine Schulden bezahlen zu können. Der Anachronismus und die Obszönität der Leibeigenschaft werden durch die 'zivilisierte' Umgebung unterstrichen, in der der Handel abgeschlossen wird. Léon Solomatkin (1837-1883) war ein weniger offensichtlicher Moralist, aber in vielen seiner Bilder besitzt die Komödie eine ätzende Schärfe — wie man in *Vor der Gastwirtschaft* [88] und an der grotesken Fröhlichkeit in *Die Hochzeit* (1872) sehen kann.

Die Spaßvögel [89] von Ilarion Prjanischnikow (1840-1894), in dem Kaufleute und ihre wohlhabenden Kunden über einen tanzenden Bettler lachen, ging auf eine Szene aus einem Drama von Alexander Ostrowski zurück.

Nikolai Newrew
87 *Das Feilschen. Eine Szene aus dem Leben in der Leibeigenschaft.* 1866

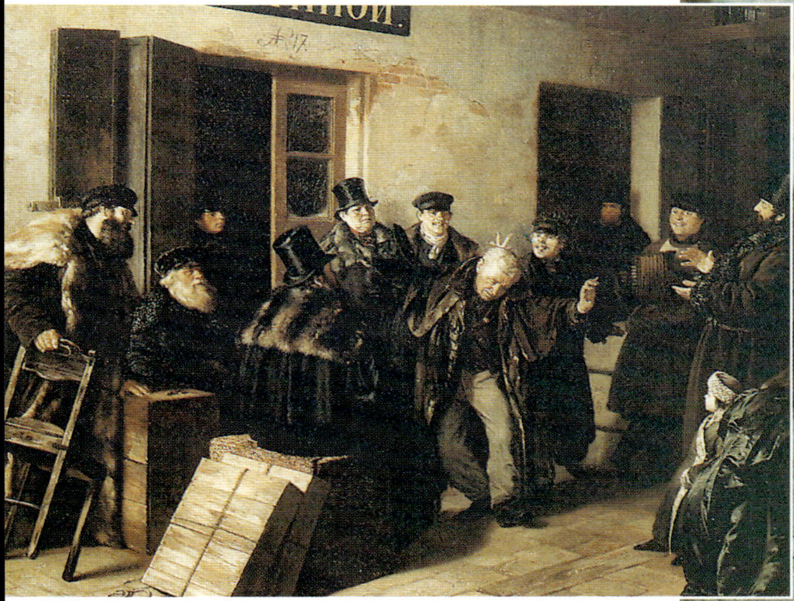

Ilarion Prjanischnikow
89 *Die Spaßvögel.* 1865. Tretjakow-Galerie, Moskau

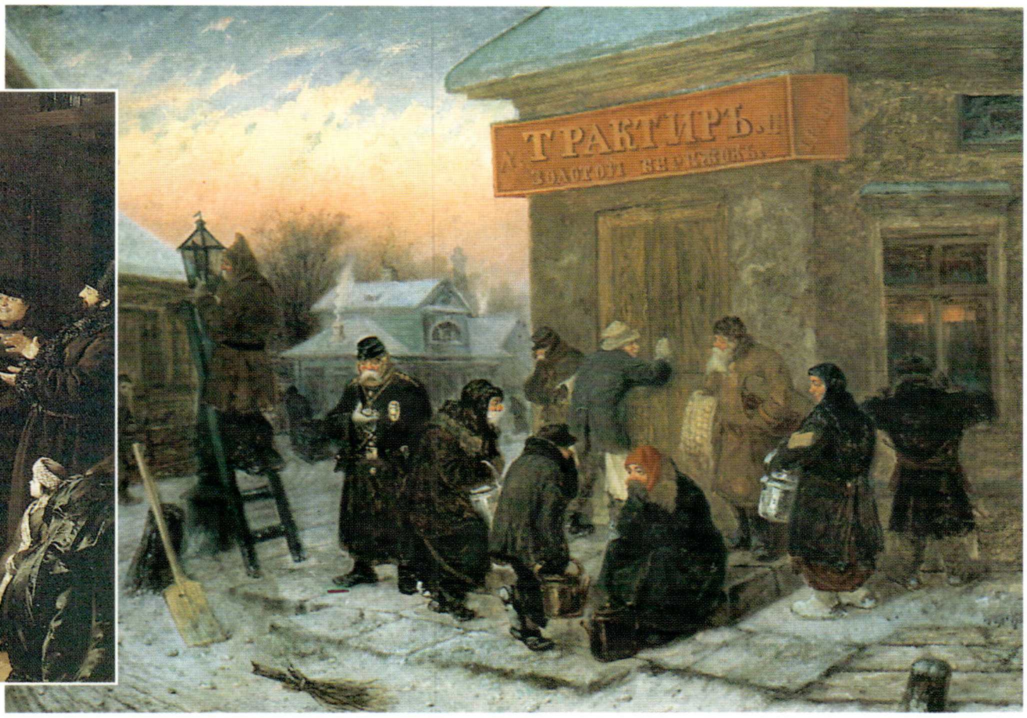

Leonid Solomatkin
88 *An der Schenke.* 1873

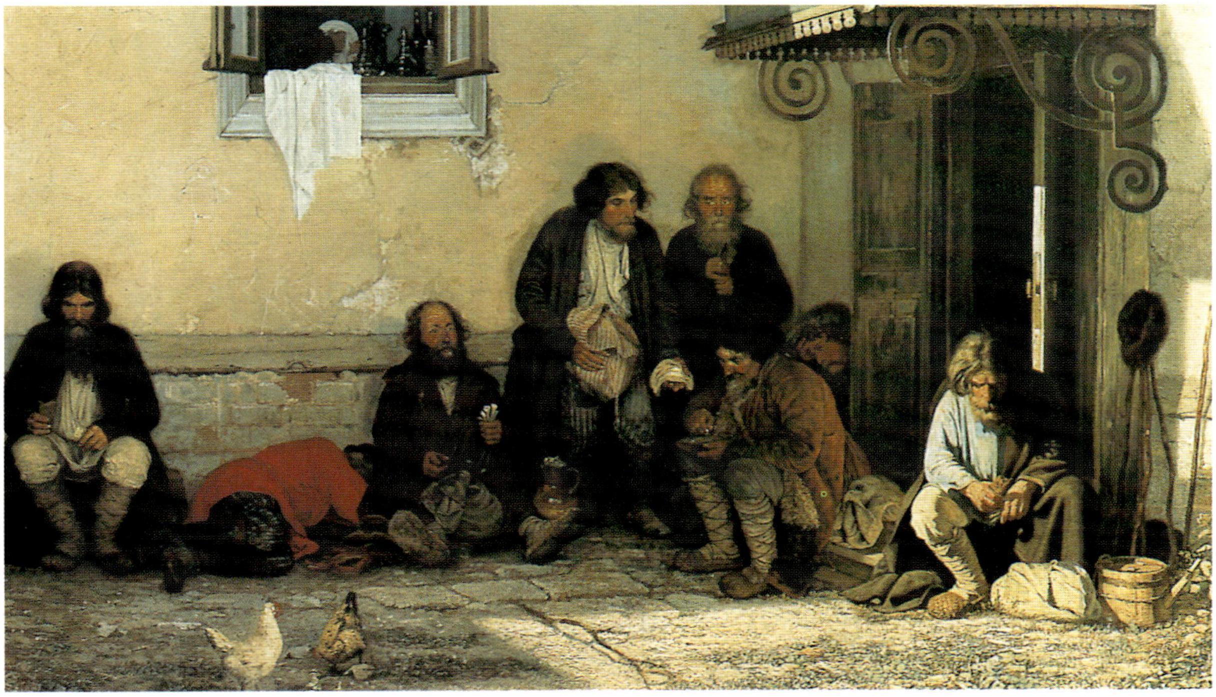

In *Mittagsmahl des Semstwo* [90] von Grigori Mjassojedow (1834-1911) stellt sich, malerisch gesehen, der Unterschied zwischen Arm und Reich zwar weniger direkt, jedoch nicht weniger offensichlich dar. Die Bauern müssen ihre karge Mahlzeit im Freien einnehmen, während Karaffen und durch das Fenster zu sehende Frauen beim Abwaschen offenbaren, dass die wohlhabenderen Mitglieder des *Semstwo* (der ländliche Bezirksrat) im Ratszimmer ein Bankett abgehalten haben.

Grigori Mjassojedow
90 *Mittagsmahl des Semstwo.* 1872
Öl auf Leinwand. 74 x 125 cm
Tretjakow-Galerie, Moskau

Wassili Maximow
91 *Ein Zauberer kommt auf eine Bauernhochzeit.* 1875
Öl auf Leinwand. 116 x 188 cm
Tretjakow-Galerie, Moskau

Das Hauptanliegen vieler Künstler dieser Periode, sowohl von 'Wanderern' als auch anderen, bestand in der Wiedergabe des wirklichen Lebens der Menschen. Wassili Maximow (1844-1911) wuchs in einem Dorf auf und verbrachte einen Großteil seines Lebens im ländlichen Russland. Er porträtierte unterschiedliche Aspekte dieses Milieus in Bildern wie *Ein Zauberer kommt auf eine Bauernhochzeit* [91], *Der kranke Bauer und Alles liegt in der Vergangenheit* [91]. In den Gemälden Konstantin Sawizkis (1844-1905) stellen statt der Individuen häufig Menschenmengen die Helden dar, wie in *Reparaturarbeiten an der Eisenbahnstrecke* [93] und *In den Krieg !* [94].

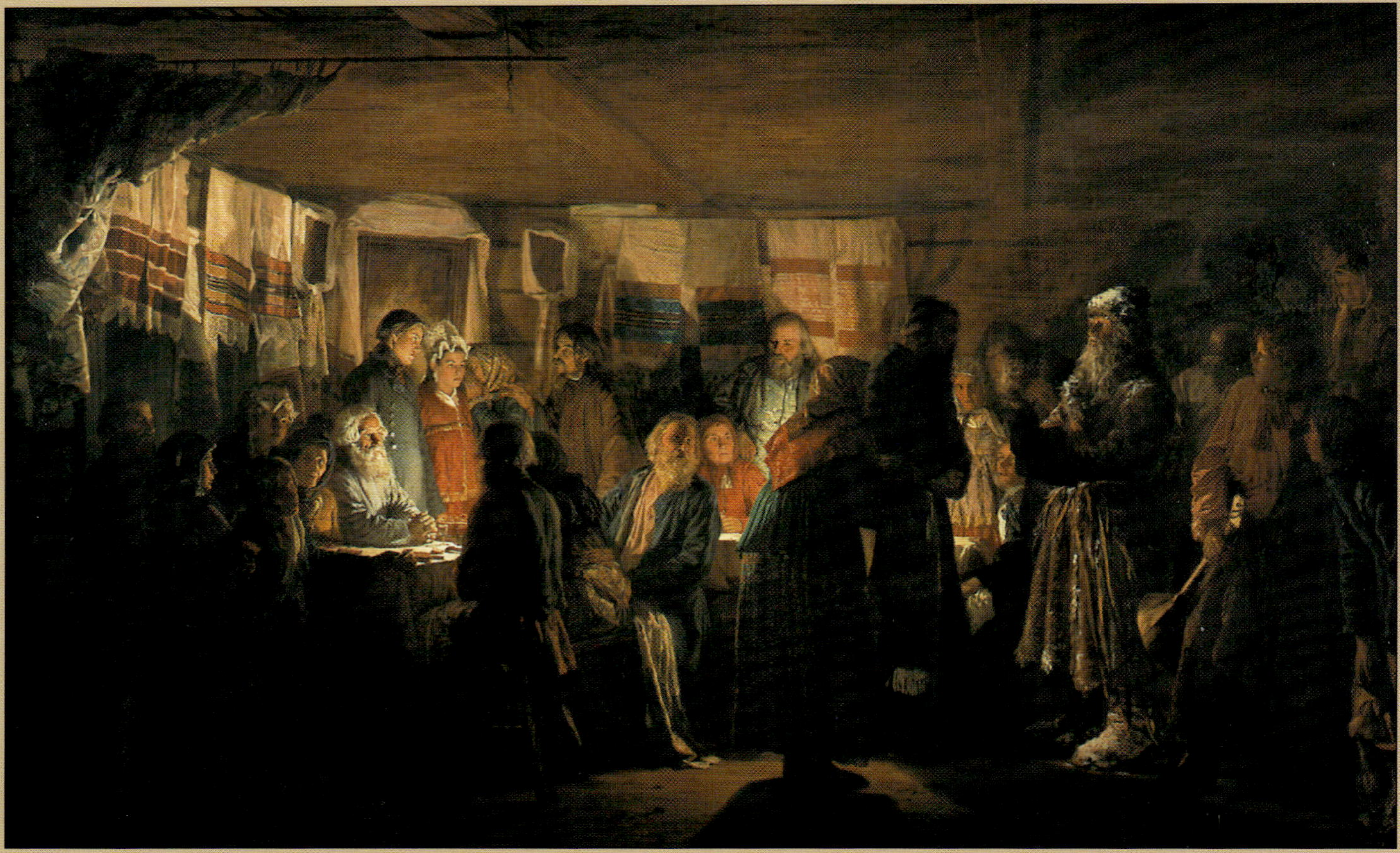

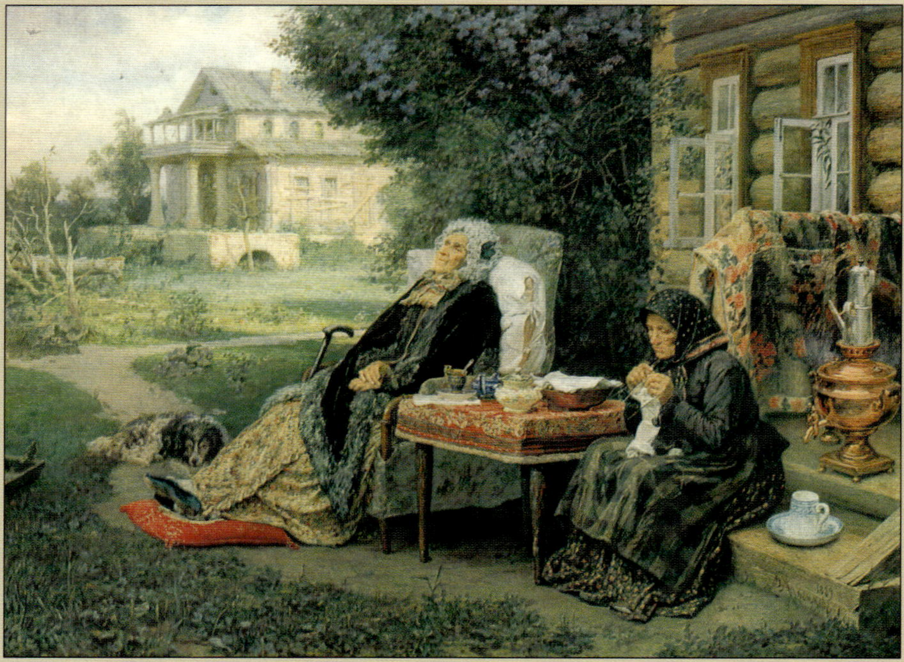

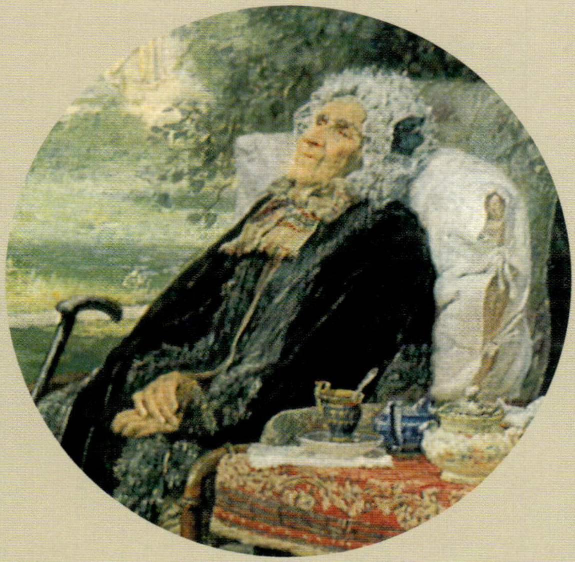

Wassili Maximow
92 *Alles liegt in der Vergangenheit.* 1889
Öl auf Leinwand. 72 x 93,5 cm

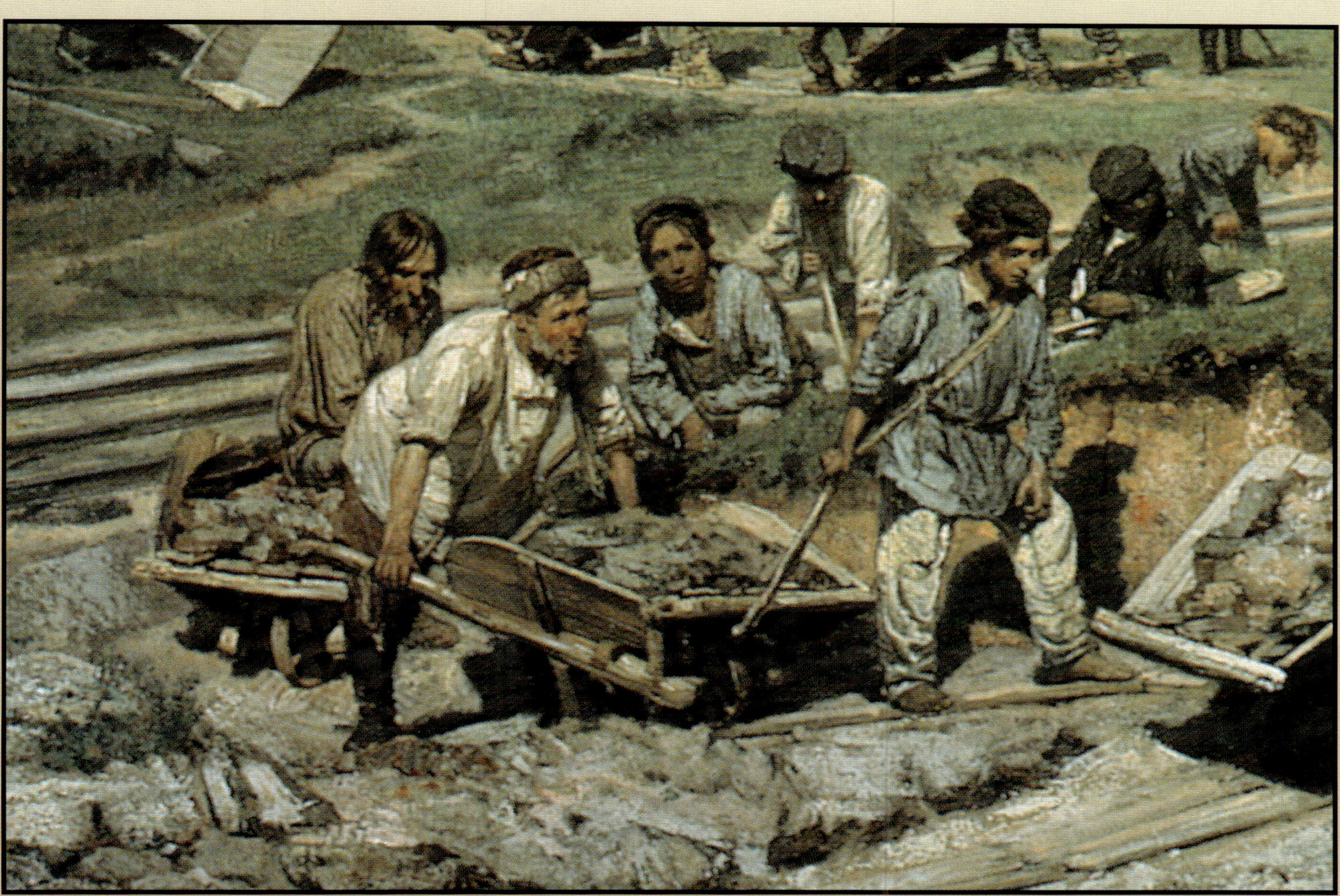

Detail von:
Konstantin Sawitzki
93 *Reparaturarbeiten an der Eisenbahnstrecke*. 1874. Öl auf Leinwand. 100 x 175 cm. Tretjakow-Galerie, Moskau

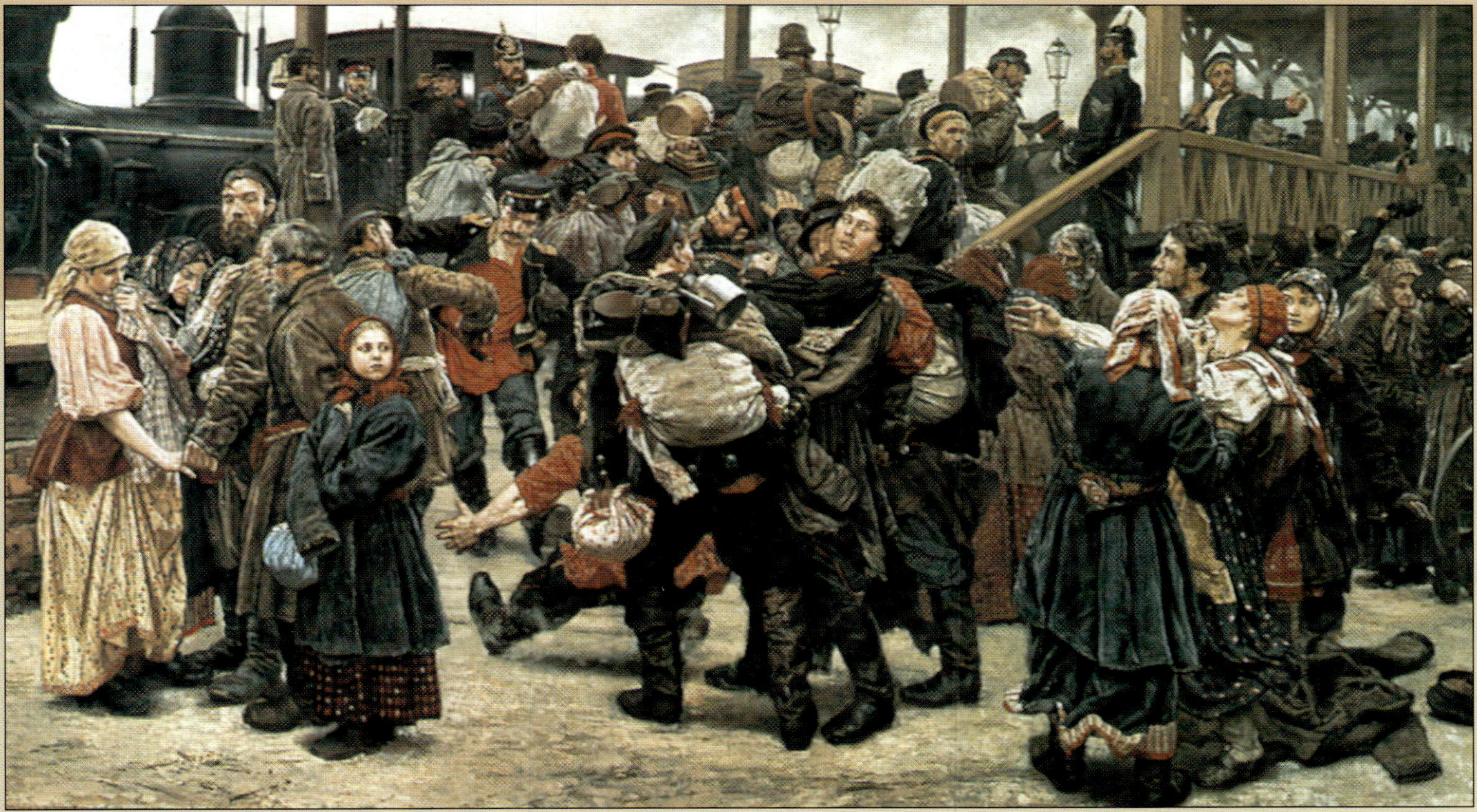

Konstantin Sawitzki
94 *In den Krieg!* 1888. Öl auf Leinwand. 207,5 x 303,5 cm. Russisches Museum, St. Petersburg

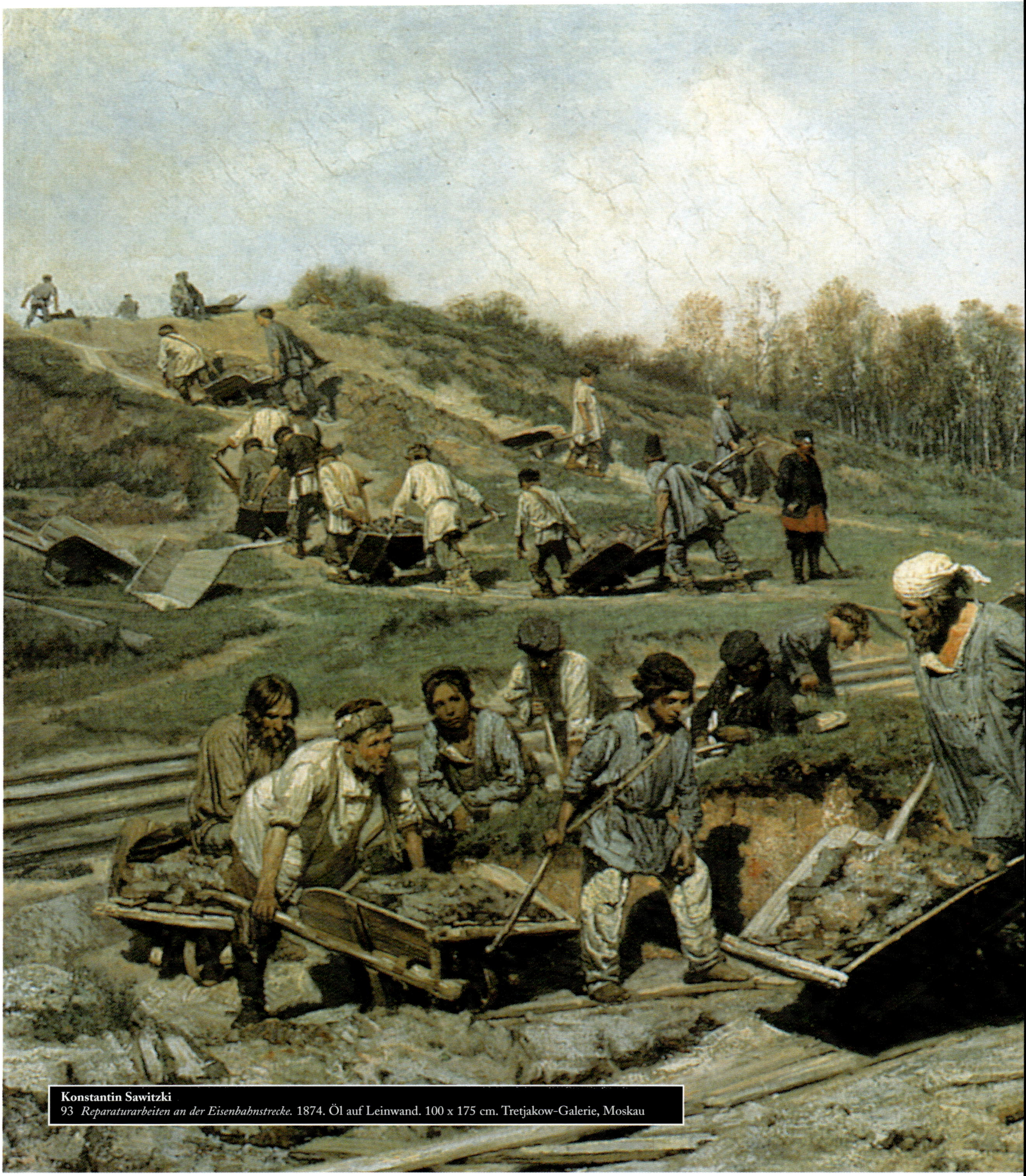

Konstantin Sawitzki
93 *Reparaturarbeiten an der Eisenbahnstrecke.* 1874. Öl auf Leinwand. 100 x 175 cm. Tretjakow-Galerie, Moskau

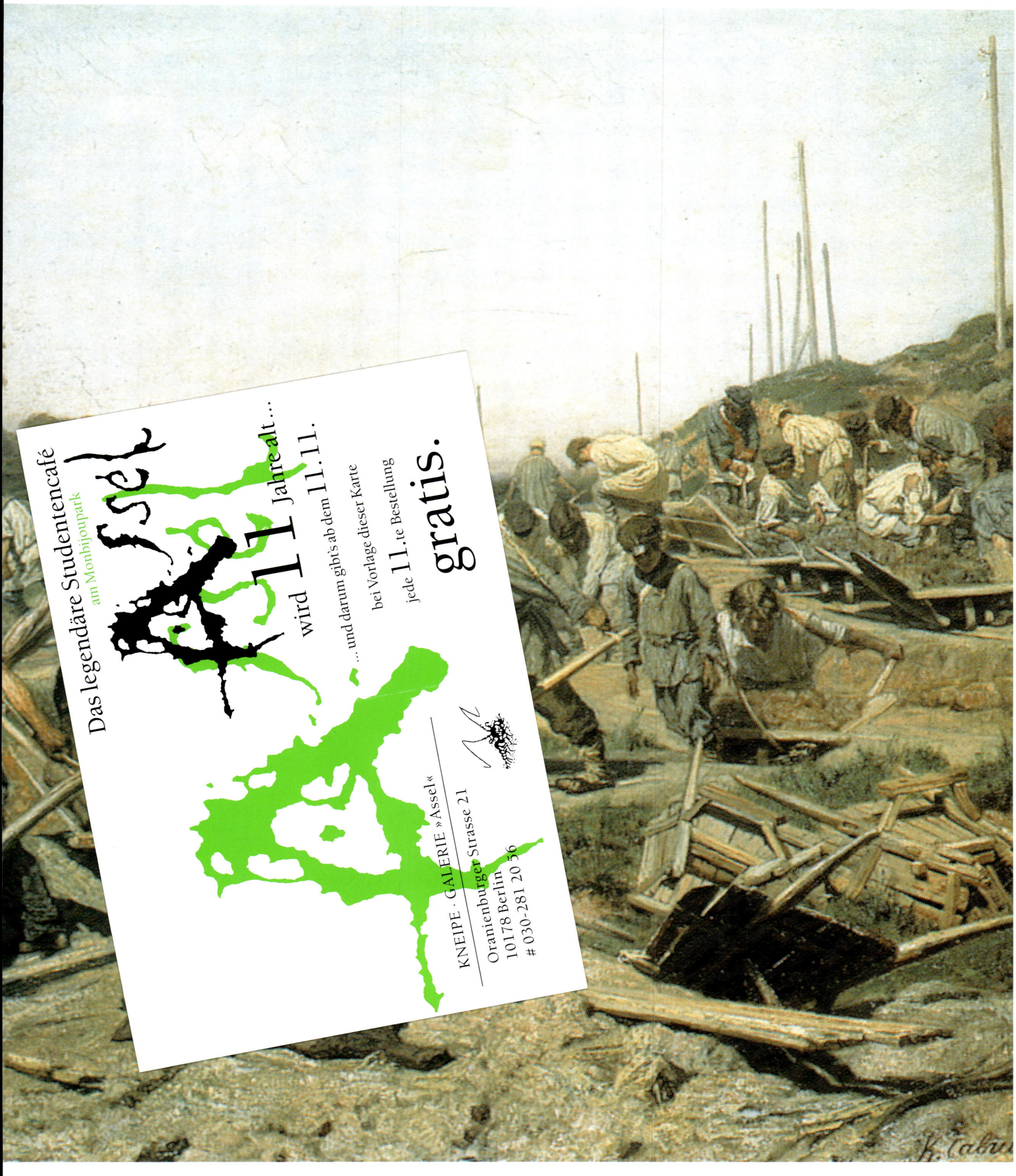
Das legendäre Studentencafé
am Monbijoupark
Assel
wird 11 Jahre alt ...
... und darum gibt's ab dem 11.11.
bei Vorlage dieser Karte
jede 11.te Bestellung
gratis.
KNEIPE · GALERIE »Assel«
Oranienburger Strasse 21
10178 Berlin
030-281 20 56

Wladimir Makowski
95 *Bankrott des Bankhauses.* 1881
Öl auf Leinwand.
68,2 x 104,2 cm
Tretjakow-Galerie, Moskau

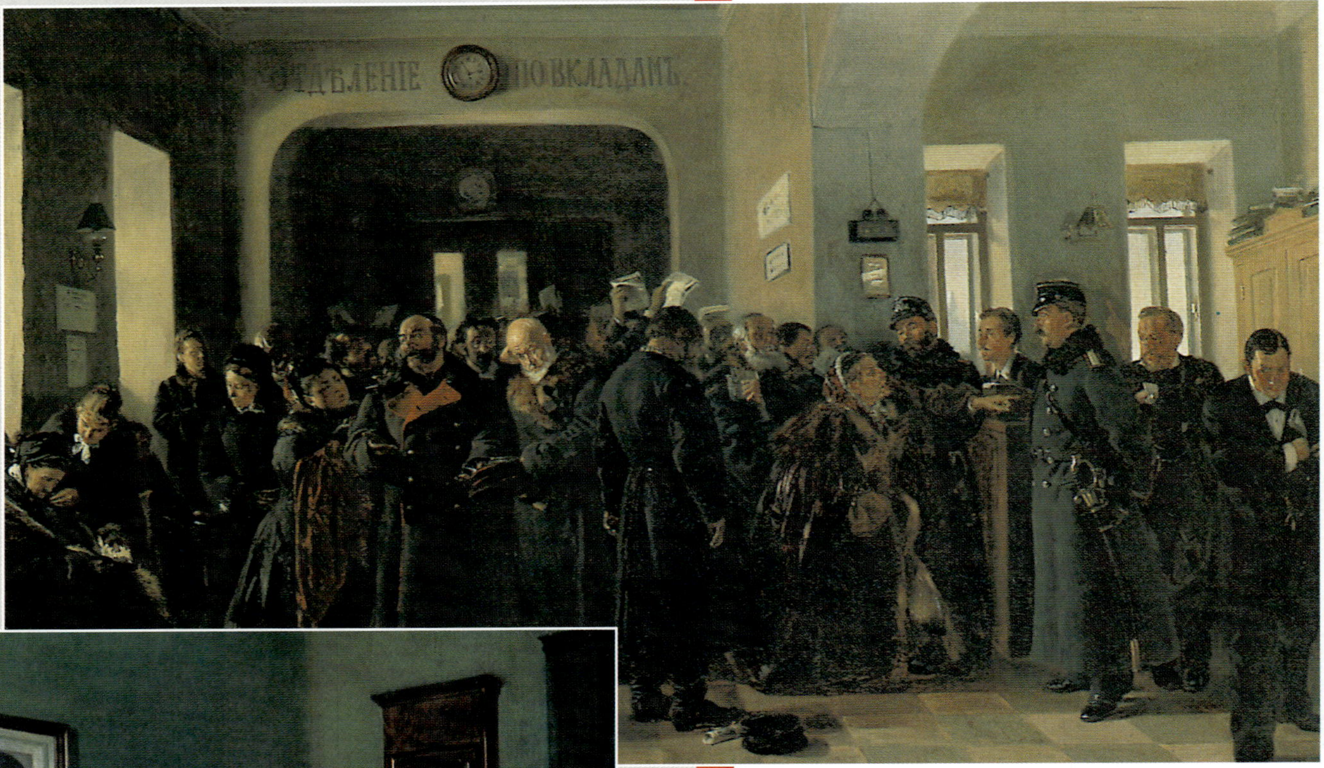

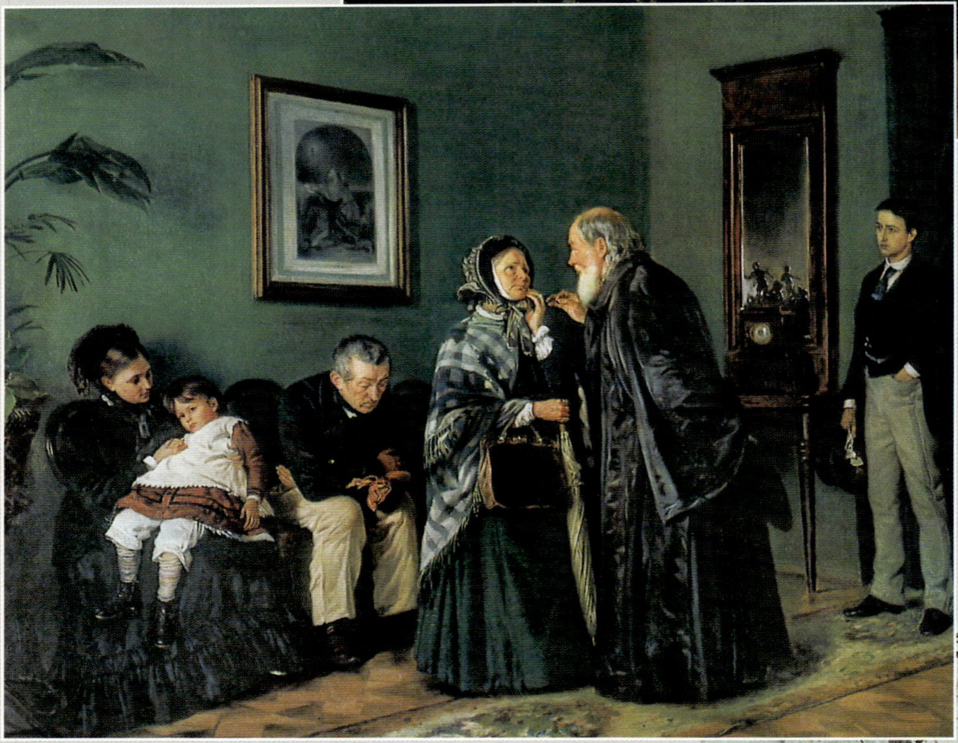

Wladimir Makowski (1846-1920) war bei der Darstellung von Menschenmengen ebenso talentiert, wie *Bankrott des Bankhauses* [95] und *Das Obdachlosenasyl* (1889) zeigen, obwohl diese wie die meisten seiner Bilder nur halb so groß sind wie Sawitzkis Werk *In den Krieg*. Die besten, wie zum Beispiel *Im Wartezimmer des Arztes* [96] und *Auf dem Boulevard* [97] oder *Zu Besuch* (1883) und *Die Erklärung* (1889-1891), fangen still flüchtige Momente aus dem Leben der Menschen ein. Die Unterschiedlichkeit von Makowskis Werken ließ Benois[16] seine Kunst als „kalt" und „herzlos" beschreiben, während Dostojewski[17] enthusiastisch seine „Liebe für die Menschheit" pries.

Wladimir Makowski
96 *Im Wartezimmer des Arztes.* 1870
Öl auf Leinwand. 69,4 x 85,3 cm. Tretjakow-Galerie, Moskau

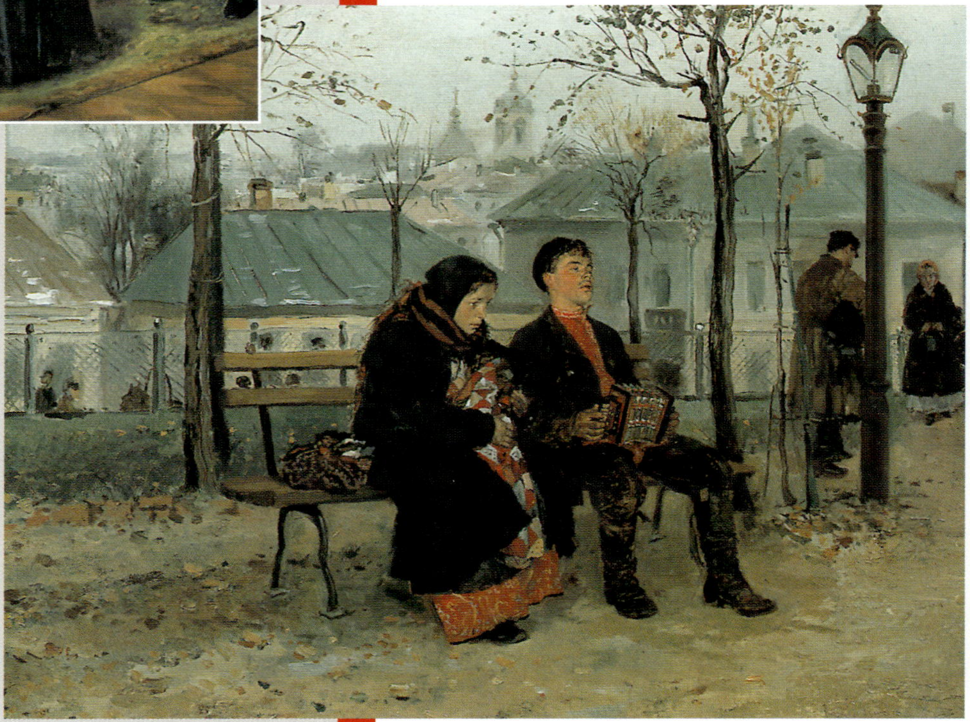

Wladimir Makowski
97 *Auf dem Boulevard.* 1886-87
Öl auf Leinwand. 53 x 68 cm
Tretjakow-Galerie, Moskau

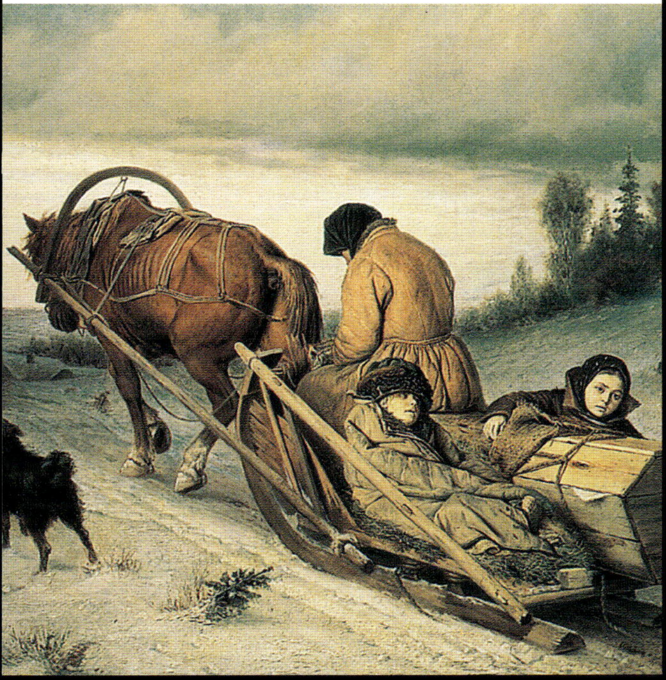

Wassili Perow
98 *Letzter Abschied.* 1865. Tretjakow-Galerie, Moskau

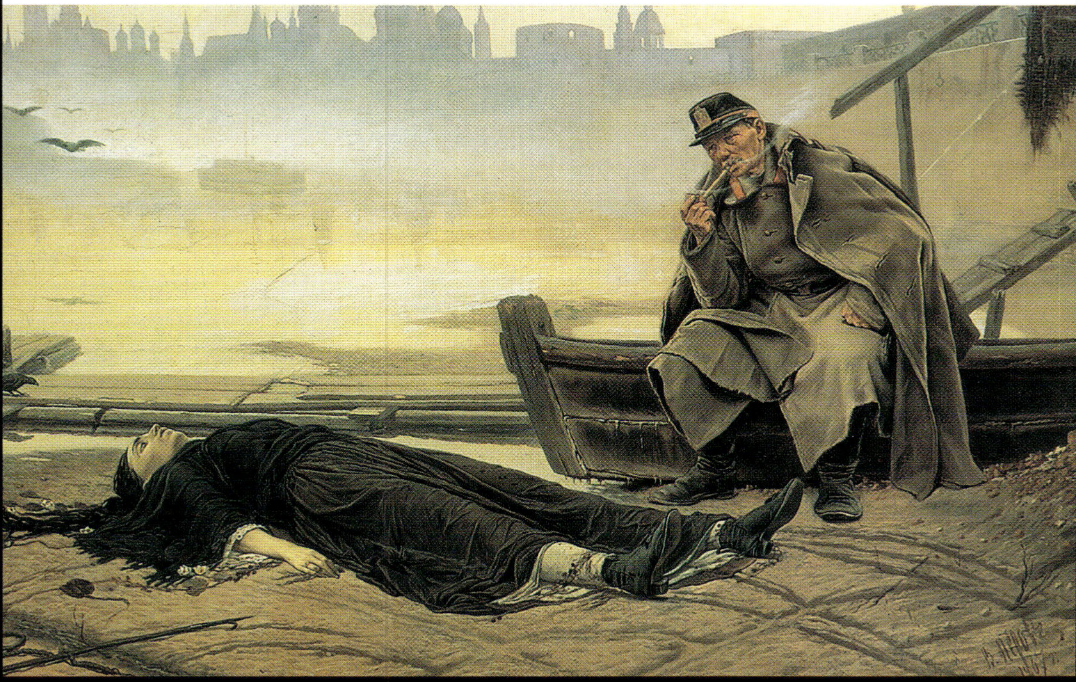

Wassili Perow
99 *Die Ertrunkene.* 1867. Tretjakow-Galerie, Moskau

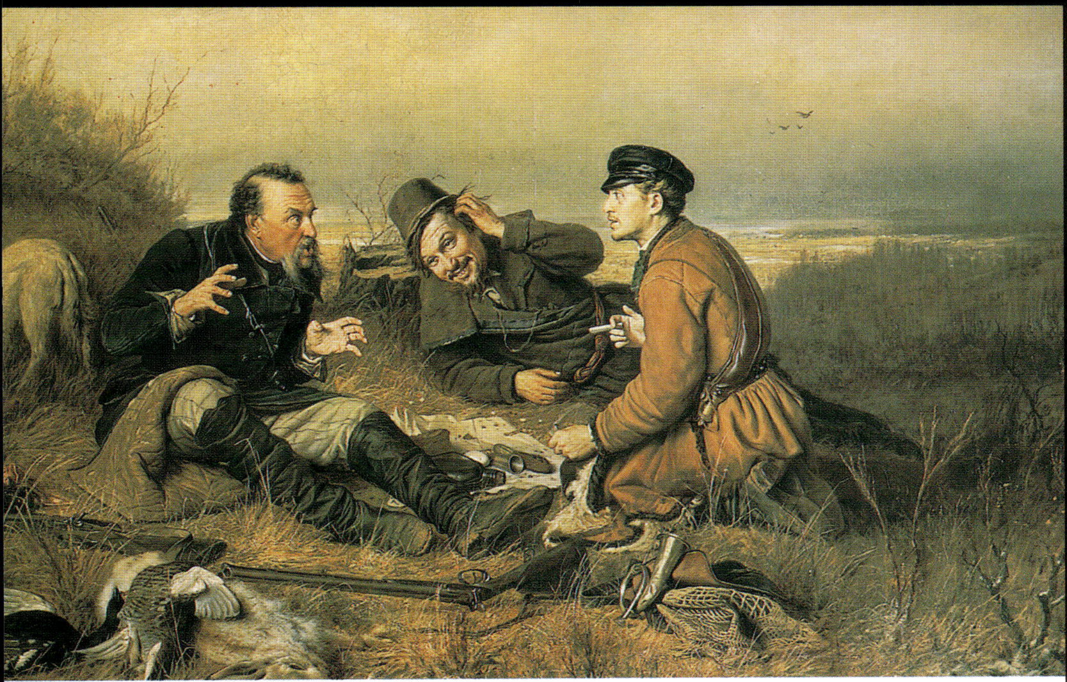

Wassili Perow
100 *Jäger bei der Rast.* 1871
Öl auf Leinwand. 119 x 183 cm. Tretjakow-Galerie, Moskau

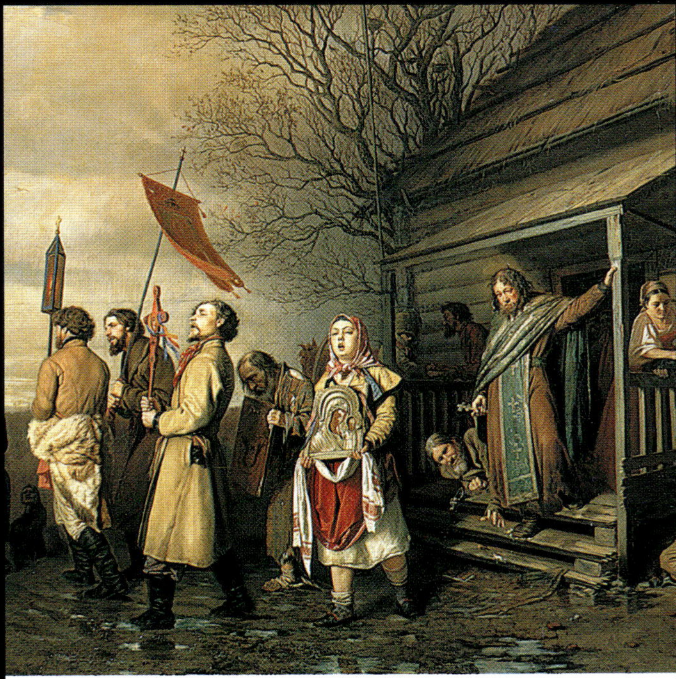

Vassili Perov
101 *Osterprozession auf dem Dorfe.* 1861
Öl auf Leinwand. 71,5 x 89 cm. Tretjakow-Galerie, Moskau

Perows Genrebilder reichen von der Komödie bis zur Tragödie. In *Letzter Abschied* [98] vermittelt die gebeugte und eingehüllte Figur, die den Sarg auf dem Schlitten begleitet, deutlich die Unerbittlichkeit des Lebens. In *Die Ertrunkene* [99] ist die Bewegungslosigkeit der beiden einsamen Figuren im Morgengrauen am Ufer nicht weniger ausdrucksstark. In deutlichem Gegensatz zu diesen düsteren Gefühlen steht die Komik solcher Bilder wie *Jäger bei der Rast* [100] und die Grillenhaftigkeit (und kaum verhüllte antiklerikale Satire) des Bildes *Osterprozession auf dem Dorfe* [101], in dem die österliche Freude durch das Wetter und die Trunkenheit des Priesters verdorben wird.

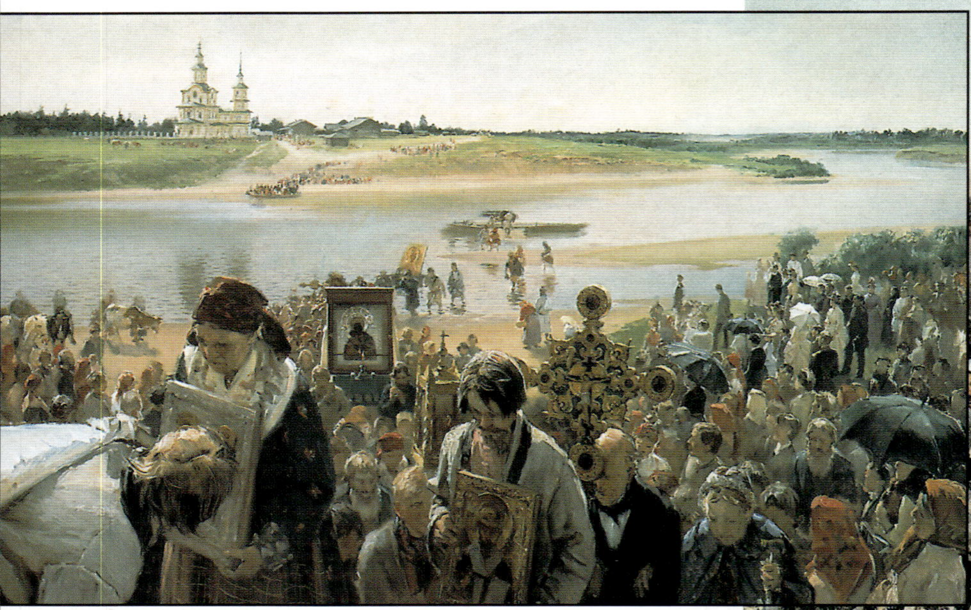

Ilarion Prjanischnikow
102 *Die Kreuzprozession.* 1893
Öl auf Leinwand. 101,5 x 165 cm
Russisches Museum, St. Petersburg

Prjanischnikow fing die Atmosphäre einer normalen religiösen Prozession wirklichkeitsgetreu ein [102]. Repins *Kreuzprozession im Gouvernement Kursk* [103] — ein Bild, an dem er von 1880 bis 1883 arbeitete — repräsentiert allerdings eine völlig andere Ebene künstlerischer Leistung. Die Frau, die eine wundertätige Ikone trägt, die Polizei und die Ordner auf ihren Pferden, die Kaufleute, Händler, Bauern, Kleriker, Bettler, Krüppel und Kinder ... jeder einzelne ist sorgfältig charakterisiert, so dass ein vielgesichtiges Bild der russischen Provinz oder sogar des gesamten Landes entsteht. Der meisterliche Einsatz der Perspektive bewirkt, dass die gesamte Prozession sich beständig vorwärtszubewegen und voller Leben zu sein scheint.

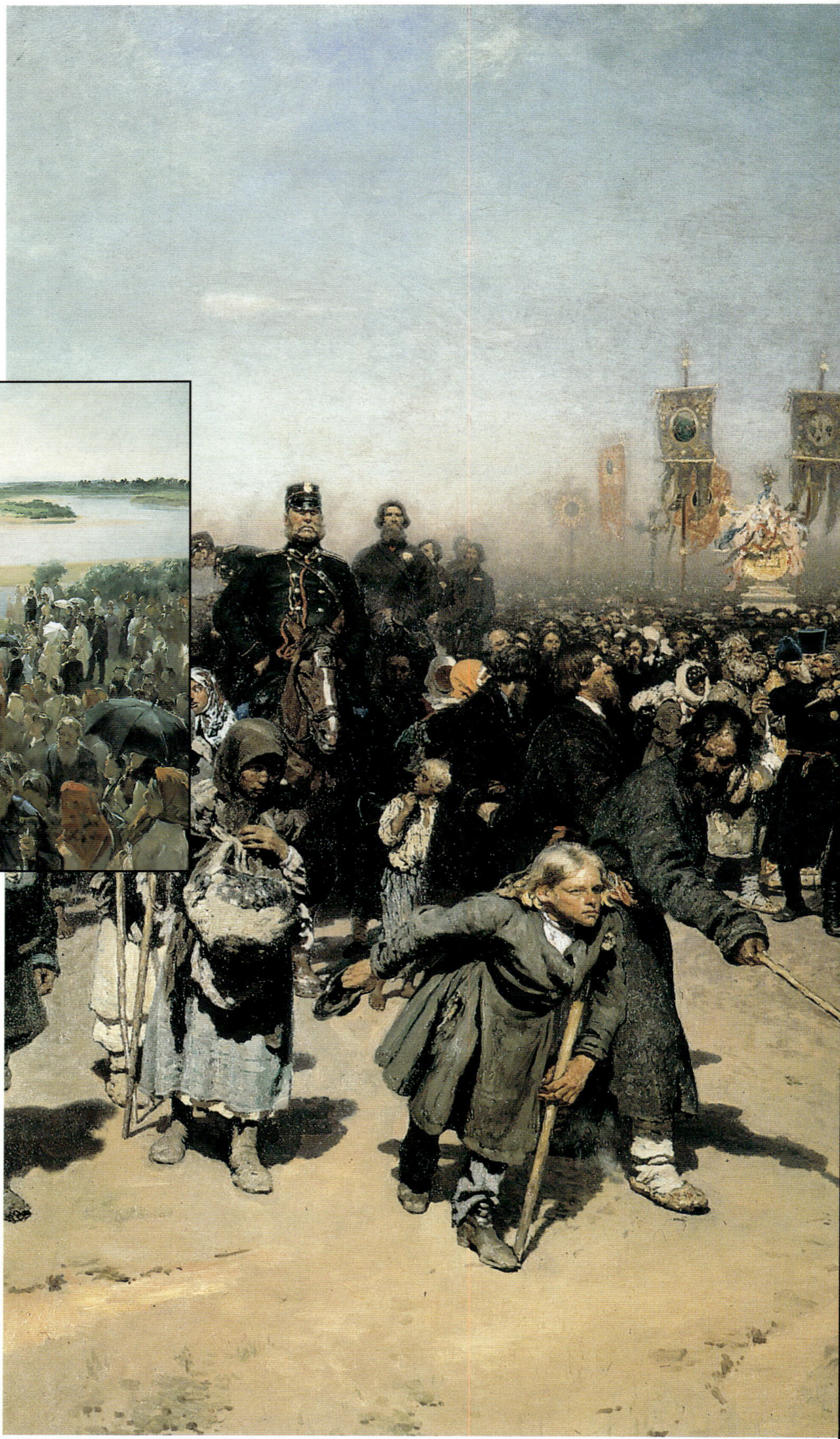

Ilja Repin
103 *Kreuzprozession im Gouvernement Kursk.* 1880-83
Öl auf Leinwand. 175 x 280 cm
Tretjakow-Galerie, Moskau

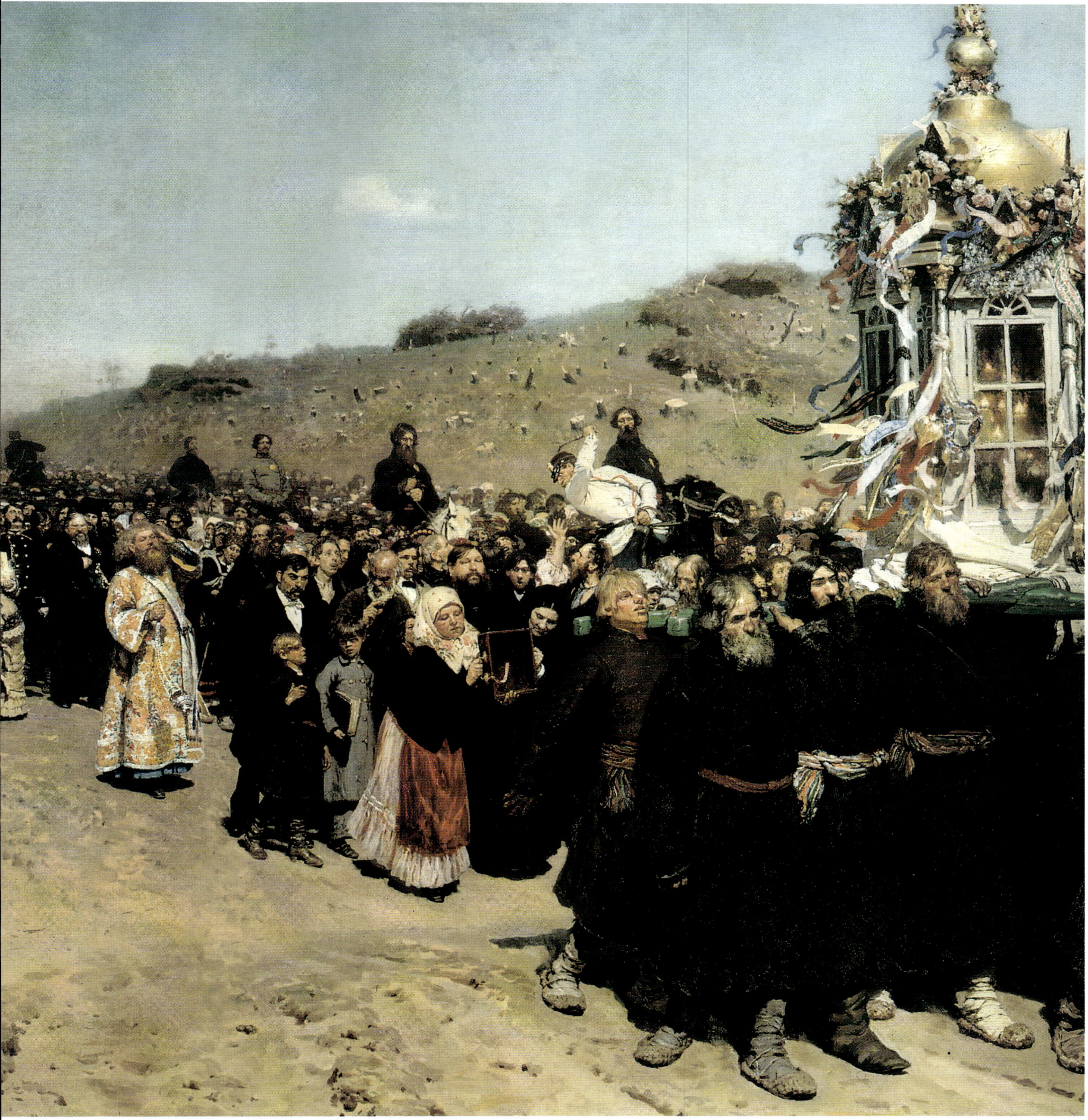

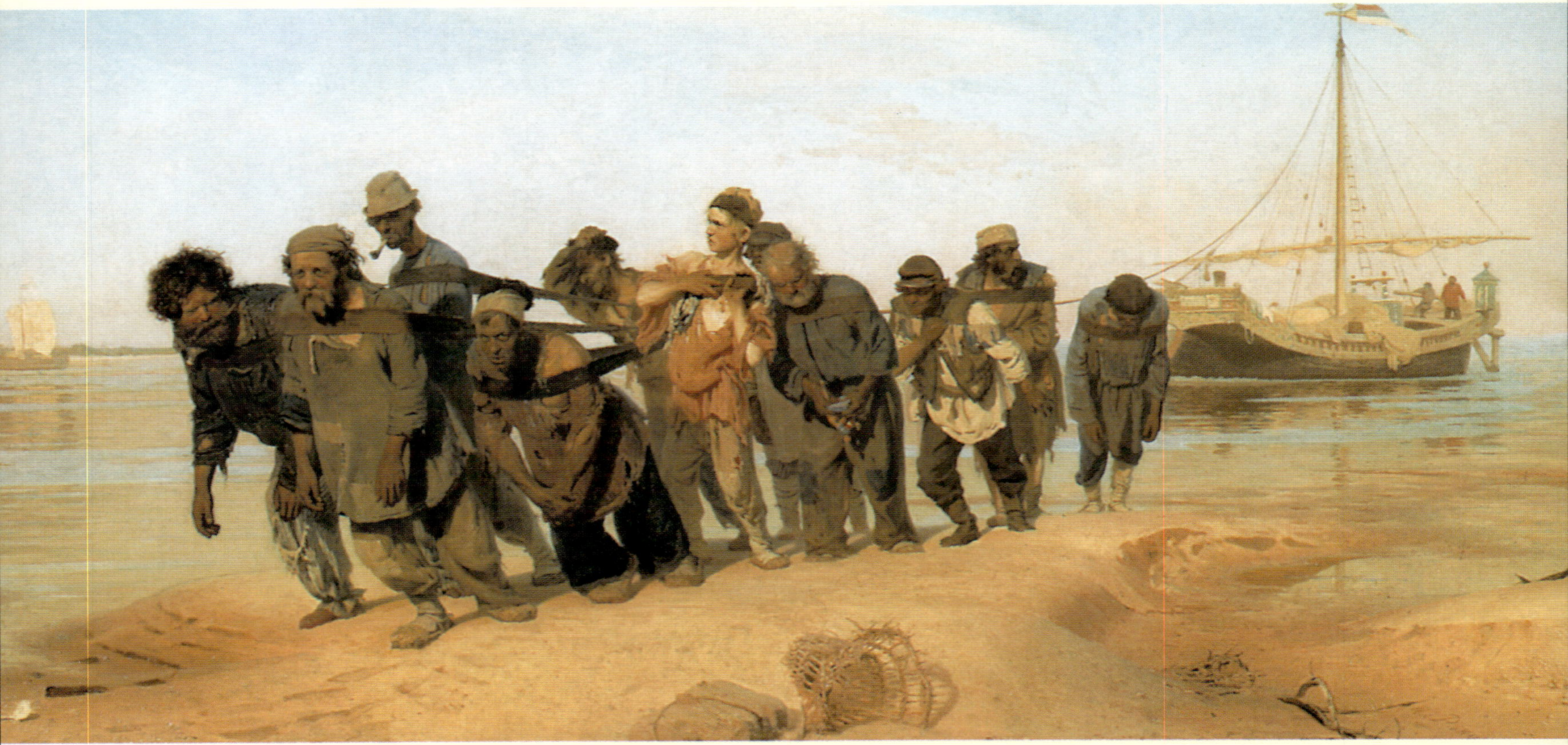

Ilja Repin 104 *Wolgatreidler.* 1870-73. Öl auf Leinwand. 131,5 x 281 cm Russisches Museum, St. Petersburg

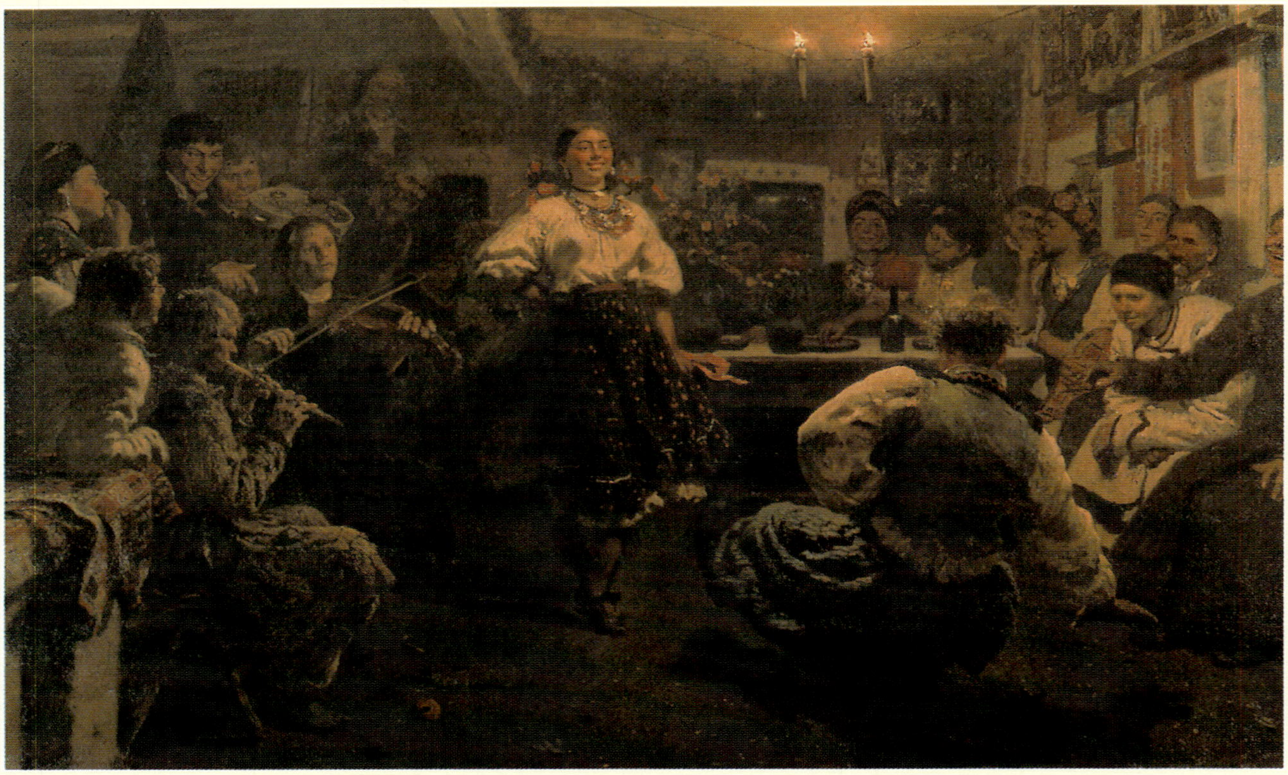

Ilja Repin 105 *Gemütlicher Dorfabend.* 1881. Öl auf Leinwand. 116 x 186 cm Tretjakow-Galerie, Moskau

Ebenfalls beachtenswert ist der Einsatz von Perspektive und Komposition in *Wolgatreidler* [104] — häufig auch *Wolgaschiffer* genannt —, das Repin noch vor seinem 30. Geburtstag zwischen 1870 und 1873 malte. Seine Kraft und Unmittelbarkeit machten es zu einem der bekanntesten Gemälde in Russland und inspirierten eine ganze Flut realistischer Bilder mit zeitgenössischen Themen. Repin schrieb, dass die Auswahl und der Gebrauch der Farbe „die Stimmung eines Bildes, seinen Geist ausdrücken sollten ... wie ein Ton in der Musik"[18]. Das helle Farbschema und die harten Schatten, die Gesichtsausdrücke der Treidler, ihre Stärke und Anstrengung drücken gleichzeitig die menschliche Würde ihrer Arbeit und die unmenschlichen Anforderungen aus.

Der Abwechslungsreichtum der Genremalerei Repins und seine Gabe der Charakterisierung sind in *Gemütlicher Dorfabend* [105], *Vorbereitung auf die Prüfung* [106] und *Einberufung* [107] zu begutachten.

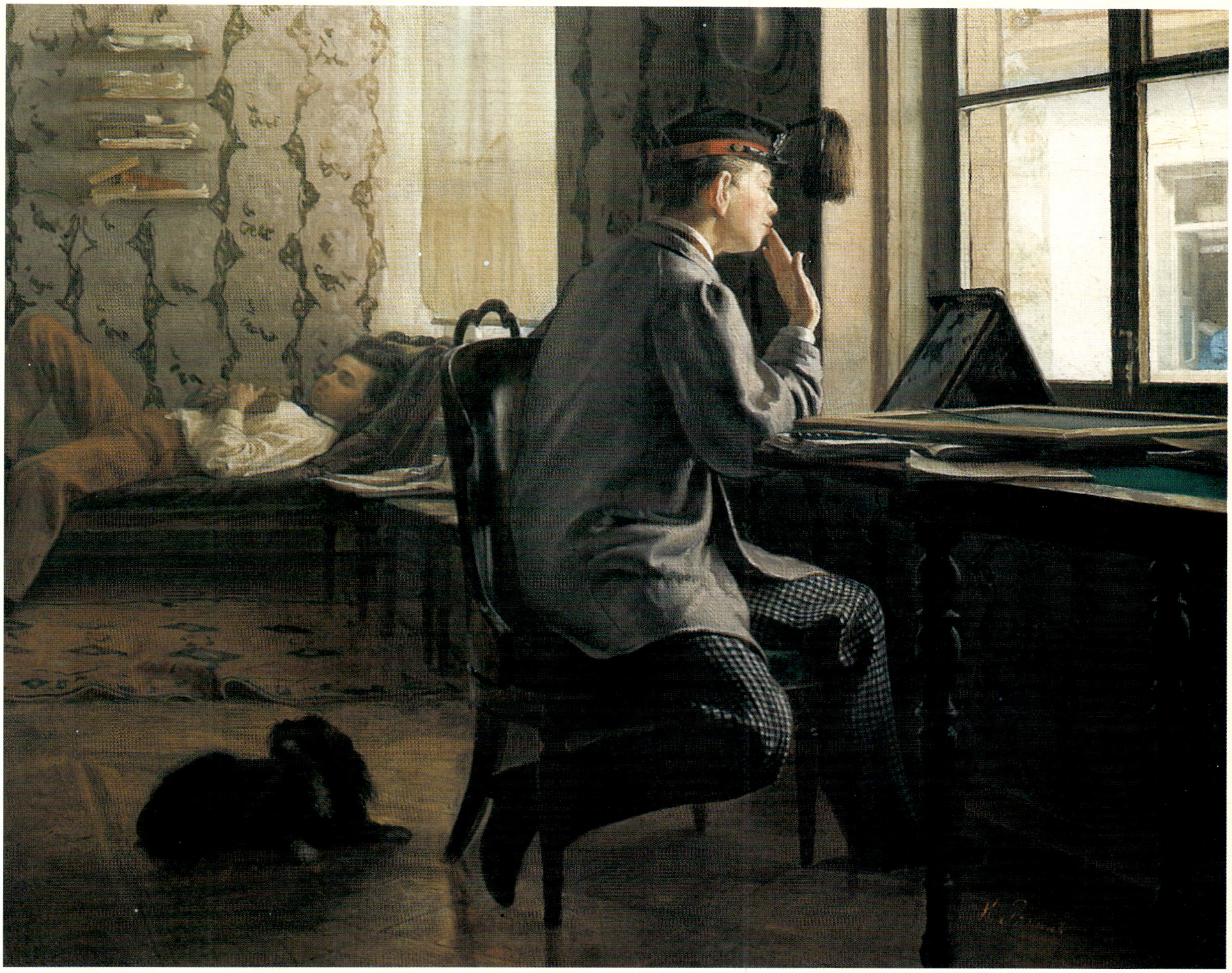

Ilja Repin
106 *Vorbereitung auf die Prüfung.* 1864. Öl auf Leinwand. 38 x 46,5 cm. Russisches Museum, St. Petersburg

In *Unerwartet* [108] — 1884 begonnen und 1888 vollendet — setzt Repin sein dramatisches Talent brillant ein.

Als Ergebnis der revolutionären Bewegung, die ihren Höhepunkt in dem Anschlag auf Alexander II. fand, wurden Hunderte politisch Verdächtiger verhaftet oder nach Sibirien deportiert. 1883 erließ der neue Zar, Alexander III., eine Amnestie für politische Häftlinge. Das Drama von *Unerwartet* liegt zum Teil in der Reaktion der Familie auf den Heimkehrer, aber auch in dessen eigener Sorge, wie sie und andere auf seine Rückkehr reagieren werden, zum Teil in dem Einbruch einer alptraumhaften Wirklichkeit in eine scheinbar unbeschwerte häusliche Umgebung.

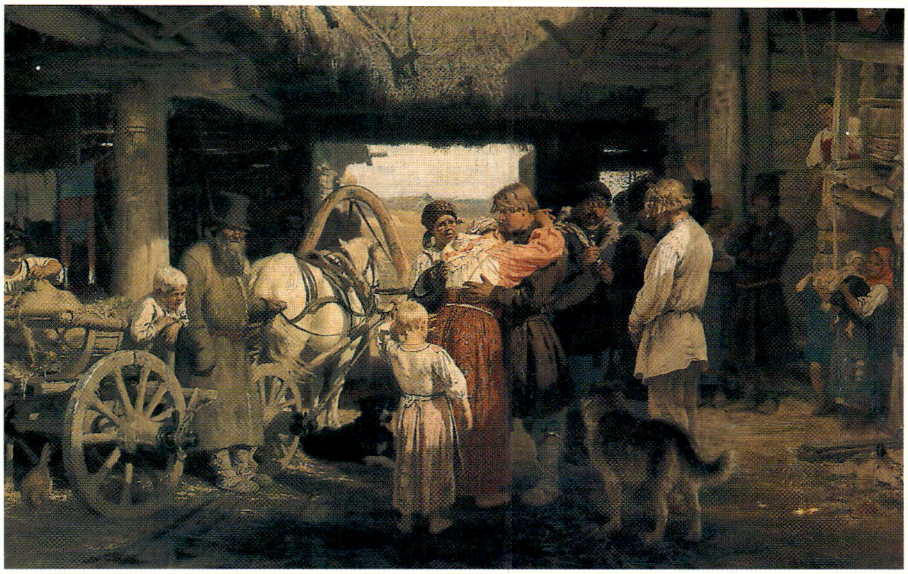

Ilja Repin
107 *Einberufung.* 1879. Öl auf Leinwand. 143 x 225 cm Russisches Museum, St. Petersburg

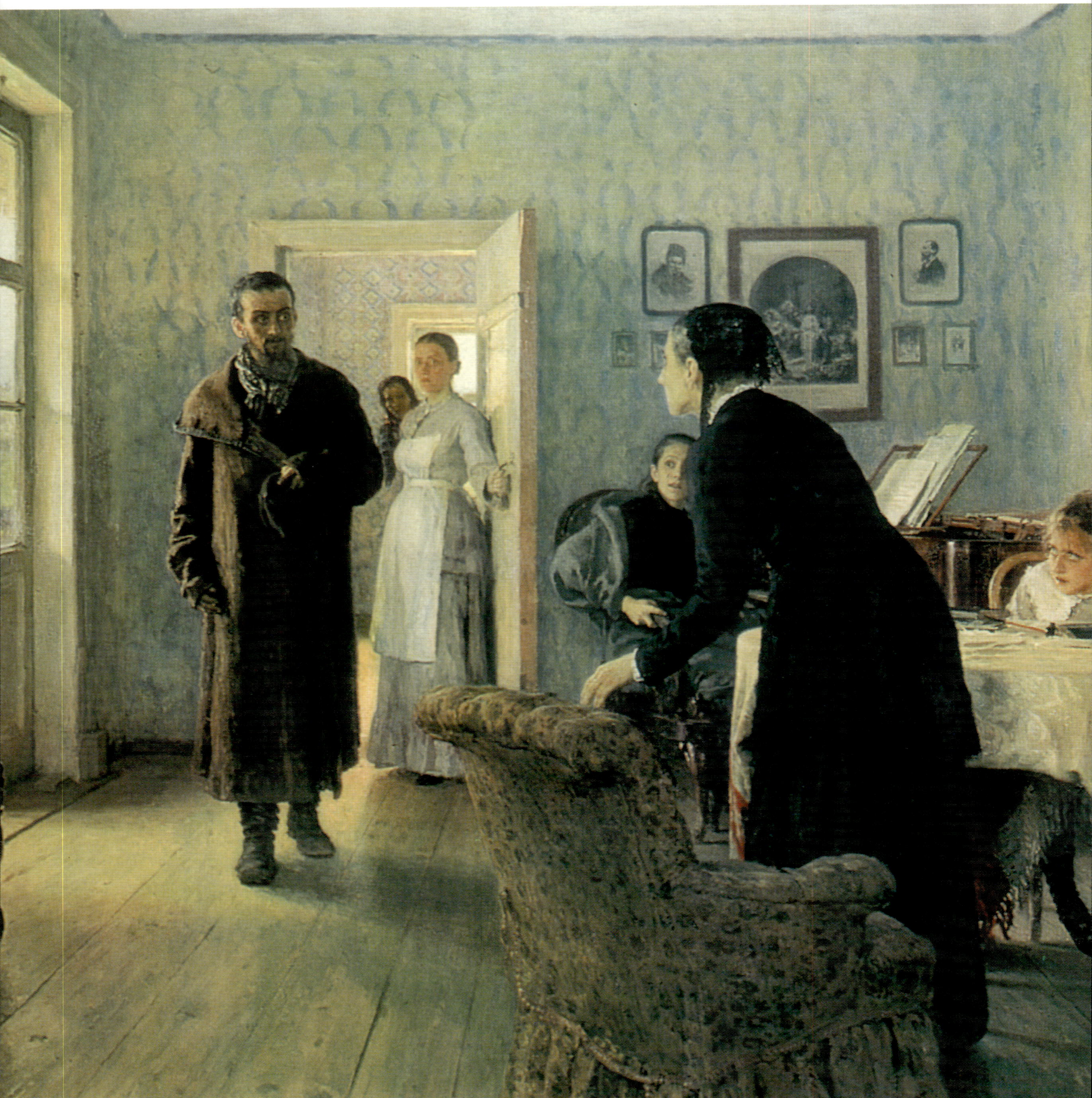

Ilja Repin
108 *Unerwartet.* 1884
Öl auf Leinwand. 160,5 x 167,5 cm
Tretjakow-Galerie, Moskau

Stillleben

Obwohl aus der zweiten Hälfte des 19. Jahrhunderts einige reizende Stillleben existieren, etablierte sich die Malerei von Stillleben in Russland im eigentlichen Sinne erst im frühen 20. Jahrhundert.

Repins *Äpfel und Blätter* [109] ist ein Echo der niederländischen und italienischen Meisterwerke früherer Jahrhunderte, die zu studieren er wohl sowohl bei seinen Auslandsreisen wie auch in der Eremitage ausgiebige Gelegenheit gehabt haben muss.

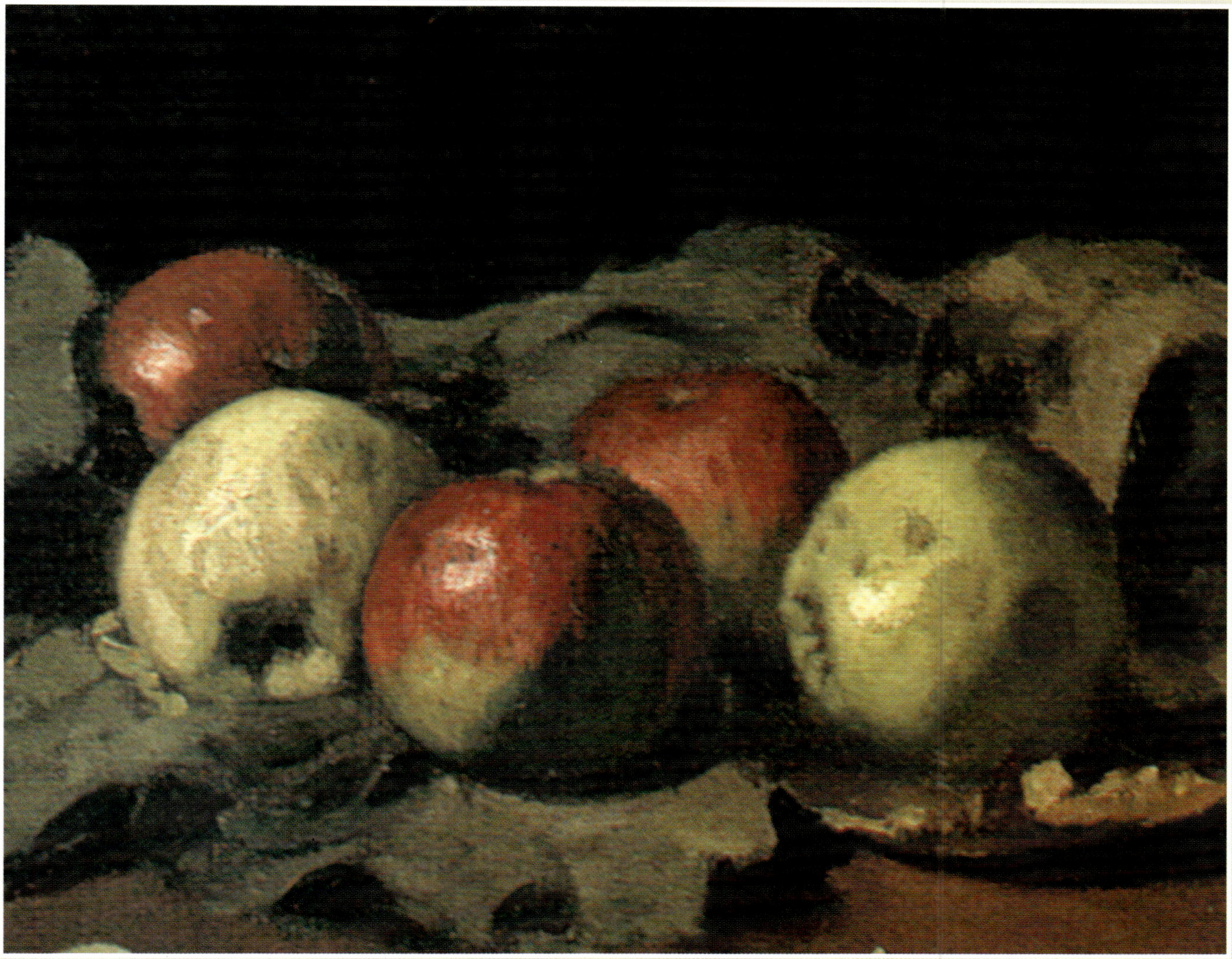

Ilja Repin
109 *Äpfel und Blätter.* 1879
Öl auf Leinwand. 64 x 75,5 cm
Russisches Museum, St. Petersburg

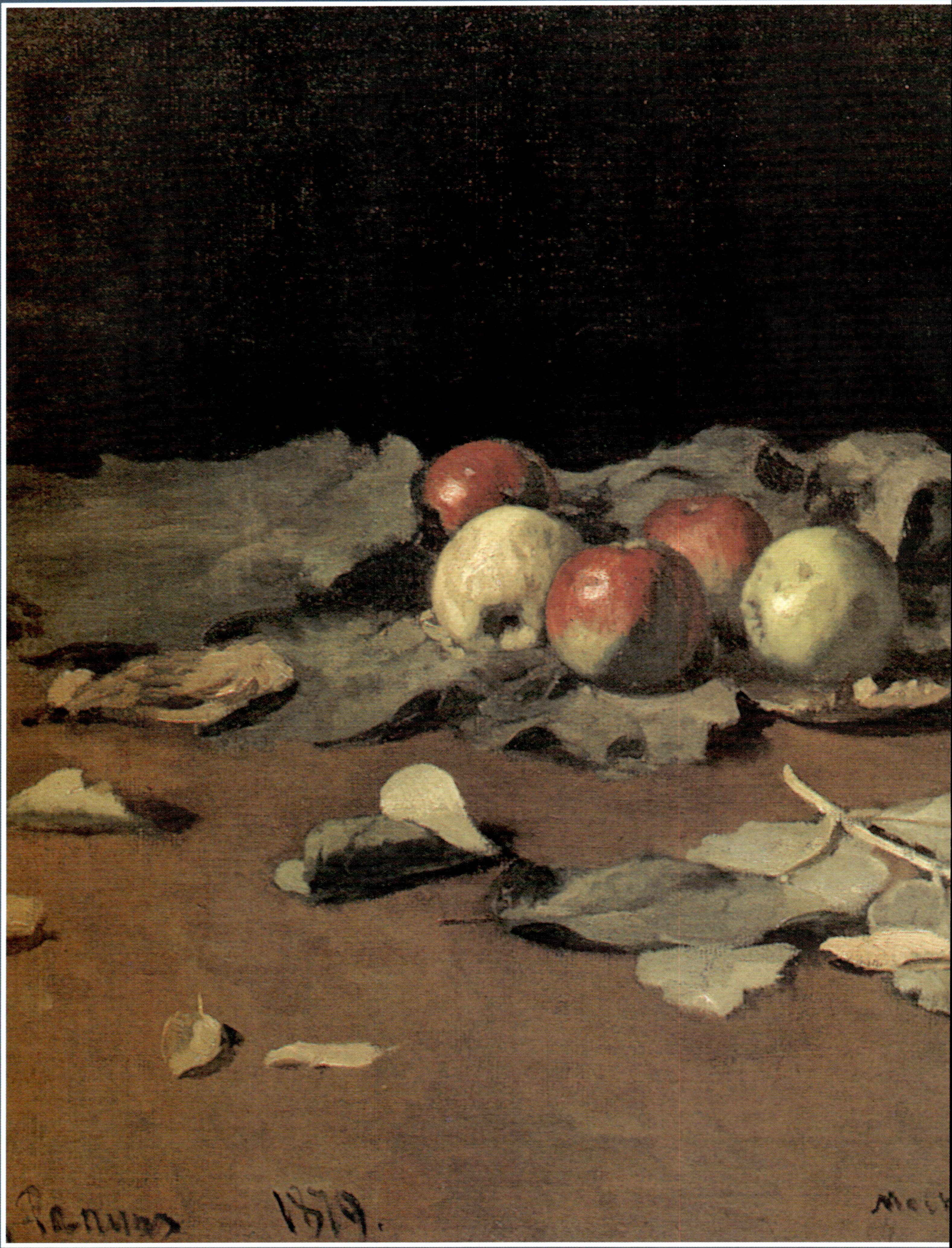

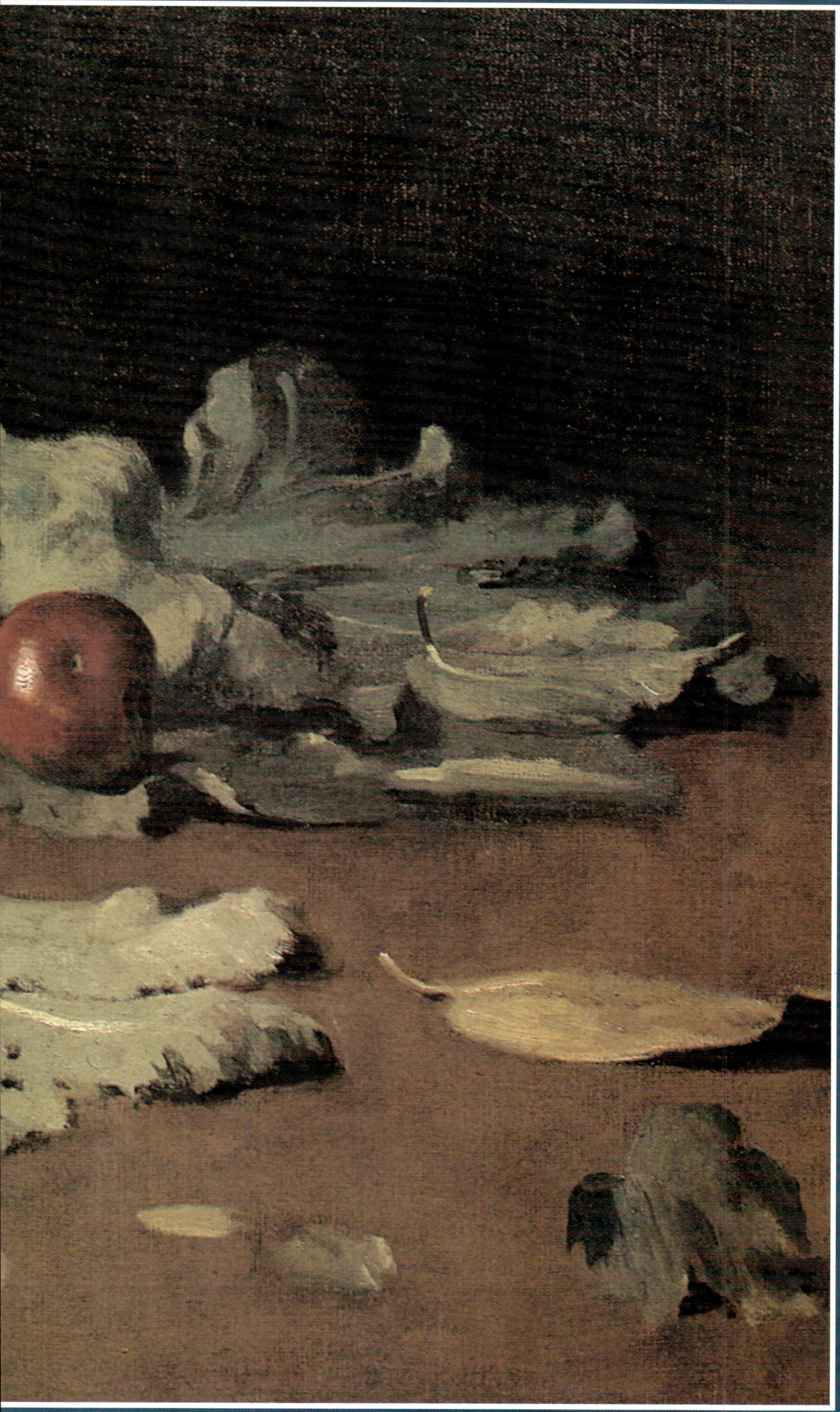

Ilja Repin
109 *Äpfel und Blätter.* 1879
Öl auf Leinwand. 64 x 75,5 cm
Russisches Museum, St. Petersburg

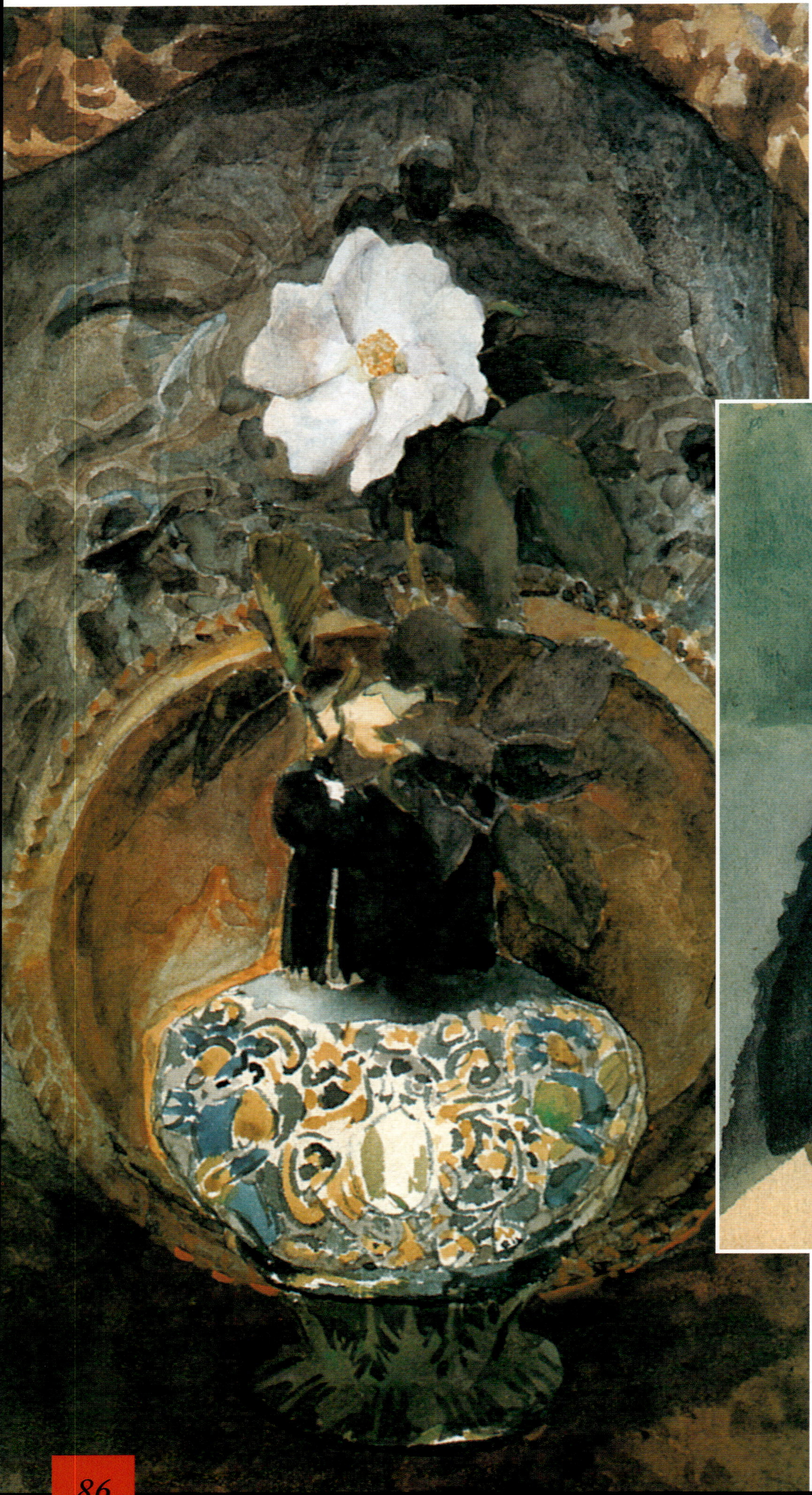

Der gemusterte Hintergrund und die gemusterte Vase von Michail Wrubels Bild *Heideröschen* [110] gehören demgegenüber unverkennbar, und ein wenig ihrer Zeit voraus sowie im Gegensatz zu den einfachen Farbblöcken in *Stillleben mit Gipsmaske und Kandelaber* [111], zur dekorativen Welt der 'Art Nouveau'. Wrubel ließ dieses Stillleben wie viele andere seiner Bilder, unter anderem das in Teill III dieses Buches wiedergegebene Porträt von *Sawwa Mamontow*, unvollendet — es ist unbekannt, ob er dies absichtlich oder aus Zeitmangel tat oder aufgrund der geistigen Verwirrung, die ihn sein ganzes Leben hindurch periodisch heimsuchte.

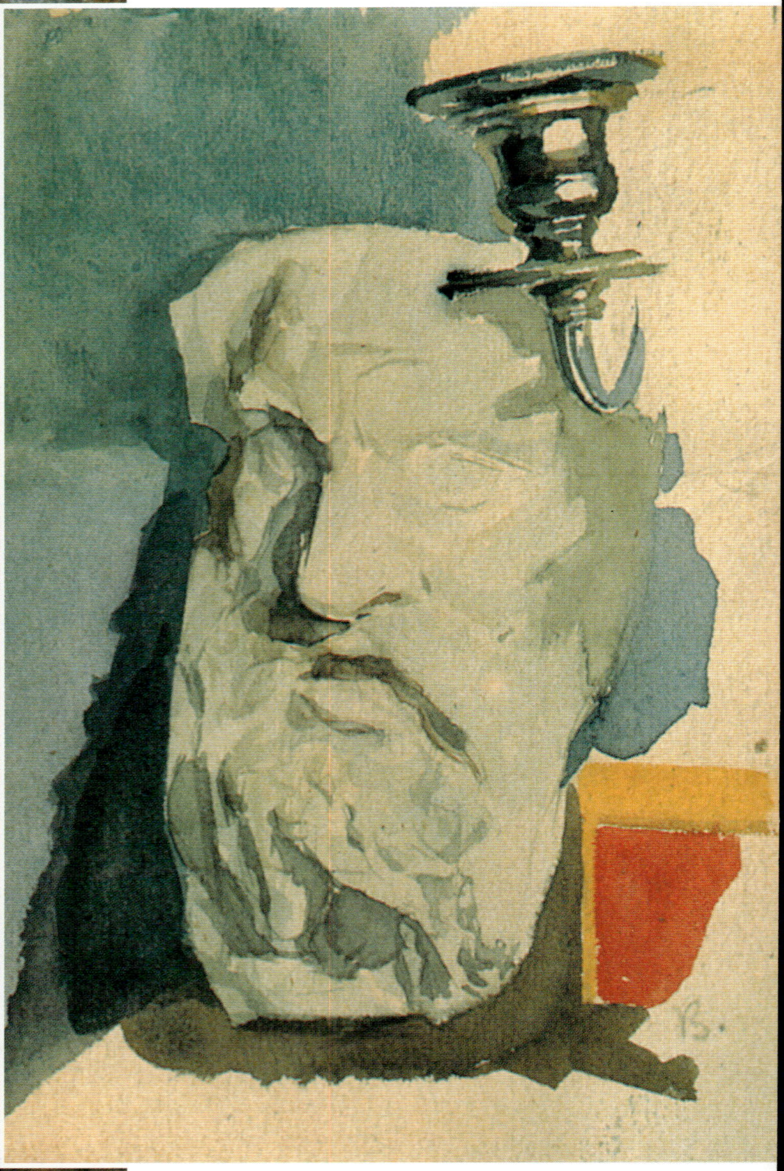

Oben:
Michail Wrubel
111 *Stillleben mit Gipsmaske und Kandelaber.* 1885
Unvollendet. Aquarell auf Papier. 18,5 x 11,7 cm
Museum der Russischen Kunst, Kiew

Links:
Michail Wrubel
110 *Heideröschen.* 1884. Aquarell auf Papier. 24,5 x 19,5 cm
Privatsammlung, Kiew

Eine neue Welt der Kunst

Die Gesellschaft für Wanderausstellungen hatte sich bis zu den 1890er Jahren so gut etabliert, dass drei ihrer Mitglieder (Repin, Polenow und Bogoljubow) eingeladen wurden, für die Akademie ein neues Statut zu entwerfen. Später wurden Repin, Schischkin, Kuindschi und Makowski zu Professoren ernannt. Aber genau in dem Moment des Erfolgs, in dem die 'Wanderer' die akademischen Höhen erklommen hatten, begann die Gesellschaft auseinanderzufallen. Obwohl sie noch weiterhin bis in die 1920er Jahre Ausstellungen veranstaltete, gab es nun interne Streitereien, wer in Ausstellungen mitwirken und aufgenommen werden sollte, und aufstrebende Künstler fingen an, die Gesellschaft als rückständig und nicht länger als Motor des Fortschritts zu betrachten. Zusätzlich breiteten sich neue künstlerische Ideen aus. Der Realismus und die Volkstümlichkeit kamen aus der Mode und wurden durch die Konzentration auf die Kunst um der Kunst willen ersetzt. Dies kam in vielerlei Formen zum Ausdruck, vom Impressionismus und der russischen 'Art Nouveau' bis hin zur abstrakten Kunst der 20er und 30er Jahre. Wie auch andernorts (zum Beispiel in Frankreich und Deutschland) führten die verschiedenen Bewegungen zur Bildung einer Fülle von Gruppierungen, Verbänden, Ausstellungen und Zeitschriften. Die als 'Welt der Kunst' bekannte Bewegung gehörte zu den einflussreichsten dieser Zusammenschlüsse.

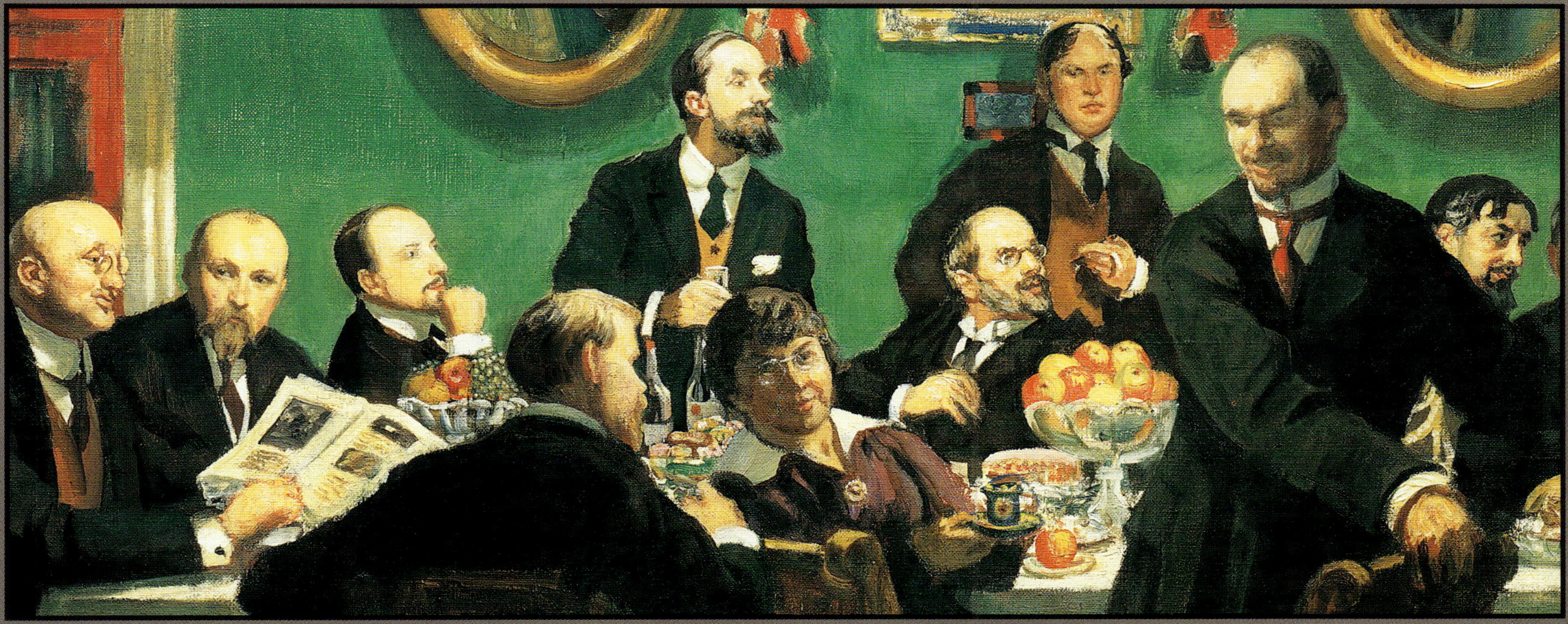

Boris Kustodijew
112 *Gruppenporträt der Künstler der 'Welt derKunst'.* 1916-20
Detail. Skizze, Öl auf Leinwand. 52 x 89 cm
Russisches Museum, St. Petersburg

Die 'Welt der Kunst' (*Mir Iskusstva*) wurde von einer Gruppe junger Künstler, Schriftsteller und Musiker in St. Petersburg gegründet, unter ihnen Alexander Benois, Konstantin Somow, Léon Bakst, Jewgeni Lanceray, der Schriftsteller Dimitri Filosow und der zukünftige Theaterdirektor Sergej Diaghilew, der bestrebt war, „den Rang der russischen Kunst im Westen zu erheben"[19].

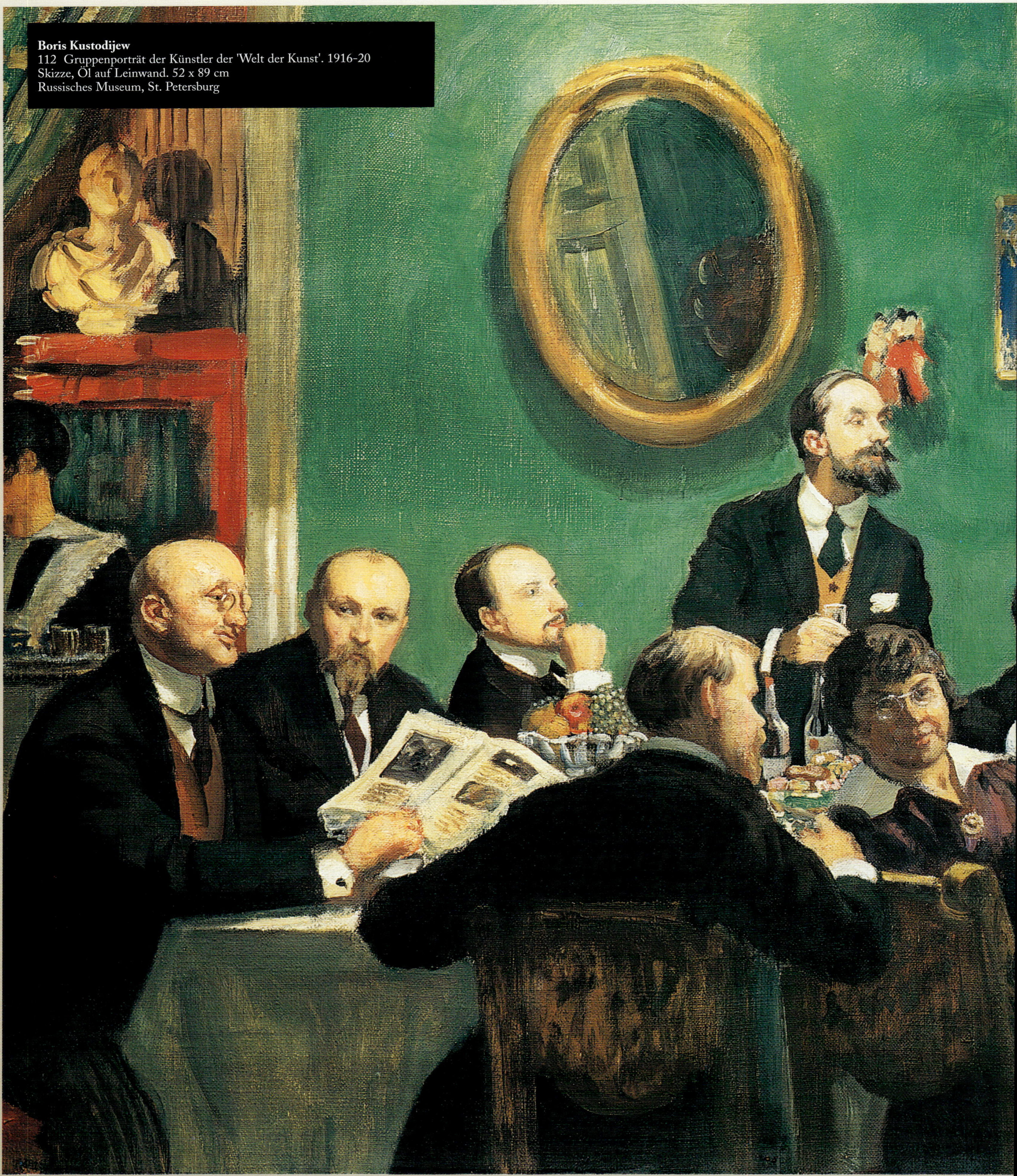

Boris Kustodijew
112 Gruppenporträt der Künstler der 'Welt der Kunst'. 1916-20
Skizze, Öl auf Leinwand. 52 x 89 cm
Russisches Museum, St. Petersburg

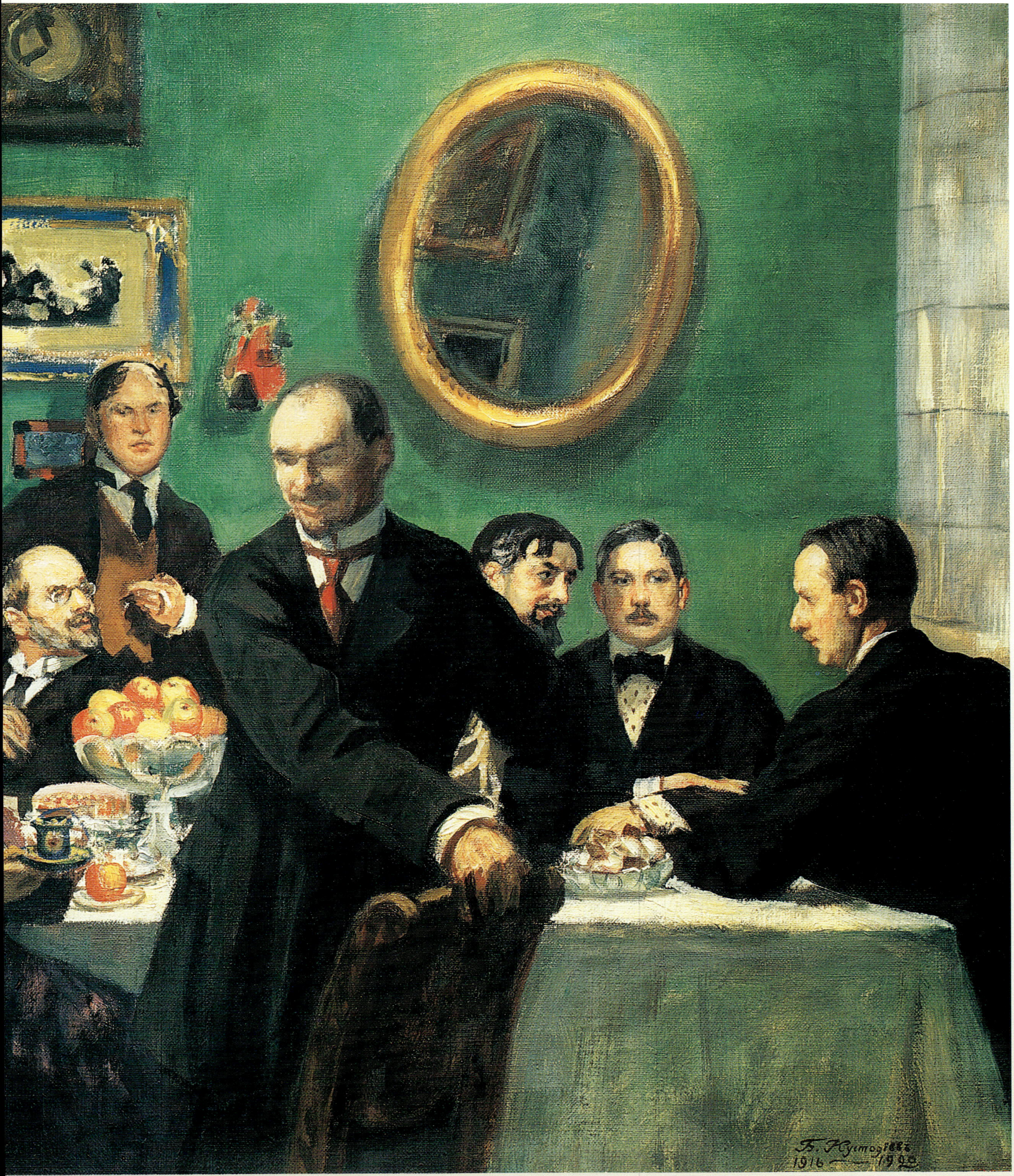

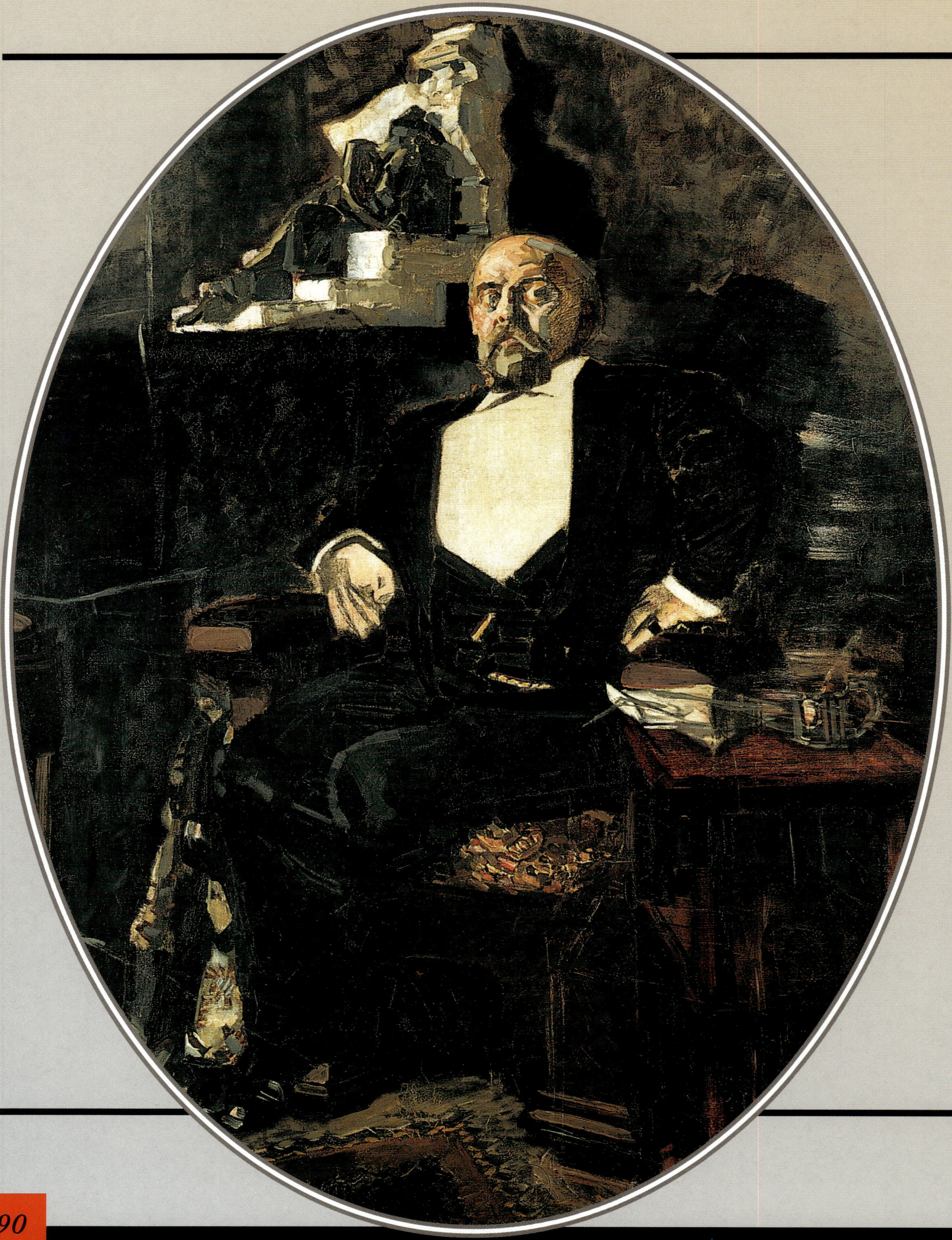

Diaghilew stellte sich rasch als ein motivierter Förderer heraus, der die ungewöhnliche Fähigkeit besaß, künstlerisches Potential zu erkennen. 1898 organisierte er im Alter von 29 Jahren eine Ausstellung russischer und finnischer Künstler und überredete eine Reihe bekannter Moskauer Maler zur Teilnahme — unter ihnen Korowin, Lewitan, Nesterow, Rjabuschkin, Serow und Wrubel. Im nächsten Jahr hob er eine Monatszeitschrift, ebenfalls *Mir Iskusstva* genannt, mit bemerkenswert hochrangigen Hauptbeiträgern aus der Taufe, zu denen Benois, Bakst und Igor Grabar zählten. Die Zeitschrift erschien nur sechs Jahre lang, bis 1904. Aber sie hatte — zum Teil aufgrund ihrer Begeisterung für den 'style moderne' (wie die 'Art Nouveau' in Russland genannt wurde) — einen immensen Einfluss nicht nur auf die Malerei, sondern auf eine ganze Reihe von Kunstformen.

Als die Gesellschaft 'Welt der Kunst' im Jahr 1910 (nach der Periode der Unruhe, die auf den Russisch-Japanischen Krieg und die Revolution von 1905 folgte) wiedergeboren wurde, zog sie eine neue Welle von Anhängern an. Unter ihnen waren Kontschalowski, Kusnezow, Roerich, Sapunow, Serebrjakowa, Sarjan und Kustodijew, die eine Skizze eines ihrer Treffen [112] als eine Vorstudie für eine Komposition großen Stils anfertigten, die gleichzeitig „dekorativ und realistisch sowie monumental und lebensecht" [20] sein sollte. Trotz dieser hochtrabenden Absichten wurde dieses Projekt nie realisiert. So unterschiedliche Künstler wie Dobuschinski, Maljawin, Tatlin und Chagall nahmen an den von der Gesellschaft organisierten Ausstellungen teil, von denen die letzte 1924 gezeigt wurde.

Aber die Bewegung 'Welt der Kunst' hatte weitere Verästelungen. Diaghilew vergab Aufträge für Bühnenbilder und Kostumentwürfe für seine Opern- und Ballettaufführungen an viele Mitglieder dieser Gruppe, was diesen wiederum die Möglichkeit eröffnete, im großen Stil zu arbeiten und die Analogien zwischen den Rhythmen der Malerei, des Tanzes und der Musik zu erkunden. Dazu verschaffte es ihnen internationale Bekanntheit, da Diaghilews Inszenierungen auch auf Tourneen durch Europa gingen.

Darüber hinaus konnten sich die Künstler, die mit der 'Welt der Kunst' in Verbindung standen, glücklich schätzen, über einen phantasievollen Mäzen zu verfügen, den — in bemerkenswerter Weise von Wrubel [113] und Serow porträtierten — millionenschweren Kaufmann Sawwa Mamontow, dessen Gastfreundschaft keine Grenzen kannte. Er ermutigte die Künstler, auf Abramtsewo, seinem Landsitz in der Nähe von Moskau, zu bleiben, wo er ihnen eine kreative Umgebung zum Arbeiten bot. Er richtete dort nicht nur Werkstätten für Kunsthandwerk ein, sondern lud darüber hinaus bekannte Künstler ein, sich am Bau und der Dekoration einer neuen Dorfkirche zu beteiligen, drängte sie, Töpferwaren und andere kunsthandwerkliche Produkte aus seinen Werkstätten zu verzieren und bewegte sie, für sein privates Opernhaus Bühnenbilder zu entwerfen und zu malen.

Michail Wrubel
113 *Porträt von Sawwa Mamontow*
Unvollendet. Öl auf Leinwand. 187 x 142,5 cm
Tretjakow-Galerie, Moskau

Ein weiterer großzügiger Mäzen war die Fürstin Maria Tenischewa, die auf ihrem Gut in Talaschkino in der Nähe von Smolensk Handwerksateliers einrichtete und sich darüber hinaus an der Finanzierung von Diaghilews Zeitschrift beteiligte. Leider trugen der Bruch mit der Fürstin, neben Diaghilews Überheblichkeit, wie auch interne Meinungsverschiedenheiten zur Einstellung der Zeitschrift bei.

Als Folge dessen wandten sich viele Künstler, die zur Gesellschaft 'Welt der Kunst' gehört hatten, dem 'Verband der russischen Künstler' zu, der im Vorjahr (1903) von unzufriedenen Mitgliedern der 'Welt der Kunst' gegründet worden war. Es war schon für sich bedeutsam, dass er seinen Sitz in Moskau hatte. Die 1832 gegründete Moskauer Schule für Malerei, Bildhauerei und Architektur hatte schon seit langem eine flexiblere und fortschrittlichere Alternative zur St. Petersburger Kaiserlichen Akademie der Künste dargestellt. Mehrere der einflussreichsten Wanderaussteller hatten dort studiert oder gelehrt und Moskauer Maler wie Korowin, Archipow, Maljawin, Nesterow, Rjabuschkin, Juon und Grabar, die allesamt mehr oder weniger vom Impressionismus beeinflusst waren, bildeten eine eigenständige Gruppe.

Die 'Welt der Kunst' und der 'Verband der russischen Künstler' waren dann schließlich die Vorläufer der innovativsten Phase der russischen Kunst, die eine verwirrende Vielzahl von Künstlergruppen und Bewegungen hervorbrachte, die häufig bizarre Namen wie 'Das Kettenglied', 'Das Dreieck', 'Der Kranz' und 'Verband der Jugend' trugen. Eine der fruchtbarsten Gruppen war 'Die Blaue Rose', die eine äußerst einflussreiche Zeitschrift gründete: *Das Goldene Vlies*. In einer Besprechung ihrer ersten Ausstellung vom März 1907 erklärte der symbolistische Dichter Sergej Makowski0[21], dass die Gruppe „verliebt in die Musik der Farbe und der Zeichenlinie" sei und beschrieb sie als die „Vorboten eines neuen Primitivismus". Herausragende Aussteller waren Larionow und Gontscharowa (seine lebenslange Gefährtin und Partnerin), Kusnezow, die Miliuti-Brüder, Sapunow, Sarjan und Sudeikin. Zu den Malern, die die Gruppe beeinflussten, gehörten Wrubel und Victor Borissow-Mussatow (1870-1905), dessen symbolistische Gemälde [114 und 115] großen Eindruck machten, als Diaghilew 1907 eine Retrospektive seiner Arbeit organisierte.

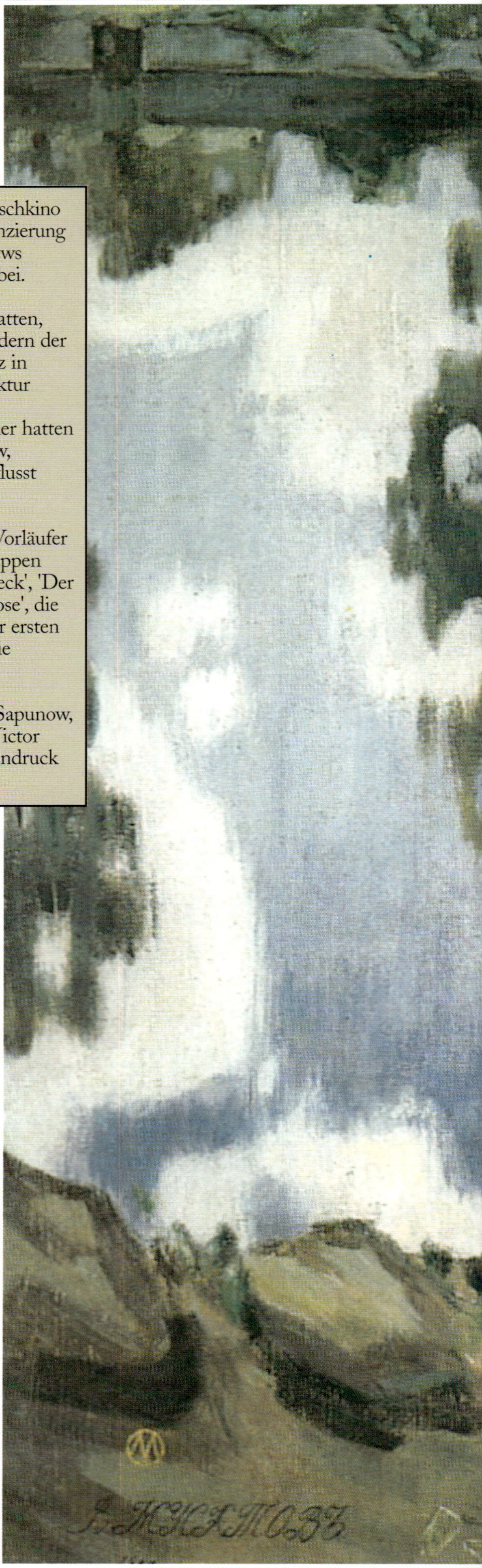

Viktor Borissow-Mussatow
114 *Der Weiher*. 1902
Tempera auf Leinwand. 177 x 216 cm
Tretjakow-Galerie, Moskau

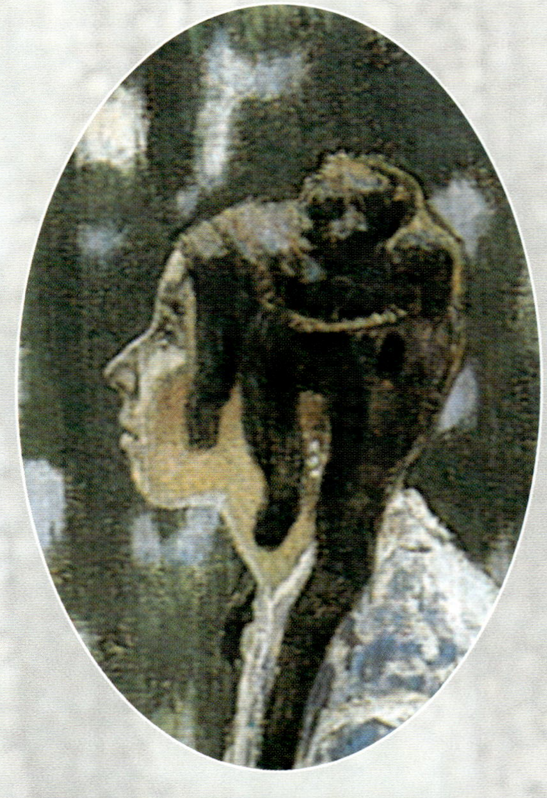

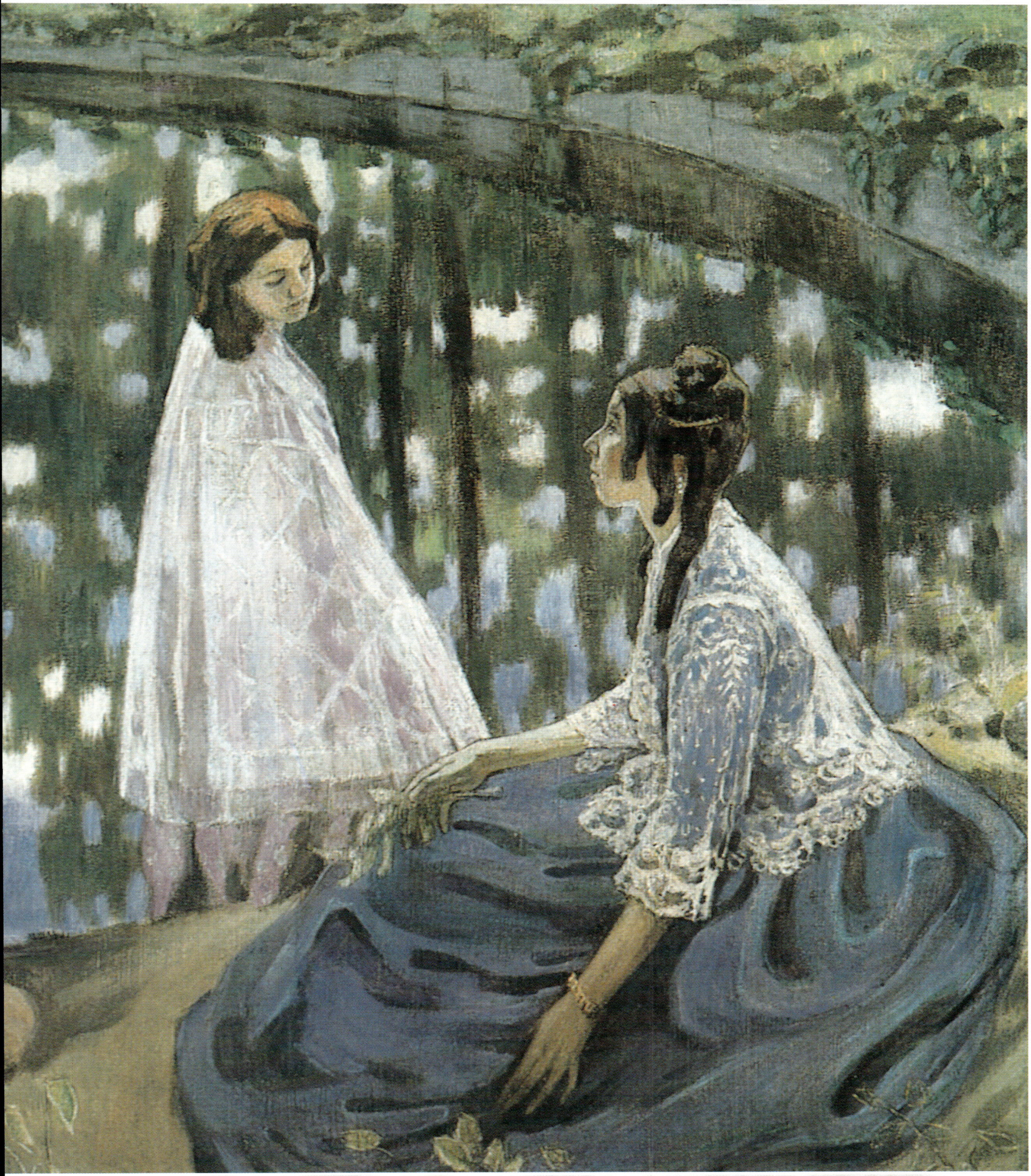

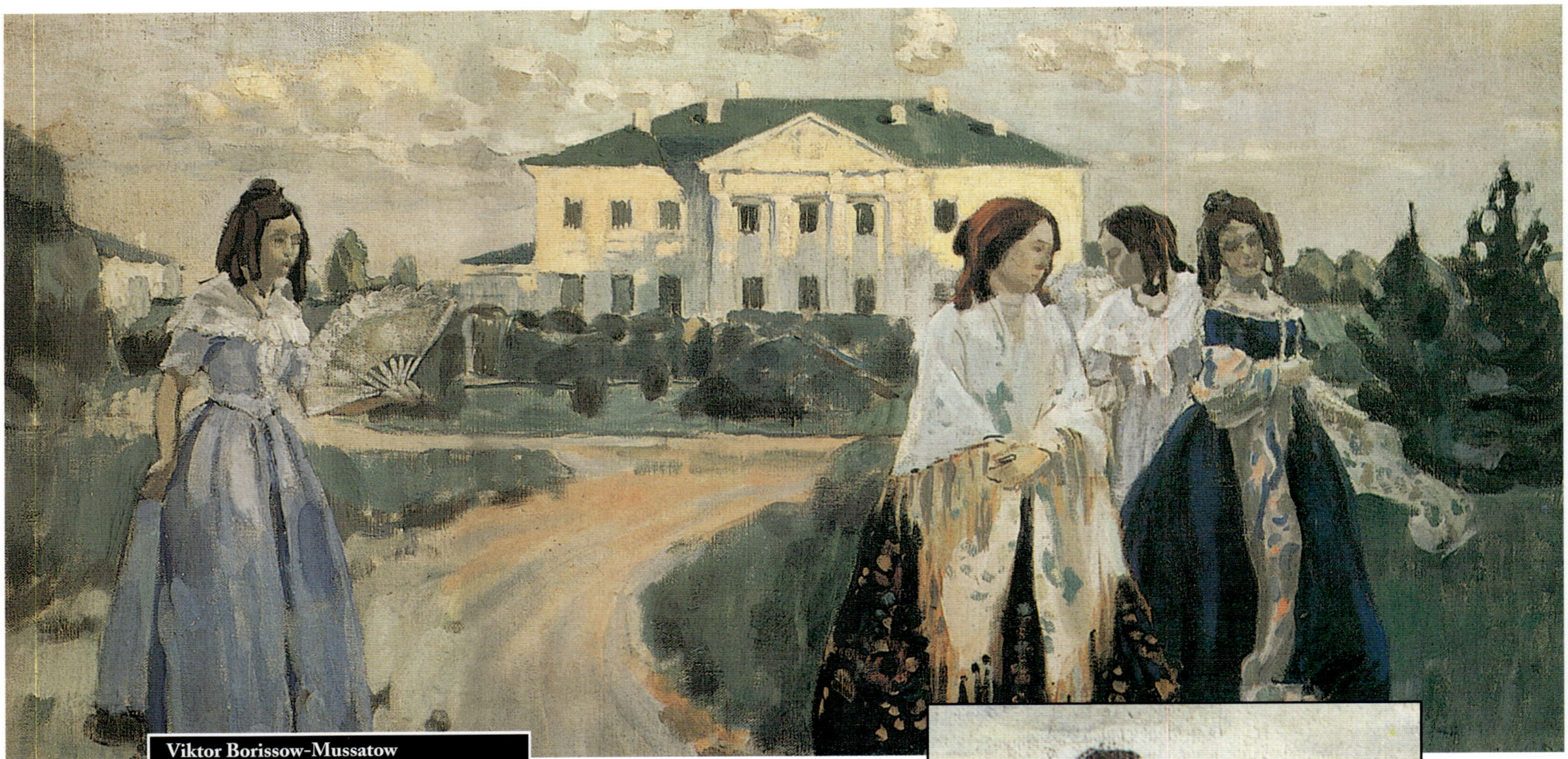

Viktor Borissow-Mussatow
115 *Spaziergang bei Sonnenuntergang.* 1903
Öl auf Leinwand. 53,5 x 104 cm
Russisches Museum, St. Petersburg

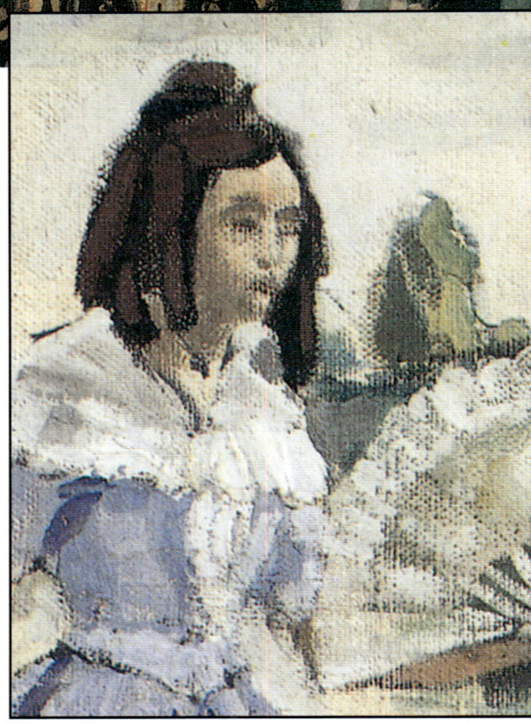

Die 1908 und 1909 vom 'Goldenen Vlies' arrangierten Ausstellungen fielen durch die Teilnahme bedeutender französischer Künstler auf, unter ihnen Impressionisten und Post-Impressionisten, die 'Fauves' und die 'Nabis'.

Obwohl Michail Larionow (1881-1964) und Natalia Gontscharowa (1881-1962) sich der 'Blauen Rose' angeschlossen und sich aktiv an den Ausstellungen des 'Goldenen Vlies' beteiligt hatten, waren ihre Vorstellungen einer ständigen Entwicklung unterworfen. Hinzu kam, dass Larionow ein Organisator mit ungeheurer Energie war. Zusammen mit Gontscharowa und David Burliuk gründete er 1909 die Gruppe 'Karobube', die 1910 ihre erste Ausstellung organisierte. Aber es dauerte nicht lange, bis Larionow und Gontscharowa das Verlangen verspürten weiterzuziehen, so dass sie weitere Ausstellungen (wie auch Diskussionen über Fragen der Kunst und andere Veranstaltungen) anregten, darunter 'Der Eselsschwanz' (1912), 'Die Zielscheibe' (1913) und 'Nr.4. Futuristen, Rayonisten, Primitives' (1914). Die meisten der russischen avantgardistischen Maler beteiligten sich an der einen oder anderen Ausstellung, unter anderem Burliuk, Chagall, Exter, Falk, Jawlenski, Kandinsky, Kontschalowski, Kuprin, Lentulow, Lissitzky, Malewitsch, Maschkow und Tatlin.

Ein Ableger von 'Karobube' war die als 'Moskauer Maler' bekannte Gruppe (1924-1926), die wiederum von der 'Gesellschaft Moskauer Maler' (1927-1932) abgelöst wurde. Vor allem die Letztgenannte wurde von Cézannisten beherrscht und hatte eine ausgeprägte Vorliebe für Landschaften und Stillleben. Falk, Grabar, Krymow, Kuprin und Maschkow waren in beiden Organisationen Mitglied, wie auch Aristarch Lentulow (1882-1943), ein einzigartiger Innovator, der gleichzeitig ein energischer Organisator und Propagandist war. Eine eklektischere Vereinigung war der in St. Petersburg beheimatete 'Verband der Jugend' (1910-1914), der Cézannisten, Kubisten, Futuristen und ungegenständliche Maler vereinigte. Seine 1913 gegründete Schriftstellerabteilung Hylaela bildete eine wichtige Verbindung zwischen Schriftstellern und Künstlern.

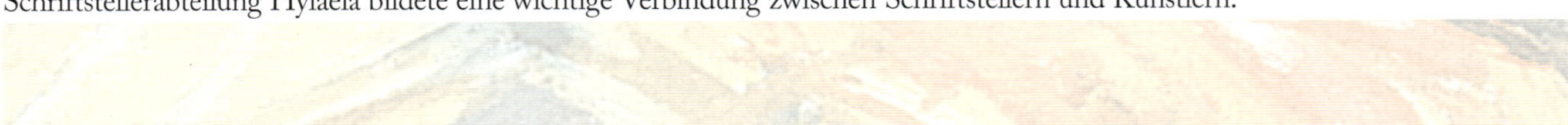

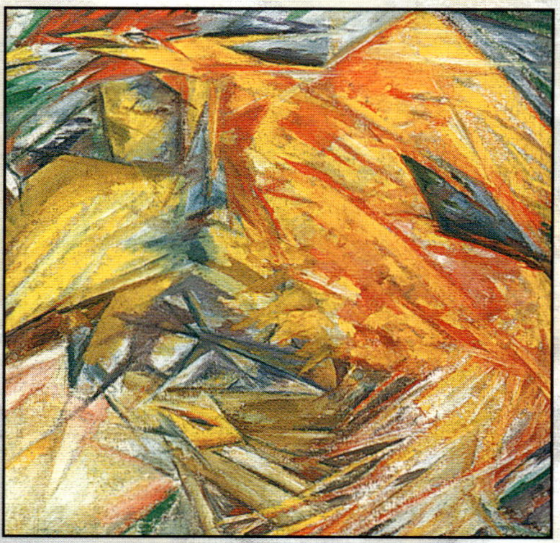

Michail Larionow
116 *Hahn und Huhn.* 1912
Öl auf Leinwand. 69 x 65 cm
Tretjakow-Galerie, Moskau

Abstraktion

Das zweite Jahrzehnt des 20. Jahrhunderts markierte den Beginn einer sich beschleunigenden Bewegung hin zur Abstraktion. 1913 veröffentlichte Larionow ein Manifest, das die Prinzipien seines aktuellen künstlerischen Credos erklärte und das er „Rayonismus" nannte, weil „das Kreuzen von unterschiedlichen Objekten reflektierter Lichtstrahlen seine Grundlage bildete[22]. Rayonistische Arbeiten reichen von halbabstrakten Bildern wie Larionows *Hahn und Huhn* [116] und Gontscharowas *Der grüngelbe Wald* (1912) bis zu seinem völlig abstrakten *Blauer Rayonismus (*ebenfalls 1912).

Ungefähr zu dieser Zeit wandte sich Wassili Kandinsky (1866-1944) vom Stil solcher Arbeiten wie *Kahnfahrt* (siehe unten) dem ausgeprägter abstrakten Stil seiner Improvisationen und Kompositionen zu, die er zwischen 1910 und 1912 malte. *Schwarzer Fleck I* [117] und *Gegenstandslos* [118] sind Beispiele dieses völlig abstrakten Stils. Wie viele der anderern Pioniere der avantgardistischen Malerei entwickelte Kandinsky ein System theoretischer Prinzipien, die für die Entwicklung seiner Arbeit eine wichtige Rolle spielten. Nach der Revolution wurde er der Leiter der Malereiabteilung von Inhuk (Institut für künstlerische Kultur) in Moskau. Er trat jedoch zurück, als das Institut seine 'Symbolistische Philosophie' nicht als Grundlage des Lehrprogramms akzeptierte. Er kehrte dann nach Deutschland zurück, wo er schon zwischen 1896 und 1914 gelebt hatte und wo er seine theoretischen Überlegungen in die Praxis umsetzen konnte, als er 1922 einen Lehrposten am Bauhaus annahm.

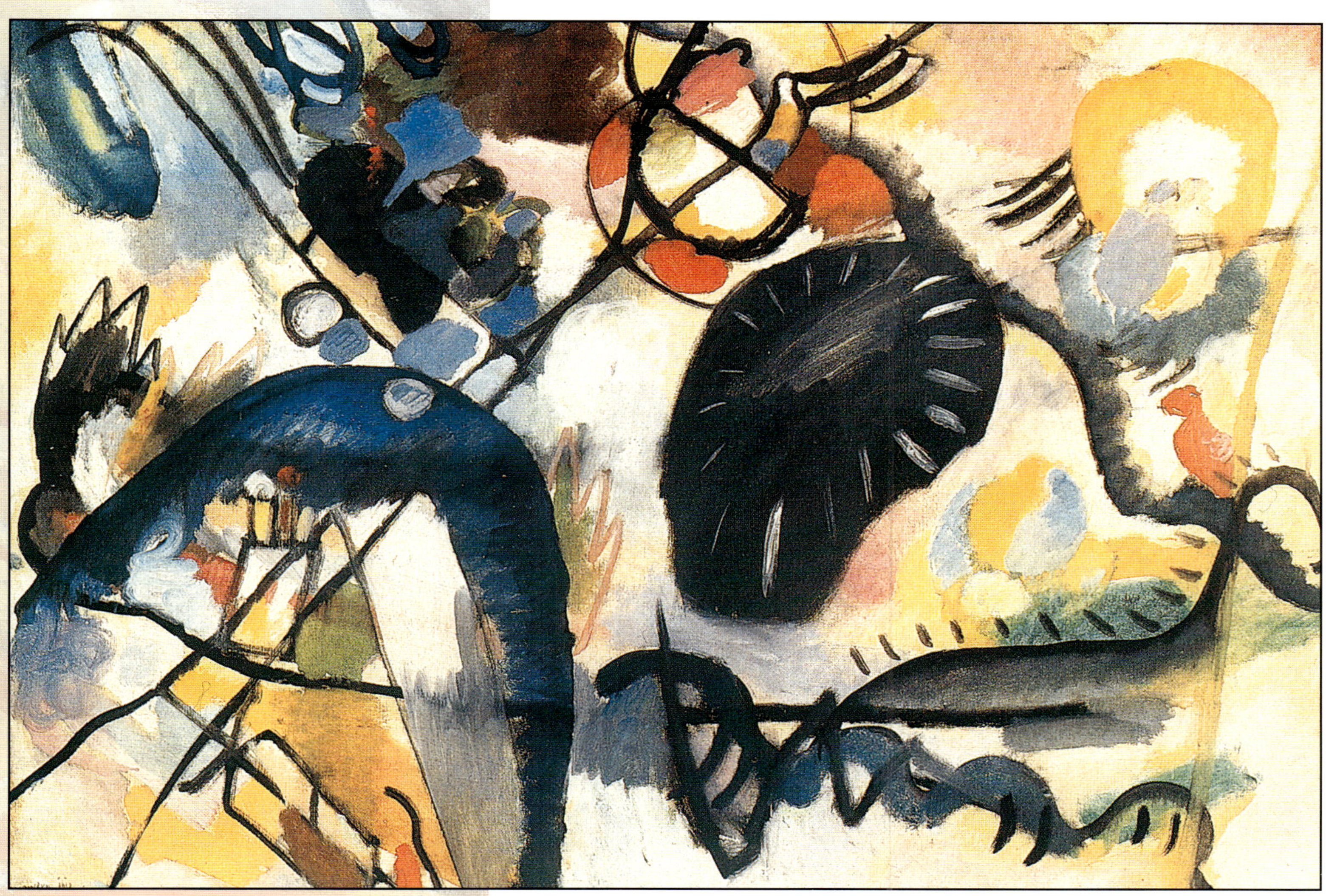

Wassili Kandinsky
117 *Schwarzer Fleck I.* 1912
Öl auf Leinwand. 100 x 130 cm. Russisches Museum, St. Petersburg

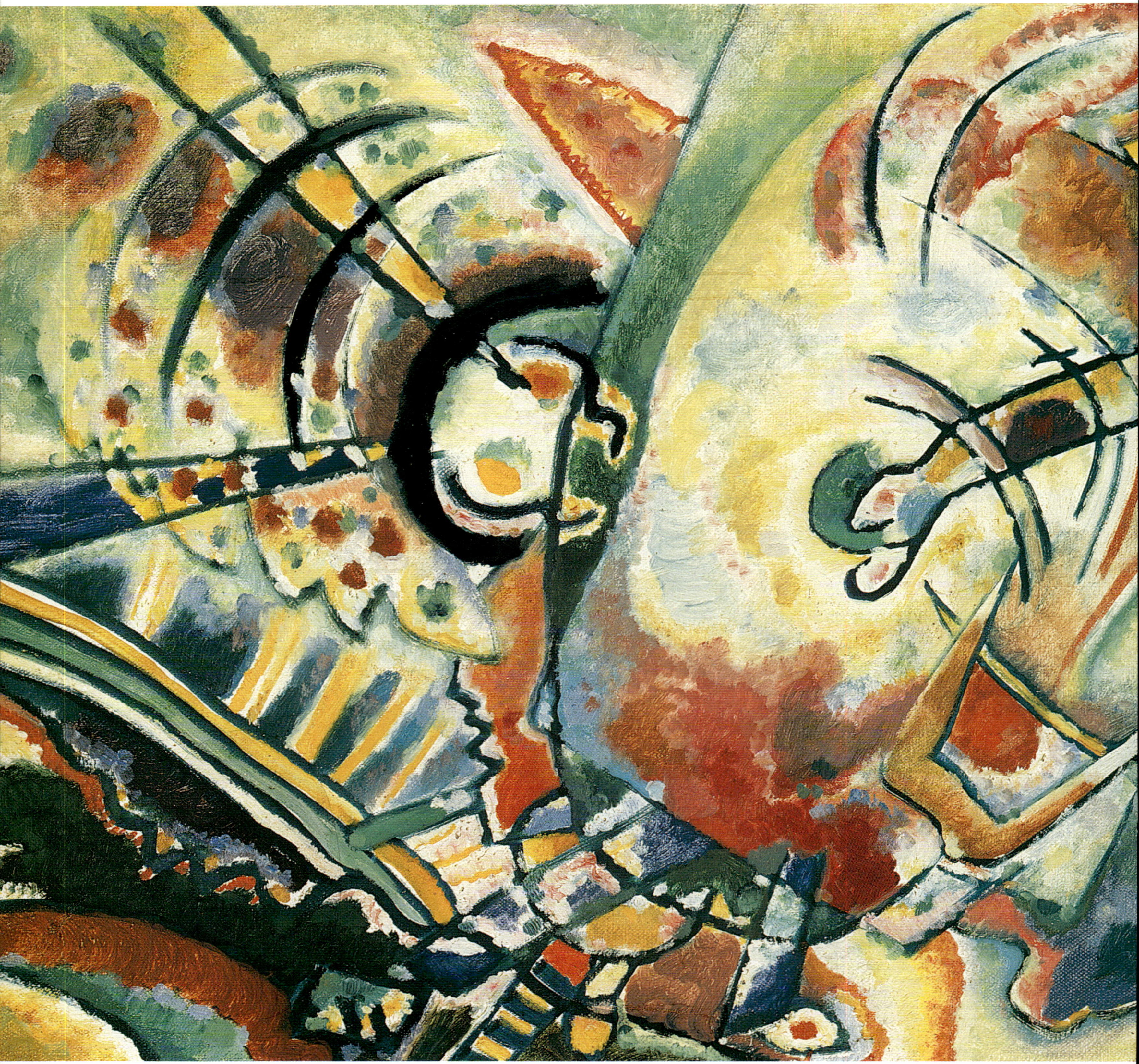

Wassili Kandinsky
118 *Gegenstandslos.* 1916. Öl auf Leinwand. 50 x 66 cm. Kunstmuseum, Krasnojarsk

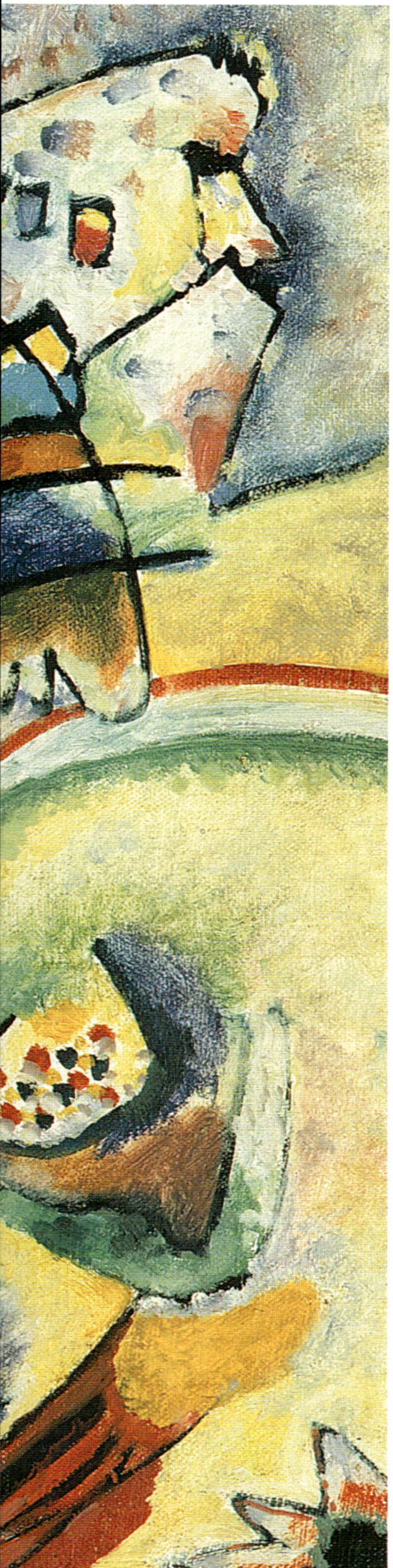

Rechts:
Kasimir Malewitsch
119 *Heumahd.* 1909-1910 (oder nach 1927?)
Russisches Museum, St. Petersburg

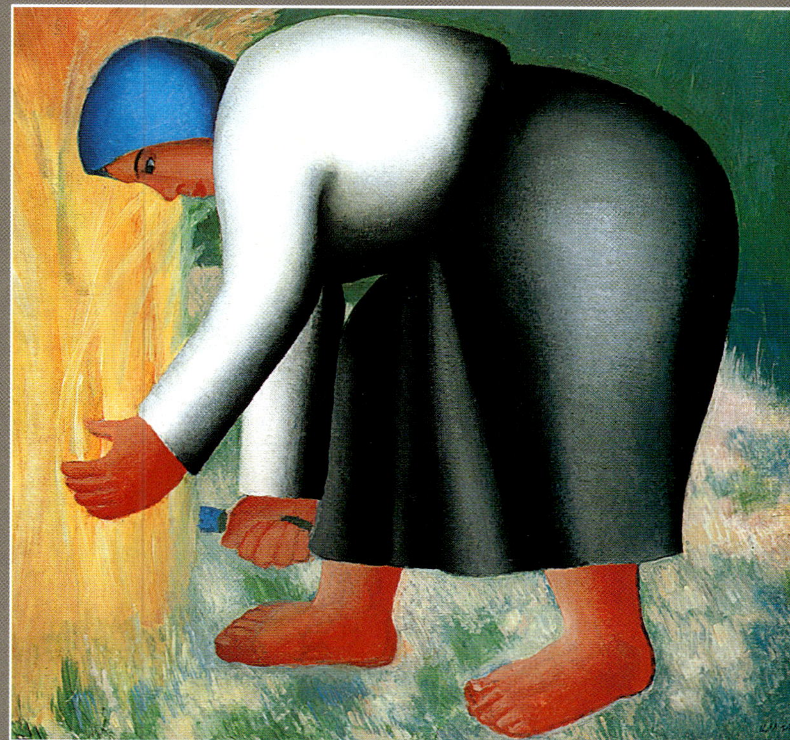

Kasimir Malewitsch (1878-1935) gelangte auf einem anderen Weg zur Abstraktion. Er arbeitete eine Weile eng mit Larionow und Gontscharowa zusammen und schuf reizende primitivistische Gouache-Bilder mit bäuerlichen Themen. Als nächstes kam seine kubistisch-futuristische Phase der 'Röhren', in der bemerkenswerte Meisterwerke wie *Heumahd* [119] und *Einbringen der Ernte* (1911) entstanden, die ihn mehr und mehr zu einem weniger gegenständlichen und stärker 'mechanistischen' Stil führten. Schließlich, vermutlich im Jahre 1913, gelangte Malewitsch zu einem System der abstrakten Malerei, das er Suprematismus nannte und das auf geometrischen Formen beruhte. Unter den 35 abstrakten Werken, die er 1915 der Öffentlichkeit vorstellte, befand sich *Schwarzes Quadrat*, eines der berühmtesten Werke des Suprematismus. „Die Antworten des Suprematismus", schrieb Malewitsch, „führten mich zu der Erkenntnis von etwas, das bislang noch nicht verstanden worden ist ... im menschlichen Bewußtsein gibt es eine Sehnsucht nach Raum, ein Verlangen, von der Erdkugel auszubrechen"[23]. Malewitsch arbeitete von 1917 bis 1918 an seiner 'Weiß auf Weiß'-Serie — vemutlich die reinste Erscheinung des Suprematismus. Ein Jahr später entsteht *Das Prinzip einer Wandbemalung. Witebsk* [120].

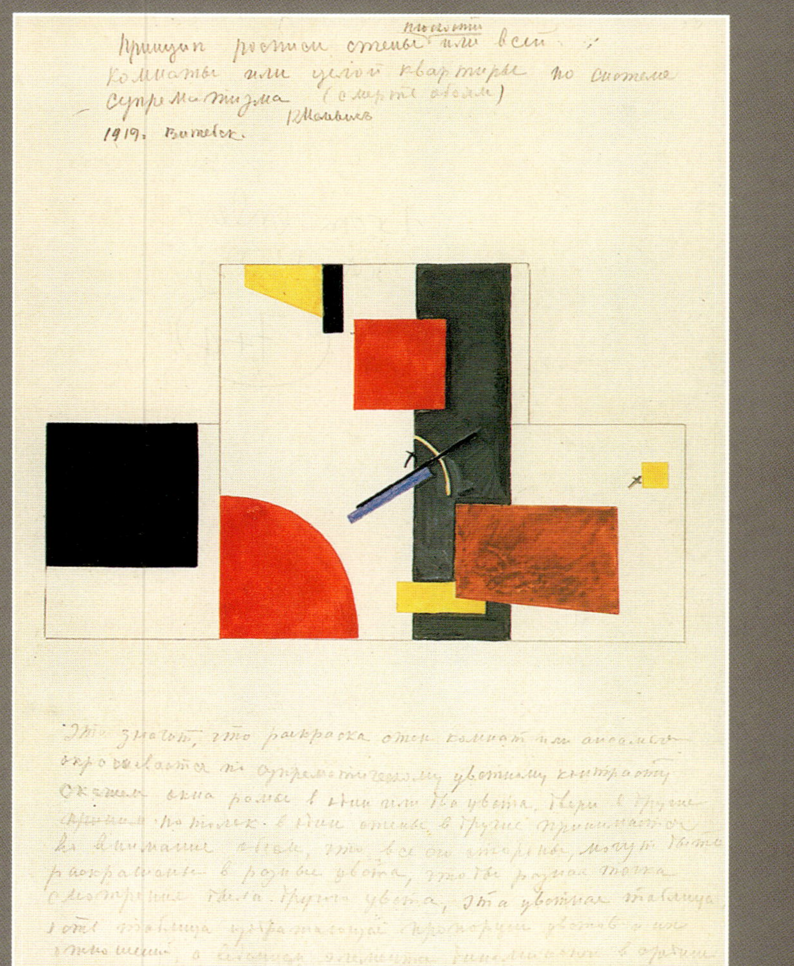

Kasimir Malewitsch
120 *Prinzip einer Wandbemalung.* 1919.
Aquarell, Gouache und Tusche auf Papier.
34 x 24,8 cm

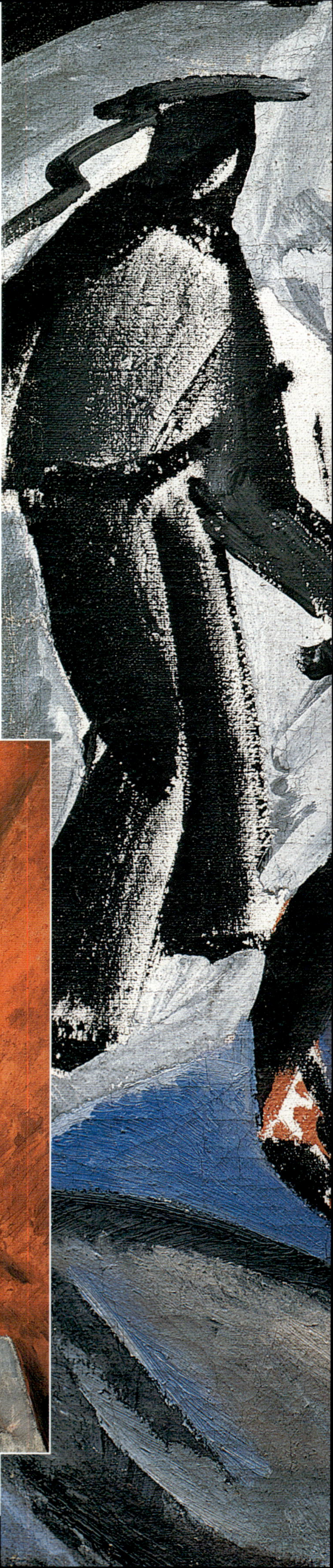

Wladimir Tatlin
121 Matrose.1911.Tempera auf Leinwand. 71,5 x 71,5 cm Russisches Museum, St. Petersburg

Der Konstruktivismus, eine Prägung seines geistigen Vaters Wladimir Tatlin (1885-1953), konkurrierte mit Kandinskys 'Symbolistischer Philosophie' und Malewitschs Suprematismus. Die Rivalität von Malewitsch und Tatlin ging sogar so weit, dass sie bei mehreren Gelegenheiten handgreiflich wurden. Laut Camilla Gray „war die Abneigung, die Tatlin für seine Schwiegermutter empfand, nur geringfügig intensiver als die für seinen Vater" [24]. Vermutlich war es vor diesem Hintergrund wenig überraschend, dass er mit 18 Jahren als Seemann anheuerte, um dieser qualvollen Beziehung zu entrinnen. Während seiner Zeit in der Handelsmarine erlernte er die Malerei und schuf so bemerkenswerte Bilder wie *Fischverkäufer* (1911) und *Matrose* [121] wie auch etwas an Picasso erinnernde Akte wie beispielsweise *Weiblicher Akt* [122]. Tatlin wurde eine Weile von Larionow und Gontscharowa beeinflusst und arbeitete eng mit ihnen zusammen. Aber 1913 endete ihre Kooperation. Tief beeindruckt von Picassos 'Konstruktionen' begann er in jenem Winter, Reliefmalereien und Reliefkonstruktionen zu produzieren, bei denen er auch Materialien wie Holz, Metall, Glas und Gips verarbeitete, bis die Unterscheidung zwischen Malerei und Bildhauerei fast nicht mehr zu fassen war. Nach der Revolution spielte er bei der Organisation der sowjetischen Kunst eine führende Rolle, interessierte sich mehr und mehr für technisches Design und widmete in den letzten 19 Jahren seines Lebens einen Großteil seiner Zeit der Konstruktion eines Segelflugzeugs, bei der ihm Studien der organischen Strukturen fliegender Insekten und des Insektenfluges von Nutzen waren.

Die 1920er und 1930er Jahre waren in Russland eine Zeit grenzenlosen Experimentierens. Die Flut von Künstlern, die wesentliche Beiträge zur Entwicklung der abstrakten Malerei leisteten, umfasste Namen wie Nadja Udalzowa, Alexandra Exter, El Lissitzky (der abstrakte sogenannte Proun-Bilder schuf), Olga Rosanowa, Michail Menkow, Iwan Kljun und Alexander Rodtschenko. Der Konstruktivismus im Besonderen hatte Auswirkungen auf andere Kunstformen, vor allem auf die Bildhauerei, die Architektur und die Innenarchitektur.

Wladimir Tatlin
122 Weiblicher Akt.1910-14. Öl auf Leinwand. 104,5 x 130 cm. Russisches Museum, St. Petersburg

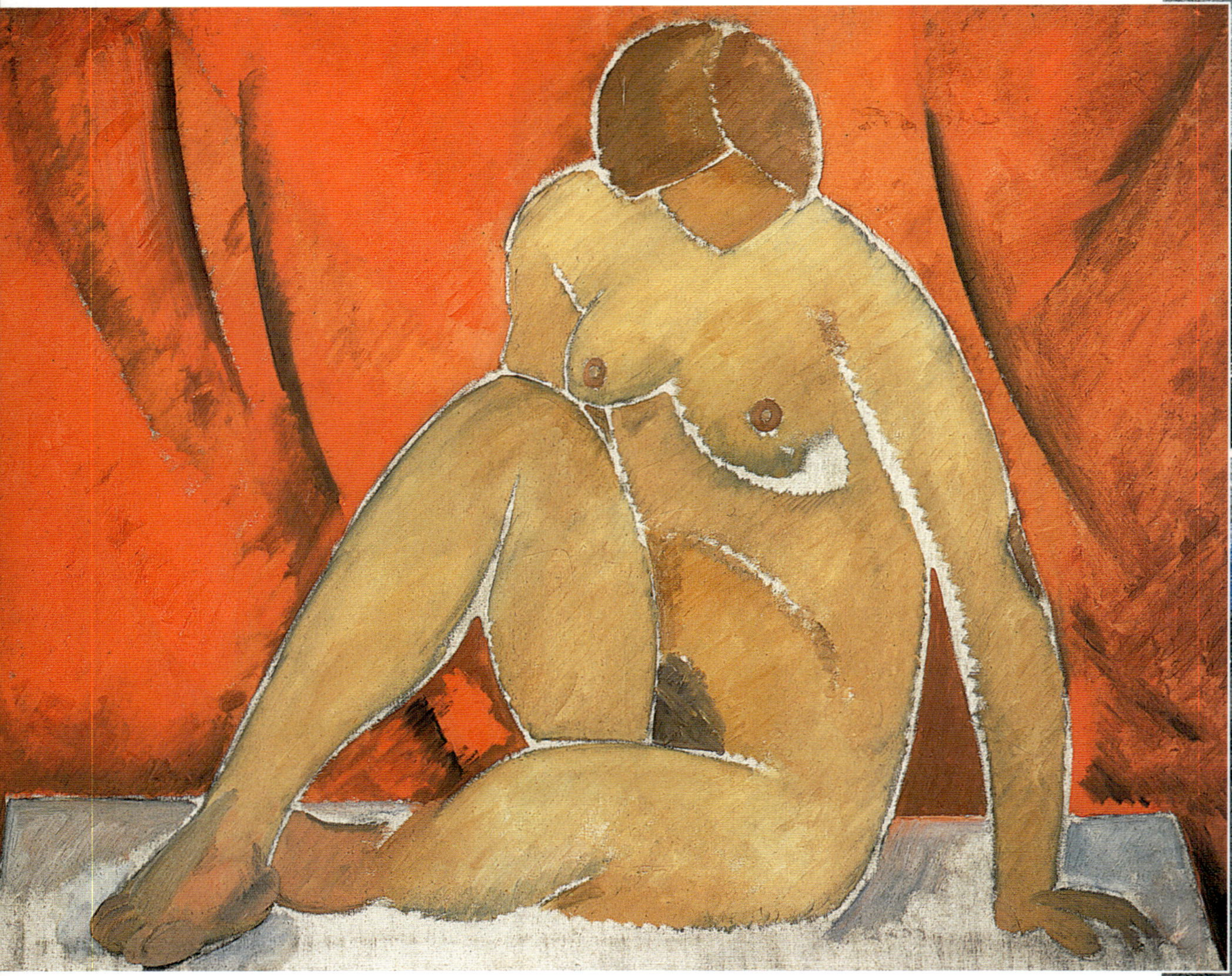

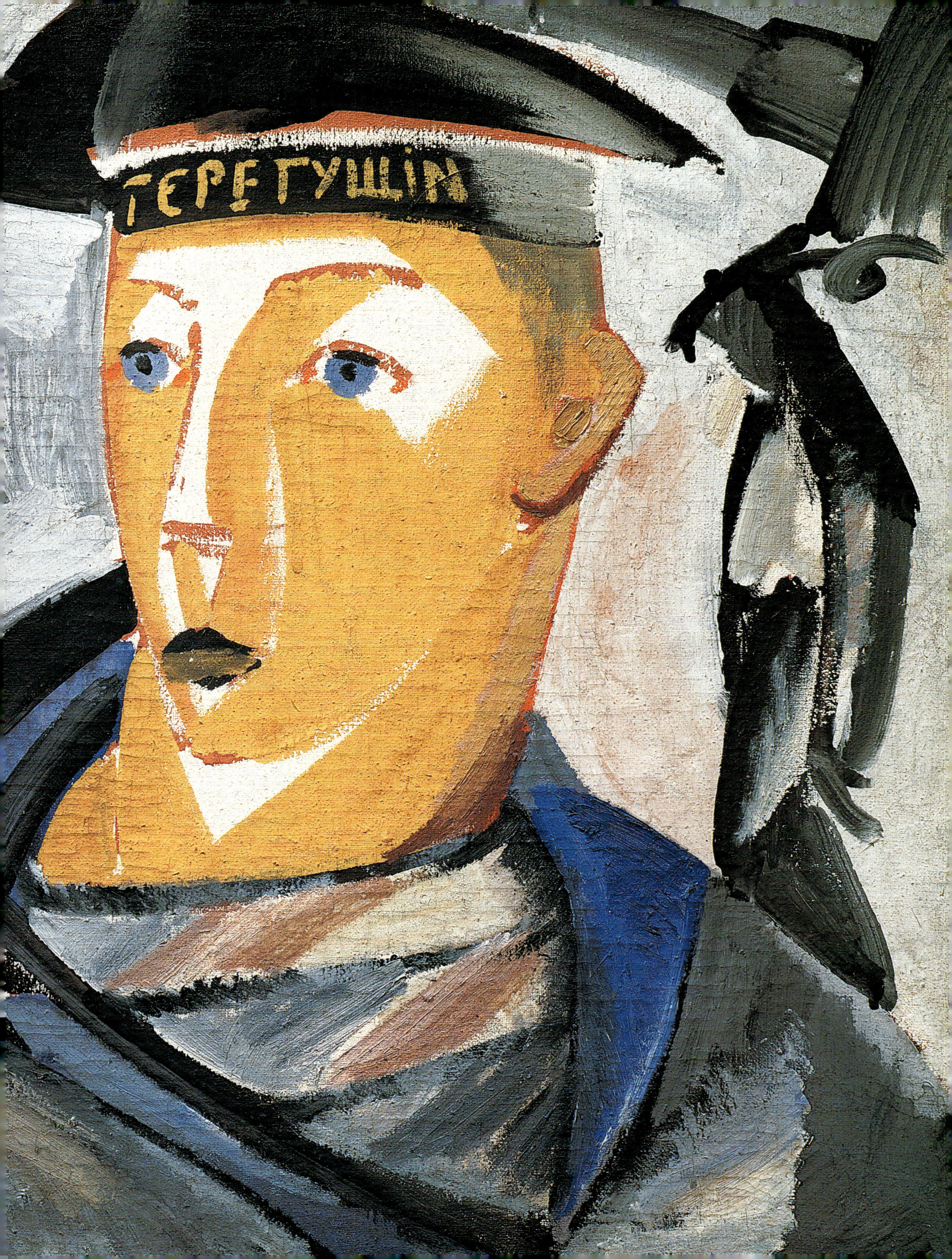
ТЕРЕГУЩІИ

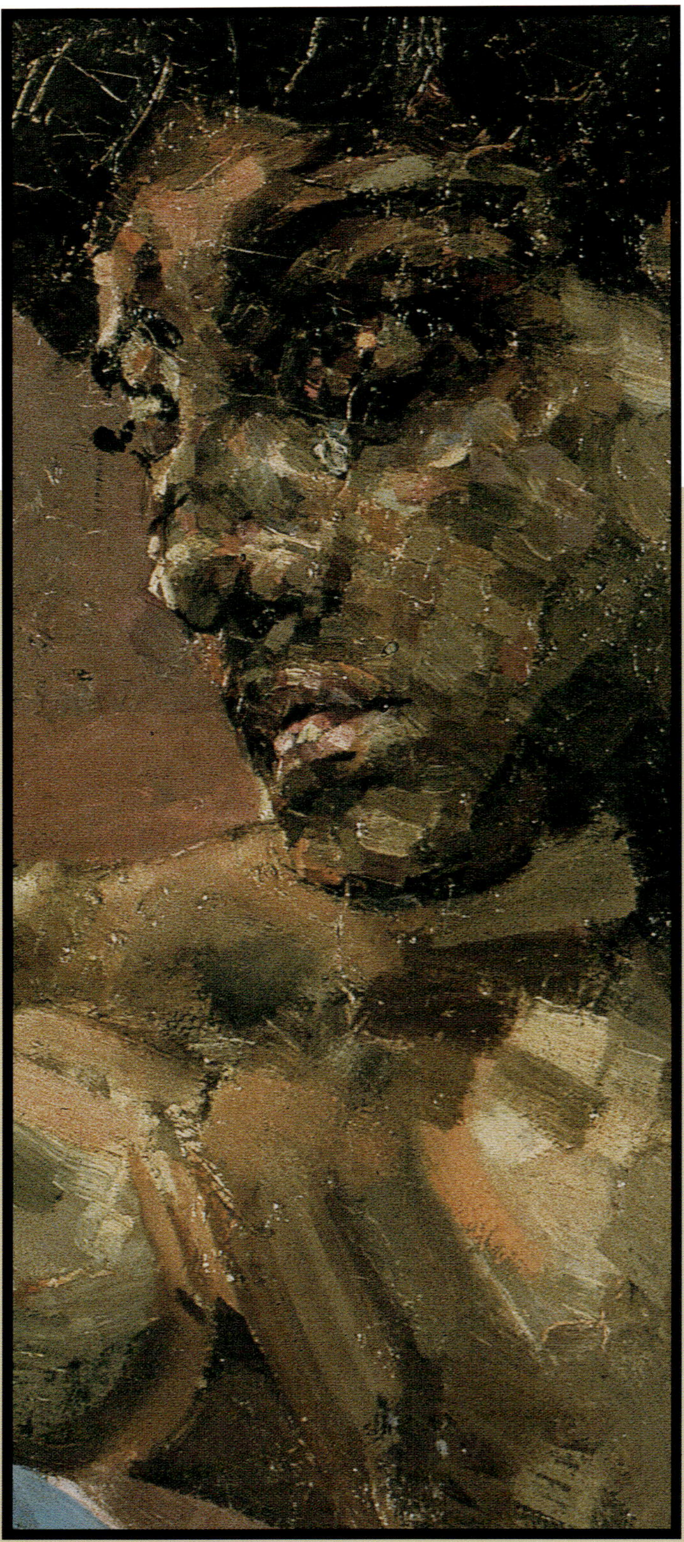

Symbolismus

Der Symbolismus — den Kandinsky als das Herzstück seines künstlerischen Glaubensbekenntnisses ansah — spielte in der Entwicklung der russischen Kunst während der ersten drei Jahrzehnte des 20. Jahrhunderts eine herausragende Rolle. Ursprünglich eine Bewegung innerhalb der Literatur, machte er sich schon während der späten 1880er Jahre auch in der bildlichen Kunst bemerkbar. Symbolistische Künstler strebten an, „den Konflikt zwischen der materiellen und der geistigen Welt zu lösen" [25]. Wie es der französische Dichter Jean Moréas in seinem *Symbolistischen Manifest*, das er im September 1886 in *Le Figaro* veröffentlichte, ausdrückte, bestand Ihr großes Ziel darin, „die Idee in eine sinnlich fassbare Form zu kleiden"[26].

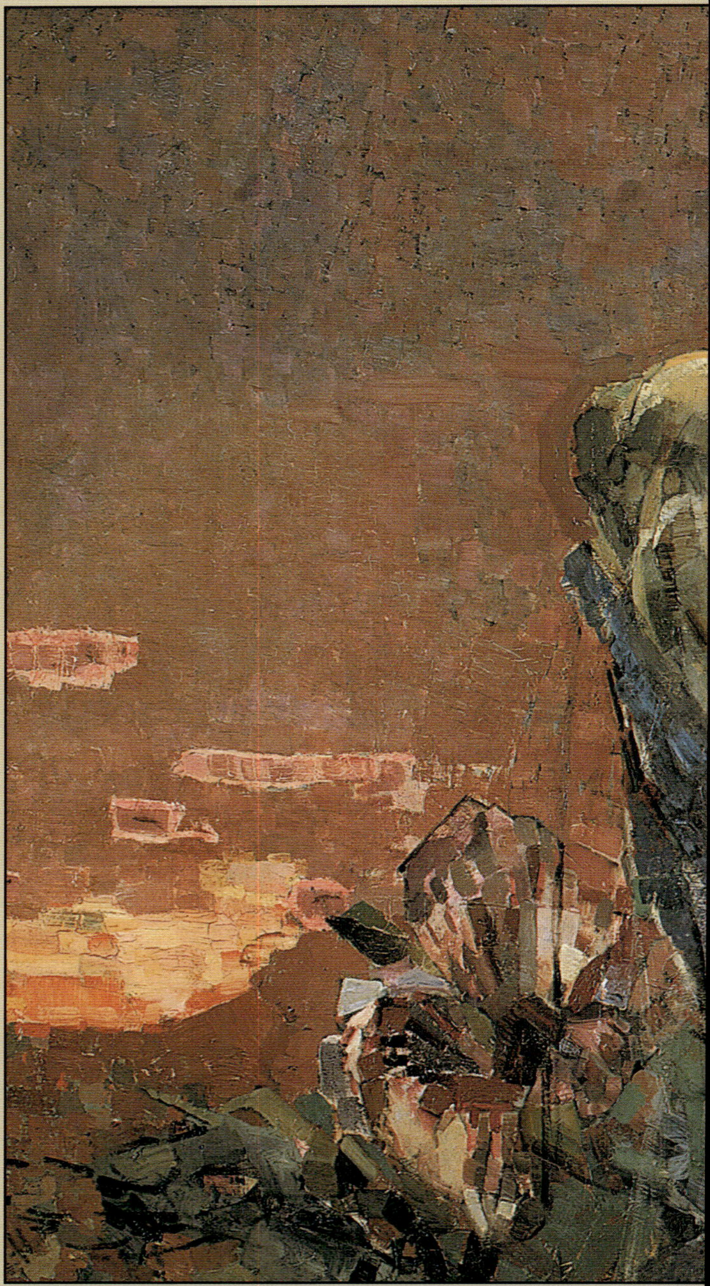

Michail Wrubel
123 *Sitzender Dämon*. 1890.
Öl auf Leinwand. 114 x 211 cm
Tretjakow-Galerie, Moskau

Einer der ersten und faszinierendsten russischen symbolistischen Maler war Michail Wrubel (1856-1910). Viele seiner Gemälde haben eine surreale, traumähnliche Qualität. Einige der bemerkenswertesten — beispielsweise *Der Bogatyr* (1898), *Pan* (1899) und *Die Schwanenprinzessin* (1900) — stellen mythologische Figuren dar. Dabei weisen viele von ihnen entweder die für die 'Art Nouveau' charakteristischen kunstvollen Muster oder die mosaikähnlichen Farbflächen auf, die denen in den Bildern Gustav Klimts ähneln. 1890 erhielt Wrubel den Auftrag, eine Sonderausgabe der Arbeiten Michail Lermontows zum Gedenken an den 50. Todestag des Dichters zu illustrieren. Schon als Kind hatte ihn Lermontows Gedicht *Der Dämon* fasziniert, ein Thema, zu dem er, praktisch bis zum Ende seines Lebens, sowohl in seinem malerischen wie auch bildhauerischen Werk immer wieder zurückkehren sollte. *Sitzender Dämon* [123] und *Der gestürzte Dämon* (1902) sind zwei der kraftvollsten Werke des russischen Symbolismus. Wrubel musste häufig erklären, dass ein Dämon nicht das Gleiche wie der Teufel ist — in der griechischen Mythologie war der Dämon ein Geisterwesen, das das Handeln der Menschheit lenkte. Von einer psychischen Krankheit zermürbt, verbrachte Wrubel seine letzten neun Lebensjahre im Krankenhaus, wo er weiterarbeitete, bis er 1906 sein Augenlicht verlor.

Wie viele der russischen Symbolisten (unter ihnen Borissow-Mussatow und Petrow-Wodkin) wurde Michail Nesterow (1862-1942) von Puvis de Chavannes beeinflusst, der die Wandgemälde über das Leben der Saint Geneviève im Panthéon in Paris malte. In der Phase, in der er *Die große Nonnenweihe* [124] und *Die Jugend des heiligen Sergej* [125] malte, stand Nesterow „unter dem Bann eines tief religiösen Glaubens und zog sich immer wieder in Klöster zurück und unternahm Pilgerfahrten zu entlegenen Schreinen" [27].

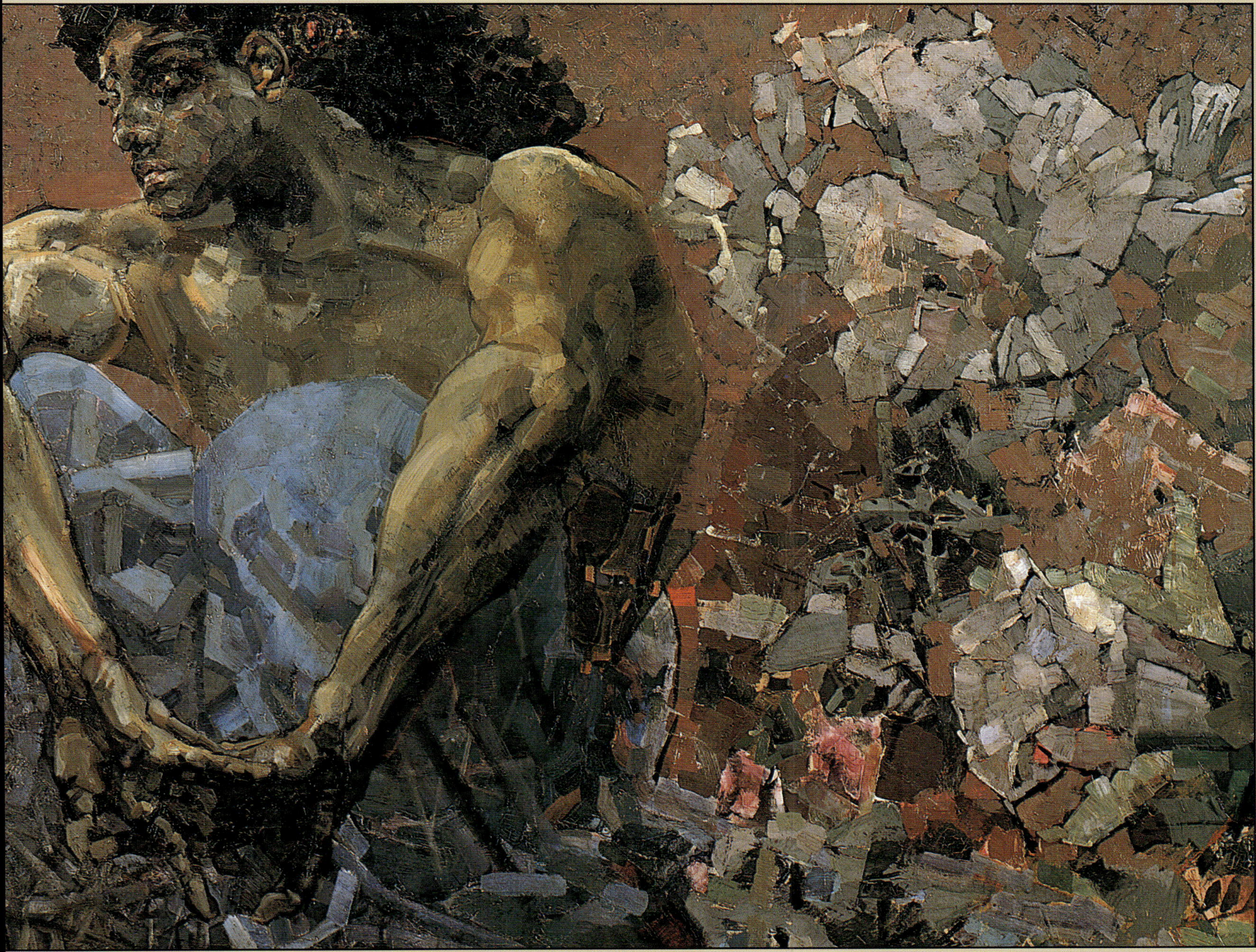

Nesterov stand „unter dem Bann eines tief religiösen Glaubens, zog sich immer

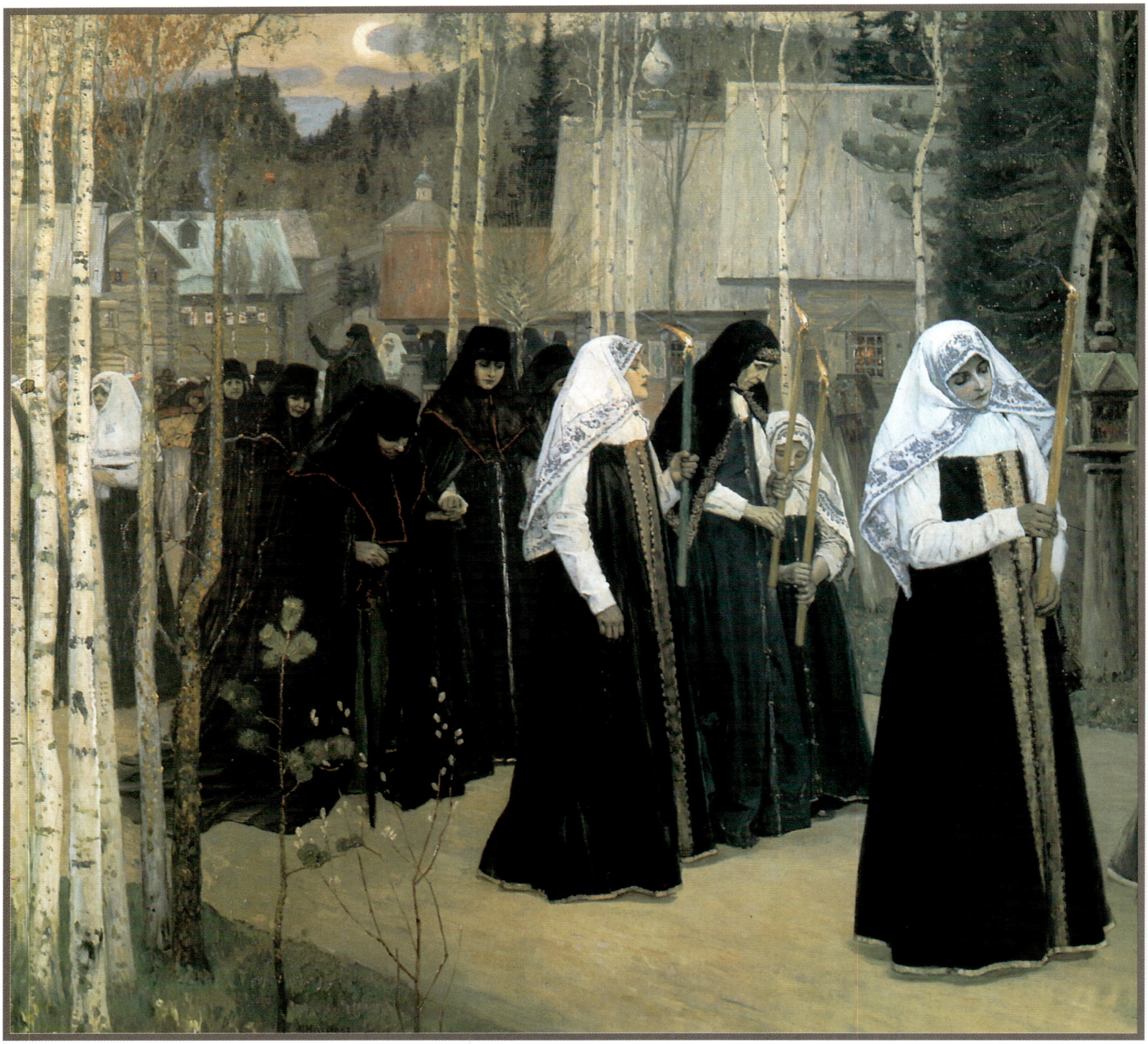

Michail Nesterow
124 Die große Nonnenweihe. 1898
Öl auf Leinwand. 178 x 195 cm. Russisches Museum, St. Petersburg

wieder in Klöster zurück und unternahm Pilgerfahrten zu entlegenen Schreinen"

Nach der Revolution wandelte sich seine Kunst dramatisch, und er erlangte große Berühmtheit mit Porträts mit einer zeitgenössischen Atmosphäre und Szenen aus dem Leben in der Sowjetunion.

Einige der Bilder von Kusma Petrow-Wodkin (1878-1939) sind religiösen Charakters, wie beispielsweise *Gottesmutter der Barmherzigkeit* [126]. Andere — wie *Die Mutter* [127] und *Petrograd, 1918* — weisen eine spirituelle Aura auf, obwohl ihr Gegenstand und Schauplatz eindeutig weltlich sind. In den Worten John Milners: „Seine Begeisterung über die Werke von Matisse und der kubistischen Künstler machte seiner Bewunderung für die Traditionen der Ikonenmalerei Platz ... Das Ergebnis waren präzise und ausdrucksvolle Ikonen mit einem ausgeprägten erzählenden Charakter." [28] Die stark symbolistisch geprägten Arbeiten Petrow-Wodkins, wie *Baden des Roten Pferdes* (1912) und *Mädchen an der Wolga* (1915), haben metaphorischen Charakter, weisen jedoch keine religiösen Untertöne auf.

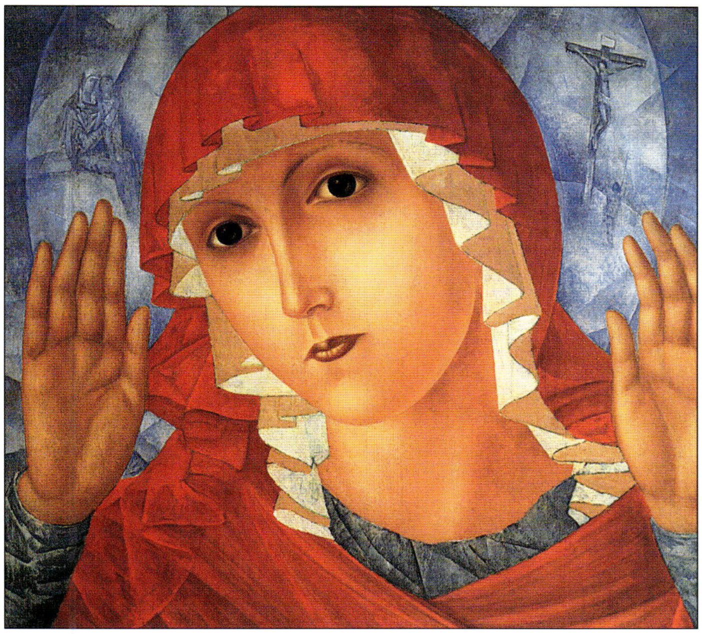

Kusma Petrow-Wodkin
126 *Die Gottesmutter der Barmherzigkeit.* 1914-15
Öl auf Leinwand, auf Holz aufgezogen. 100,2 x 110 cm
Russisches Museum, St. Petersburg

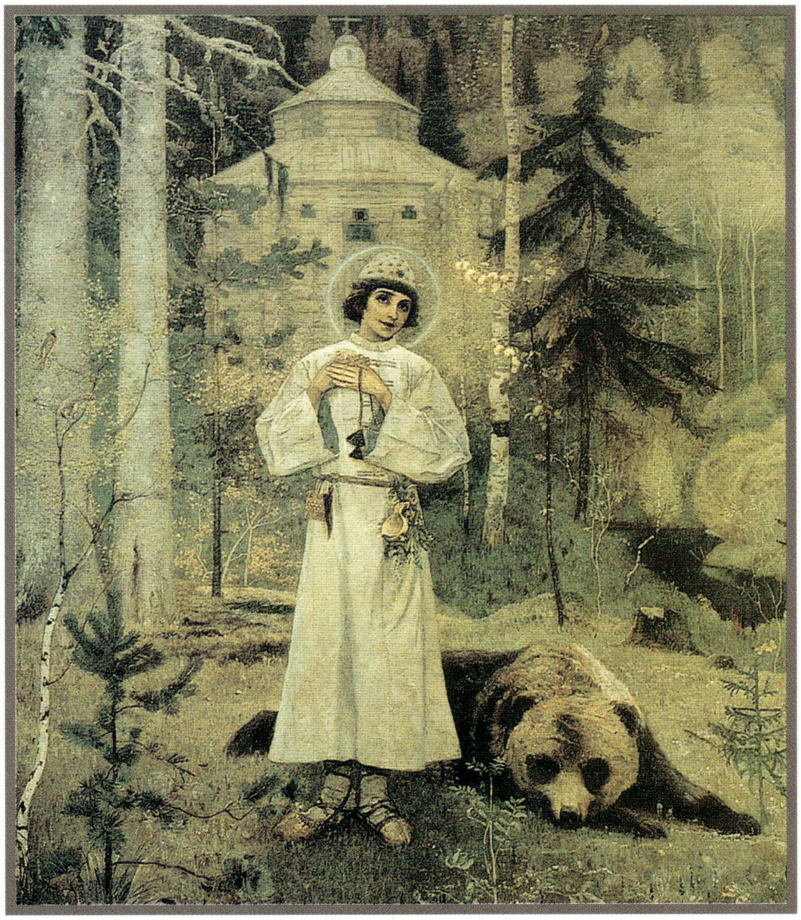

Mikhaïl Nesterov
125 *Die Jugend des heiligen Sergej.* 1892-97
Öl auf Leinwand. 247 x 229 cm. Tretjakow-Galerie, Moskau

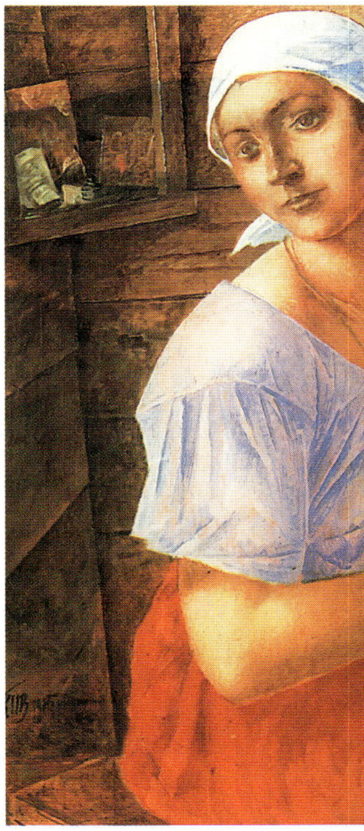

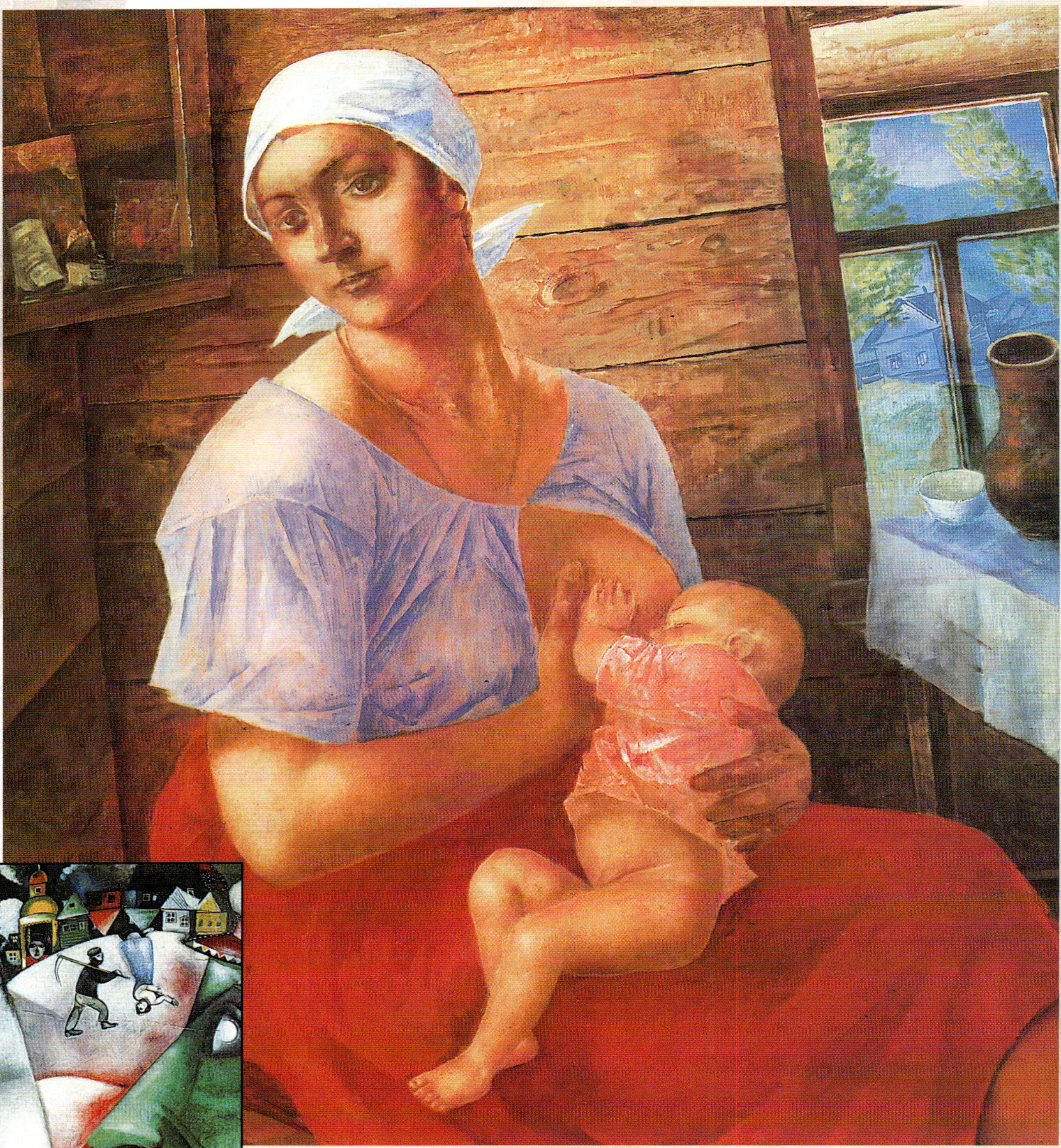

Kusma Petrow-Wodkin
127 *Mutter.* 1915
Öl auf Leinwand. 107 x 98,5 cm. Russisches Museum, St. Petersburg

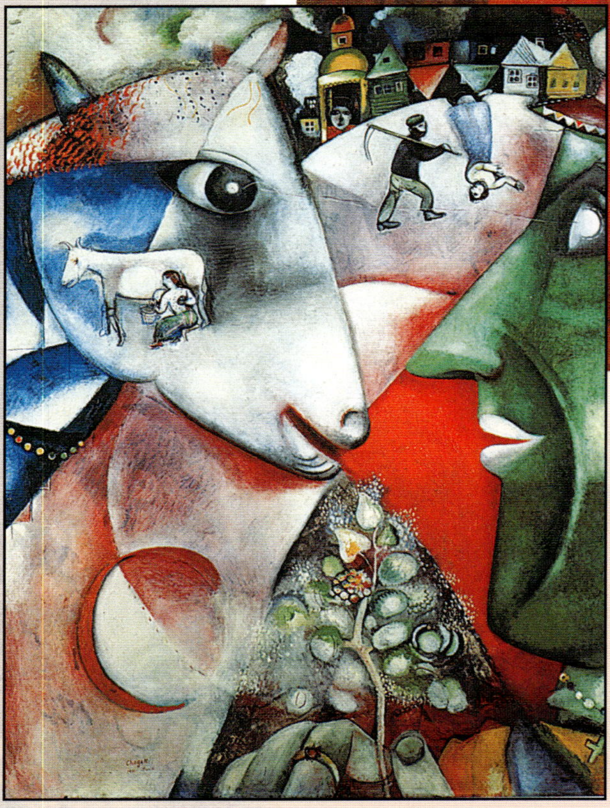

Marc Chagall
128 *Ich und das Dorf.* 1911
Öl auf Leinwand. 191,2 x 150,5 cm. Museum der Modernen Kunst, New York

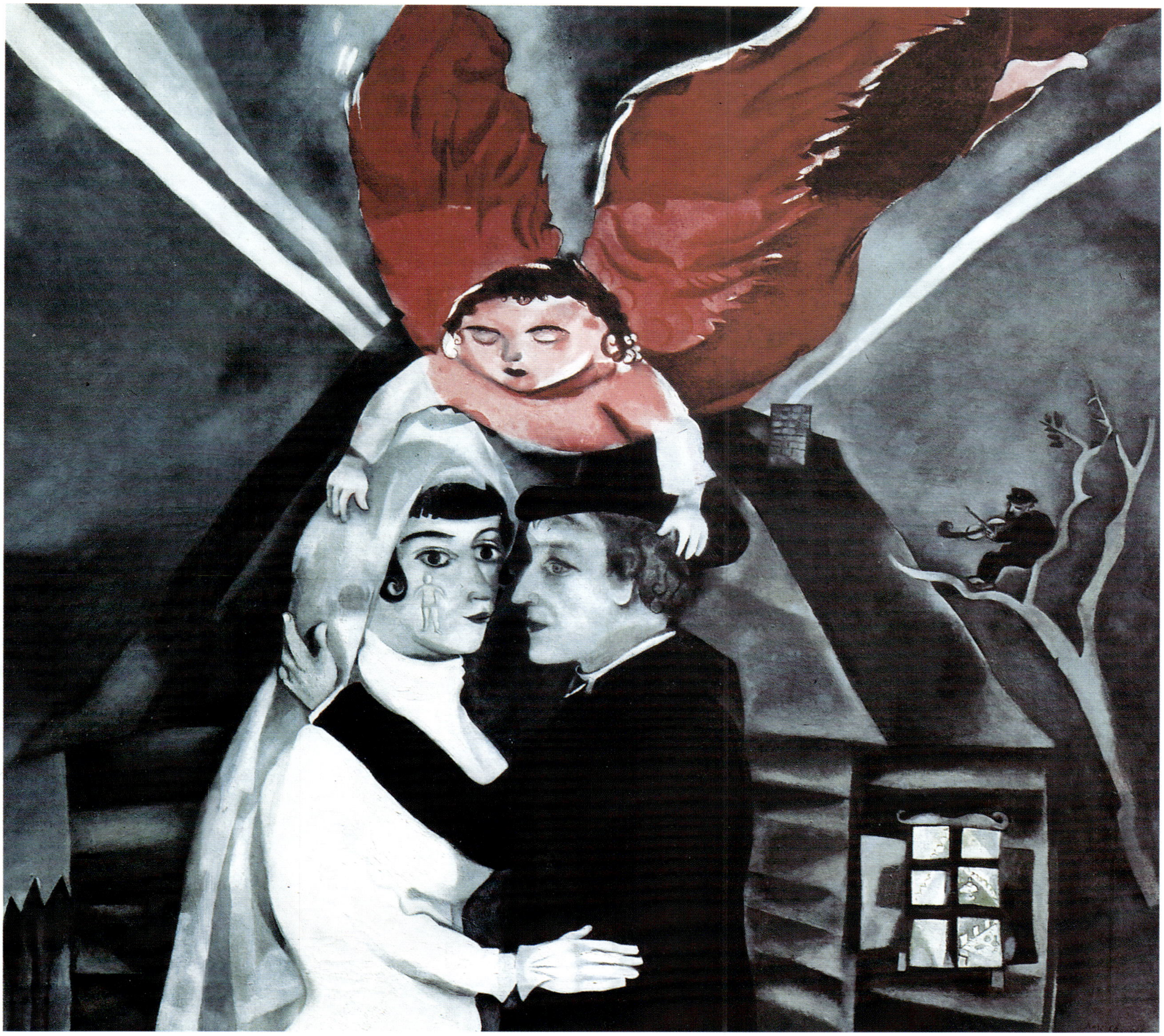

Obwohl sie hinsichtlich des Inhalts und der symbolischen Bedeutung häufig komplexer sind, haben viele der Bilder Marc Chagalls (1887-1985) — wie zum Beispiel *Ich und das Dorf* [128] und *Hochzeit* [129] — ebenfalls eine mystische oder traumähnliche Aura, die durch das Gefühl intensiviert wird, dass die dargestellten Figuren zwischen der materiellen und der spirituellen Welt schweben.

Marc Chagall
129 *Hochzeit*. 1918
Öl auf Leinwand. 100 x 119 cm
Tretjakow-Galerie, Moskau

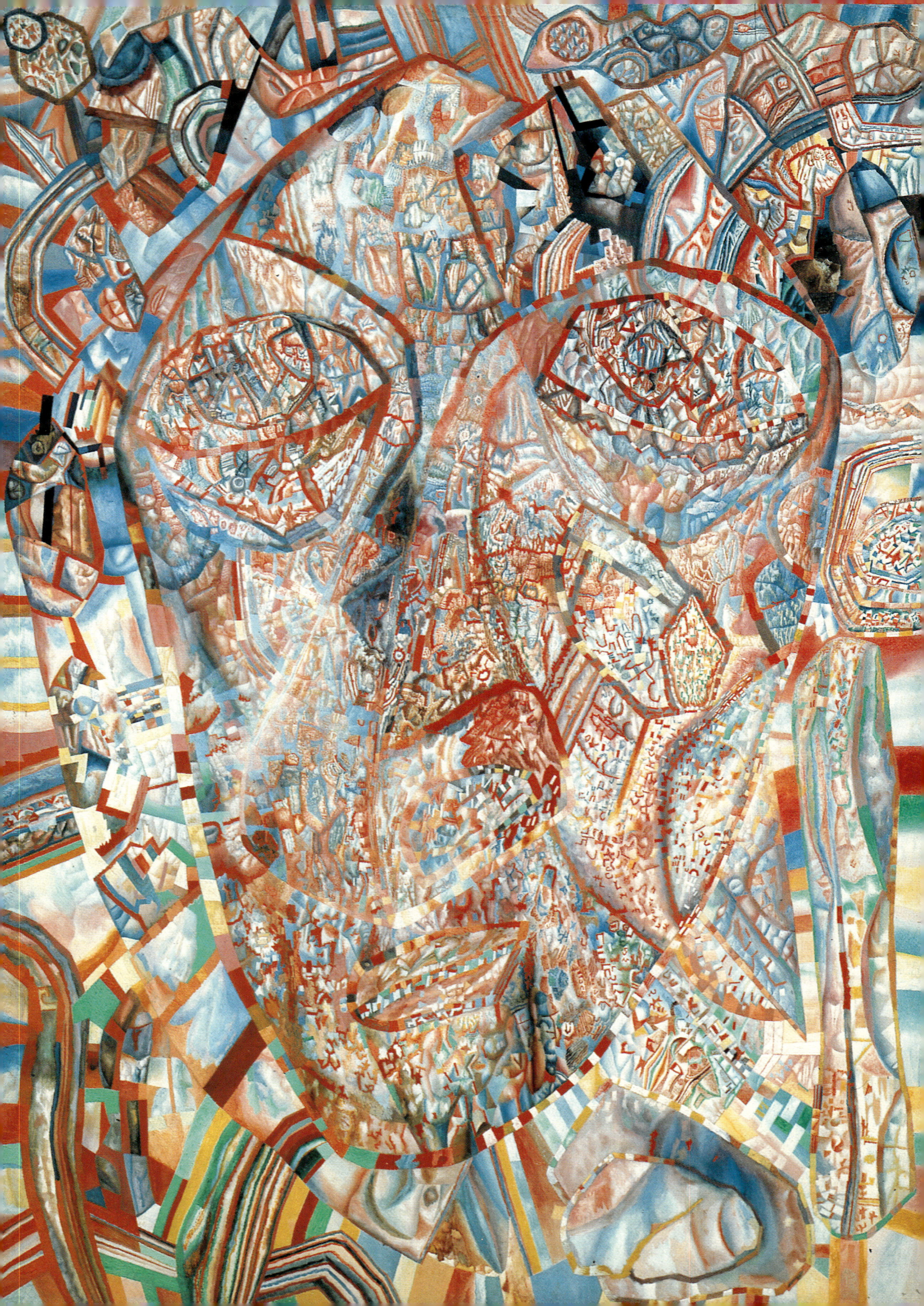

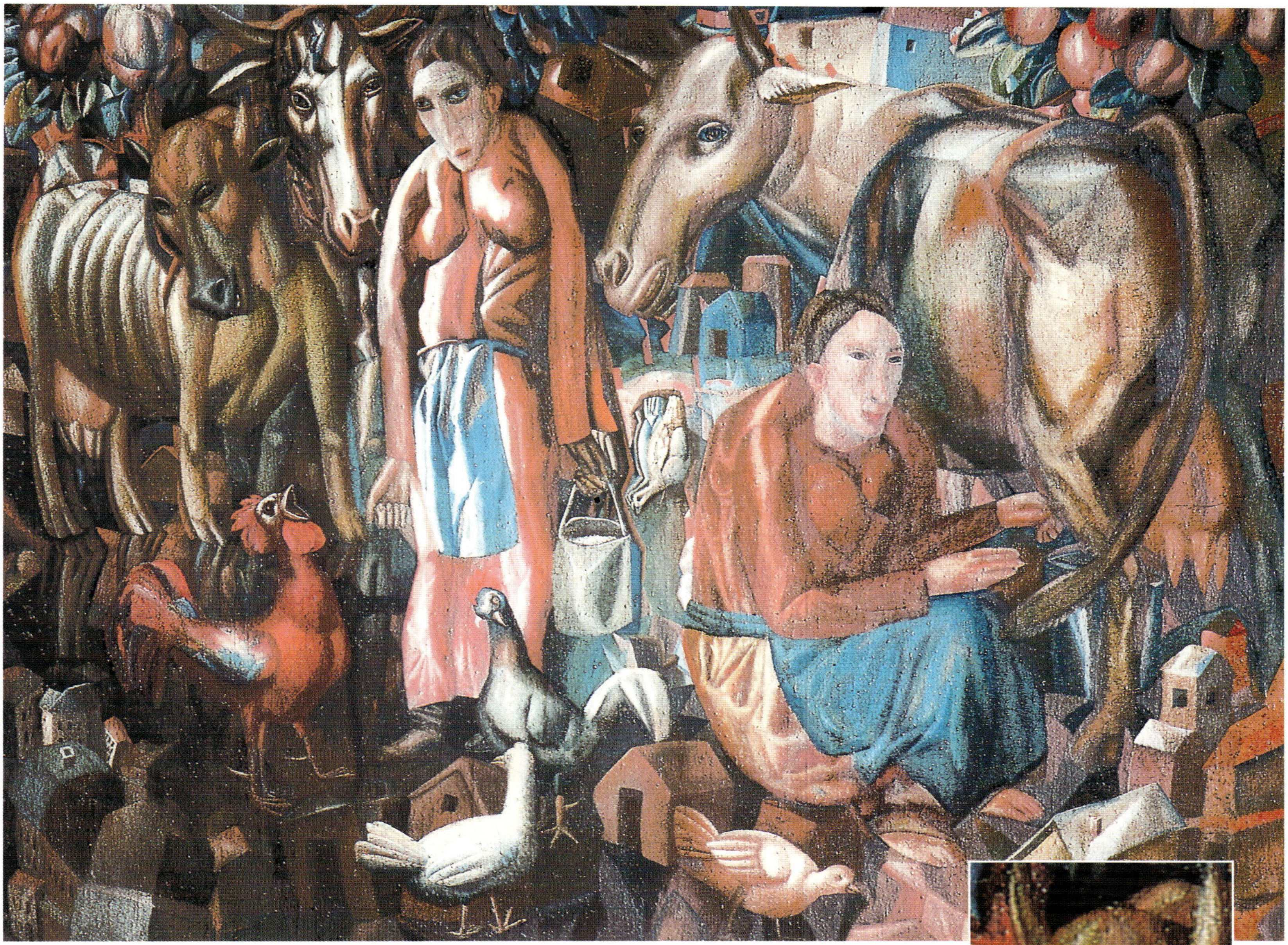

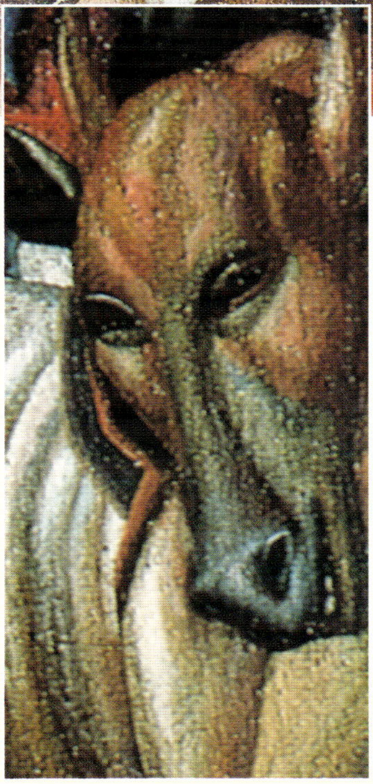

Pawel Filonow
131 Kuhmägde. 1914. Öl auf Leinwand. 117 x 152,5 cm. Russisches Museum, St. Petersburg

Die Figuren in den Gemälden Pawel Filonows (1883-1941) — der in enger Verbindung mit der russischen futuristischen Bewegung stand — sind sogar noch surrealer und noch stärker mit symbolischer Bedeutung beladen [130 und 131]. Filonows Bildersprache ist von dem russischen Kunsthistoriker Dimitri Sarabianow treffend und prägnant erklärt worden: „Seine Fische stehen immer für Christus, seine Bäume sind die Bäume des Lebens, seine Boote sind die Arche Noah, seine Männer und Frauen sind die nackten Adam und Eva angesichts der Welt und der gesamten Geschichte, Vergangenheit und Zukunft" [29]. Filonow entwickelte eine Methode der Malerei, die, der Paul Klees nicht unähnlich, den Wert des 'Organismus' in Opposition zum 'Mechanismus' betonte. Sein künstlerisches Credo, unter der Bezeichnung „Analytische Kunst" bekannt, „zog junge Künstler wie ein Magnet an" [30], so dass er um die Mitte der 1920er Jahre einer der populärsten Führer der Avantgarde war. Dennoch lehnte er es ab, seine Bilder zu verkaufen, „weil er beschlossen hatte, [sie] dem Staat für ein Museum der Analytischen Kunst zu vermachen" [31].

Linke Seite:
Pawel Filonow
130 *Lebendiger Kopf.* 1926.
Öl auf Papier, auf Leinwand aufgezogen. 105 x 72,5 cm
Russisches Museum, St. Petersburg

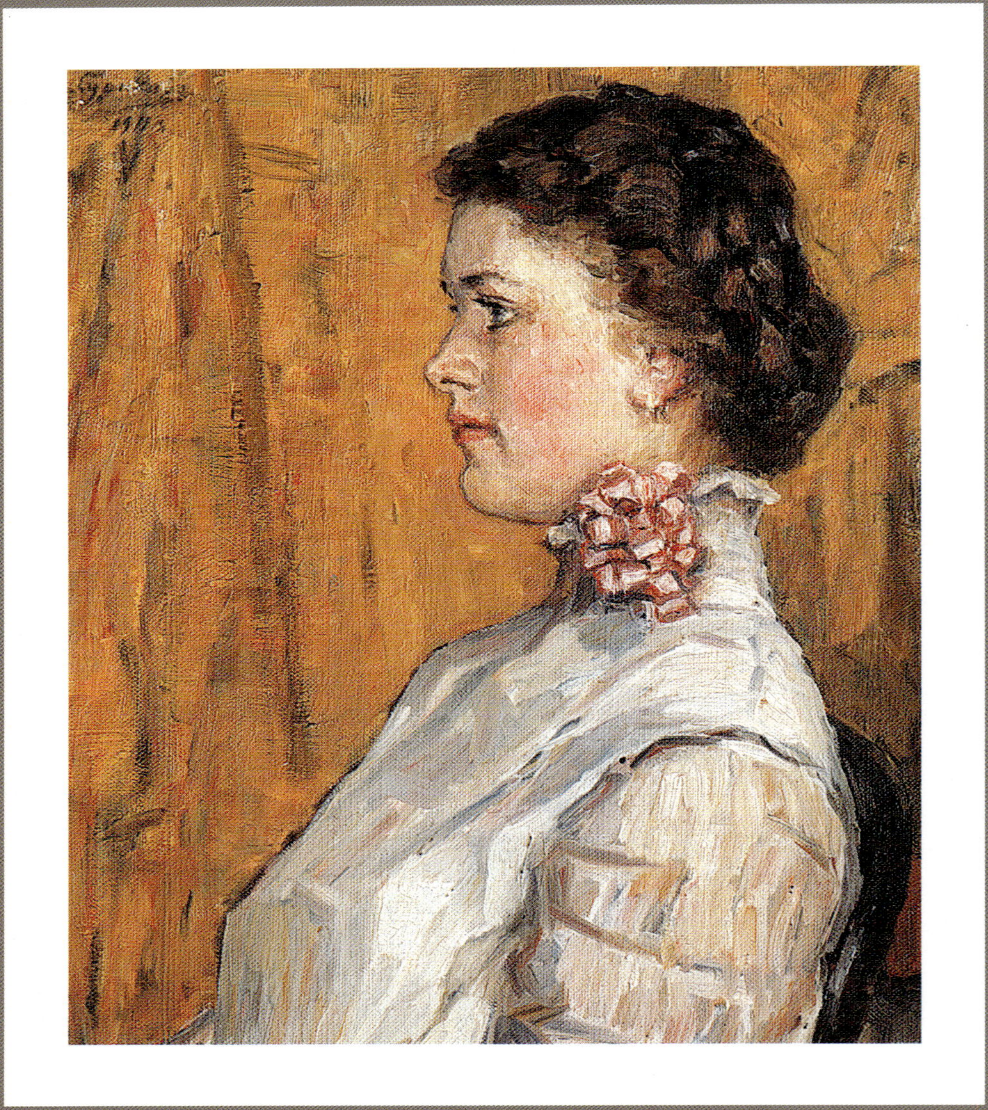

Wassili Surikow
132 *Porträt einer Unbekannten vor gelbem Hintergrund.* 1911
Öl auf Leinwand. 51 x 44 cm
Russisches Museum, St. Petersburg

Porträtmalerei

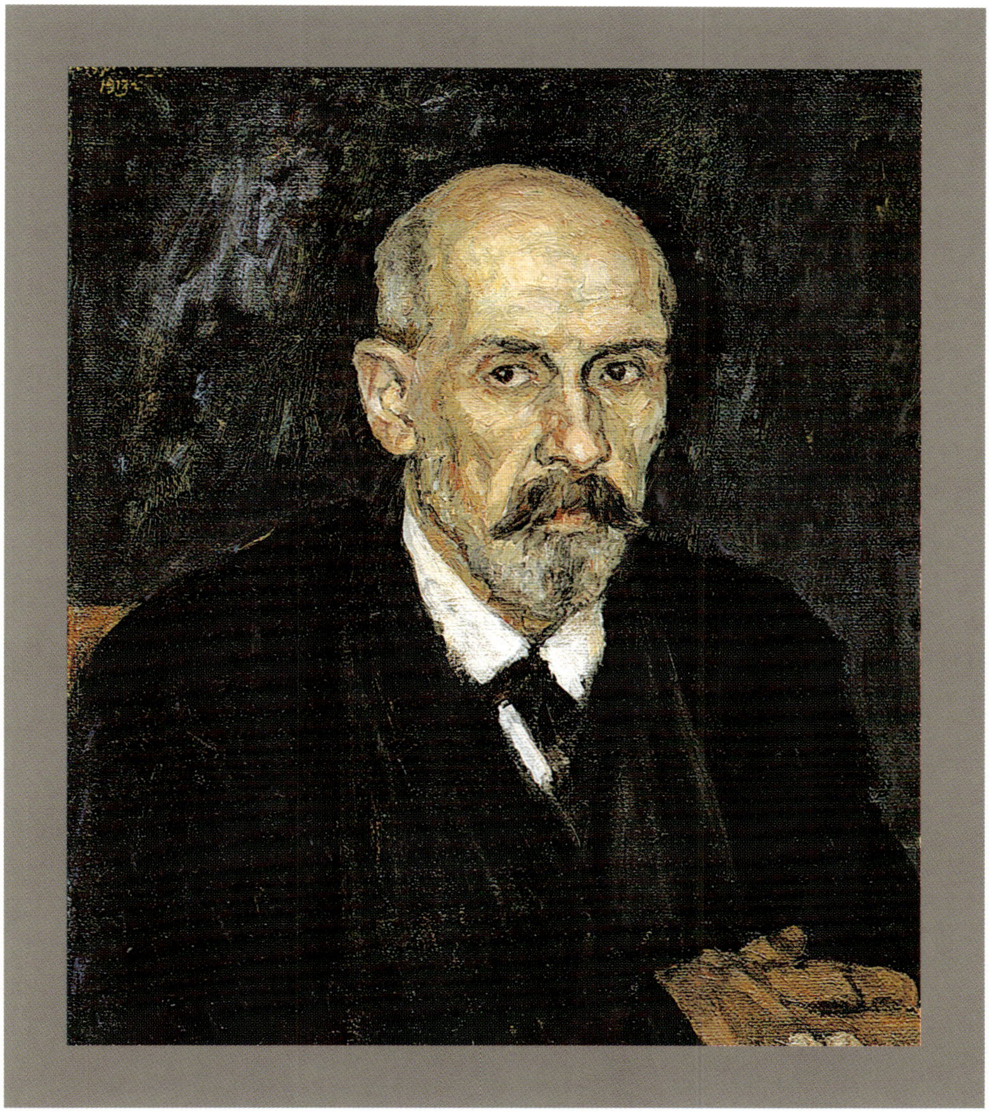

Obwohl die Bewegung 'Welt der Kunst' viele der besten Künstler anzog, hatte sie kein Monopol auf Begabung. Auf ältere 'Wanderer', von denen viele immer noch interessante und innovative Bilder malten, übte sie wenig Anziehungskraft aus. Surikow beispielsweise malte noch bis zum Jahr vor seinem Tode und schuf während der 80er und 90er Jahren des 20. Jahrhunderts eine großartige Serie von Kostümporträts, die zusätzlich zum Namen des Modells häufig einen deskriptiven Titel trugen, wie beispielsweise *Sibirische Schönheit* oder *Kosakenmädchen*. Auf diese Weise beabsichtigte er, „eine besondere, alte, russische Schönheit" [32] wiederzugeben. Laut Alexander Benois war Surikow „der Erste, der die eigenartige Schönheit der alten russischen Farbgebung erkannte" [33], weshalb seine Kostümporträts auffällig reiche und warme Farbtöne aufweisen. Aber Surikow malte auch Porträts in modernerem Stil, die sich mehr auf die Persönlichkeit des Modells konzentrierten, wie etwa *Porträt einer Unbekannten vor gelbem Hintergrund* [132] oder *Mann mit verbundenem Arm* [133].

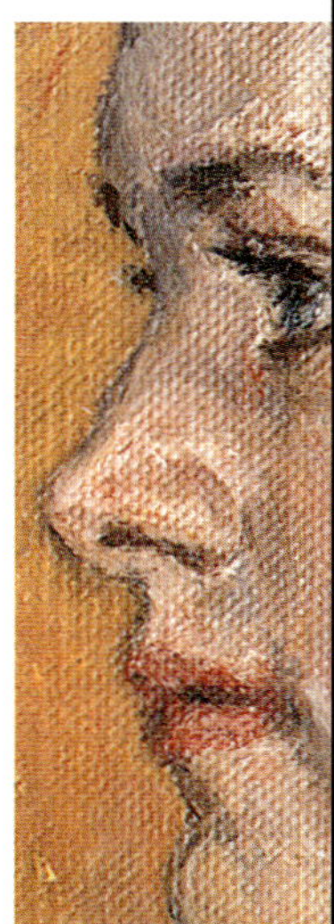

Wassili Surikow
133 *Mann mit verbundenem Arm*. 1913
Öl auf Leinwand. 68,5 x 53,9 cm
Russisches Museum, St. Petersburg

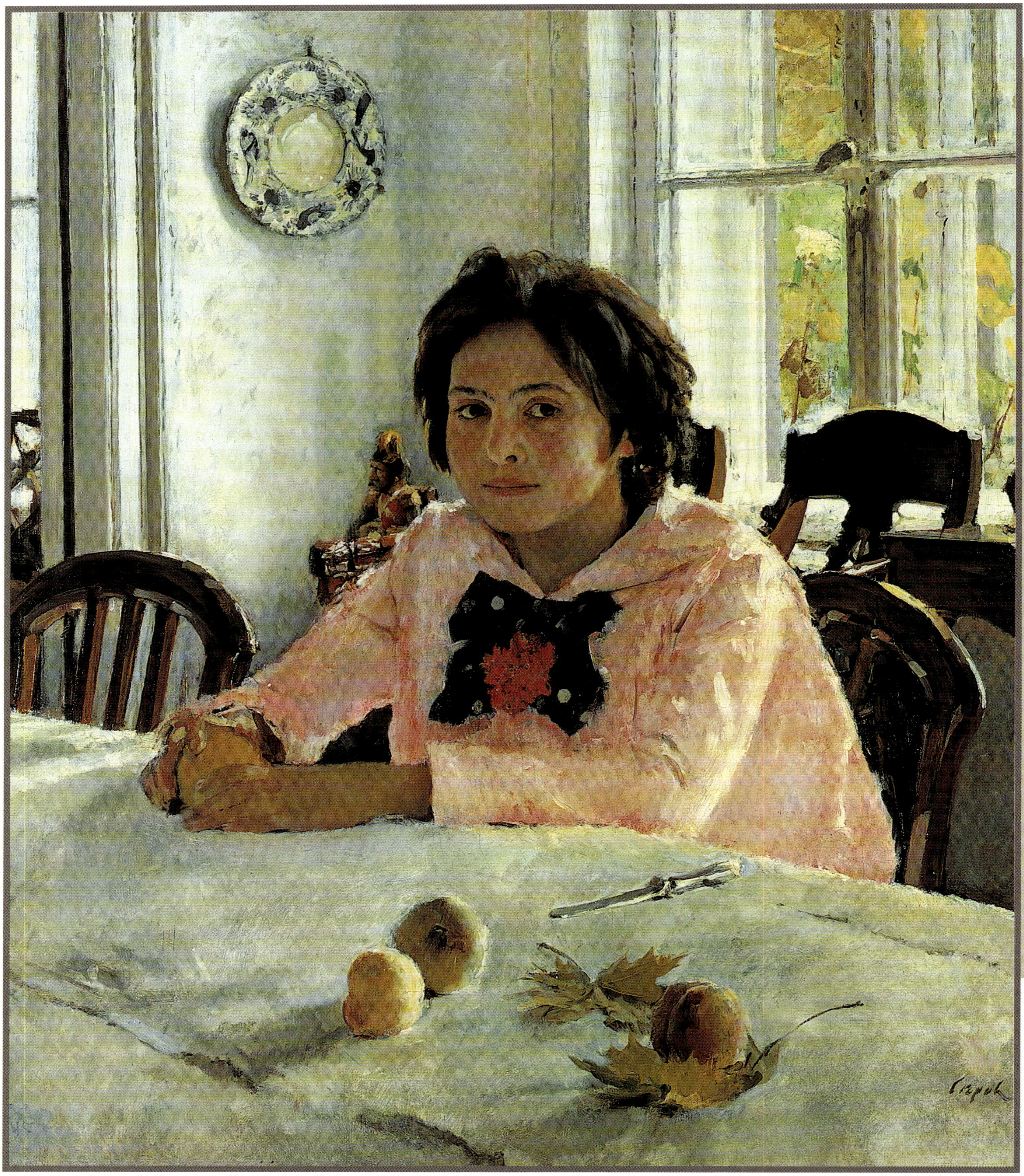

Valentin Serow
134 *Mädchen mit Pfirsichen (Porträt von Vera Mamontowa).* 1887. Öl auf Leinwand. 91 x 85 cm. Tretjakow-Galerie, Moskau

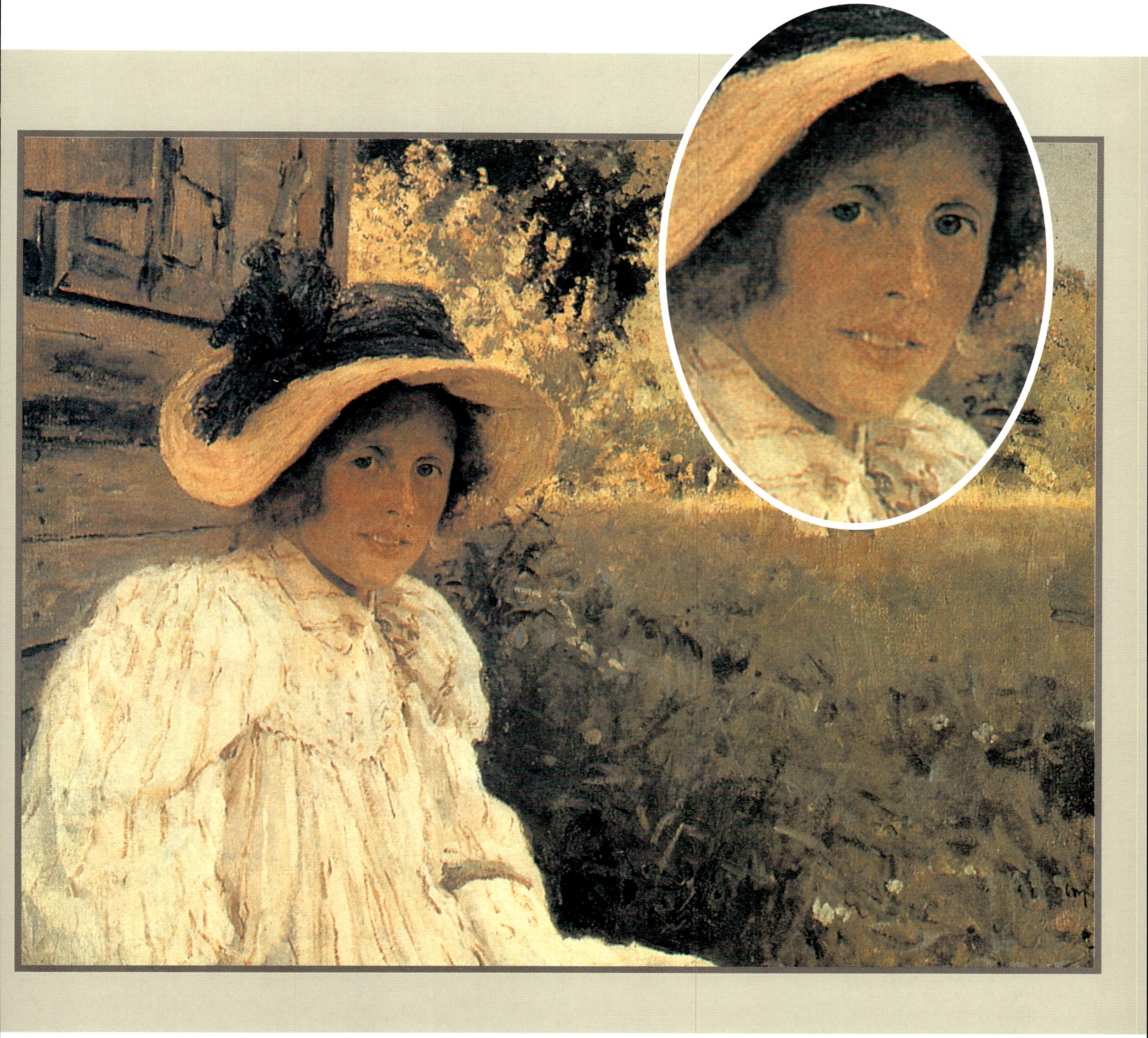

Unter den jungen Peredwischniki, die der 'Welt der Kunst'- Gruppe beitraten, war Valentin Serow (1865-1911) der brillanteste Porträtmaler. Wie viele seiner Zeitgenossen liebte er es, unter freiem Himmel zu malen, und viele seiner besten Porträts — wie etwa *Mädchen mit Pfirsichen* [134], *Mädchen im Sonnenschein* und *Im Sommer* [135] — verdanken ihre Natürlichkeit ihrem Schauplatz oder dem Wechselspiel von Sonnenlicht und Schatten. Tatsächlich sah Serow sie eher als Studien denn als Porträts, weshalb er ihnen auch beschreibende Titel gab, ohne den Namen des Modells zu nennen. Das Modell für *Mädchen mit Pfirsichen* — von Serow im Alter von erst 21 Jahren gemalt — war tatsächlich Mamontows Tocher Vera. Das Modell für *Im Sommer* war Serows Frau.

Valentin Serow
135 *Im Sommer (Porträt von Olga Serowa).* 1895
Öl auf Leinwand. 73,5 x 93,8 cm
Russisches Museum, St. Petersburg

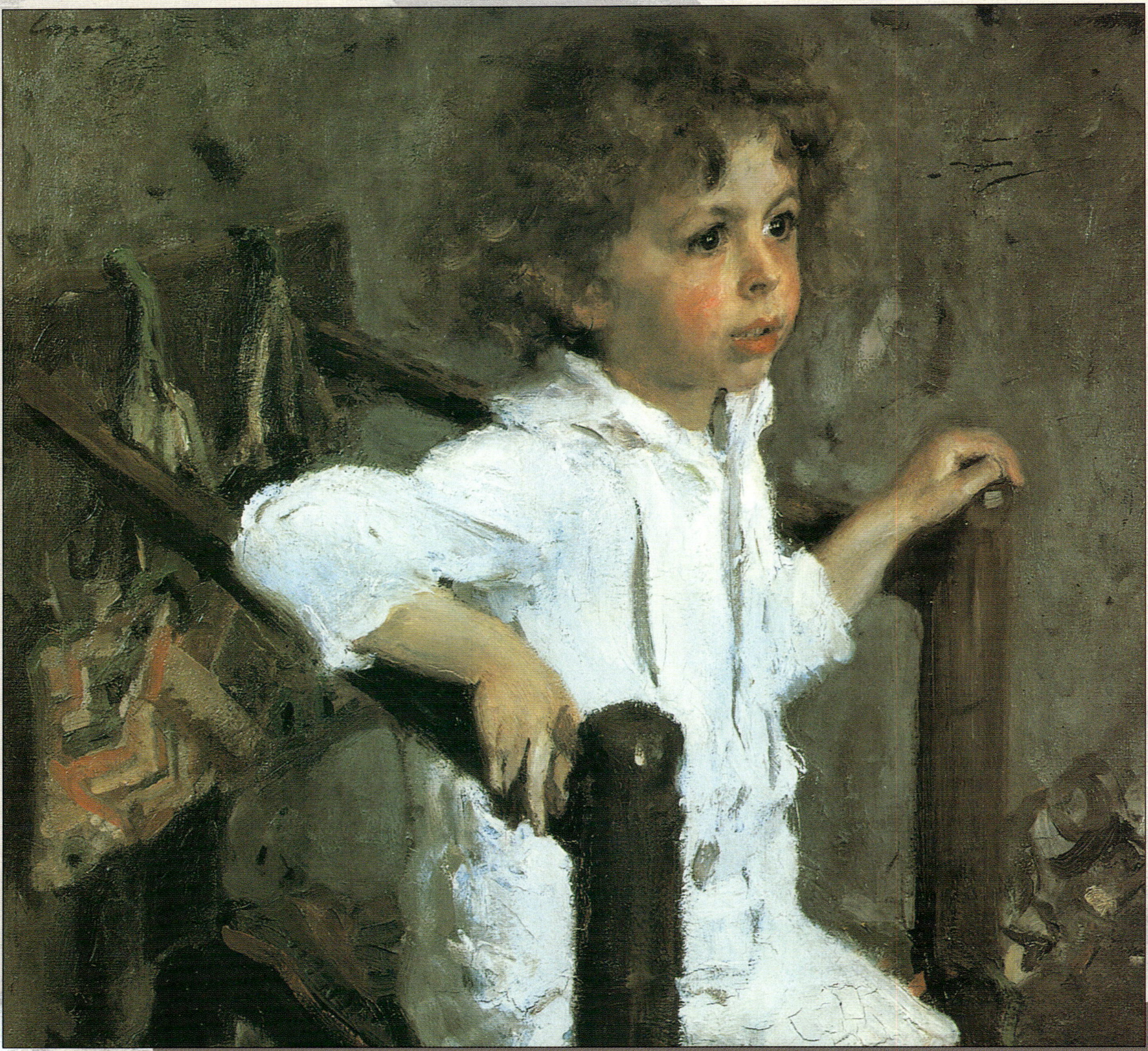

Valentin Serow
136 Porträt von Mika Morosowa. 1901. Öl auf Leinwand. 62,3 x 70,6 cm. Tretjakow-Galerie, Moskau

Serows künstlerisches Talent begann sich schon im Alter von sechs Jahren bemerkbar zu machen. Repin agierte als sein Lehrer und Mentor und gab Serow, als dieser neun Jahre alt war, in seinem Atelier in Paris Unterricht und ließ ihn dann in Moskau mitarbeiten, fast wie einen Lehrling. Schließlich schickte Repin ihn zur Ausbildung zu Pawel Christiakow — dem Lehrer vieler der Maler aus der 'Welt der Kunst', unter ihnen Nesterow und Wrubel, der ein enger Freund werden sollte. Weil Serows Laufbahn einen großen Zeitraum umfasste, sind sein Stil und seine Themen außerordentlich vielfältig — sie reichen von üppigen Gesellschaftsporträts (in bemerkenswert erhobenem Stil und mit aufwendiger Kleidung) bis zu sensiblen Kinderstudien, wie jener, die er 1901 von Mika Morosowa [136] malte. Seine Porträts Isaak Lewitans [137] und der Schauspielerin Maria Jermolowa demonstrieren seine Gabe, die Persönlichkeit des Modells einzufangen. Die in Tempera und Holzkohle auf Leinwand angefertigte berühmte Aktstudie der Tänzerin Ida Rubinstein [138], die er gegen Ende seines Lebens malte, unterscheidet sich wiederum völlig von diesen Porträts.

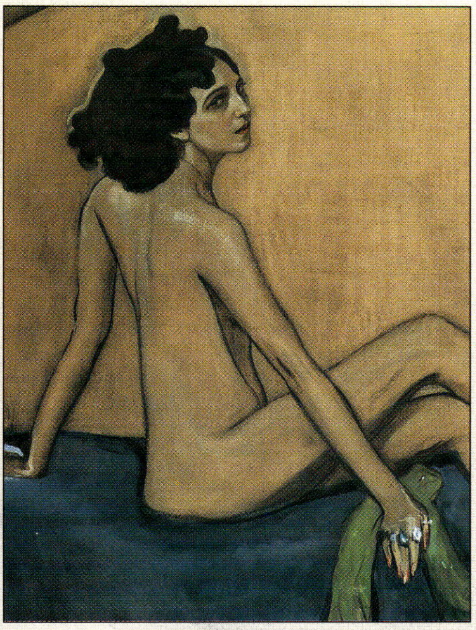

Valentin Serow
138 *Porträt von Ida Rubinstein.* 1910. Detail
Russisches Museum, St. Petersburg

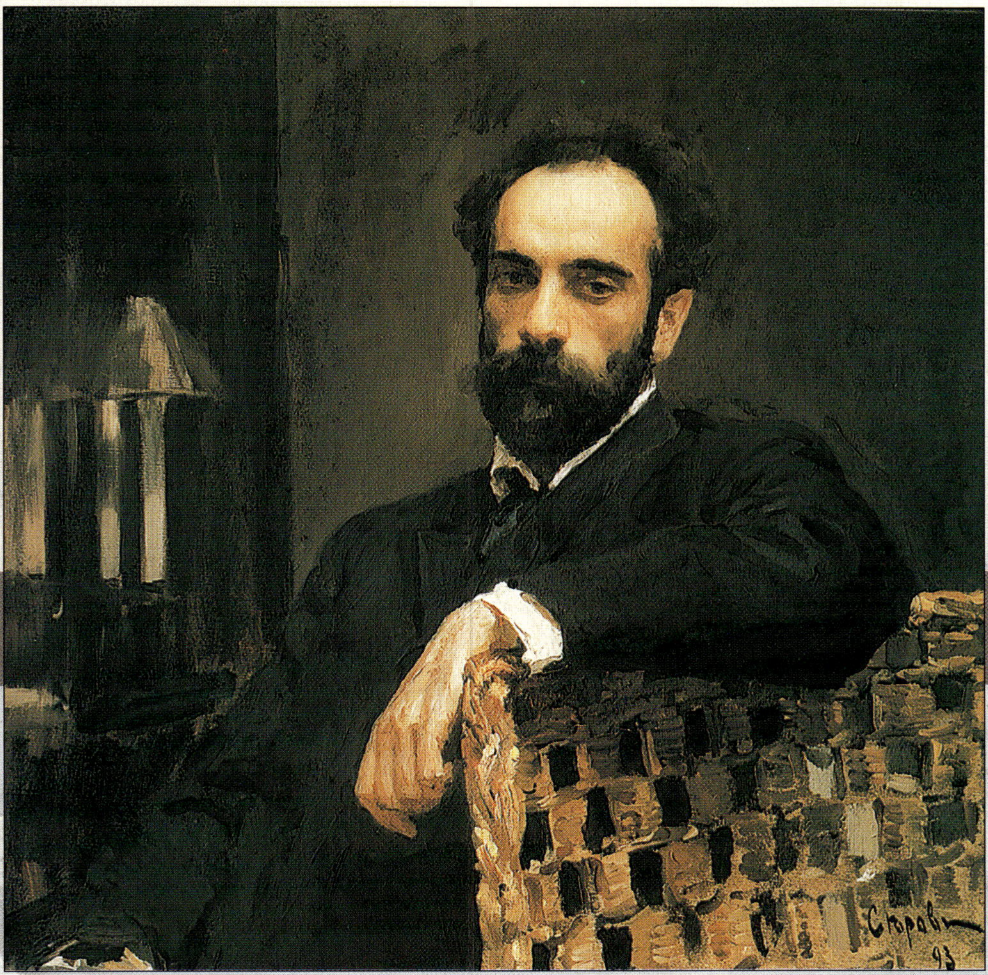

Valentin Serow
137 Porträt von Isaak Lewitan. 1893. Öl auf Leinwand. 82 x 86 cm. Tretjakow-Galerie, Moskau

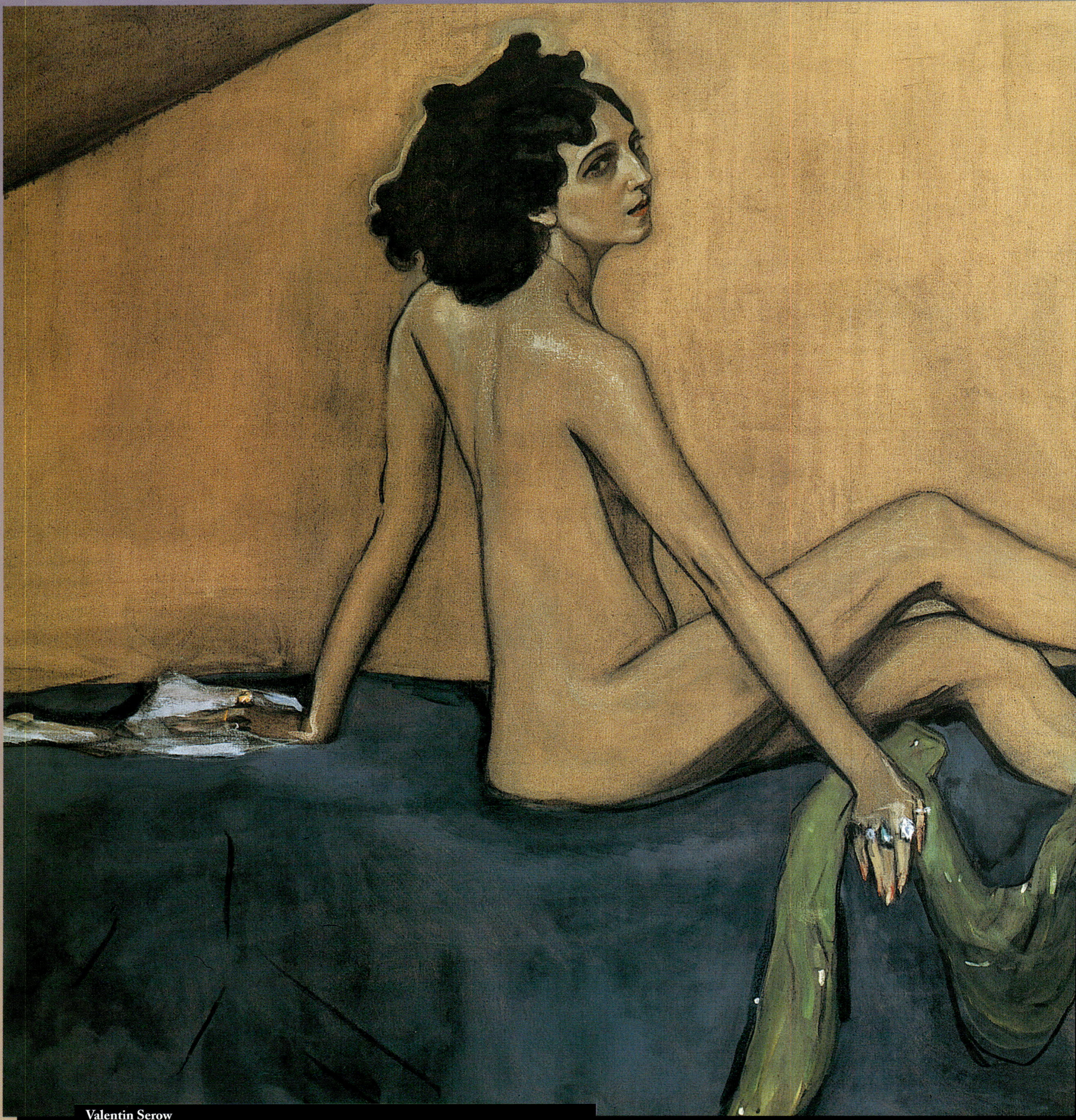

Valentin Serow
138 *Porträt von Ida Rubinstein.* 1910
Tempera und Kohle auf Leinwand. Russisches Museum, St. Petersburg

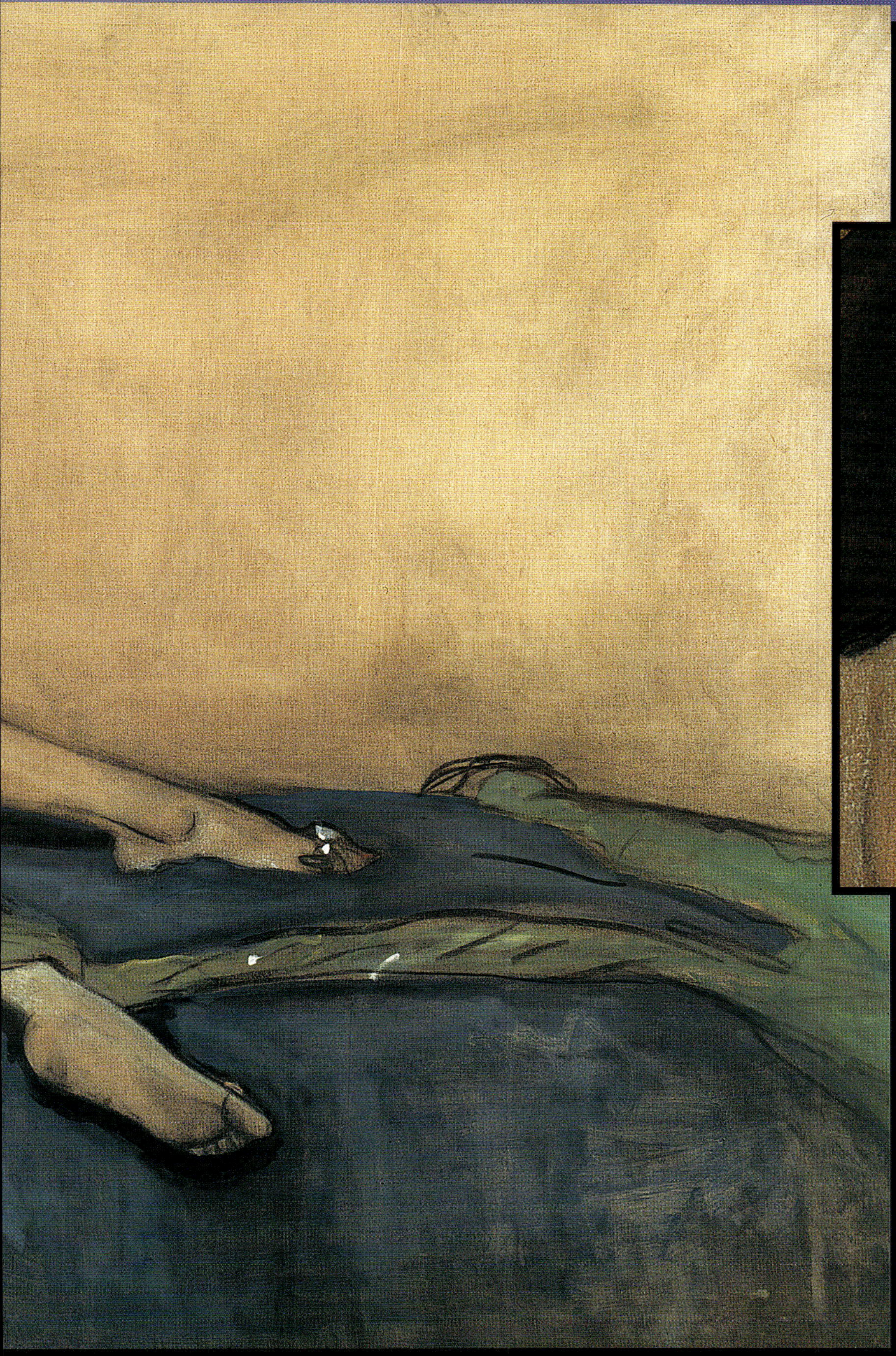

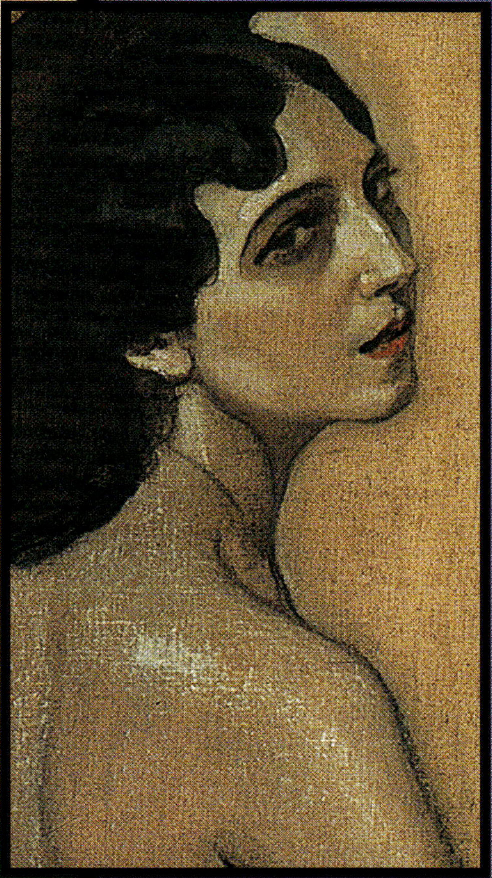

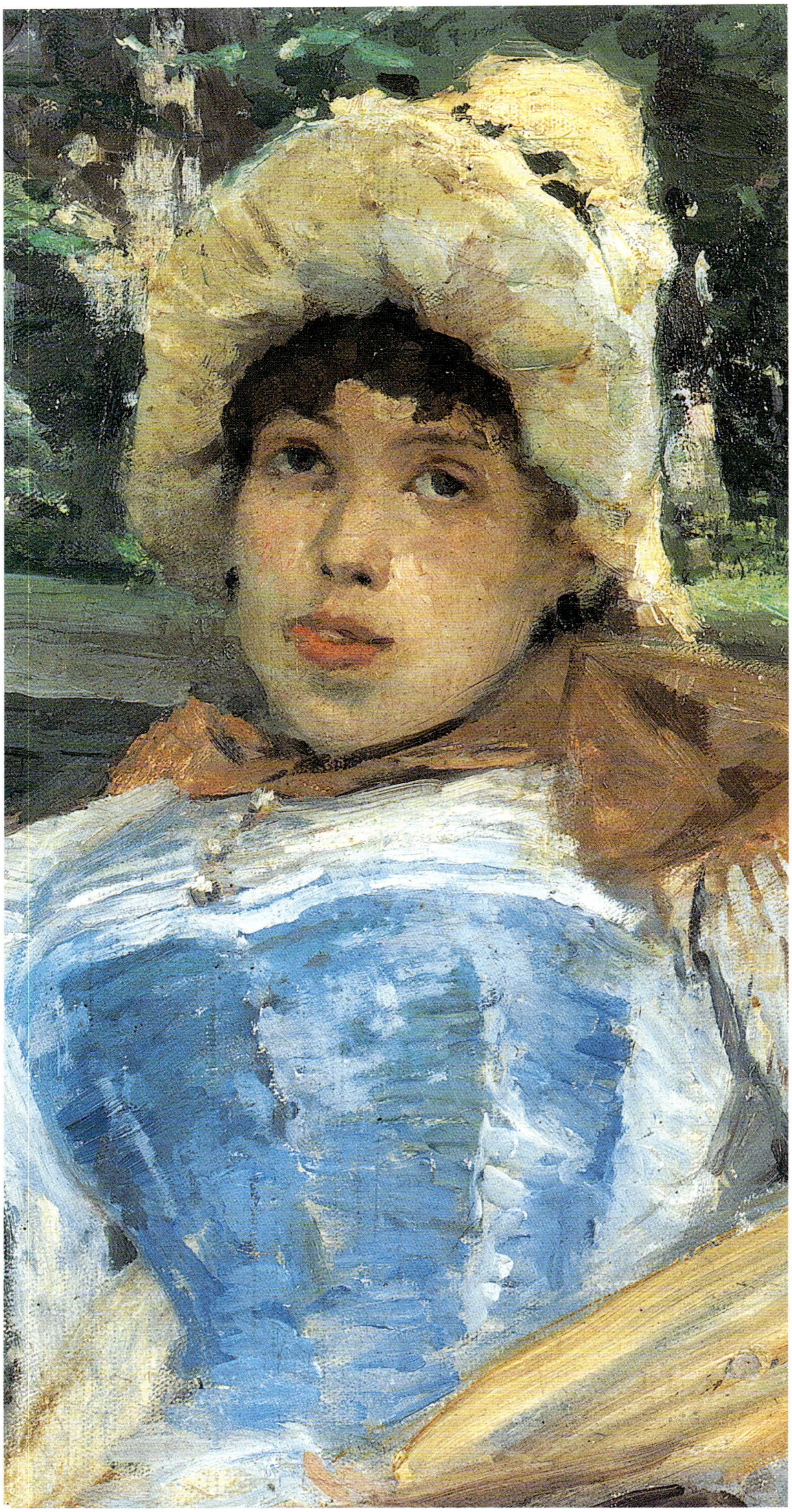

Obwohl Serows früher Stil viel mit dem der französischen Impressionisten gemein hat, lernte er ihre Werke erst kennen, nachdem er Bilder wie *Mädchen mit Pfirsichen* gemalt hatte. Im Unterschied dazu wurde Konstantin Korowin (1861-1939) von den französischen Impressionisten fast vom Beginn seiner Laufbahn an stark beeinflusst, wie an seinem Bild *Die Tänzerin* [139] beobachtet werden kann, das als eines der ersten impressionistischen Bilder eines russischen Künstlers angesehen wird.

Konstantin Korowin
139 *Die Tänzerin.* 1883
Tretjakow-Galerie, Moskau

Alexander Golowin
140 *Porträt des Theaterregisseurs Wsewolod Meyerhold.* 1917
Tempera auf Holztafel. 80 x 67 cm. Theatermuseum, St. Petersburg

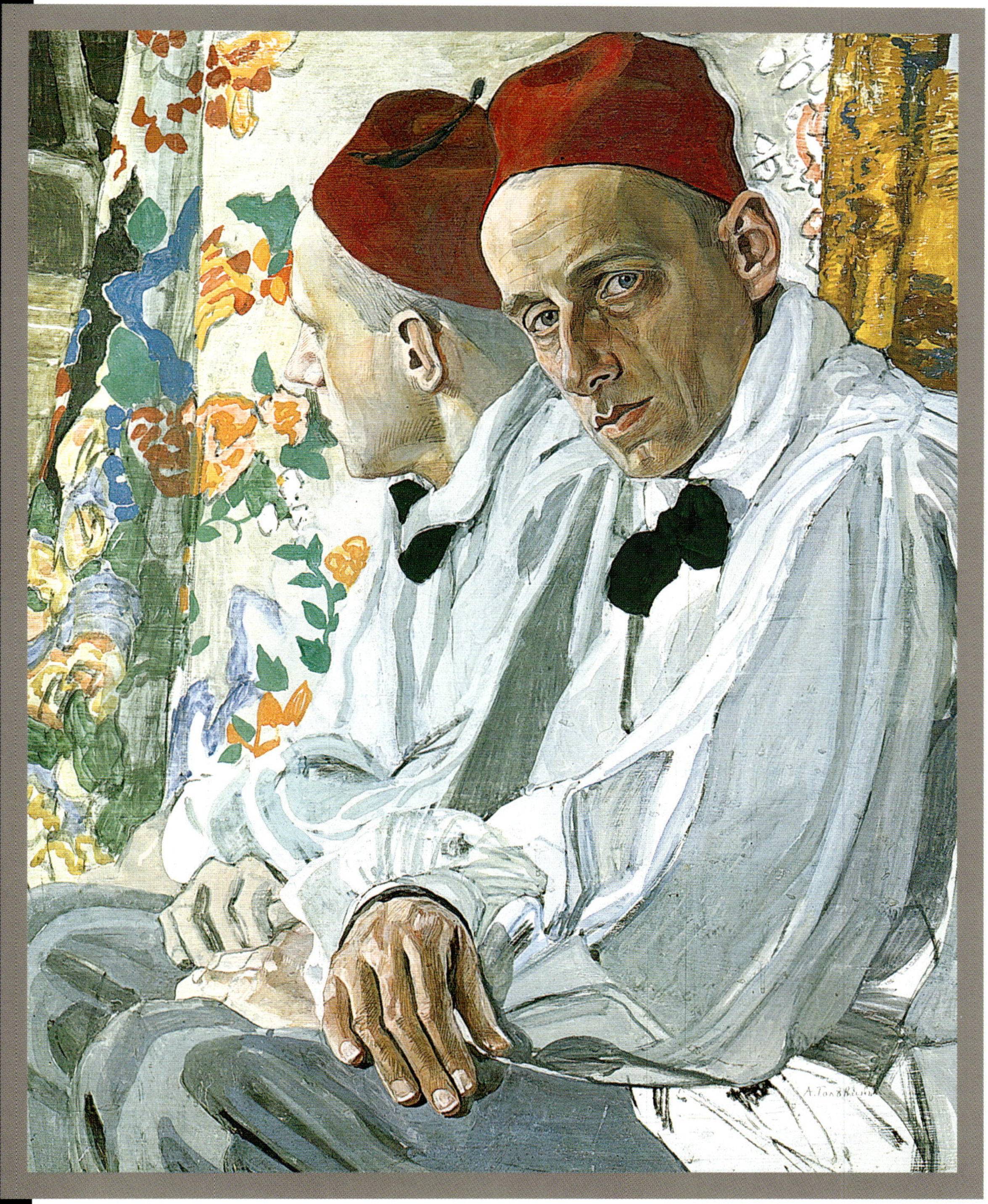

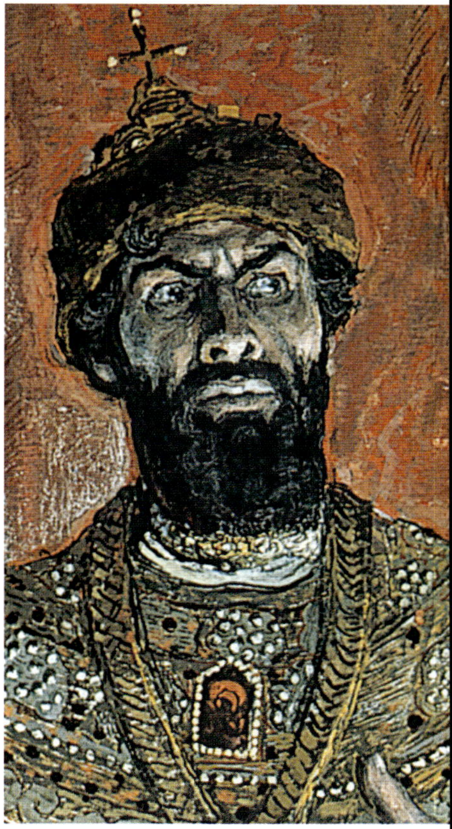

Alexander Golowin
141 *Porträt von Fjodor Schaljapin als Boris Godunow.* 1912. Detail
Tempera und Gouache auf Karton
101,5 x 165 cm
Russisches Museum, St. Petersburg

Alexander Golowin (1863-1930) gestaltete gemeinsam mit Kolowin die Handwerksabteilung des russischen Pavillons der Pariser Weltausstellung des Jahres 1900. Anschließend entwarf er Bühnenbilder und Kostüme für eine Reihe von Theatern, darunter das Kaiserliche Theater in St. Petersburg (wo er der leitende Bühnenbildner wurde), das Bolschoi, das Moskauer Kunsttheater und Diaghilews Ballets Russes. Zwei seiner kraftvollsten Bilder entstanden aus seinem Interesse an den darstellenden Künsten, und zwar sein Porträt des Theaterregisseurs Wsewolod Meyerhold [140] und das des Basses Fjodor Schaljapin in der Rolle des Boris Godunow [141], das er 1912 malte.

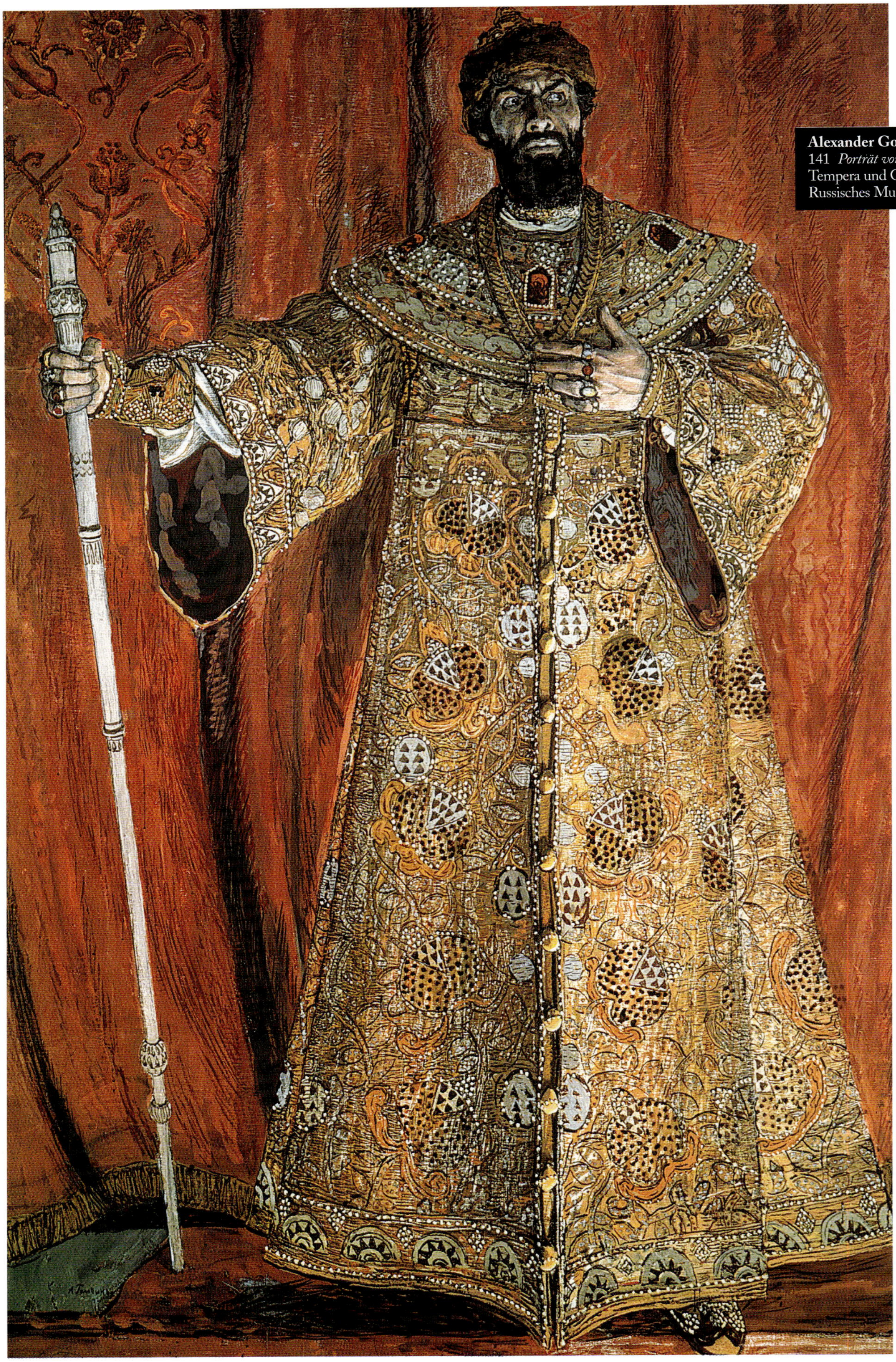

Alexander Golowin
141 *Porträt von Fjodor Schaljapin als Boris Godunow.* 1912
Tempera und Gouache auf Karton. 101,5 x 165 cm
Russisches Museum, St. Petersburg

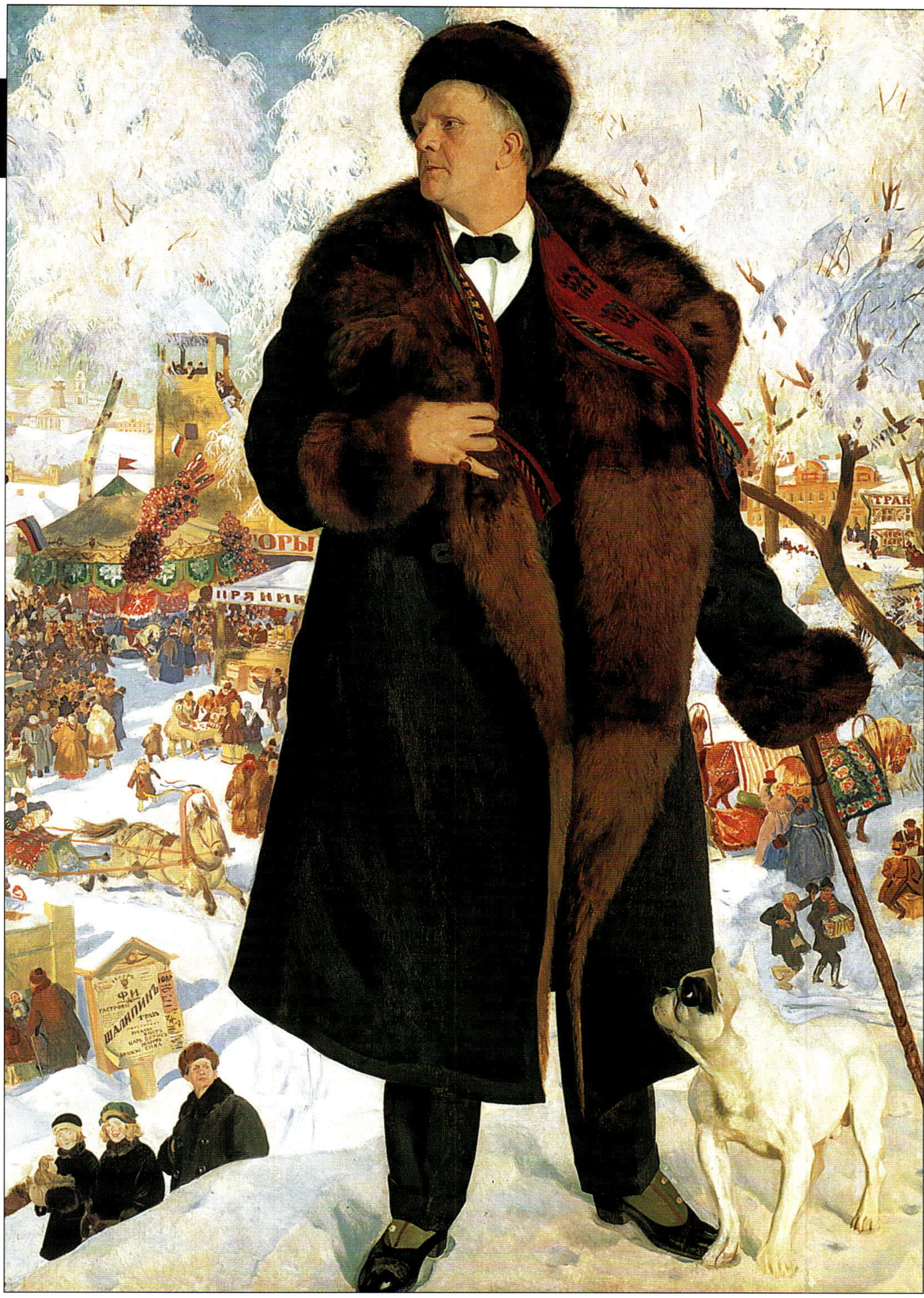

Boris Kustodijew
142 *Porträt von Fjodor Schaljapin.* 1921
Öl auf Leinwand. 215 x 172 cm
Theatermuseum, St. Petersburg

Von Schaljapin existieren auch andere Porträts, unter anderem eines (in seiner Jugend) von Serow und eines von Boris Kustodijew (1878-1927), der ihn stehend und wie einen pelzmanteltragenden Koloss auf einer schneebedeckten Anhöhe vor dem Hintergrund einer Kirmesszene voller kleiner, farbenfroher Figuren darstellt [142]. Viele von Kustodijews Porträts und Genrebildern sind sehr dekorativ — zum Beispiel sein großartiges Bild *Kaufmannsfrau beim Tee* —, während seine elegante und genaue Wiedergabe der menschlichen Gestalt auf seine ursprüngliche Ausbildung als Bildhauer verweisen.

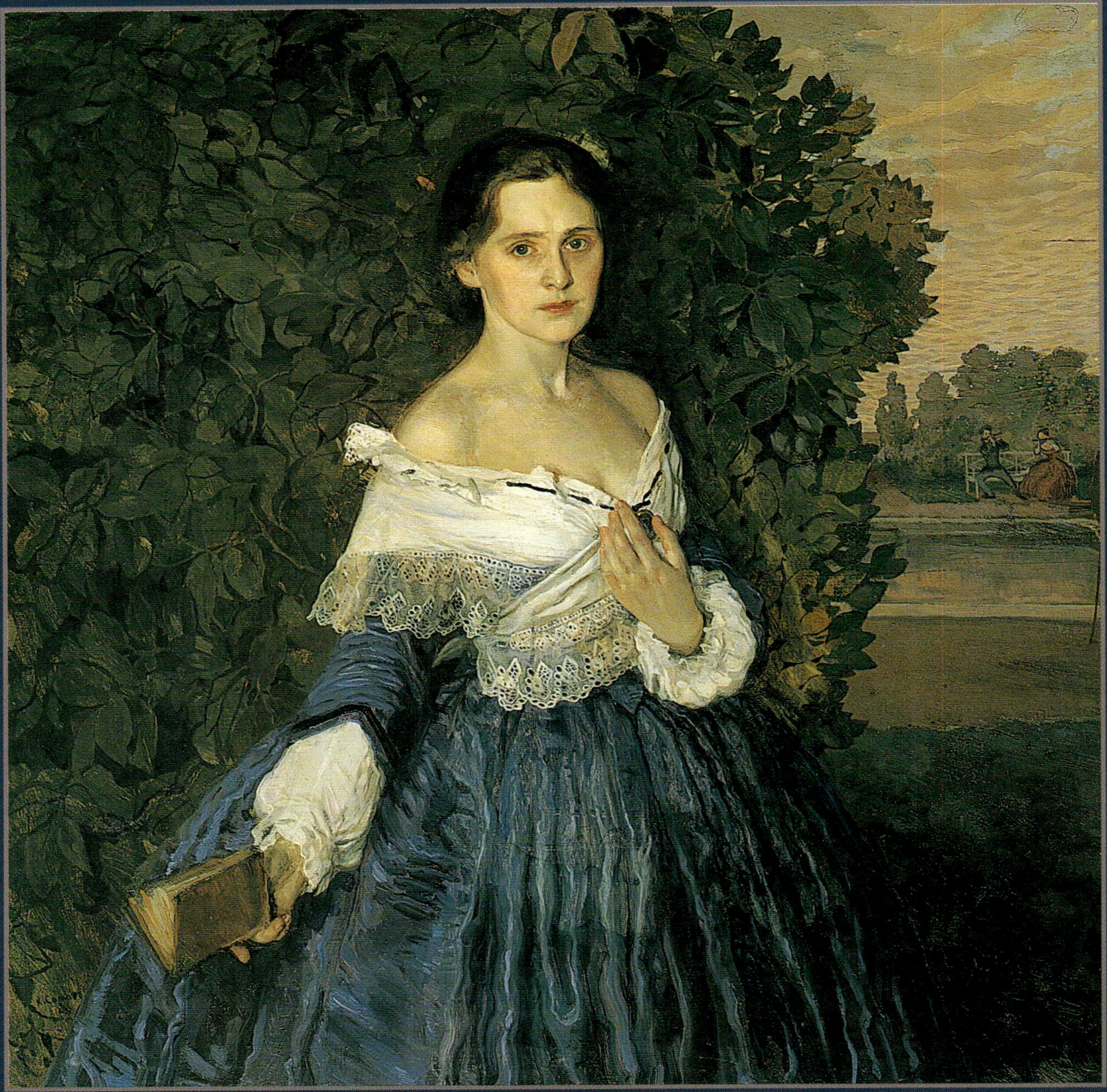

"erzielt seine Wirkung mit Hilfe einer unerwarteten Synthese von Realismus und Stilisierung"

Konstantin Somow
143 *Dame im blauen Kleid (Porträt von Elisabeth Martynowa).* 1897-1900
Öl auf Leinwand. 103 x 103 cm. Tretjakow-Galerie, Moskau

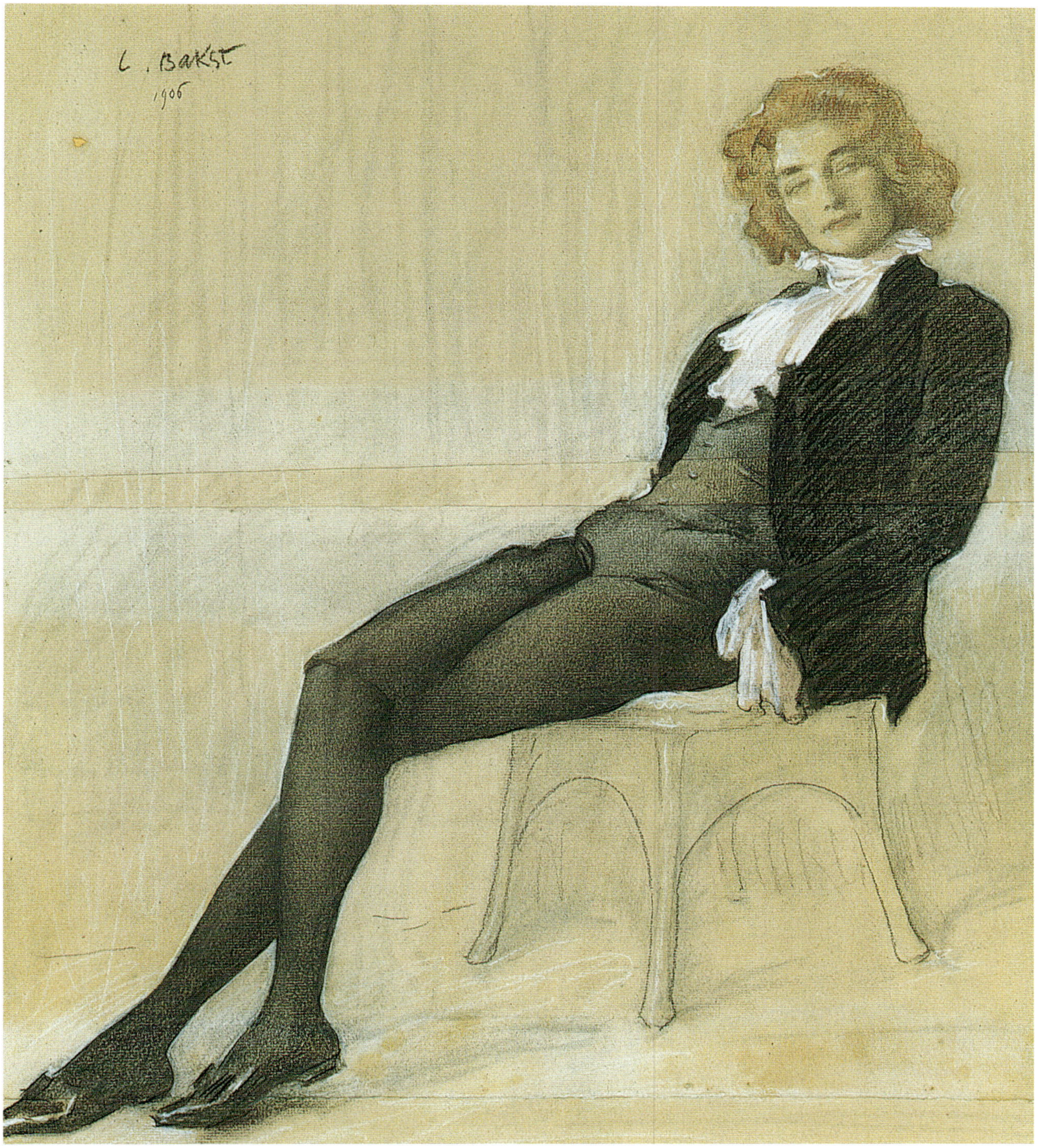

Leonid Bakst
144 *Porträt von Sinaida Hippius*. 1906
Bleistift, weiße Kreide und Rötel auf Papier, auf Karton aufgezogen. 101,5 x 165 cm. Tretjakow-Galerie, Moskau

Das Bild *Dame im blauen Kleid* [143], an dem Konstantin Somow (1869-1939) von 1897 bis 1900 arbeitete, erzielt seine Wirkung mit Hilfe einer unerwarteten Synthese von Realismus und Stilisierung. Der feingliedrige Körper des Modells — die Künstlerin Elisabeth Matynowa, die bald nach der Fertigstellung des Porträts verstarb — erscheint durch die künstliche Pose und Szenerie und das altmodische Kleid, das Somow sie zu tragen bat, nur noch lebensechter. Im Unterschied dazu ist die Skizze des Dichterin Sinaida Hippius [144] von Léon Bakst, der spektakuläre Kostümentwürfe schuf, ungezwungen und naturalistisch. Philip Maljawin (1869-1940) malte Porträts von mehreren der Maler der 'Welt der Kunst', wie Somow und Grabar, die ihre Persönlichkeit und ihre Charaktermerkmale mit großer Einsicht und großem Einfühlungsvermögen vermitteln.

Ab der zweiten Dekade des 20. Jahrhunderts verbreitete sich

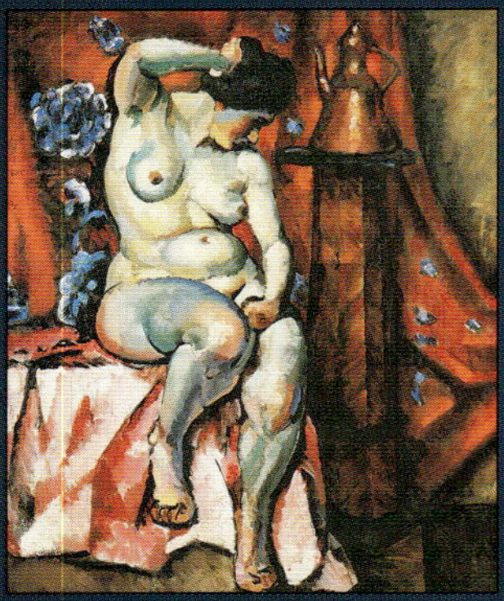

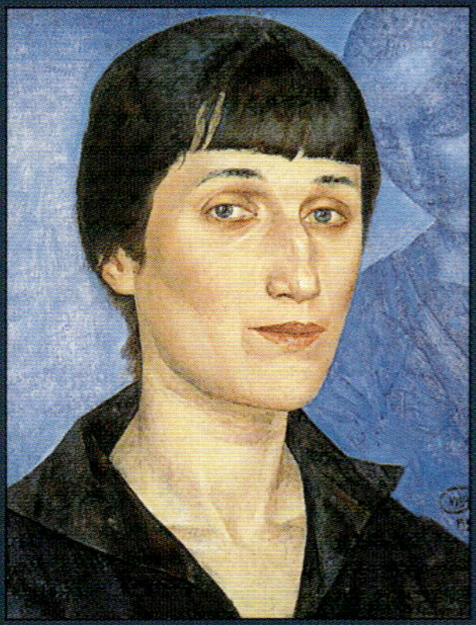

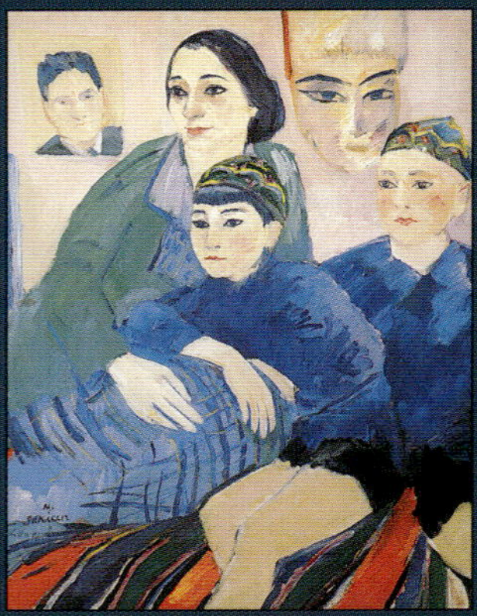

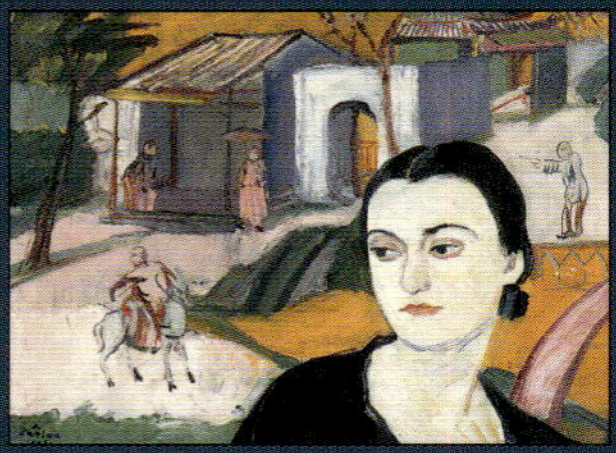

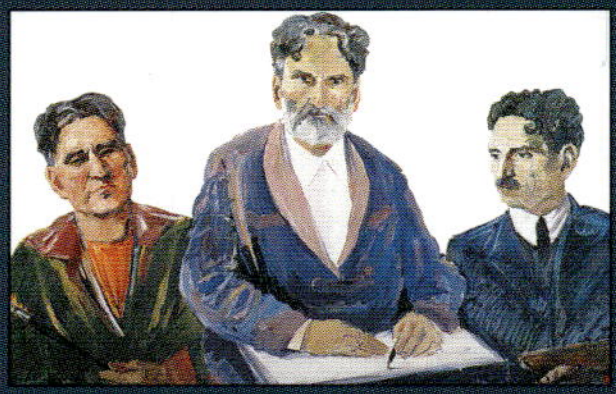

Ab der zweiten Dekade des 20. Jahrhunderts verbreitete sich der expressive Farbgebrauch in der russischen Porträt- und Genremalerei immer mehr, wie etwa in Ilja Maschkows *Das Modell des Künstlers* [145], Kusma Petrow-Wodkins Porträt der Dichterin *Anna Achmatowa* [146] und Martiros Sarjans Porträts seiner *Familie* [147] und *Viktoria Alabjans* [148].

der expressive Farbgebrauch in der russischen Porträtmalerei.

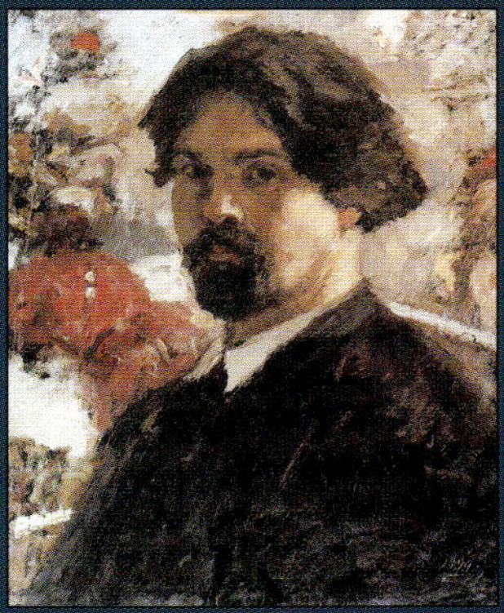

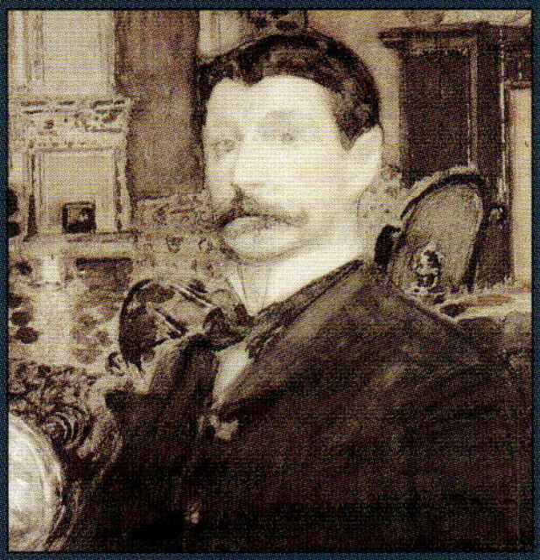

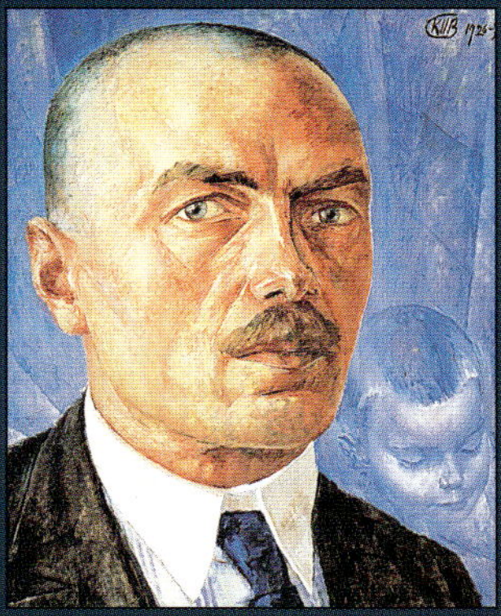

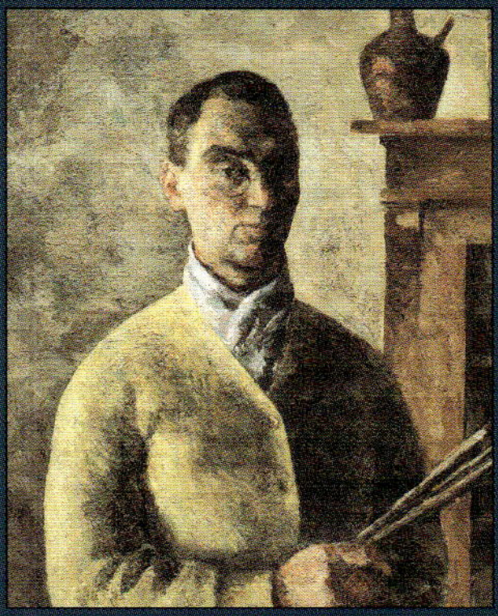

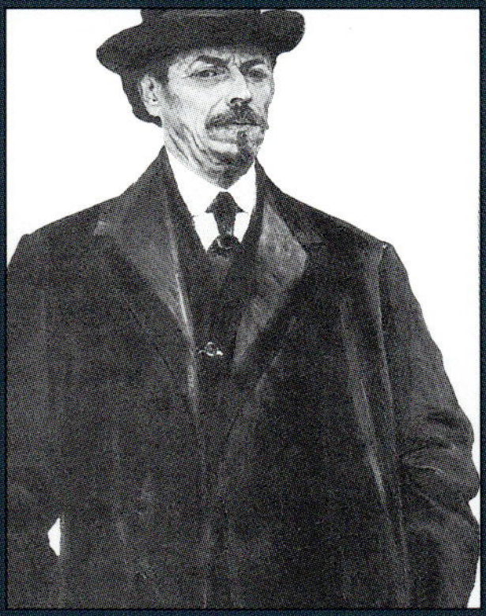

Sarjan [149], Surikow [150], Wrubel [151], Petrow-Wodkin [152], Robert Falk [153] und Michail Nesterow [154] malten allesamt bemerkenswerte Selbstbildnisse. Unter den Bildern, die Nesterow in den 30er Jahren des 20. Jahrhunderts schuf, war sein Doppelporträt der Maler Pawel und Alexej Korin, das im Gegensatz zu den meisten seiner Arbeiten der postrevolutionären Phase seinen früheren symbolistischen Stil in Erinnerung ruft.

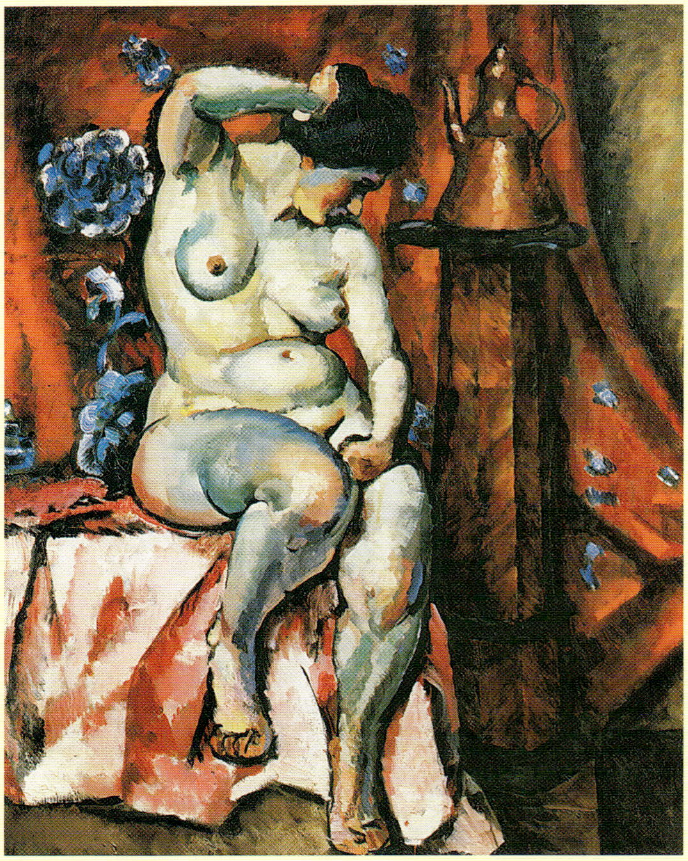

Ilja Maschkow
145 *Das Modell des Künstlers.* 1920er. Öl auf Leinwand. 140 x 115 cm

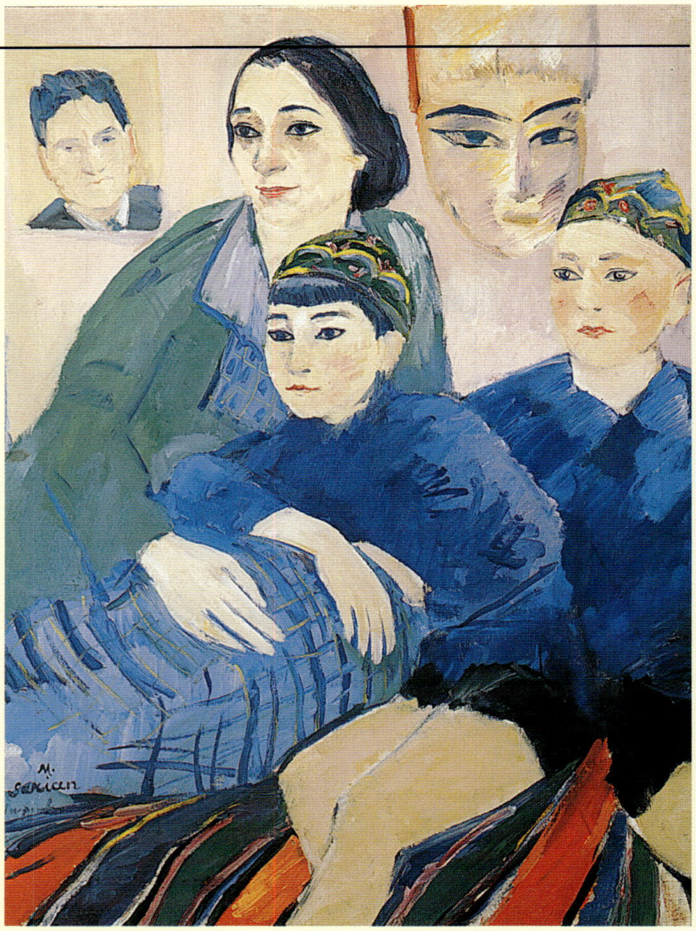

Martiros Sarjan
147 *Meine Familie.* 1929
Öl auf Leinwand. 102 x 80 cm Tretjakow-Galerie, Moskau

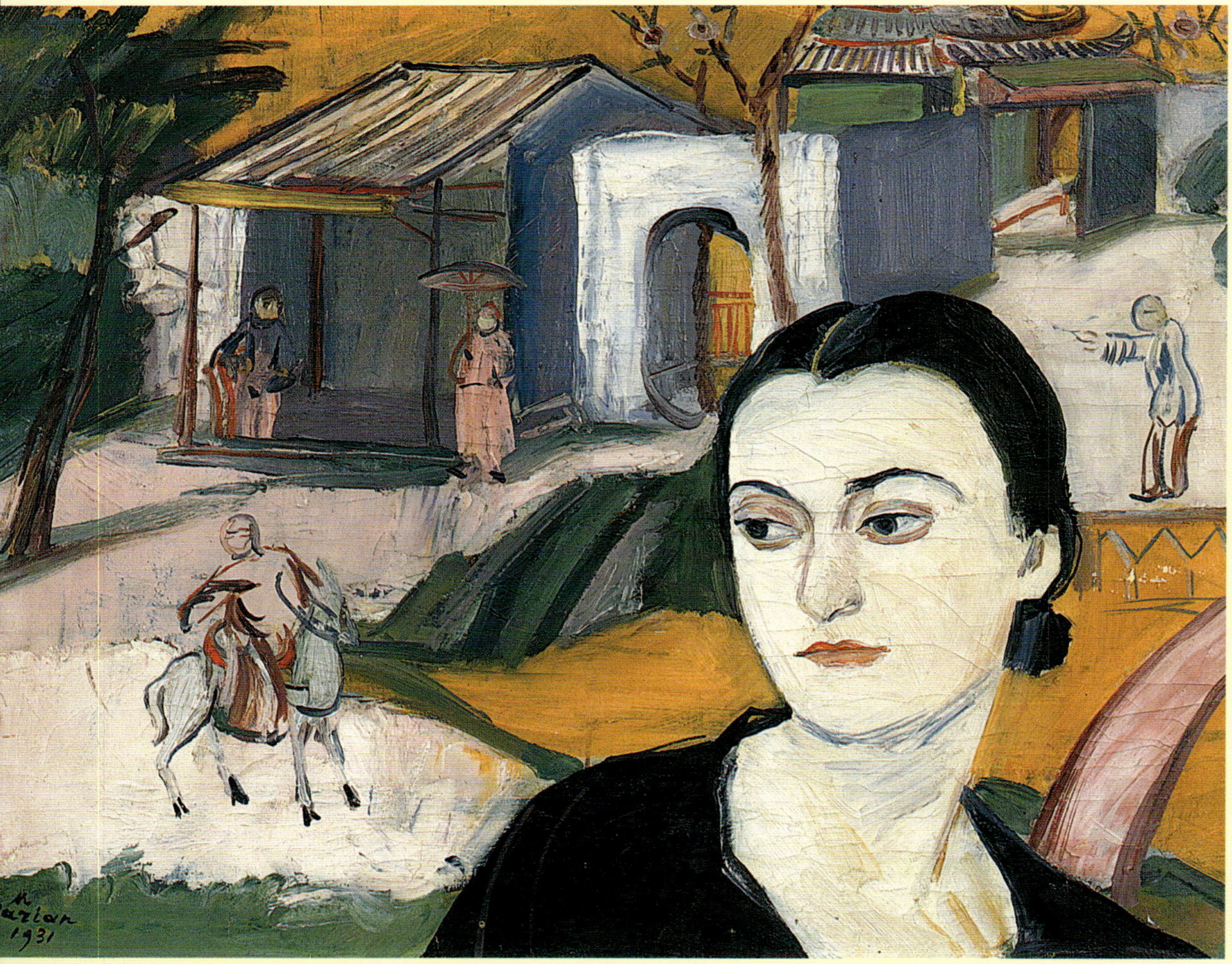

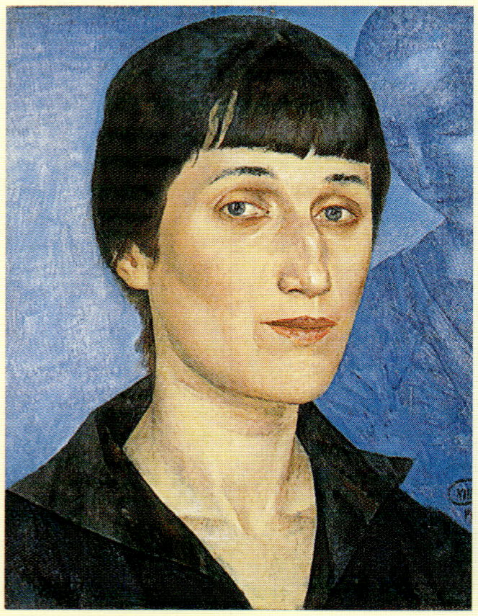

Kusma Petrow-Wodkin
146 *Porträt von Anna Achmatowa.* 1922
Öl auf Leinwand. 54,5 x 43,5 cm

Martiros Sarjan
148 *Porträt von Viktoria Alabjan.* 1931
Öl auf Leinwand. 46 x 61 cm
Martiros-Sarjan-Museum, Eriwan

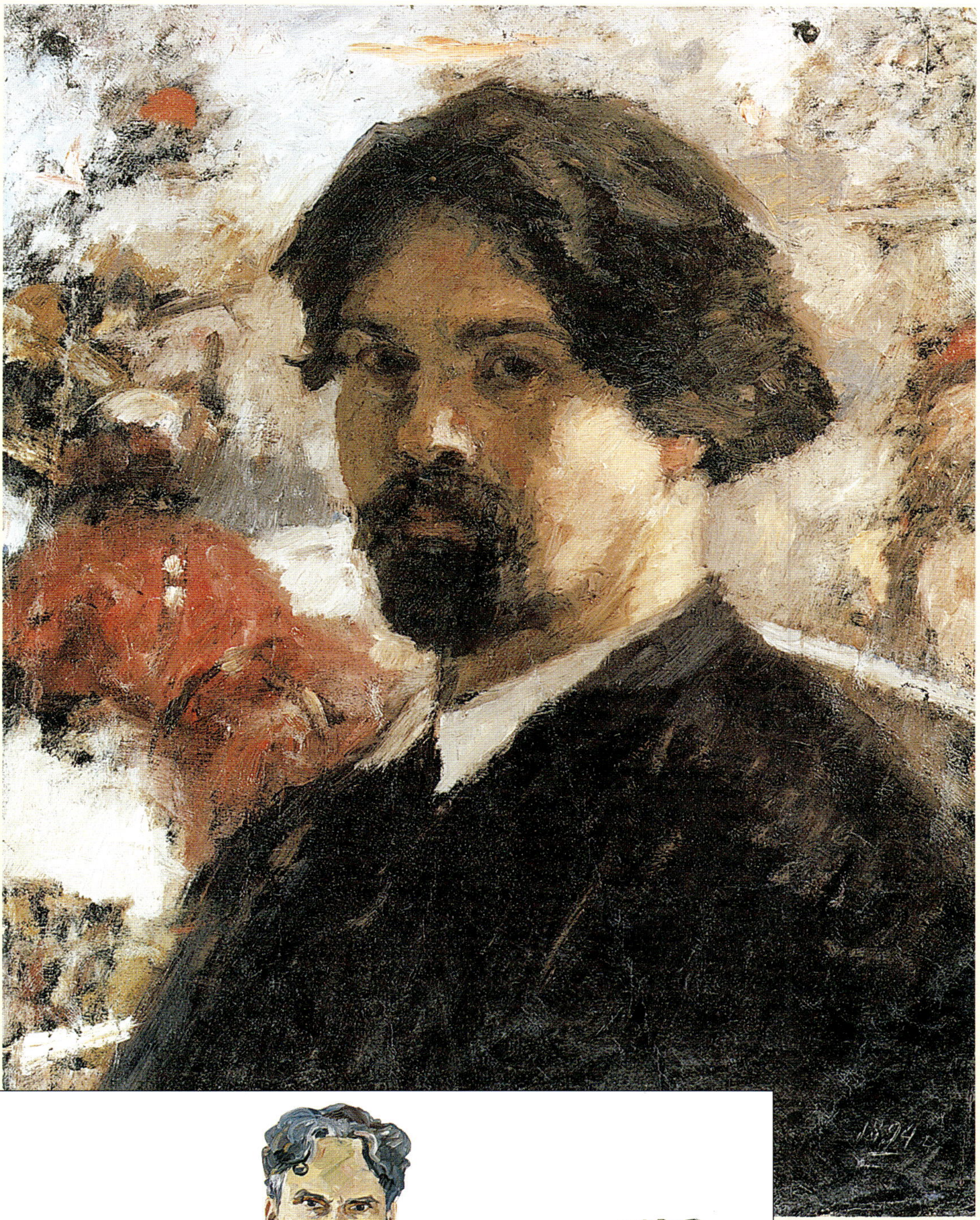

Wassili Surikow
150 *Selbstbildnis.* 1894.
Öl auf Leinwand. 51 x 40,5 cm
Besitz der Familie des Künstlers, Moskau

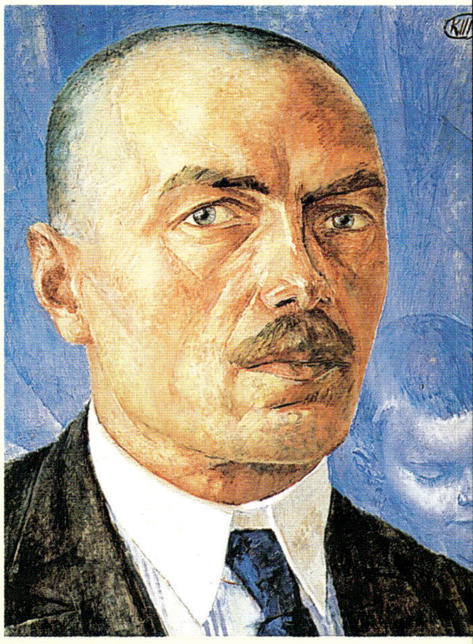

Kusma Petrow-Wodkin
152 *Selbstbildnis.* 1926-27
Öl auf Leinwand. 82 x 65 cm

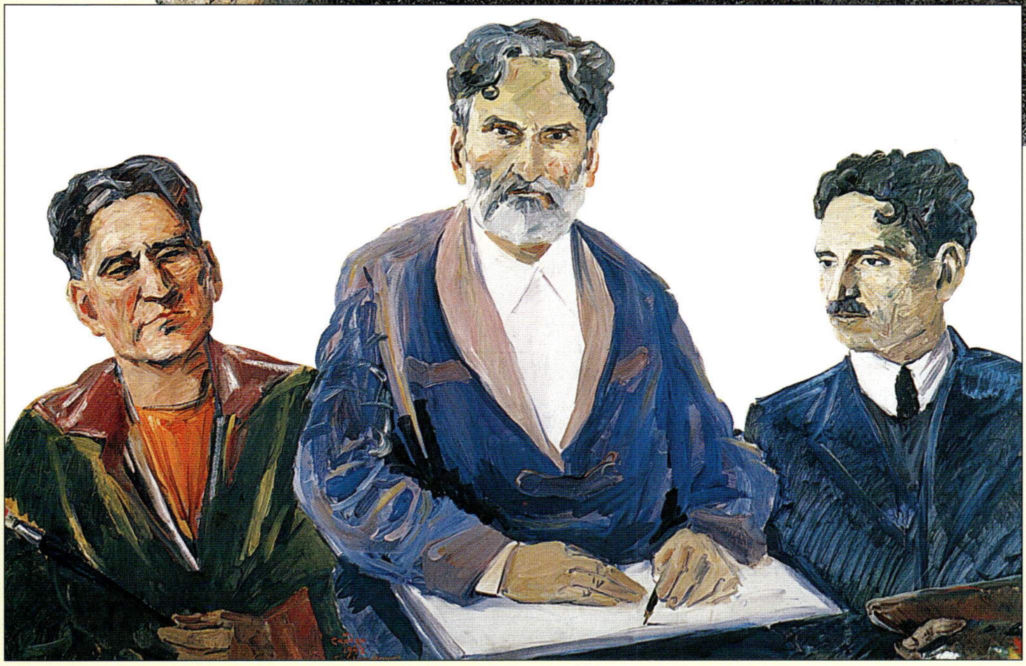

Martiros Sarjan
149 *Die drei Menschenalter.* 1942. Öl auf Leinwand. 97 x 146 cm. Martiros-Sarjan-Museum, Eriwan

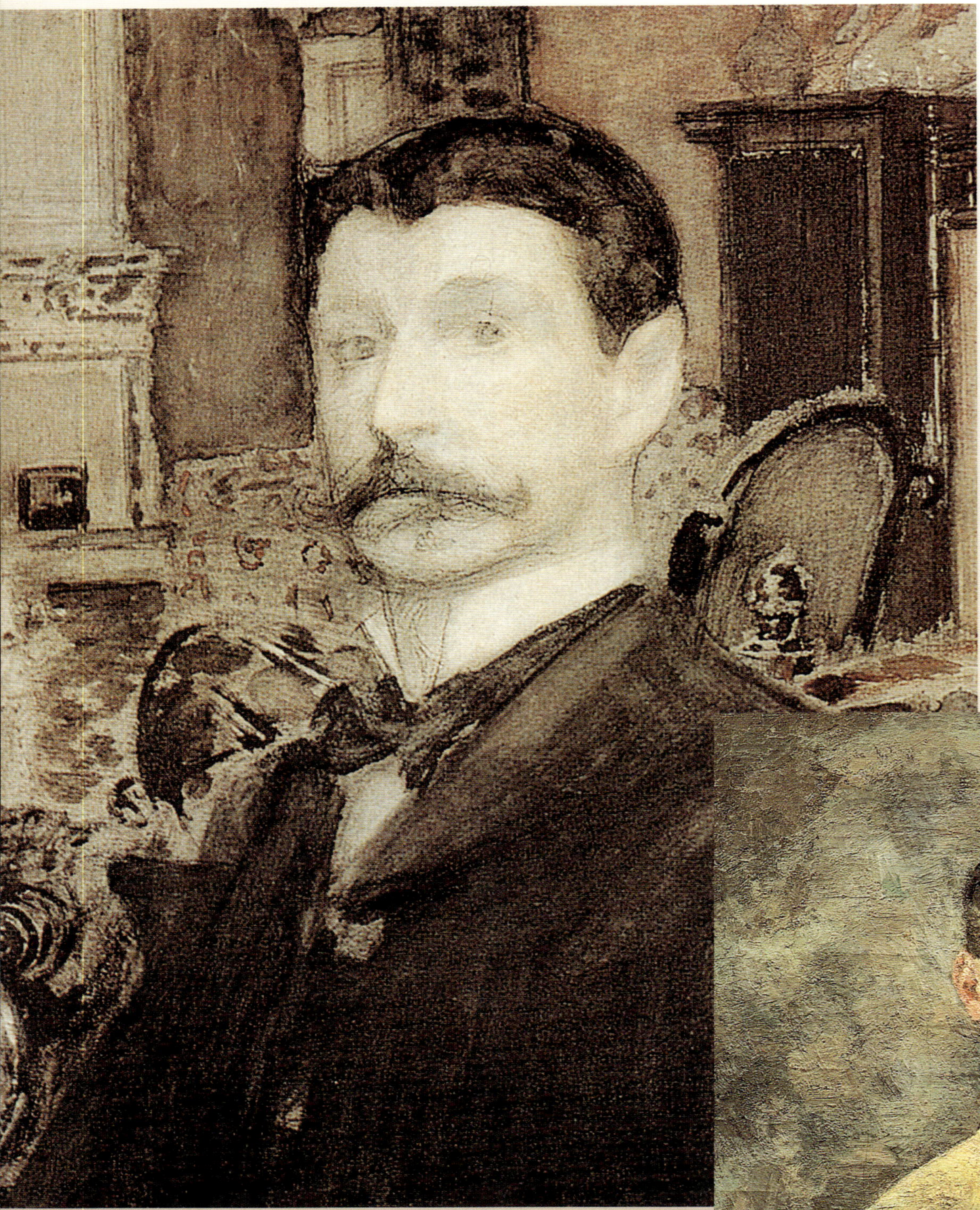

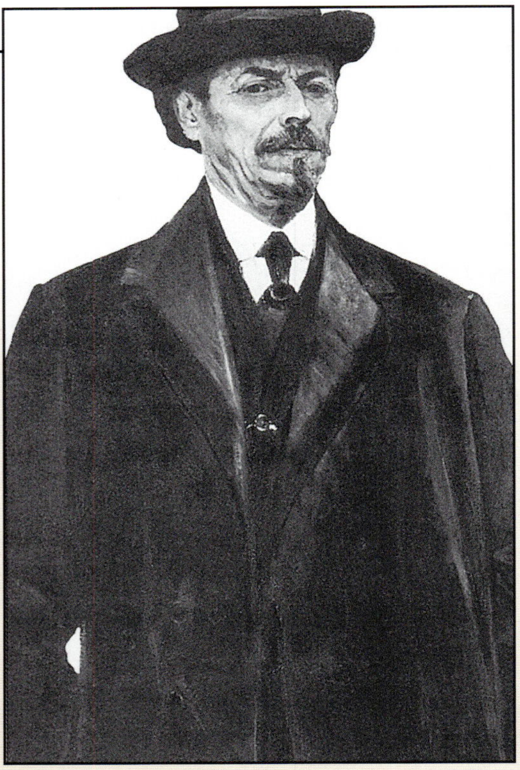

Michail Nesterow
154 *Selbstbildnis.* 1915
Öl auf Leinwand. 94 x 110 cm
Russisches Museum, St. Petersburg

Michail Wrubel
151 *Selbstbildnis mit Muschel.* 1905
Aquarell, Holzkohle, Gouache, rote Kreide und Pastellkreide auf Papier.
58,2 x 53 cm. Russisches Museum, St. Petersburg

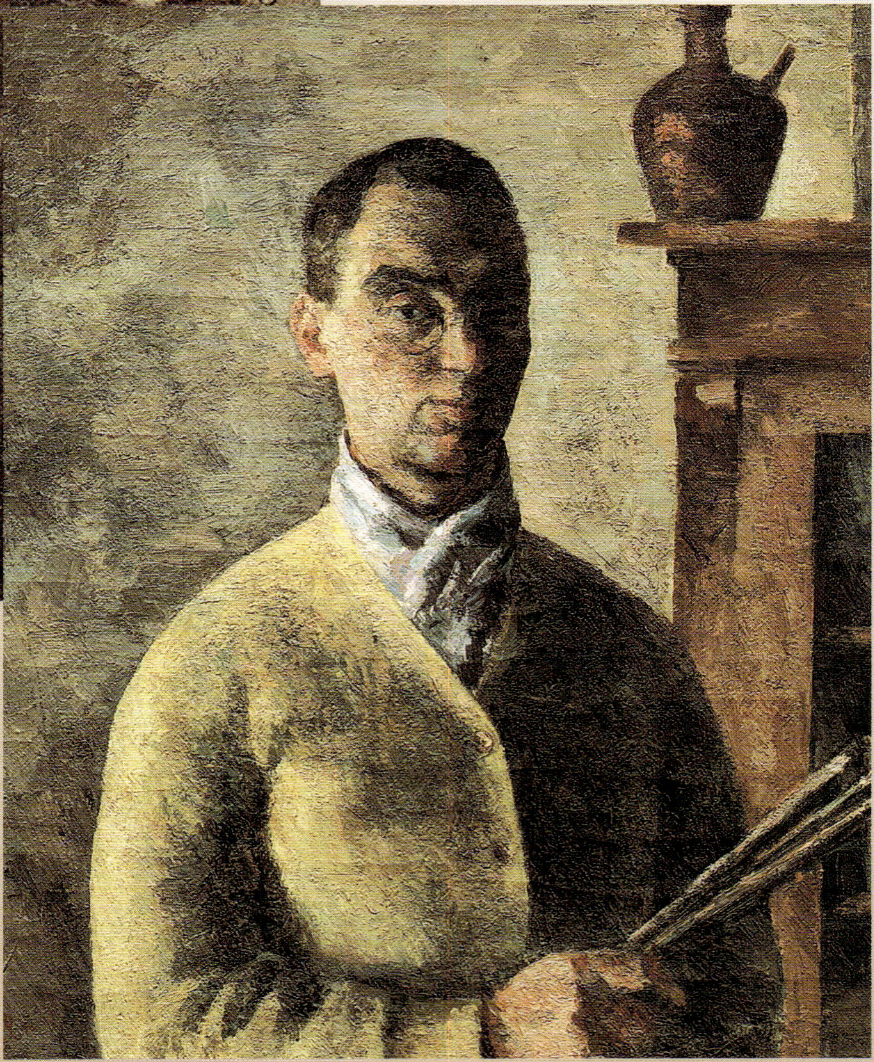

Robert Falk
153 *Selbstbildnis in Gelb.* 1924. Öl auf Leinwand. 100 x 83 cm

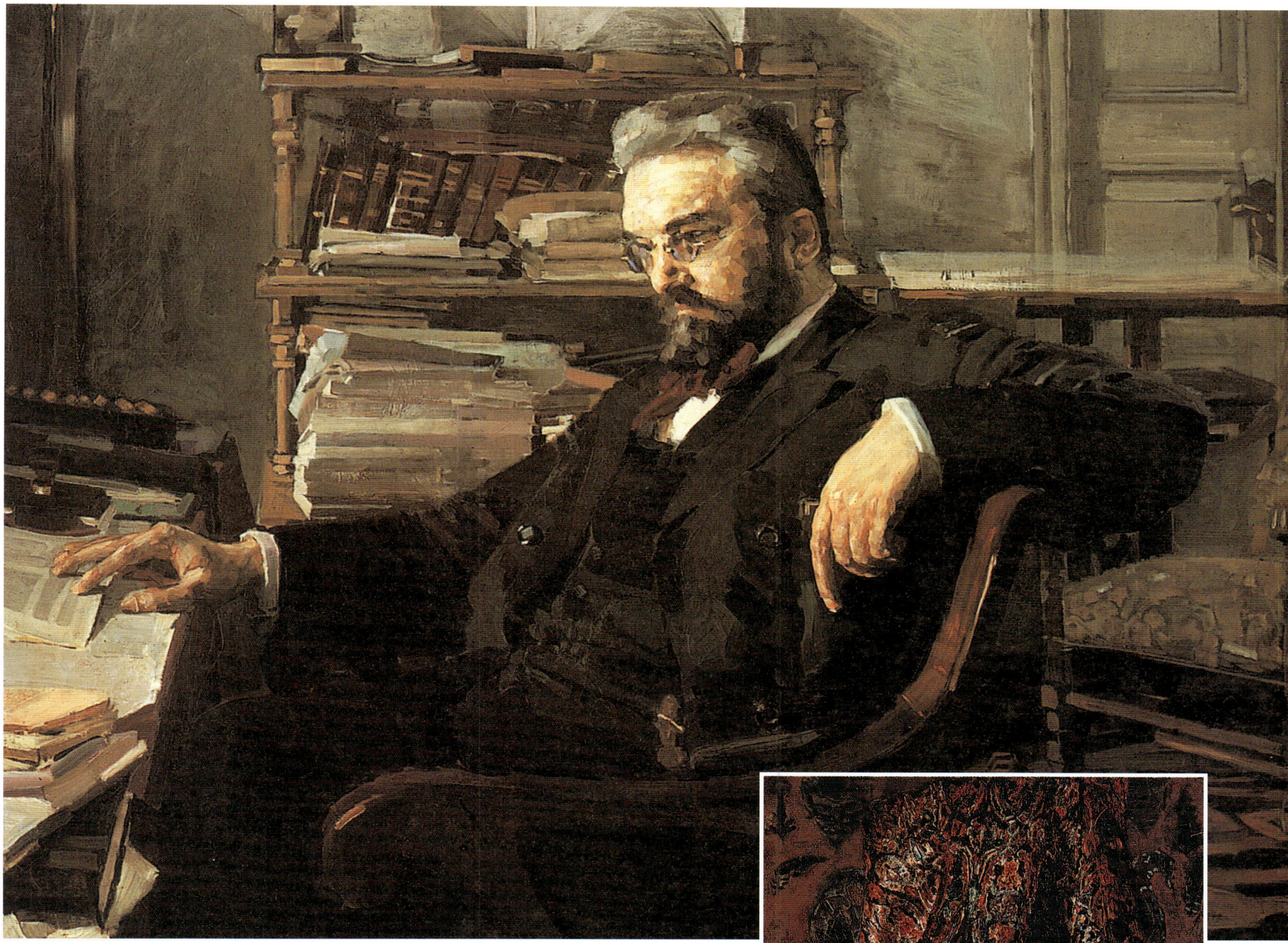

Michail Wrubel
155 *Porträt von Konstantin Arzybuschew.* 1897
Öl auf Leinwand. 101,5 x 136,7 cm. Tretjakow-Galerie, Moskau

Wie Nesterows weisen auch Wrubels Porträts eine Vielzahl unterschiedlicher Stile auf. Sie reichen von nüchternen und konventionellen Porträts wie jenem von Konstantin Arzybuschew [156], das er 1897 malte, bis hin zu ausgeprägt dekorativen Werken wie *Mädchen vor einem Perserteppich* [156], das gleichzeitig das einfühlsame Porträt eines Kindes und eine inspirierte Erkundung von Mustern und Farbe darstellt.

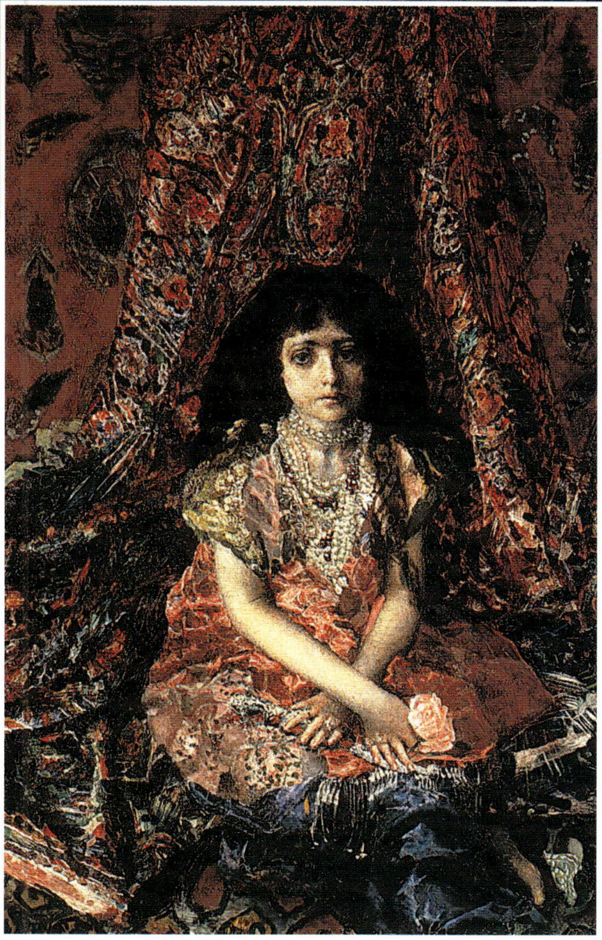

Michail Wrubel
156 *Mädchen vor einem Perserteppich.* 1886.
Öl auf Leinwand. 104 x 68 cm
Museum der Russischen Kunst, Kiew

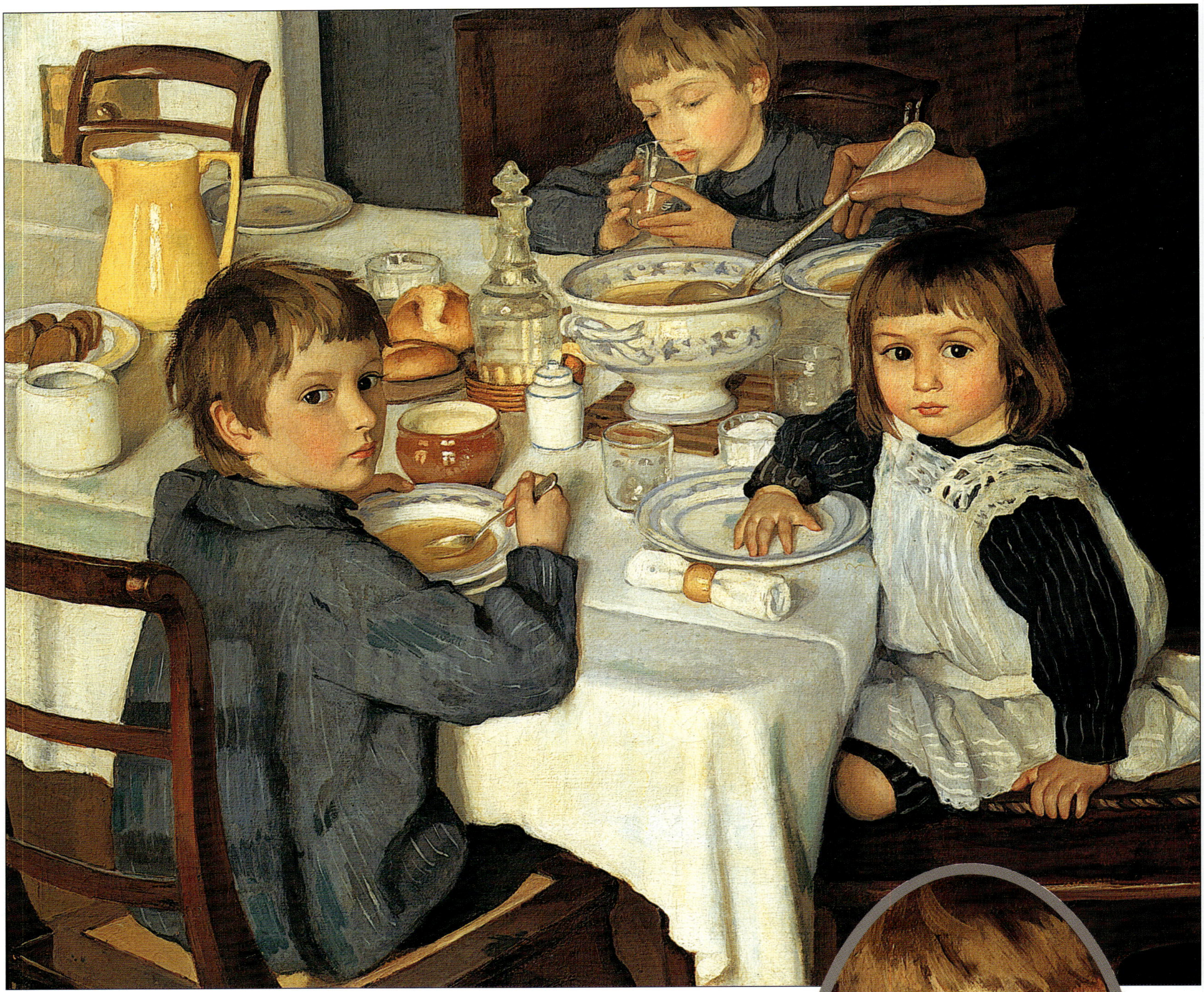

Sinaida Serebrjakowa
157 *Beim Mittagessen.* 1914. Öl auf Leinwand. 88,5 x 107 cm. Tretjakow-Galerie, Moskau

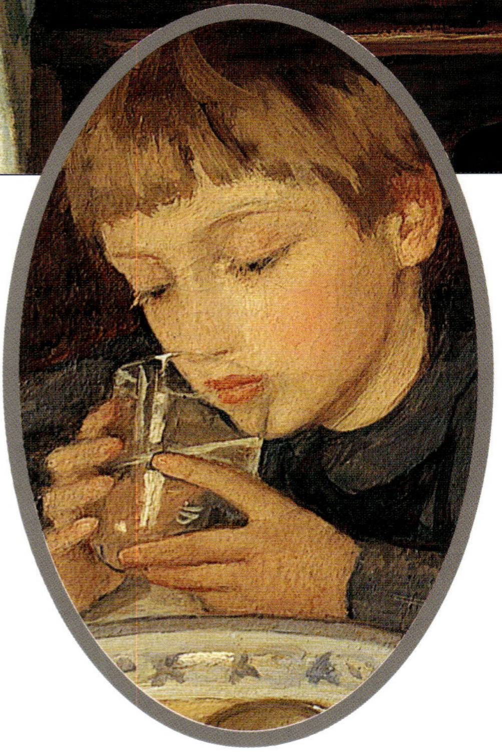

Sinaida Serebrjakowa (1884-1967), die Tochter eines Bildhauers, Enkelin und Großenkelin von Architekten, Nichte von Alexander Benois und Schwester Jewgeni Lancerays, malte Porträts, die eine besondere Klarheit und Frische der Vision besitzen. Ihre Selbstbildnisse und Bilder von Kindern, beispielsweise *Beim Mittagessen* [157], sind besonders reizend. Während der 1920er Jahre spielten das Ballett und Tänzer in ihrer Arbeit eine besondere Rolle, während viele ihrer anderen Porträts aus derselben Phase Elemente des Stilllebens enthalten, die zu dem ihnen eigenen Gefühl der Ruhe beitragen.

Stillleben

In den ersten Jahrzehnten des 20. Jahrhunderts war das Stillleben hinsichtlich der Technik, der Themen sowie der künstlerischen Behandlung eine der innovativsten Kunstformen in Russland. Einer der Gründe hierfür lag darin, dass es ein natürliches Vehikel sowohl für die dekorative und ästhetische Philosophie der Bewegung 'Welt der Kunst', für die Experimente der Impressionisten und Post-Impressionisten mit der Farbe wie auch für die formellen Experimente der Avantgarde war.

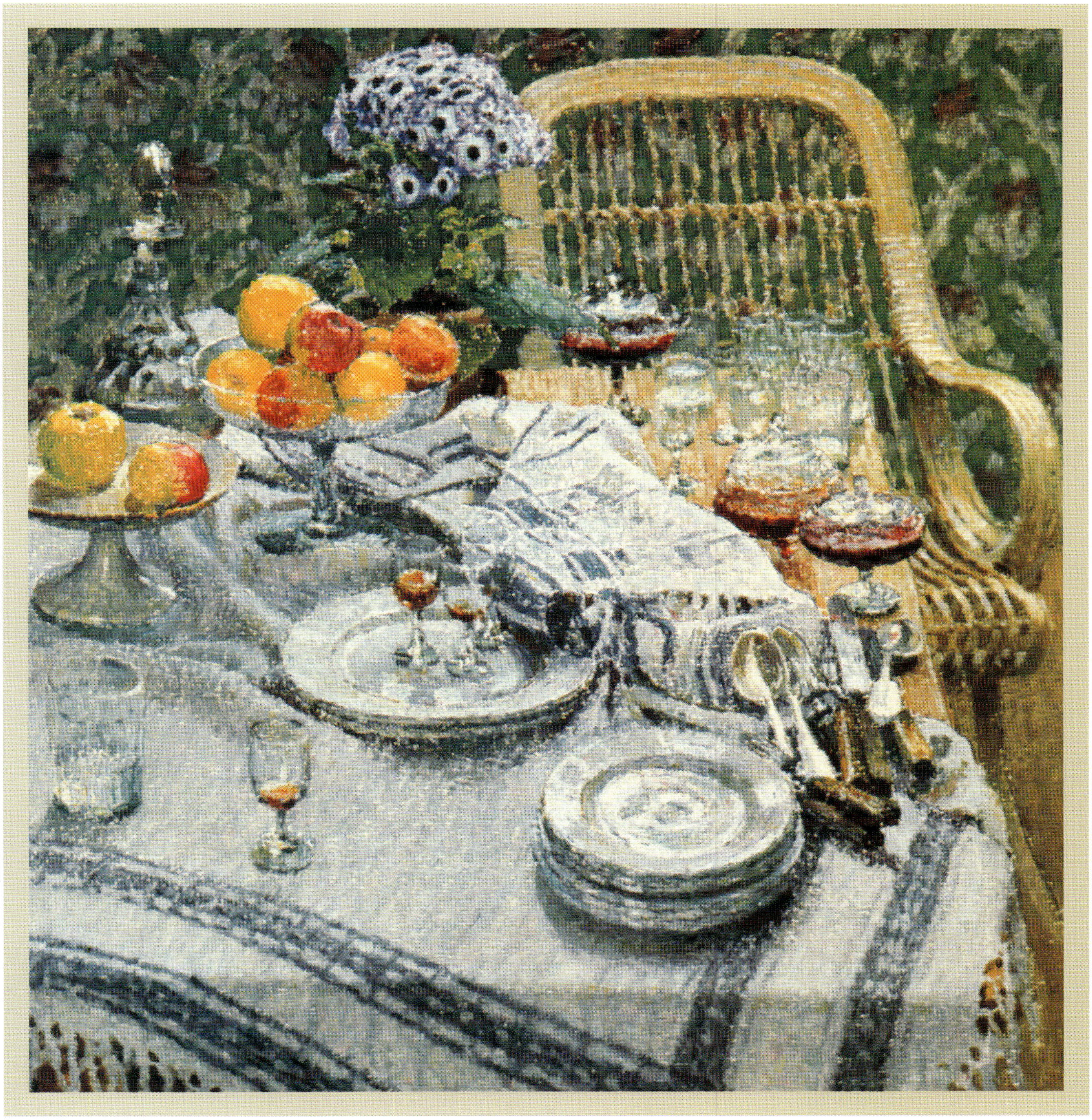

Igor Grabar
158 *Der unaufgeräumte Tisch.* 1907
Öl auf Leinwand. 100 x 96 cm
Tretjakow-Galerie, Moskau

Sowohl Korowin als auch Igor Grabar (1871-1960) schufen reizende Stillleben im impressionistischen Stil wie zum Beispiel *Der unaufgeräumte Tisch* [158] und *Das blaue Tischtuch* [159]. Die Maler der 'Welt der Kunst' hingegen bevorzugten in aller Regel eine dekorativere und sinnlichere Herangehensweise, wie Kustodijews *Stillleben mit Fasanen* [160] und Golowins *Stilleben. Blumen und Porzellan* [161] zeigen.

Igor Grabar
159 *Das blaue Tischtuch*
Russisches Museum, St. Petersburg

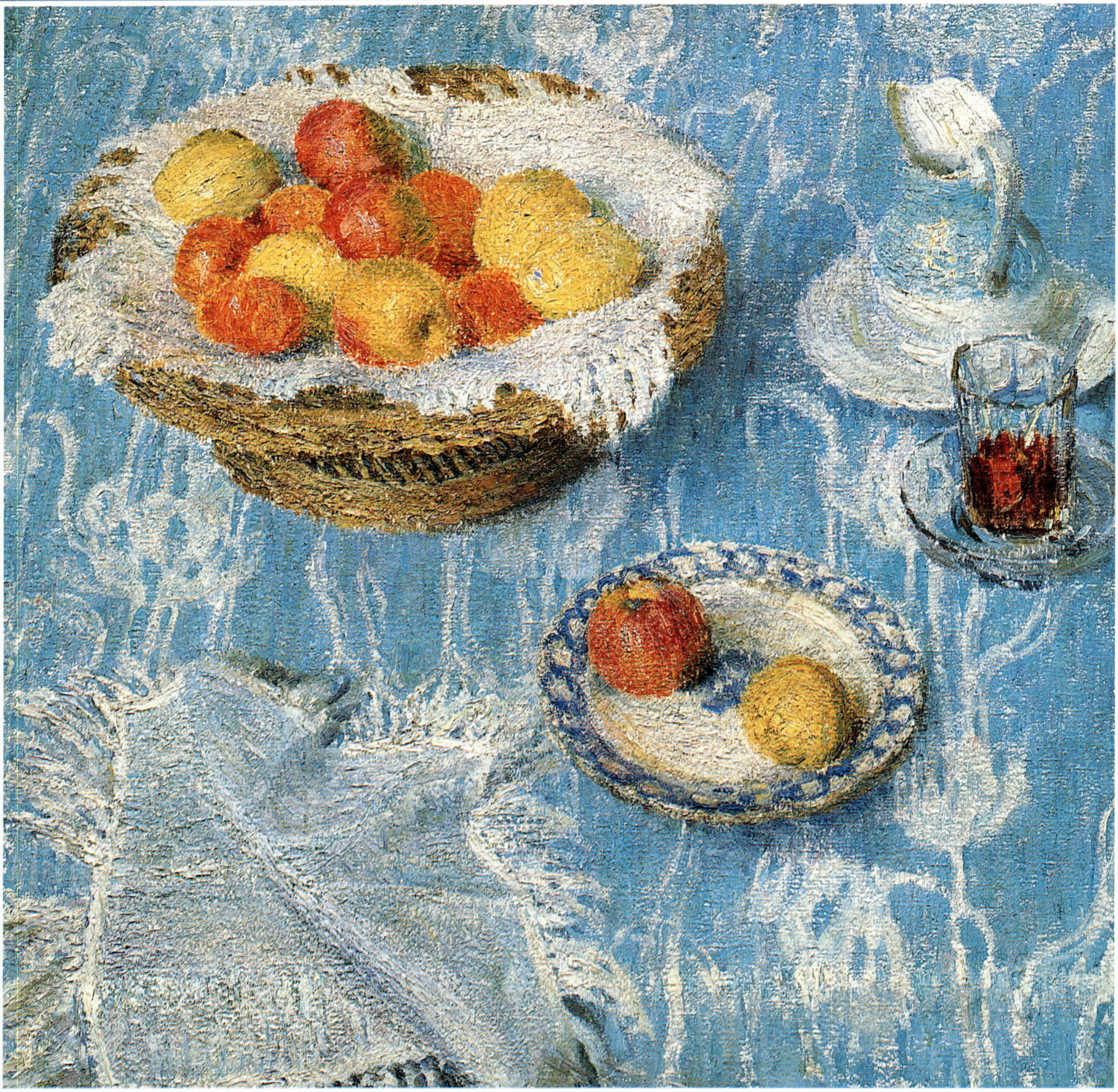

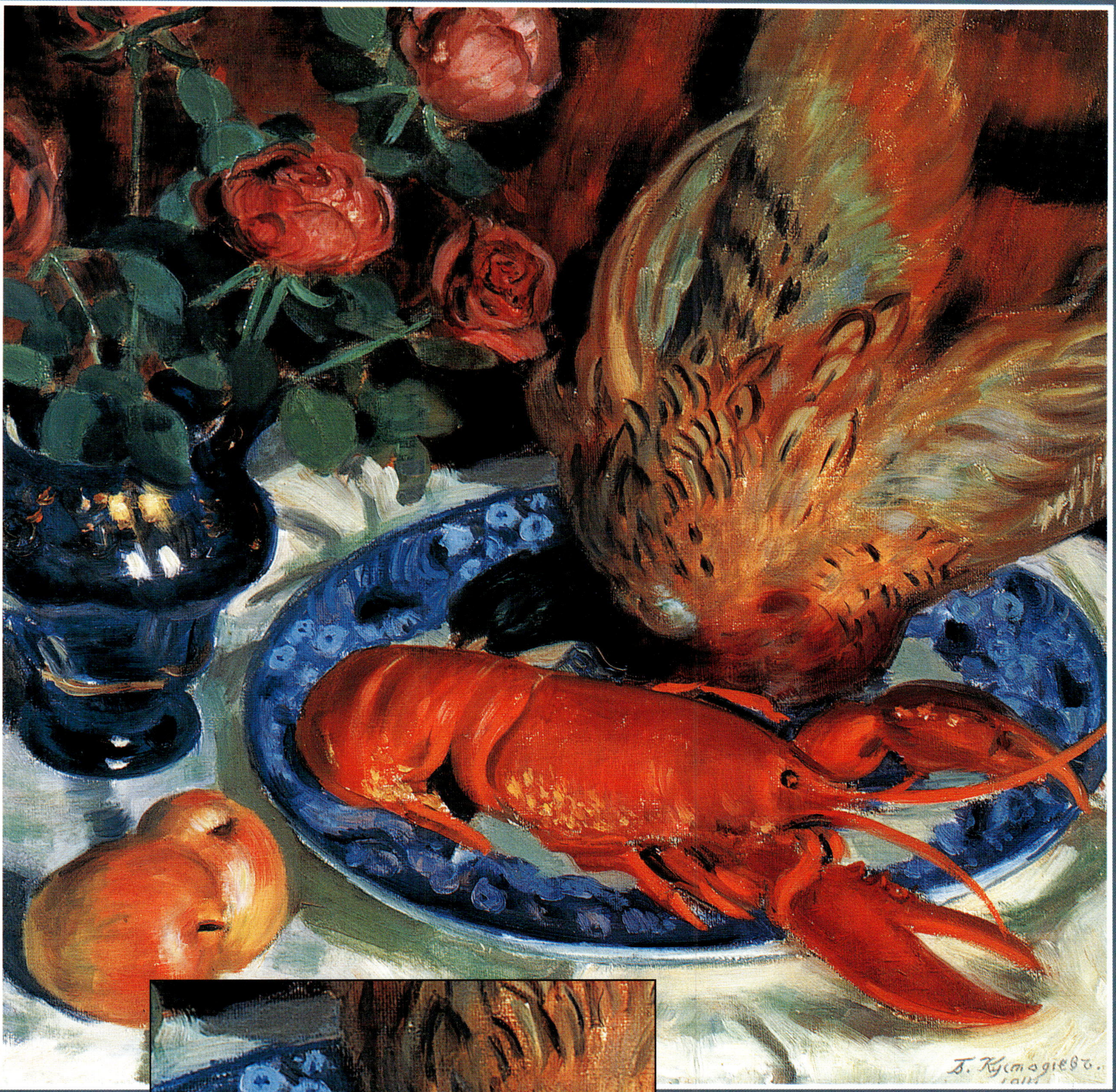

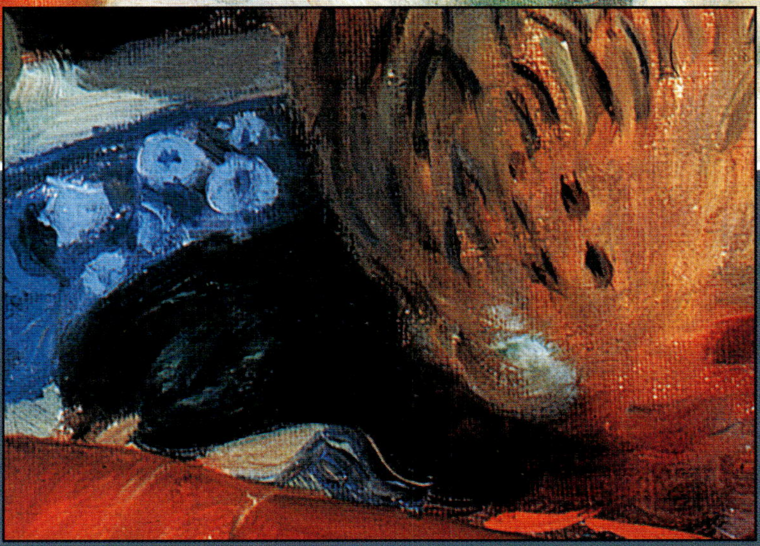

Boris Kustodijew
160 *Stillleben mit Fasan.* 1914
Öl auf Leinwand. 41 x 40 cm
Kustodijew-Gemäldegalerie, Astrachan

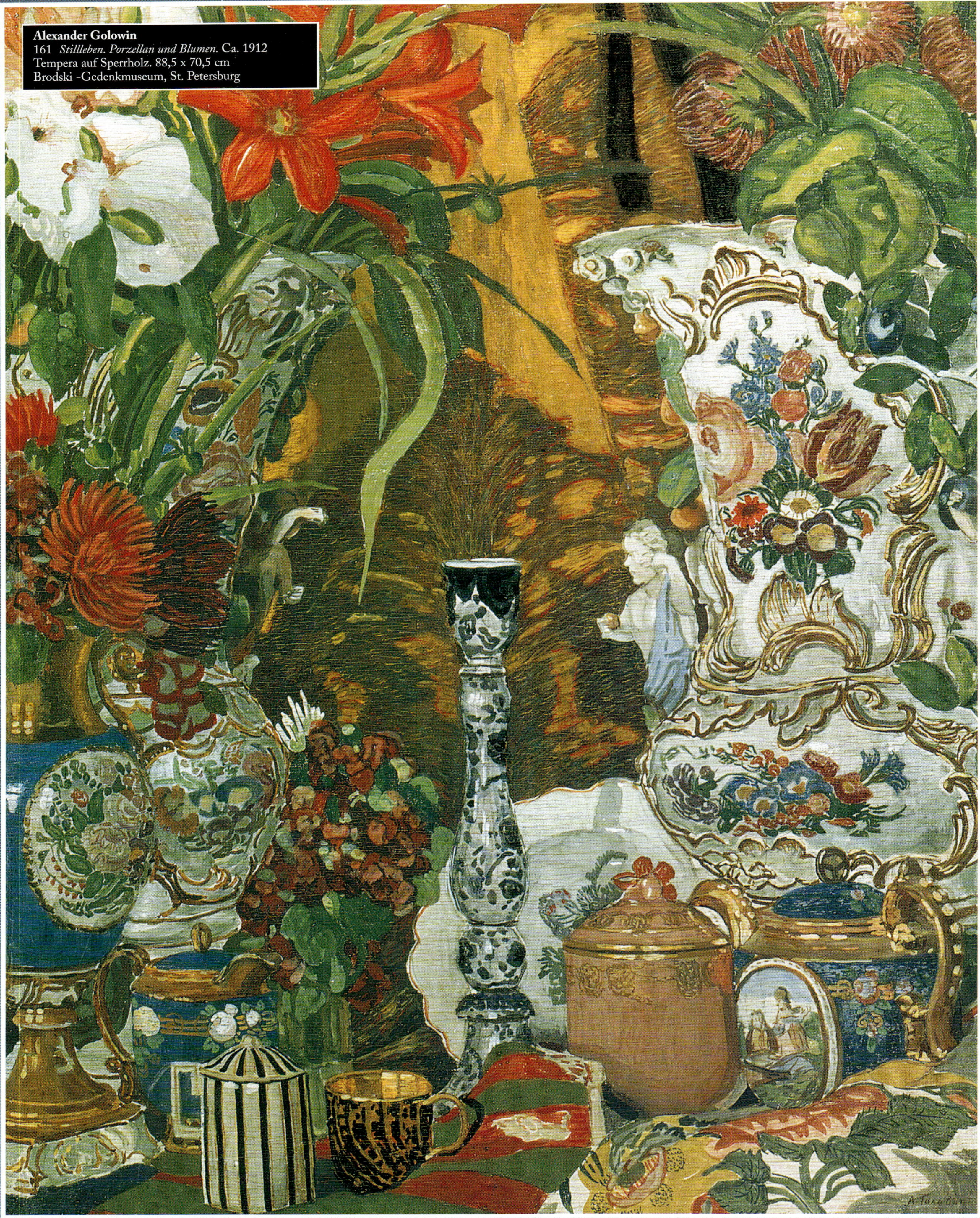

Alexander Golowin
161 *Stillleben. Porzellan und Blumen.* Ca. 1912
Tempera auf Sperrholz. 88,5 x 70,5 cm
Brodski -Gedenkmuseum, St. Petersburg

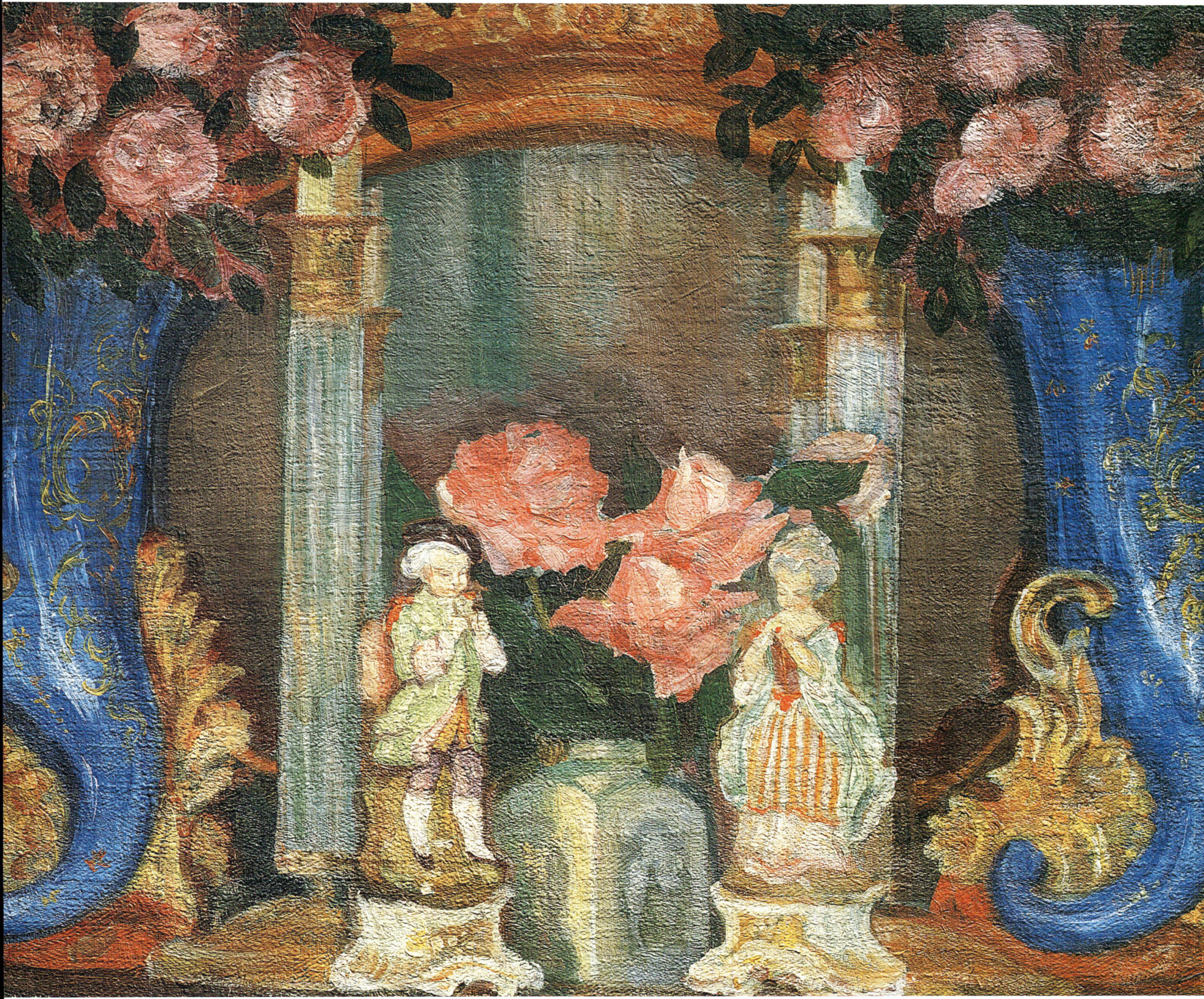

Sergej Sudeikin
162 *Stillleben. Porzellanfigürchen und Rosen.* 1909. Öl auf Leinwand, auf Karton aufgezogen. 44 x 53,5 cm. Russisches Museum, St. Petersburg

Unter den Künstlern der 'Blauen Rose' fielen Nikolai Sapunow (1880-1912) und Sergej Sudeikin (1882-1946) durch ihre farbenfrohen Bühnenbildentwürfe auf. Beide waren begeisterte Bewunderer der russischen Handwerkskunst und der dekorativen Traditionen — daher die 'primitivistischen' (von der volkstümlichen Kunst inspirierten) Farben in ihren Bildern.

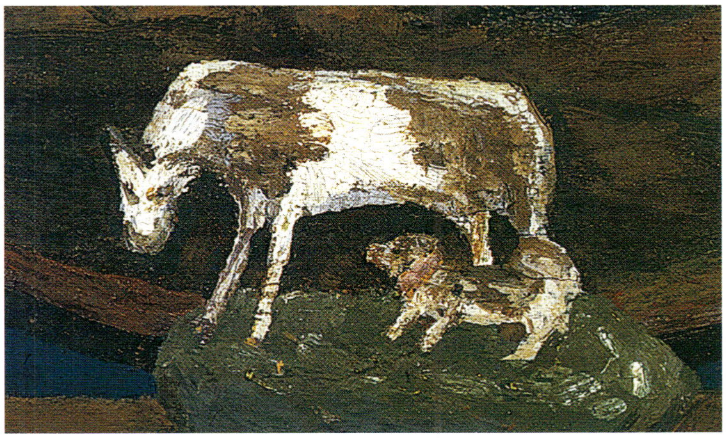

Sergej Sudeikin
163 *Stillleben mit Tablett.* 1914. Detail
Öl auf Leinwand. 51 x 62,5 cm
Privatsammlung, St. Petersburg

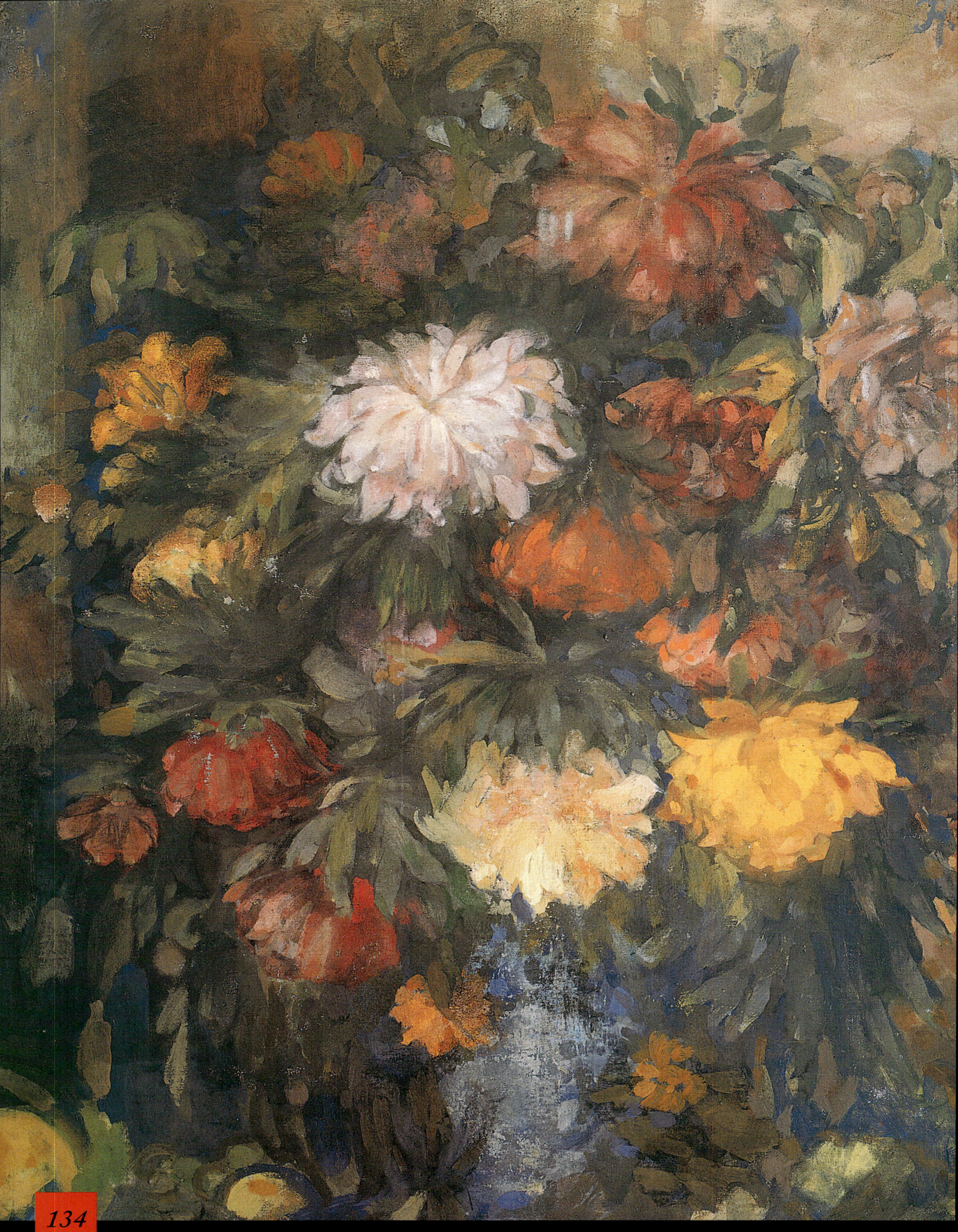

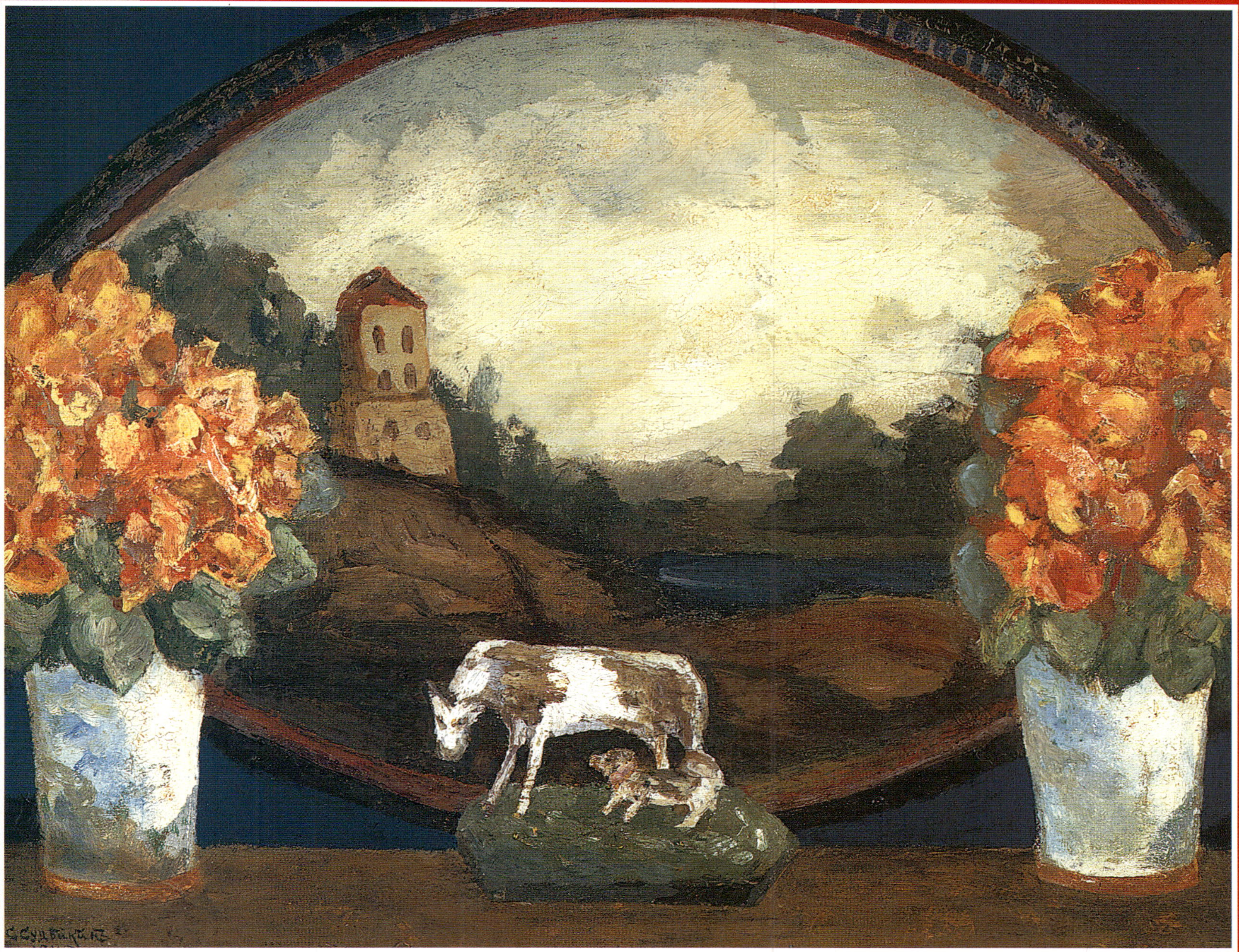

Sergej Sudeikin
163 *Stillleben mit Tablett.* 1914
Öl auf Leinwand. 51 x 62,5 cm
Privatsammlung, St. Petersburg

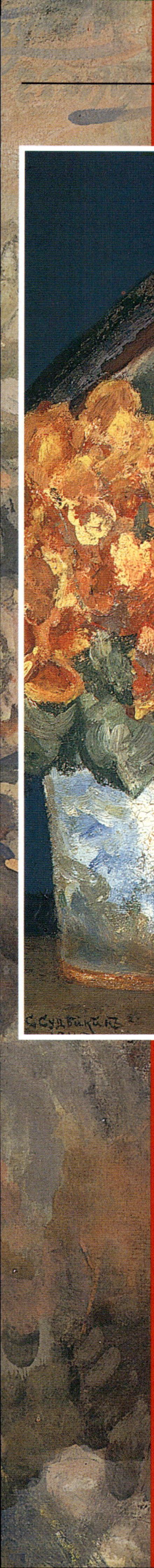

Nikolai Sapunow
164 Pfingstrosen. 1908
Tempera auf Leinwand. 107 x 98 cm
Tretjakow-Galerie, Moskau

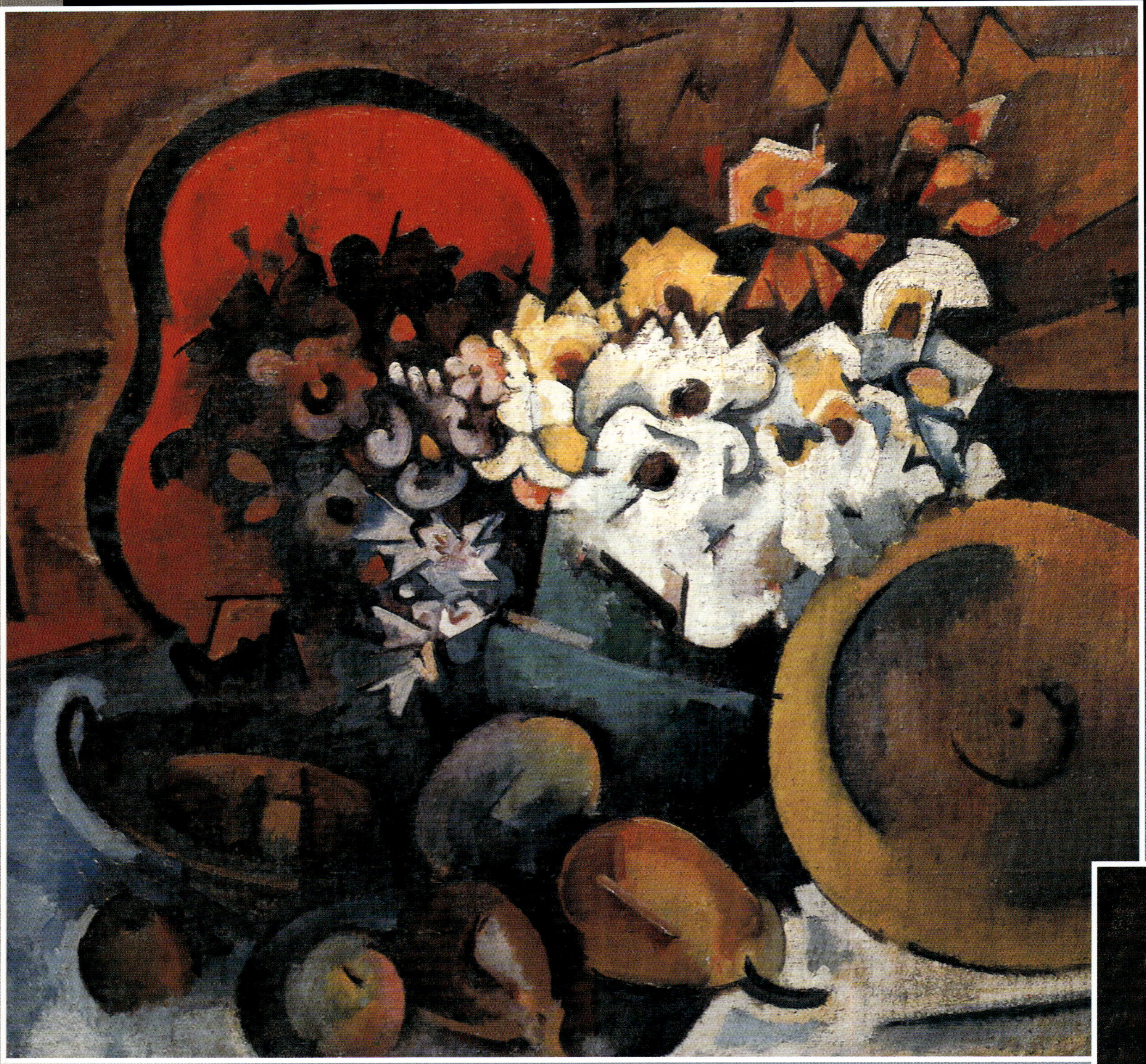

Alexander Kuprin
166 *Stillleben mit künstlichen Blumen, einem roten Tablett und einer hölzernen Platte.* 1919
Öl auf Leinwand. 140 x 168 cm
Russisches Museum, St. Petersburg

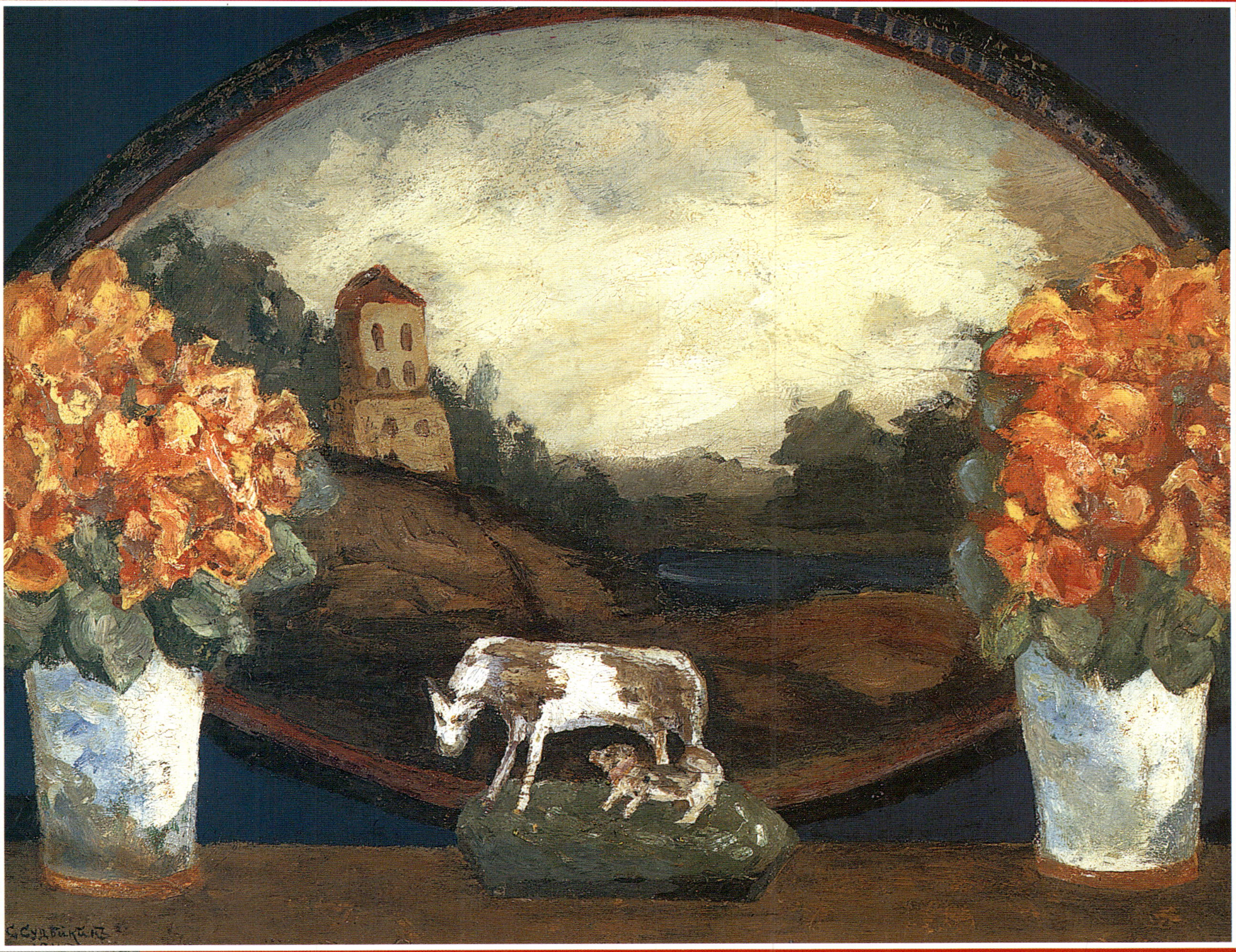

Sergej Sudeikin
163 *Stillleben mit Tablett.* 1914
Öl auf Leinwand. 51 x 62,5 cm
Privatsammlung, St. Petersburg

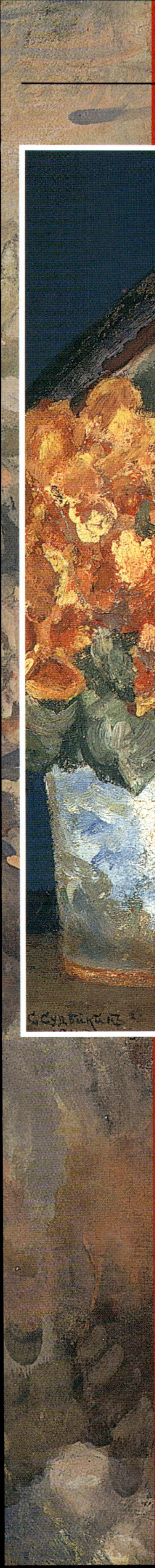

Nikolai Sapunow
164 Pfingstrosen. 1908
Tempera auf Leinwand. 107 x 98 cm
Tretjakow-Galerie, Moskau

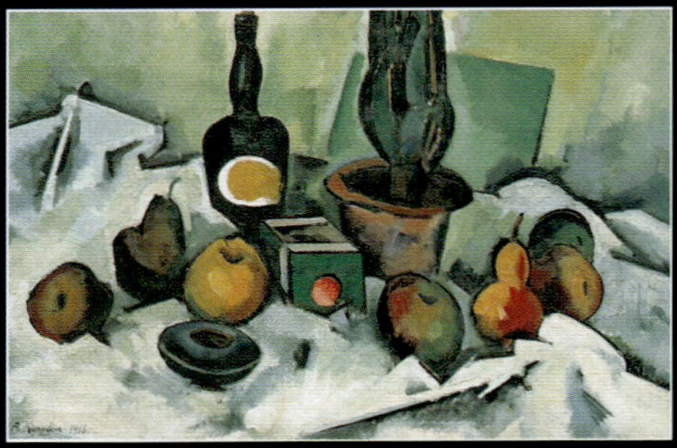

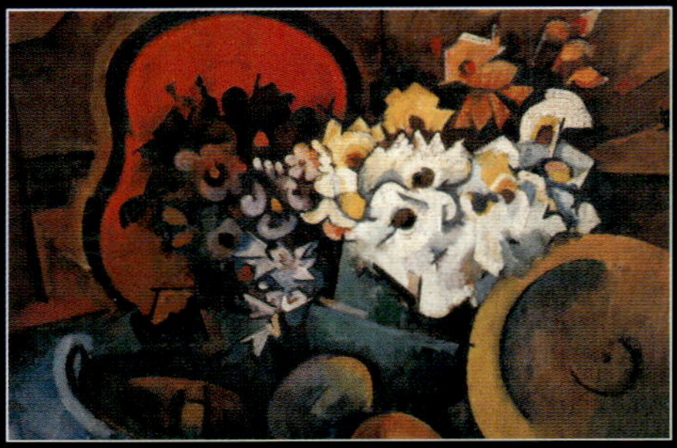

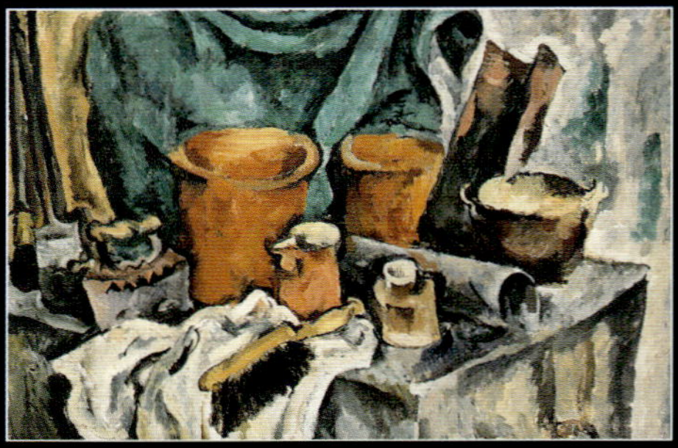

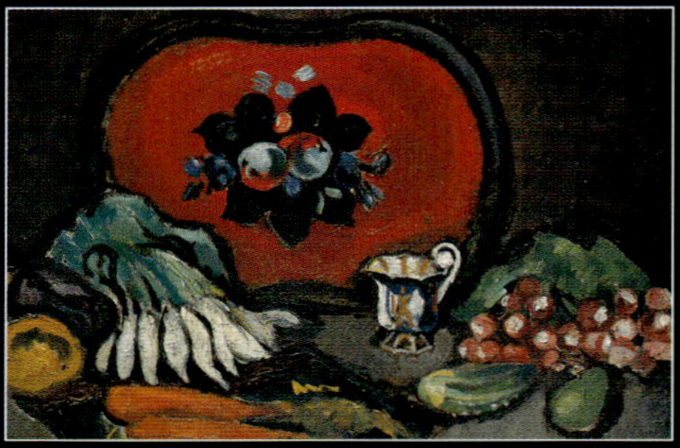

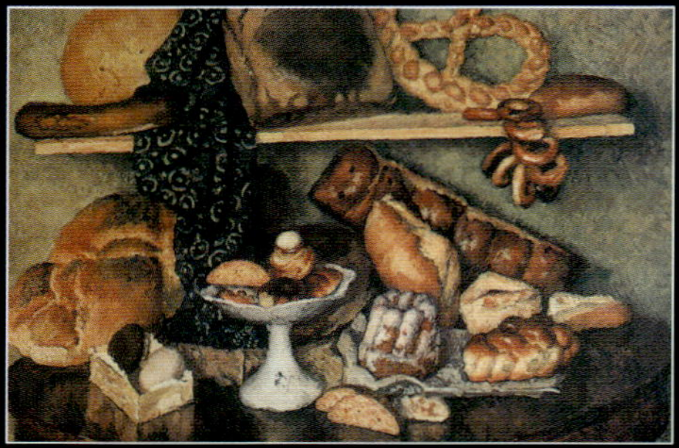

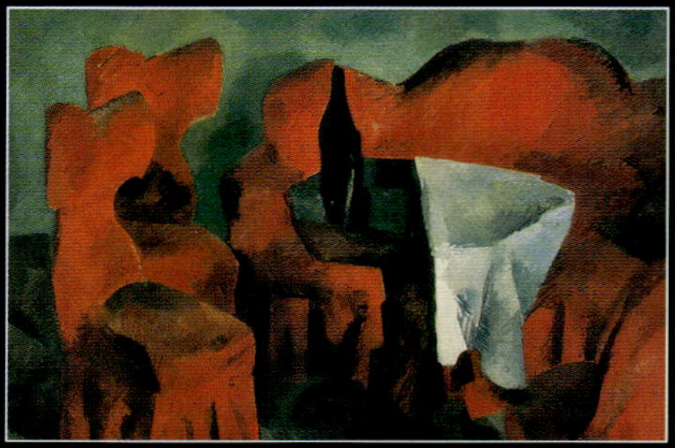

Sie nahmen oft nostalgische Elemente wie antike Figurinen [162], handbemalte Tabletts [163] und altes Spielzeug in ihre Stillleben mit auf. Wie Grabar schuf Sapunow Blumenbilder, die sich durch einen bemerkenswerten Umgang mit der Farbe auszeichnen [164], obwohl es eigentlich kaum zwei Künstler gibt, die sich in Bezug auf ihr Farbspektrum so deutlich voneinander unterscheiden.

In den Ausstellungen von 'Karobube' waren gewagtere Stilexperimente zu sehen, wobei die identifizierbaren Einflüsse von Matisse und Cézanne bis hin zum Primitivismus, Expressionismus und unterschiedlichen Varianten des Kubismus (analytisch, synthetisch etc.) reichten. Alexander Kuprin (1880-1960), Pjotr Kontschalowski (1876-1956), Ilja Maschkow (1881-1944) und Robert Falk (1886-1958) gehörten zu den aktivsten Mitbegründern der Gruppe. Alle vier schufen Stillleben, die mit Farbe und Form spielten. Diese kreative Verspieltheit resultierte in Bildern wie jenen Kuprins [165 und 166] und Kontschalowskis [167 und 168], die in diesem Buch wiedergegeben sind. In vielen der Stillleben Maschkows finden sich Früchte oder Blätter, manchmal stilisiert und manchmal so wirklichkeitsgetreu, dass sie fast greifbar sind [169]. Falk fühlte sich eine Weile zum Impressionismus (insbesondere zu Cézanne) hingezogen, aber in den 1920er Jahren, als er *Rote Möbel* [170] malte, hatte er bereits begonnen, seinen eigenen „sehr privaten und fast geheimen Weg", so Alan Bird [34], zu erforschen.

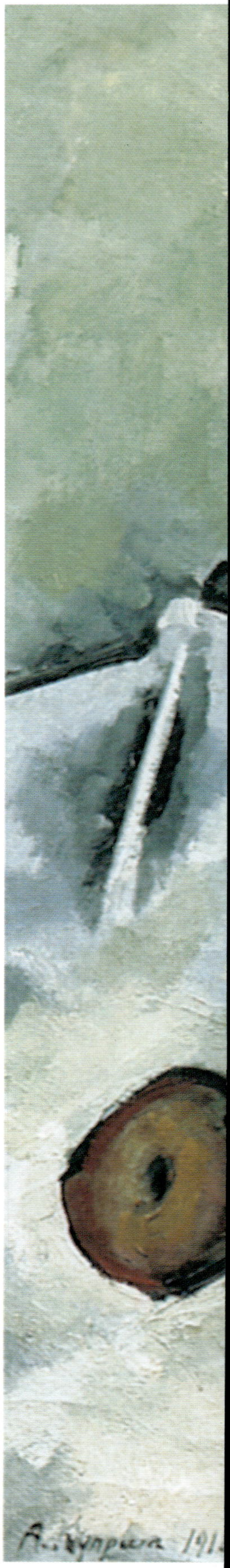

Alexander Kuprin
165 *Stillleben. Kaktus und Früchte.* 1918.
Öl auf Leinwand. 96,5x 113 cm

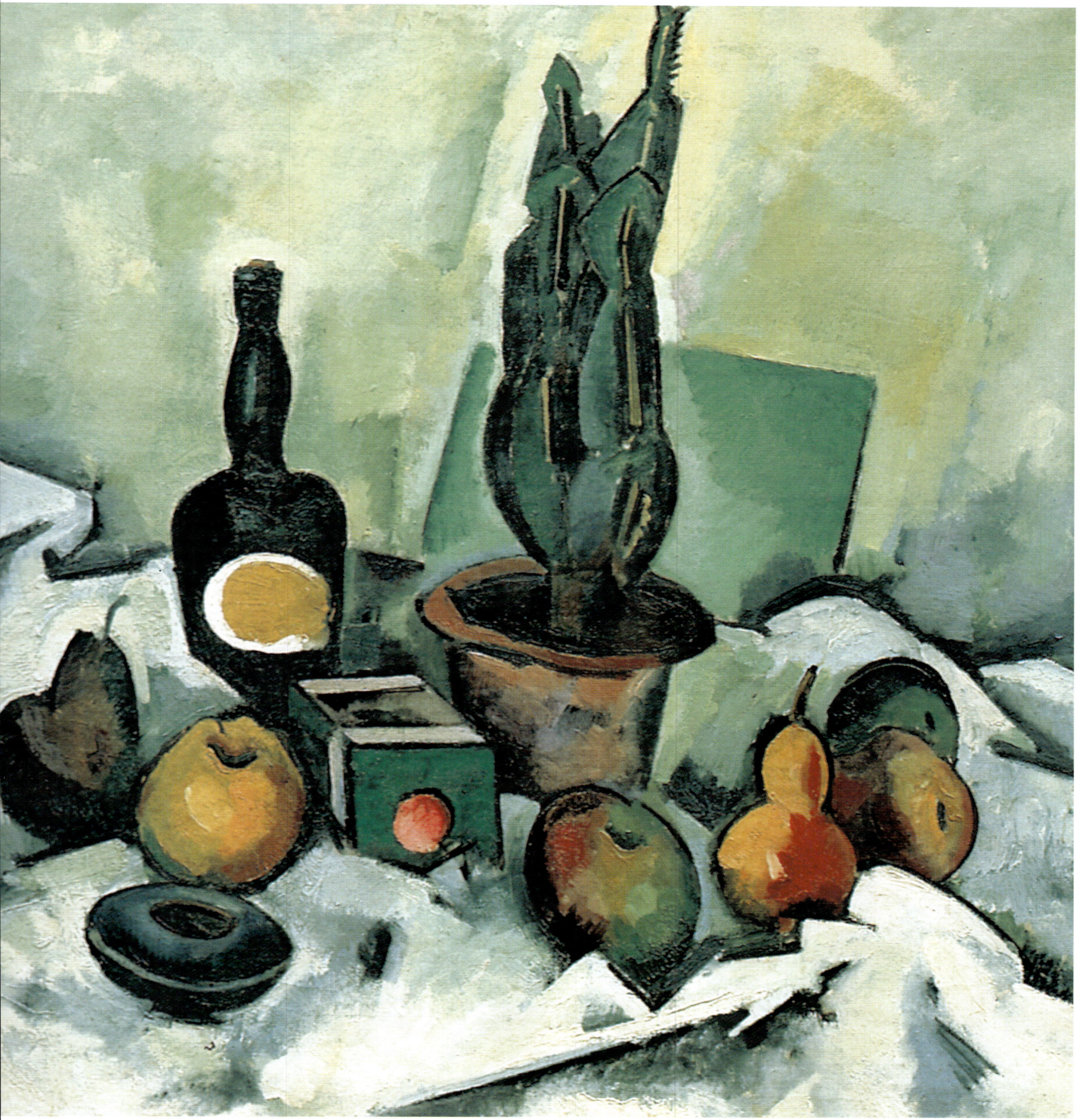

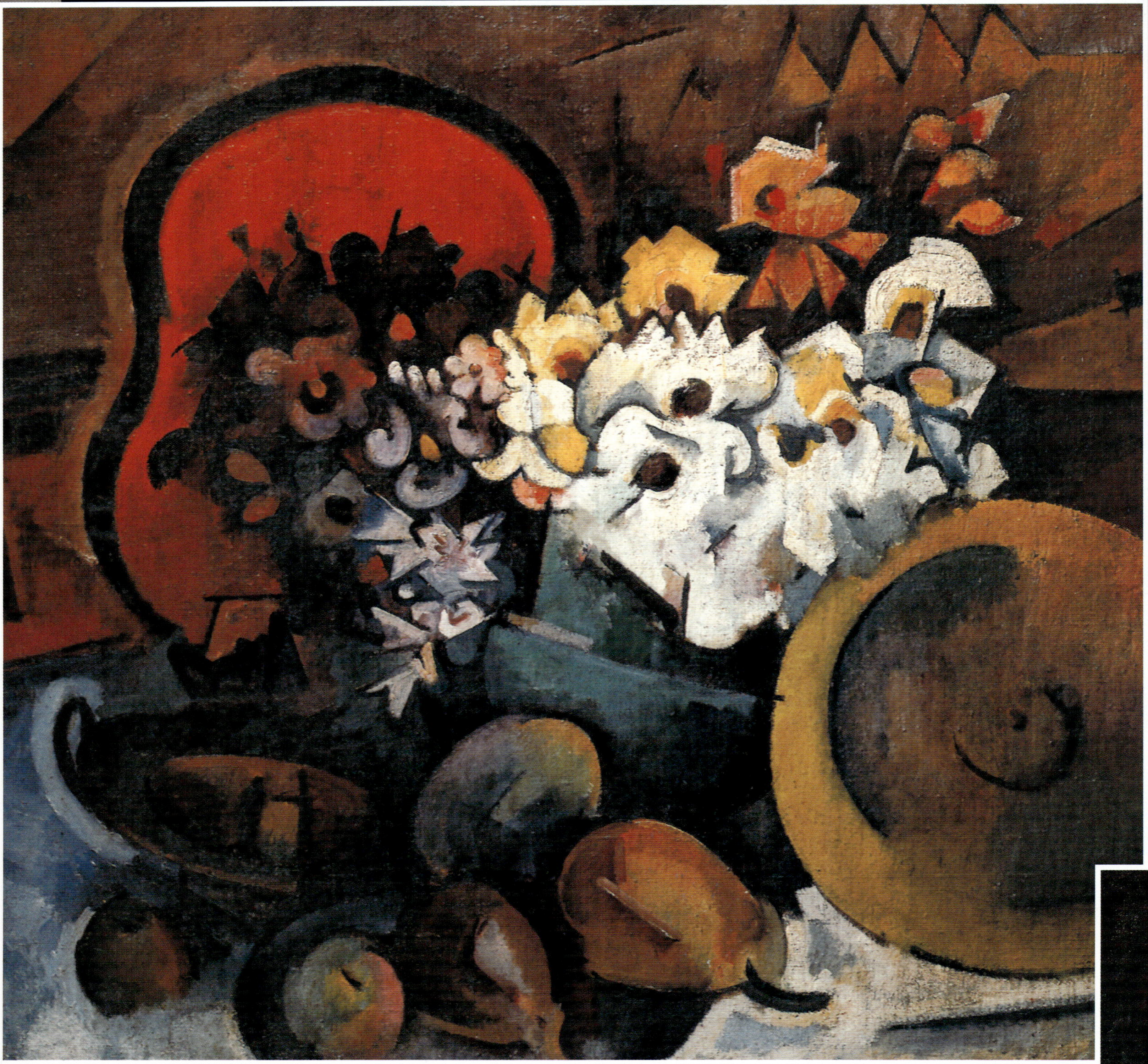

Alexander Kuprin
166 *Stillleben mit künstlichen Blumen, einem roten Tablett und einer hölzernen Platte.* 1919
Öl auf Leinwand. 140 x 168 cm
Russisches Museum, St. Petersburg

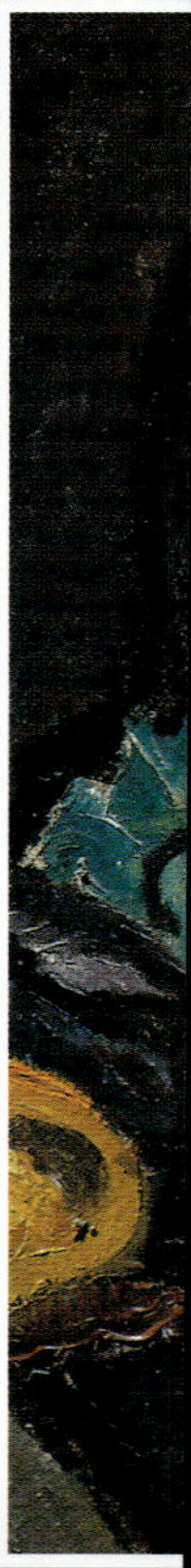

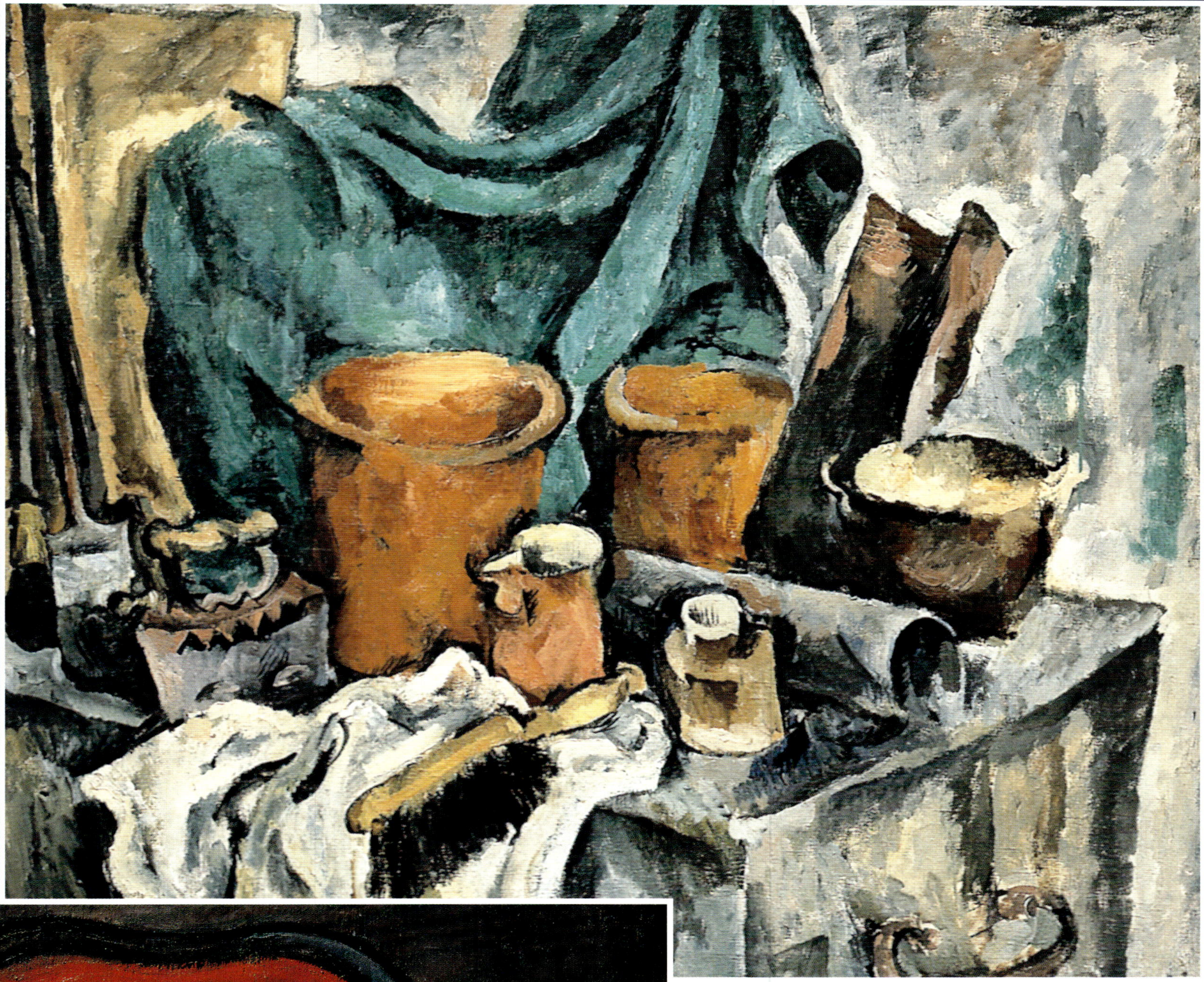

Pjotr Kontschalowski
167 *Stillleben. Truhe (Heroisch).* 1919
Öl auf Leinwand. 143,5 x 114 cm

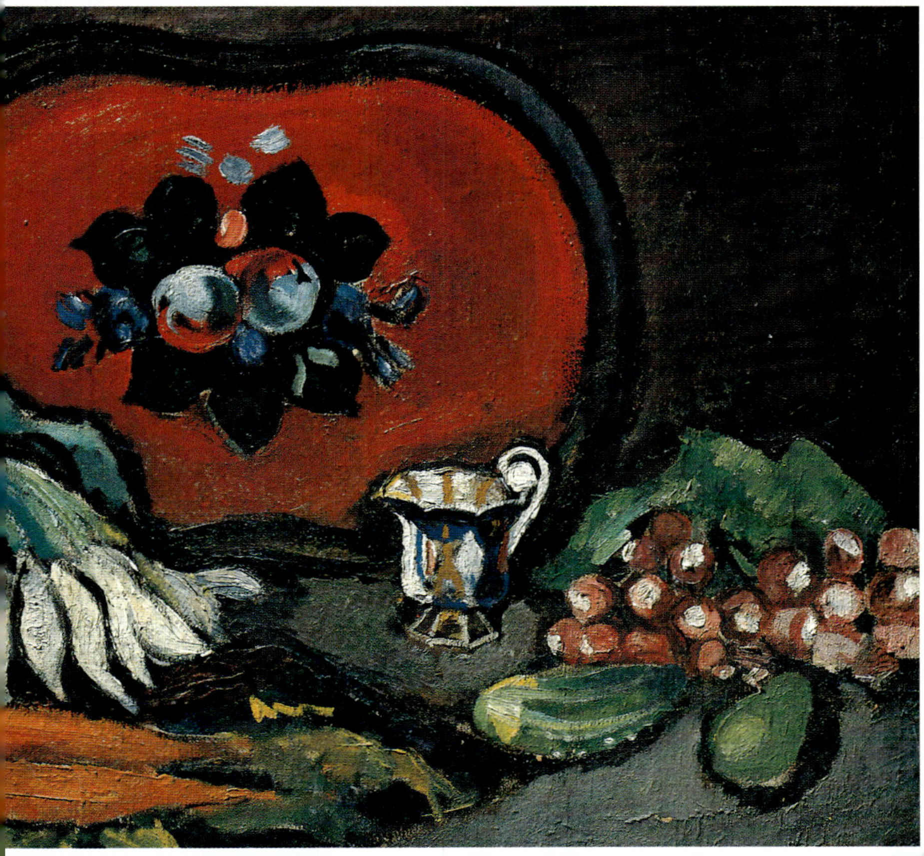

Pjotr Kontschalowski
168 *Tablett und Gemüse.* 1910
Öl auf Leinwand. 73 x 92 cm
Russisches Museum, St. Petersburg

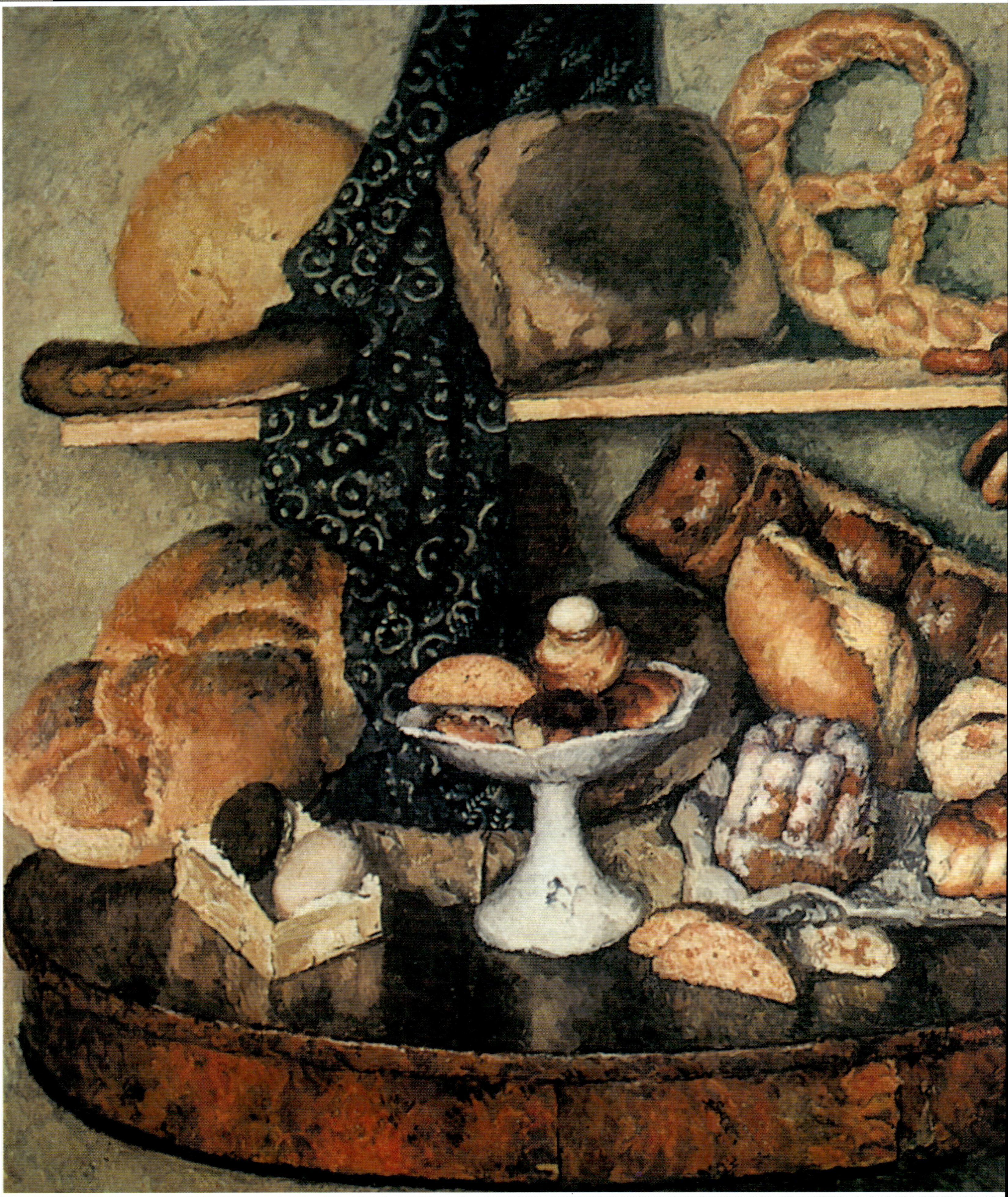

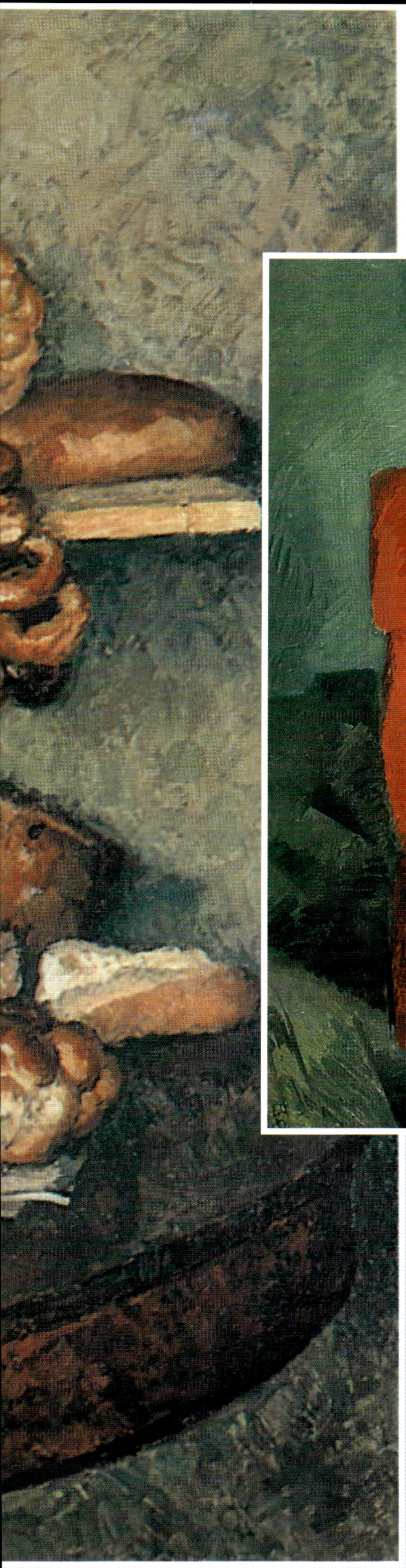

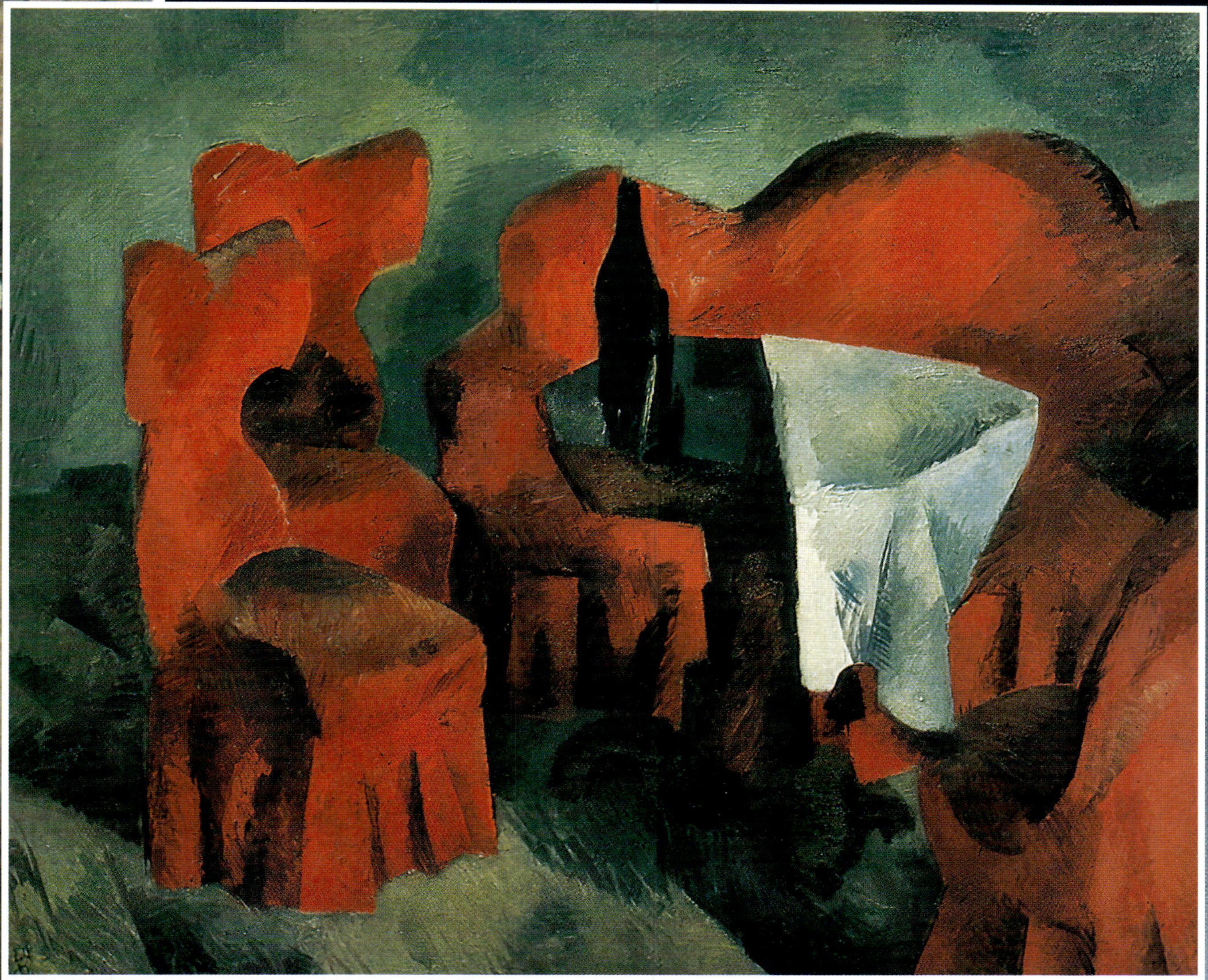

Robert Falk
170 Rote Möbel. 1923. Öl auf Leinwand. 105,6 x 122,8 cm. Tretjakow-Galerie, Moskau

Ilja Maschkow
169 *Moskauer Stillleben. Brote.* 1924
Öl auf Leinwand. 128 x 145 cm
Tretjakow-Galerie, Moskau

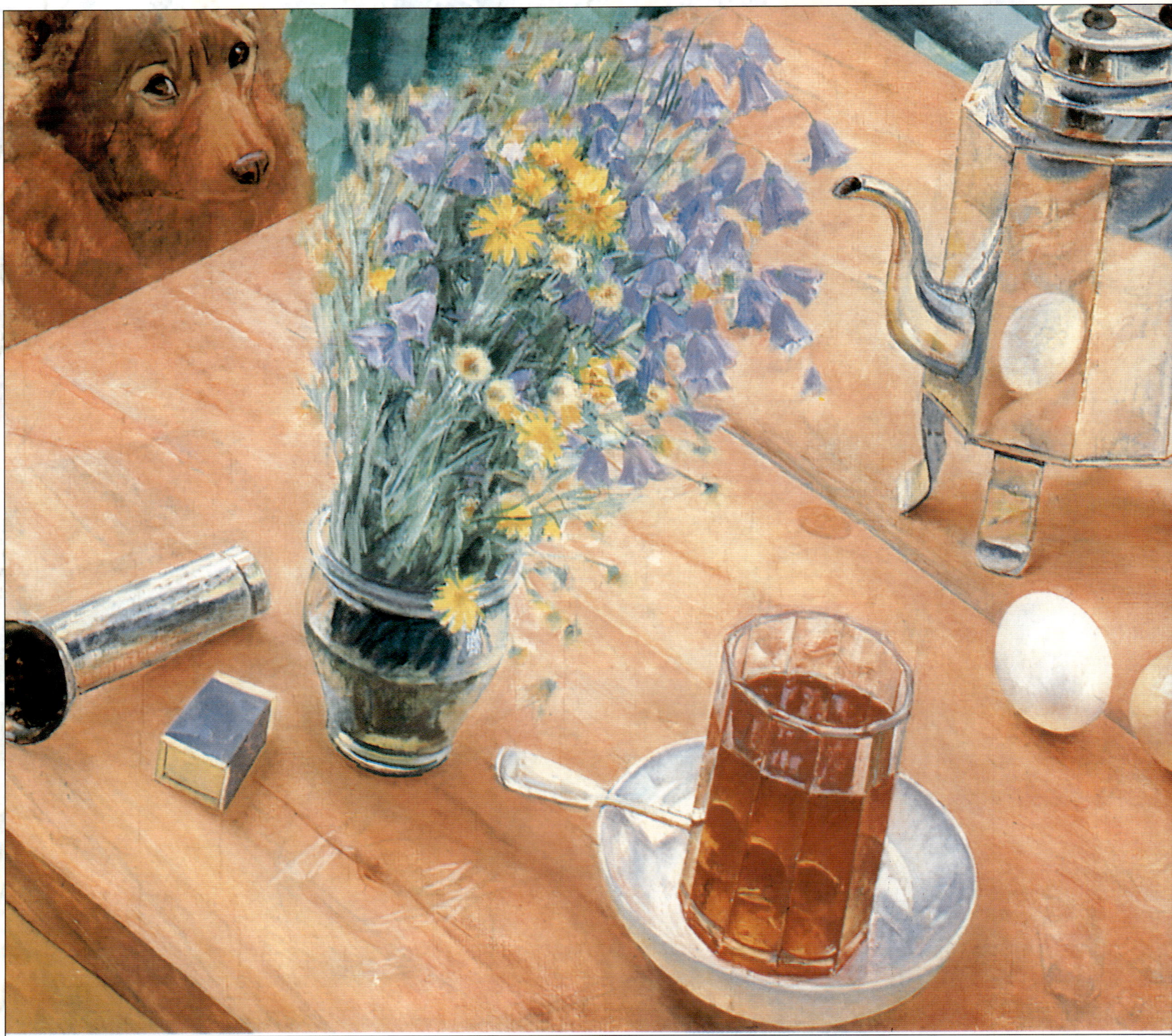

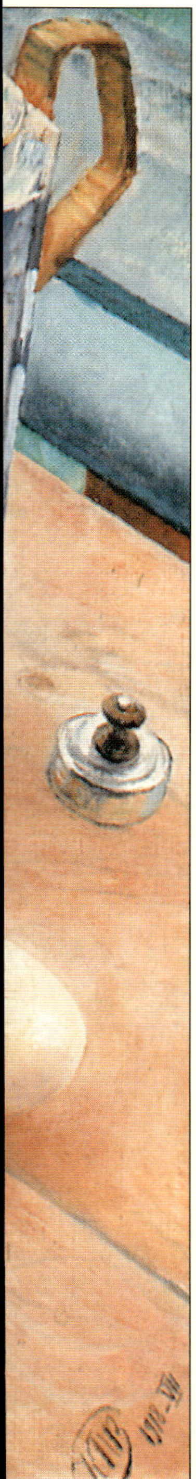

Die Stillleben Kusma Petrow-Wodkins (1878-1939), der ein einflussreicher Theoretiker und Lehrer wurde, unterschieden sich deutlich hiervon. Während der Entstehungszeit der 'Blauen Rose' arbeitete er in Afrika (was Auswirkungen auf seinen Umgang mit dem Licht und der menschlichen Gestalt hatte), konnte aber dennoch an den Ausstellungen des 'Goldenen Vlies' teilnehmen. Nach Petrow-Wodkin „besteht die neue Sichtweise auf die Dinge in starkem Maße aus der Abwesenheit von vertikalen und horizontalen Linien" [35]. Viele seiner späteren Bilder fallen durch ihre 'sphärische' Perspektive auf, aber in *Morgendliches Stillleben* [171] resultiert die faszinierende Spannung der Komposition aus seinem Gebrauch des geneigten Raumes.

Kusma Petrow-Wodkin
171 *Morgendliches Stillleben.* 1918
Öl auf Leinwand. 66 x 88 cm

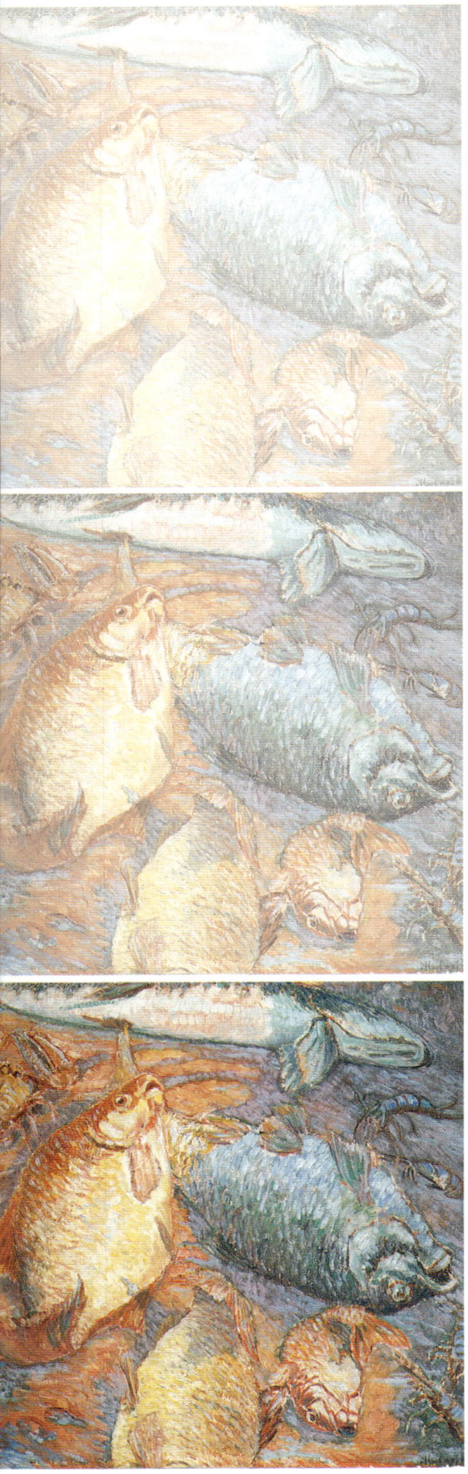

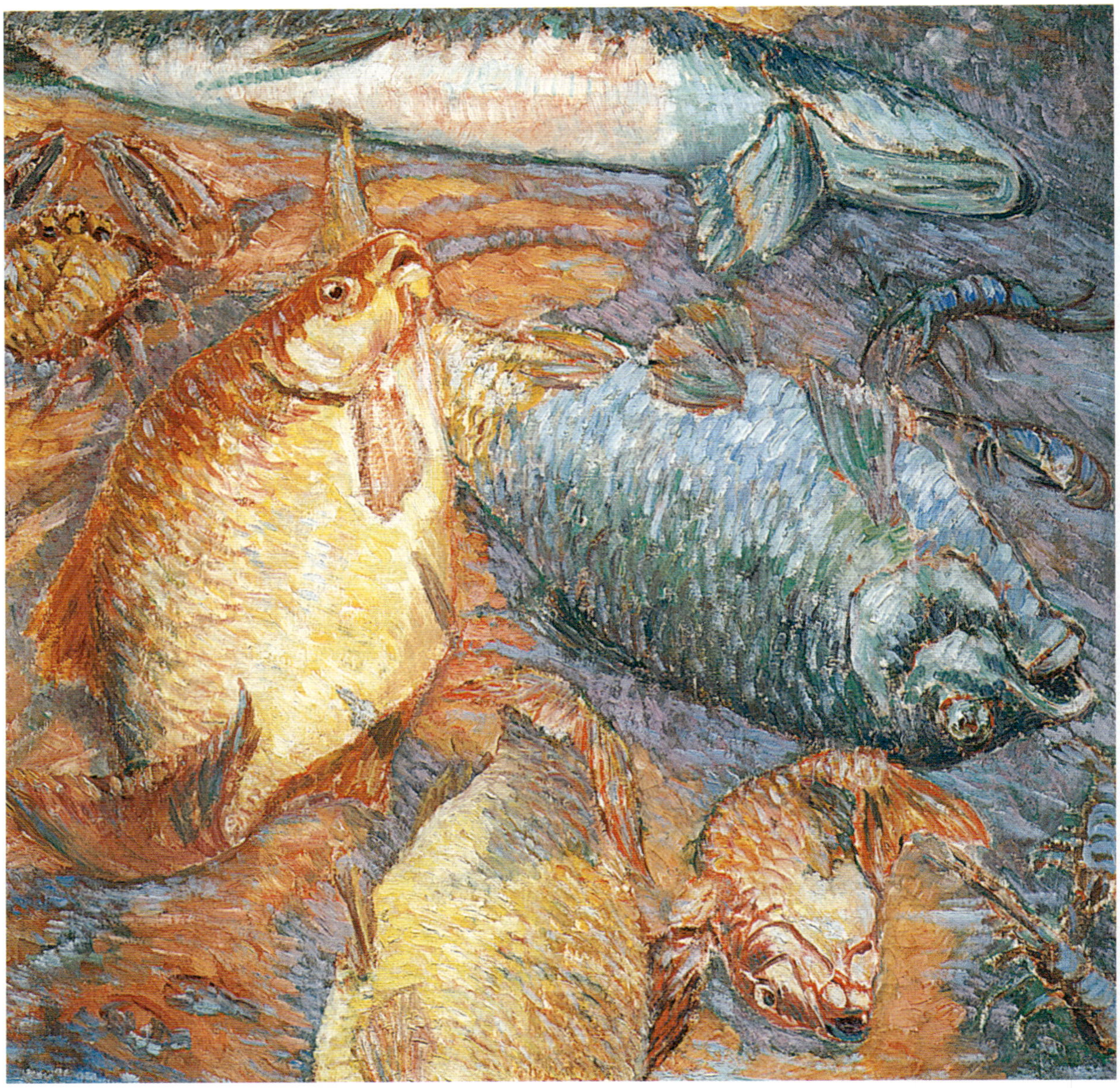

Michail Larionow
172 *Fische im Abendlicht*. 1904. Öl auf Leinwand. 100 x 95 cm. Russisches Museum, St. Petersburg

Larionows Stillleben durchlief mehrere Stilphasen. Werke wie *Fische im Abendlicht* [172] und *Blumen* (*Zwei Sträuße*) [173], die aus dem Jahr 1904 stammen, weisen impressionistischen Charakter auf; aber um diese Zeit begann er, mit intensiveren Farben zu experimentieren, was in der an die Fauves erinnernden Bildersprache von *Birnen. Stillleben* zum Ausdruck kommt. Zwischen 1907 und 1913 produzierten Larionow und Gontscharowa eine ganze Flut primitivistischer Bilder, wobei sie Elemente und Stile einsetzten, die sie der Volkskunst entlehnt hatten, insbesondere den Schildern von Händlern und *lubki* (der russische Holzschnitt, der den Illustrationen in englischen volkstümlichen Balladenbüchern ähnelte und im 17. Jahrhundert ungeheuer populär geworden war).

Rechte Seite:
Michail Larionow
173 *Blumen (Zwei Sträuße)*. 1904. Öl auf Leinwand. 49 x 47 cm
Aus dem ehemaligen Besitz von A.K. Tomilina-Larionowa, Paris

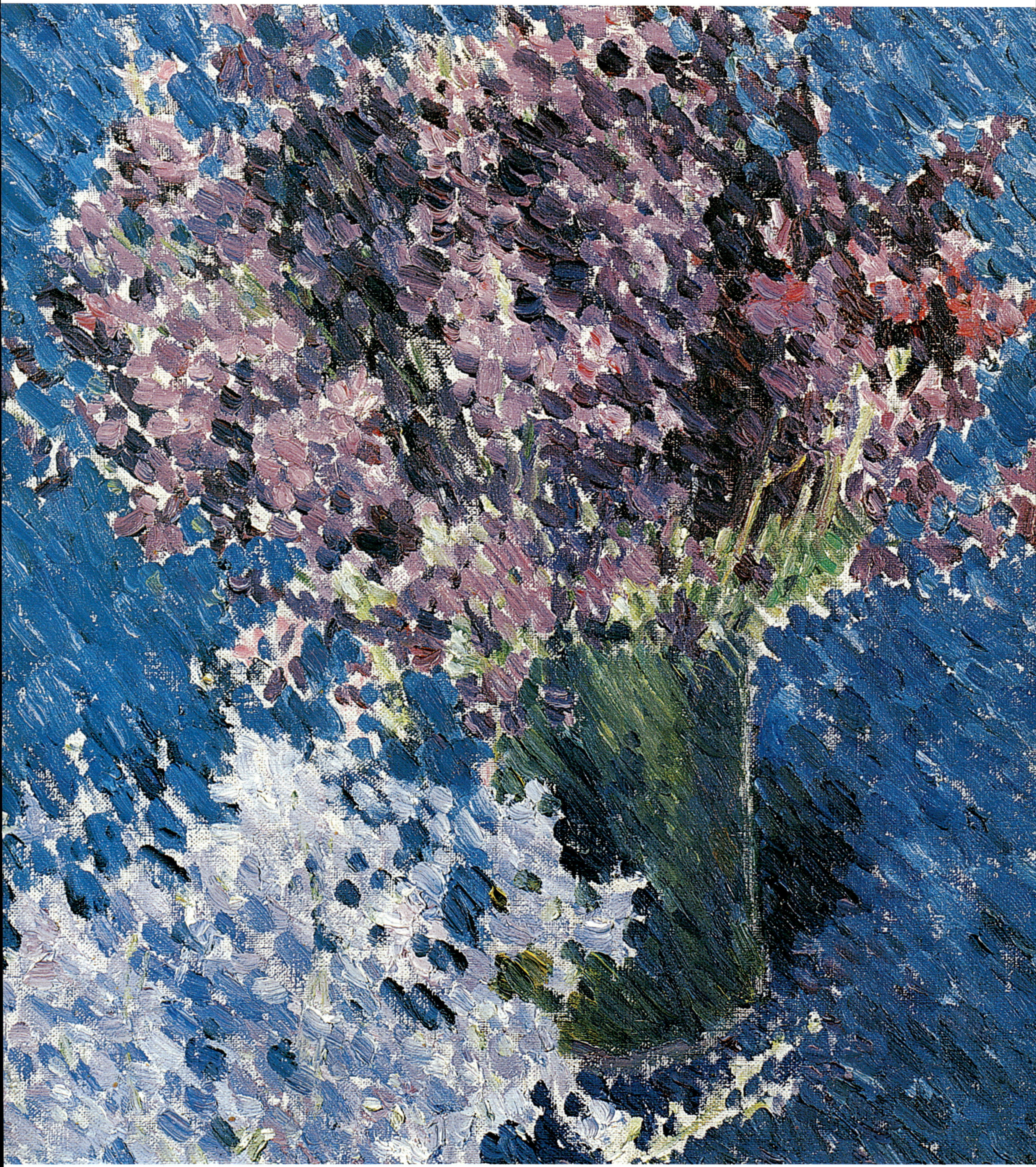

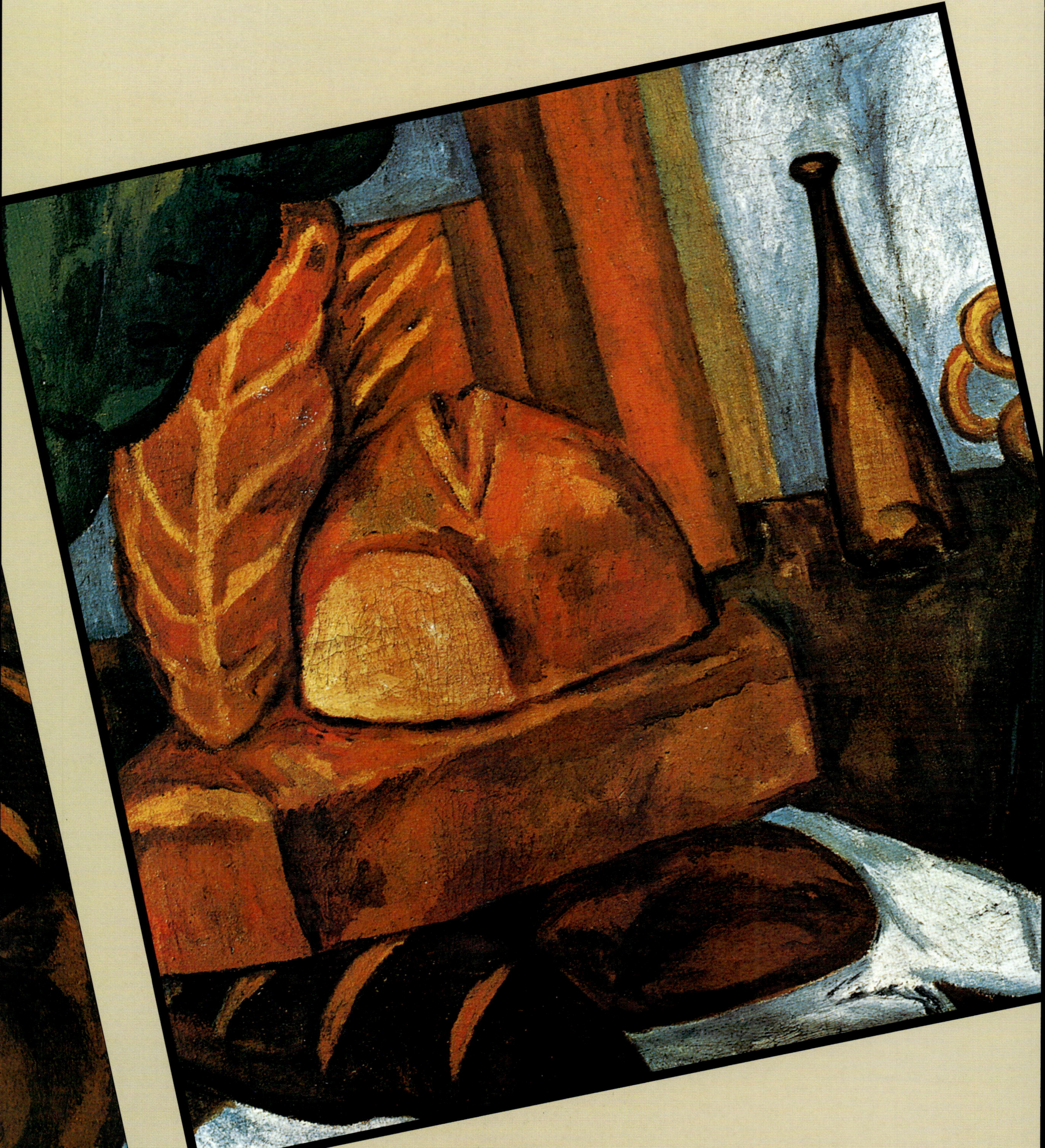

Michail Larionow
174 *Brot.* Um 1910. Öl auf Leinwand. 102 x 84 cm. Privatsammlung, Paris

Darauf folgten die halbabstrakten Stillleben mit ihrer brillanten Farbgebung, wie etwa Larionows Rayonistische Würstchen und Makrele, die typisch für ihre rayonistische Phase waren. Schließlich, nachdem Larionow ab 1914 unter einer Kriegsneurose litt, zogen sie nach Paris, wo sie als Designer für Diaghilews *Ballets Russes* arbeiteten.

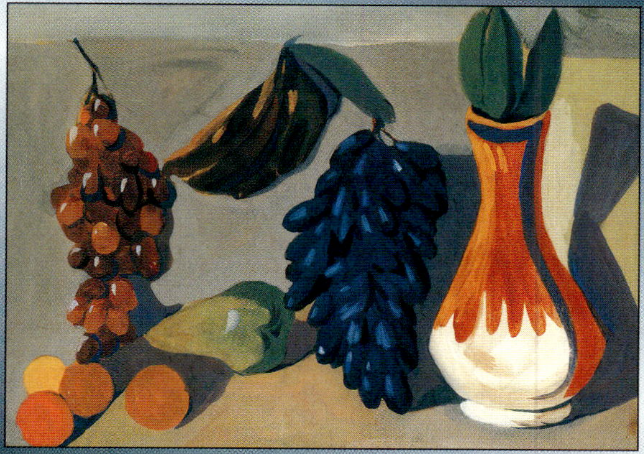

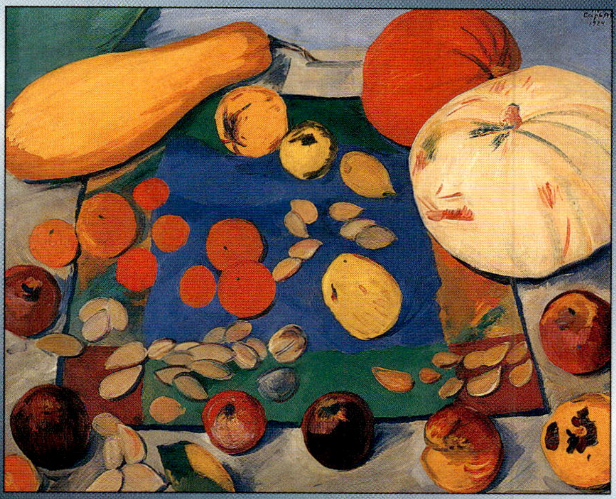

Wie Larionow studierte der armenische Maler Martiros Sarjan (1880-1972) bei Korowin und Serow an der Moskauer Hochschule für Malerei und Bildhauerei, wo er sich mit Sudeikin, Kusnezow und Petrow-Wodkin, allesamt brillante Koloristen, anfreundete. Wie seine Porträts und Landschaften haben auch seine Stillleben eine bemerkenswerte Dynamik. Viele von ihnen zeigen Früchte [175], Gemüse [176] oder Blumen, die in dynamischen, sonnengesättigten Farben gemalt sind. Einige wenige enthalten asiatische Elemente wie *Buddhistisches Stillleben* [177].

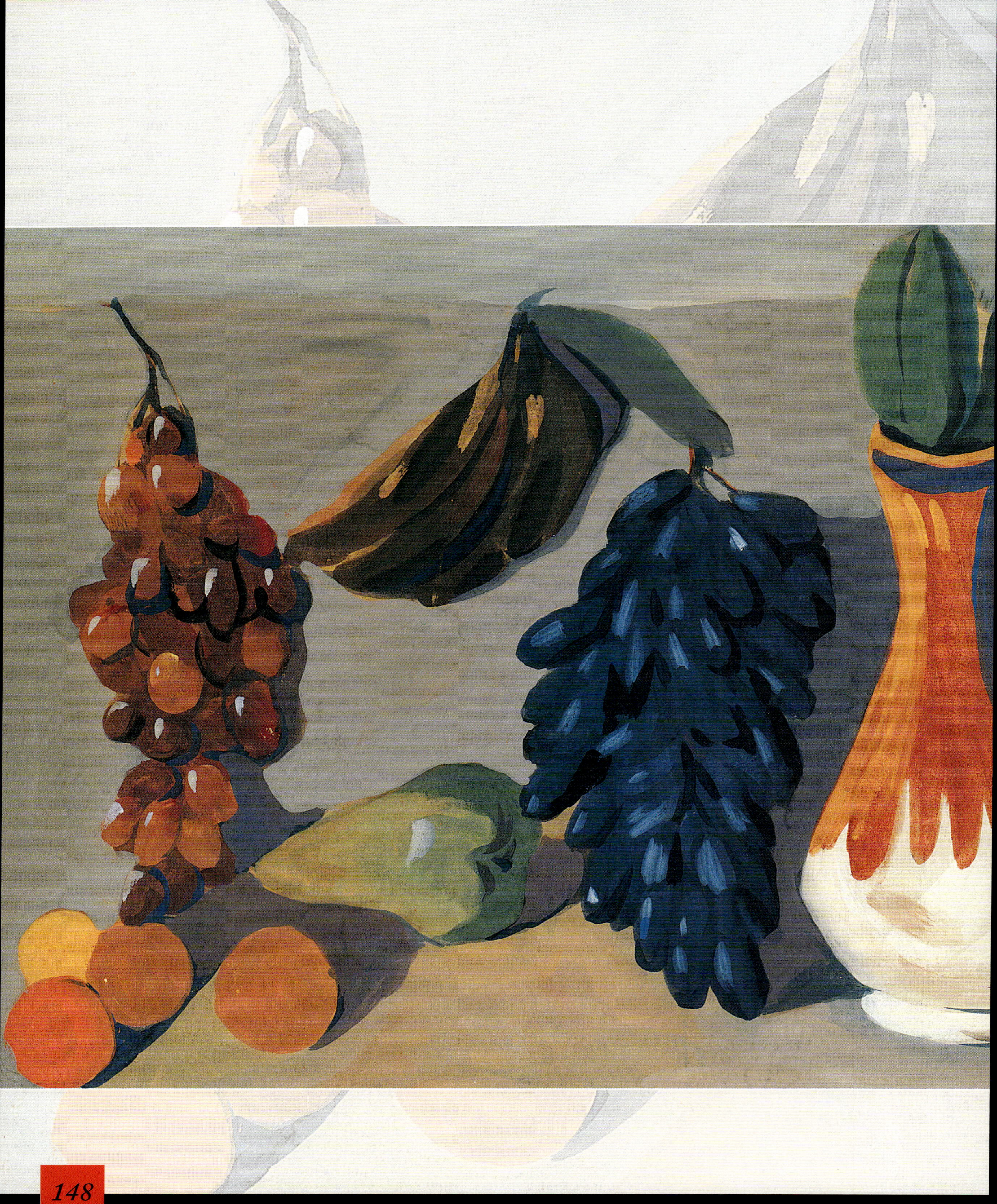

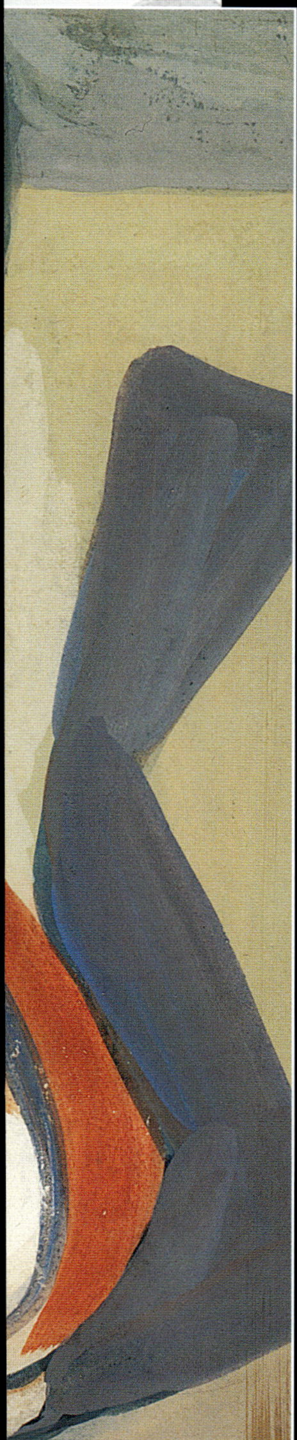

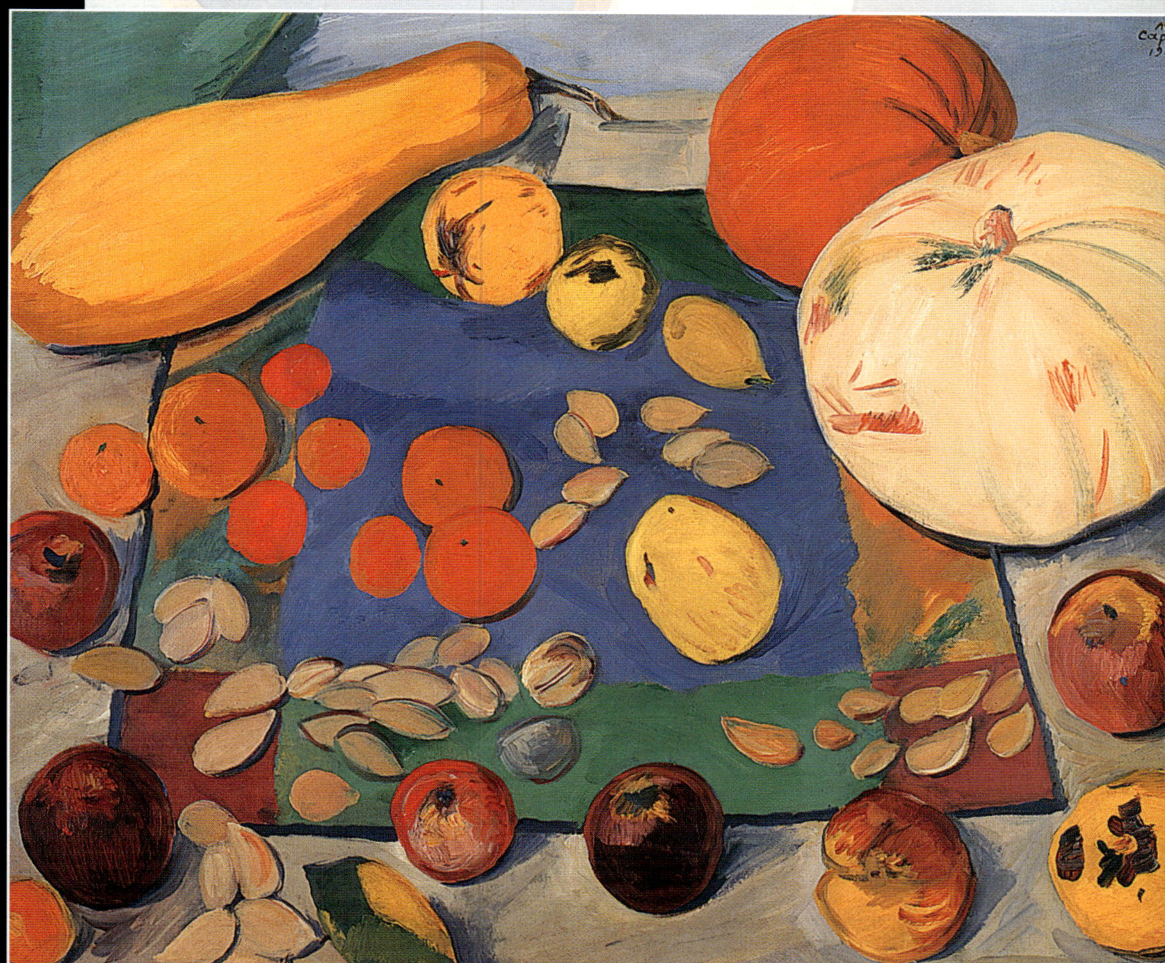

Martiros Sarjan
176 *Obst und Gemüse. Stillleben.* 1934. Öl auf Leinwand. 73 x 92 cm. Sammlung G. Tarwerdian, Eriwan

Linke Seite:
Martiros Sarjan
175 *Weintrauben. Stillleben.* 1911
Tempera auf Karton. 43,5 x 64 cm. Tretjakow-Galerie, Moskau

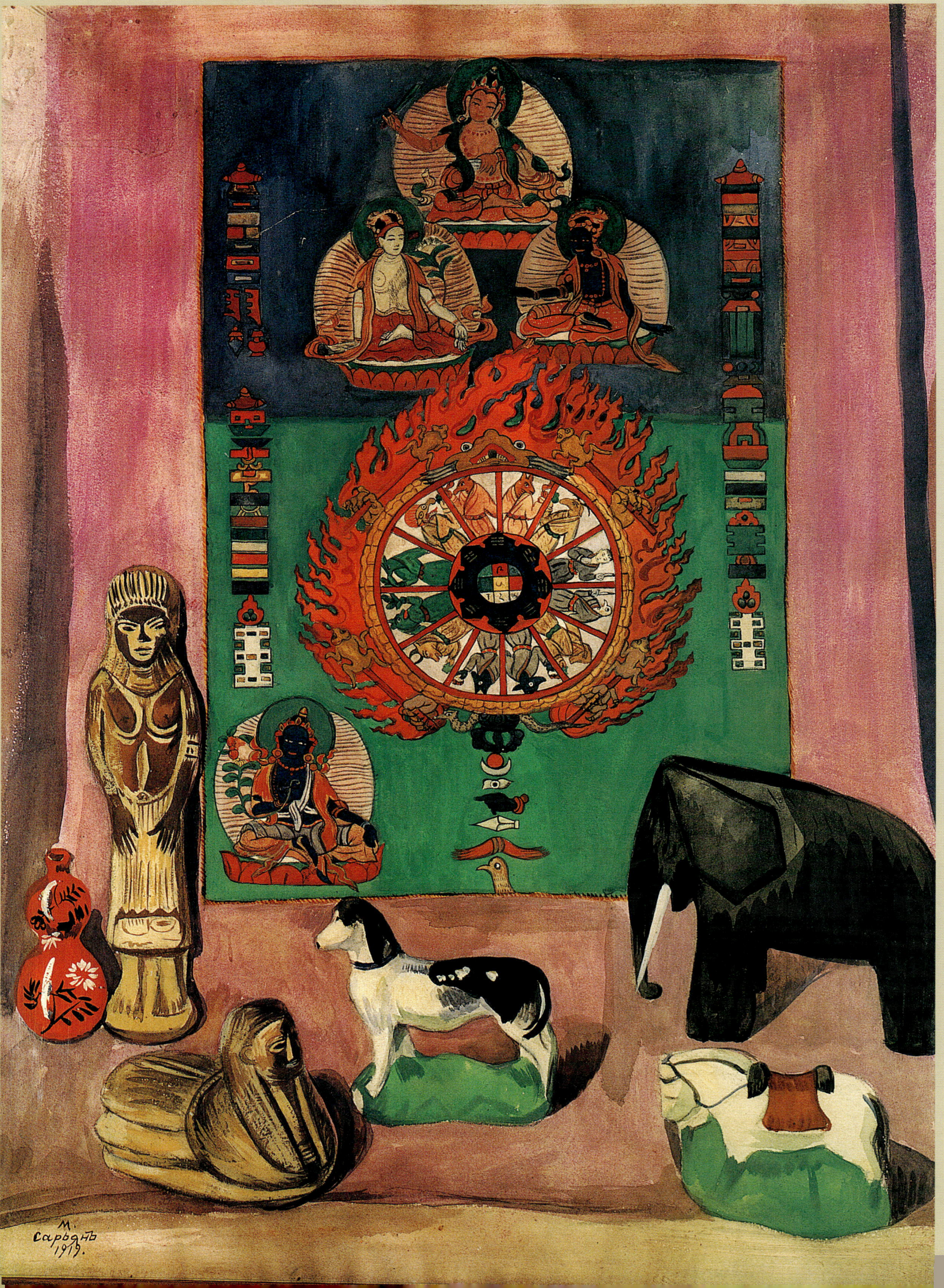
М.
Сарьянъ
1919.

Landschaftsmalerei

Mit seiner Bevorzugung der Pleinair-Technik hatte der Impressionismus unweigerlich bedeutende Konsequenzen für die russische Landschaftsmalerei. Einer der führenden russischen Impressionisten war Grabar, dessen bevorzugte Gattung die Landschaftsmalerei war. Besonders liebte er es, Sonne und Schatten auf Schnee oder den Kontrast zwischen winterlichem Himmel und frostüberzogenen Bäumen zu malen, wie in *Februarstimmung* [178].

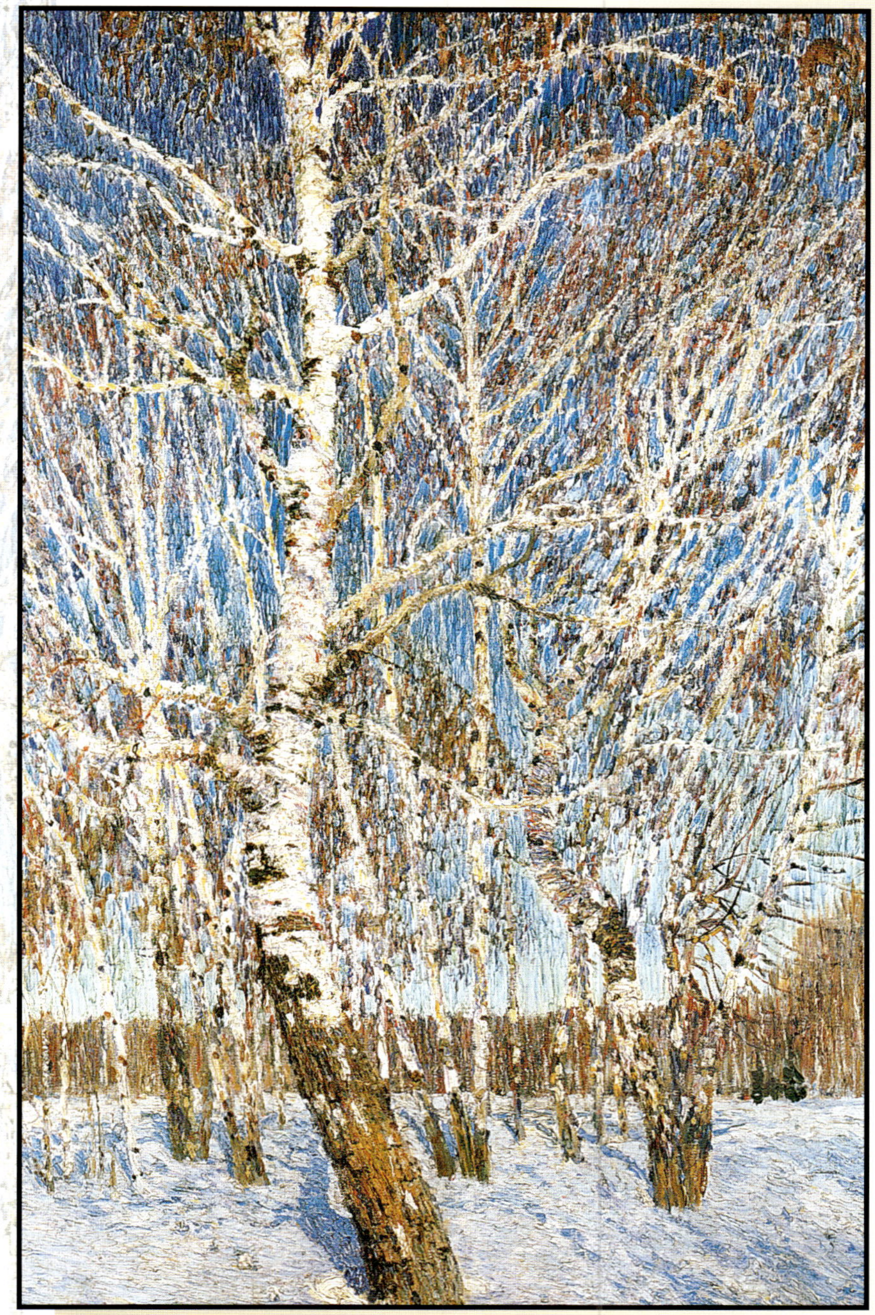

Igor Grabar
178 *Februarstimmung*. 1904. Öl auf Leinwand. 141 x 83 cm. Tretjakow-Galerie, Moskau

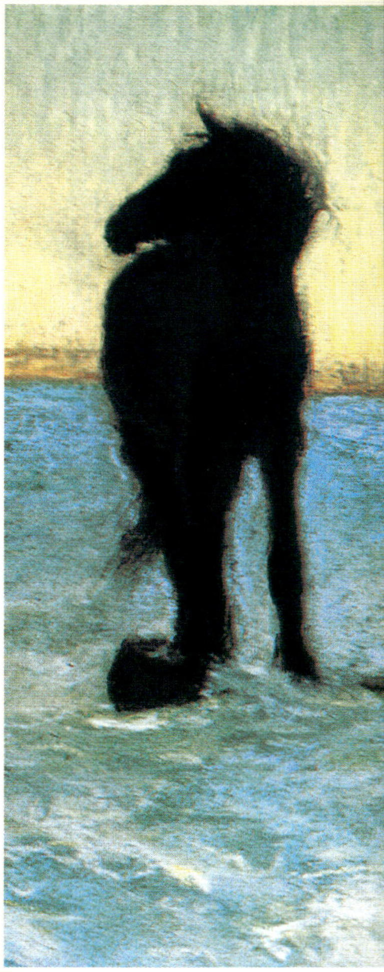

Detail von:
Valentin Serow
179 *Jungpferde an der Tränke. Domotkanowo*. 1904

Linke Seite:
Martiros Sarjan
177 *Buddhistisches Stillleben*. 1919.
Aquarell und Gouache auf Papier. 68 x 59 cm
Sammlung der Familie A. Arutjunjan, Moskau

Weitere Schneelandschaften, die in bemerkenswerter Weise mit Licht und Farbe umgehen, sind unter anderem Serows *Jungpferde an der Tränke* [179] — mit dem brillanten Gebrauch der Pastelltöne, um den frostigen Sonnenaufgang einzufangen — und Surikows *Der Subowski-Boulevard im Winter* [180], wo die winterliche Wirkung durch den durchdringenden Einsatz von Schwarz-, Blau- und Brauntönen erzielt wird.

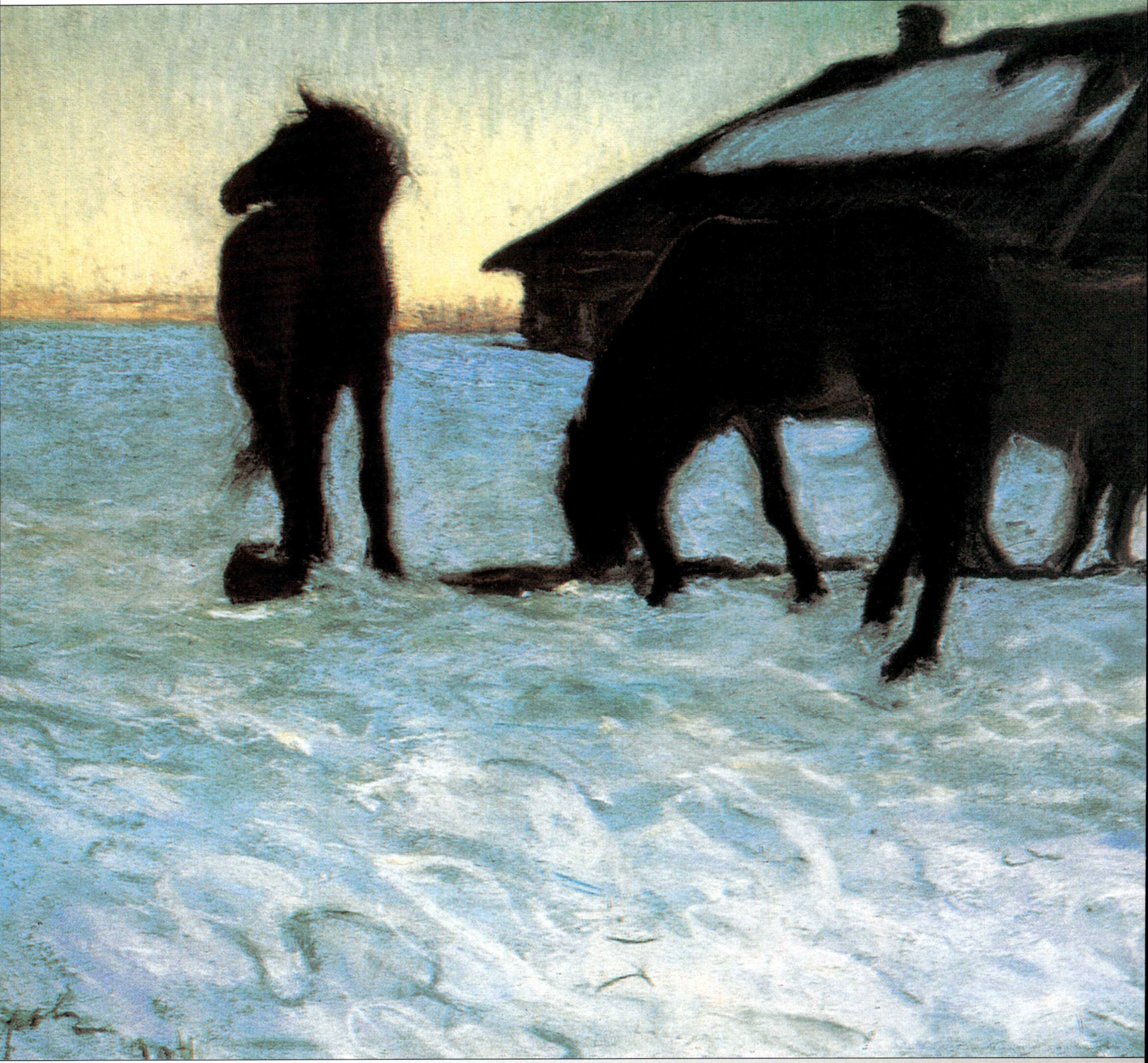

Valentin Serow
179 *Jungpferde an der Tränke. Domotkanowo.* 1904. Pastellkreide auf Papier, auf Karton aufgezogen. 40 x 63,8 cm.Tretjakow-Galerie, Moskau

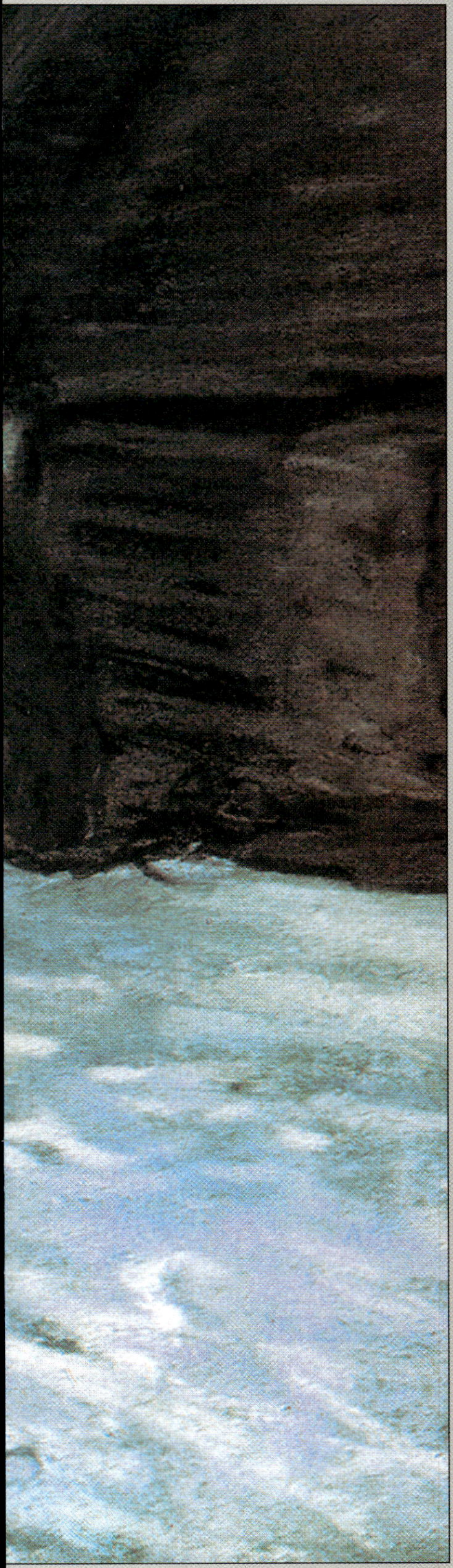

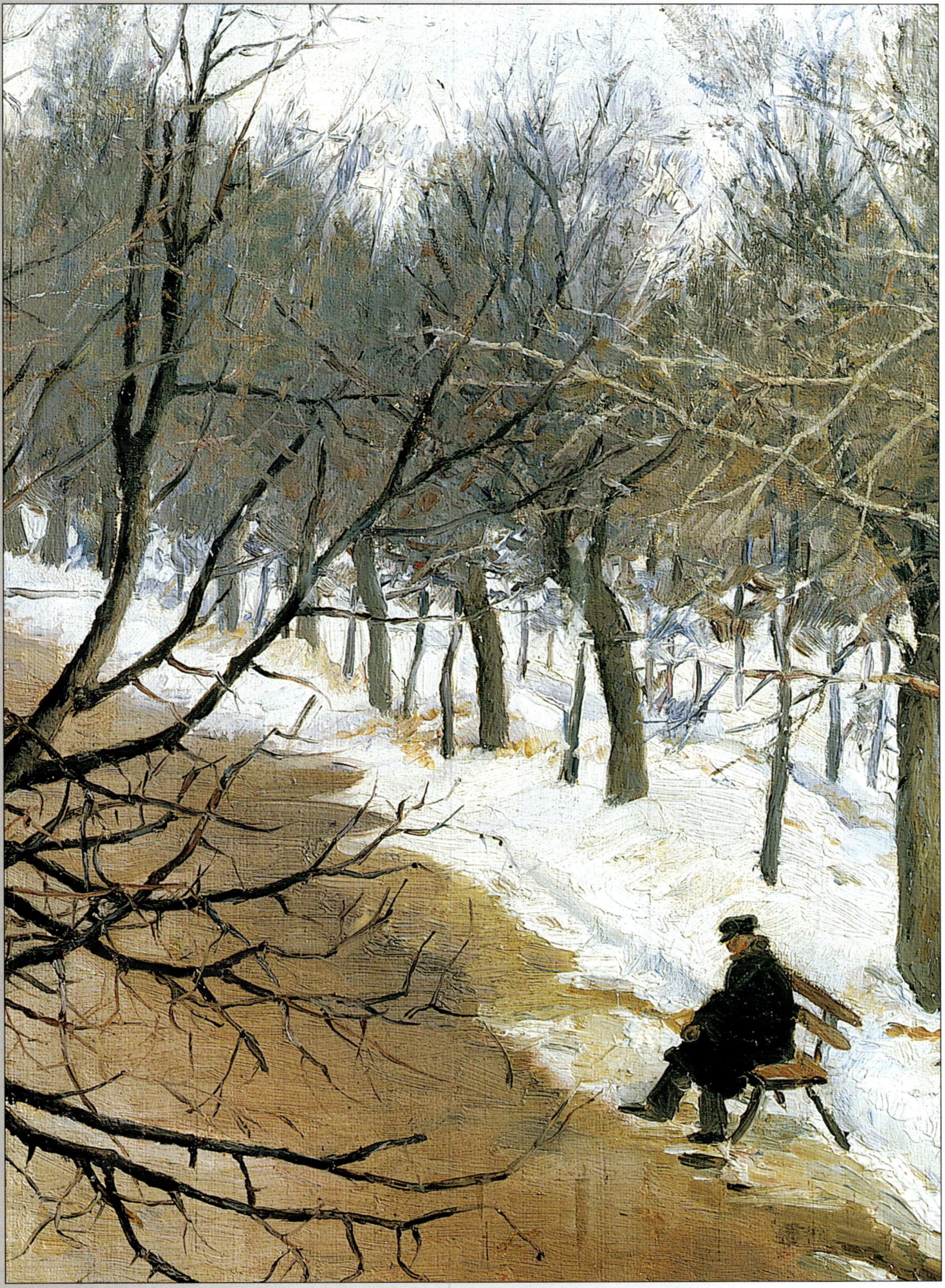

Wassili Surikow
180 *Der Subowski-Boulevard im Winter.* Öl auf Leinwand. 42 x 30 cm. Tretjakow-Galerie, Moskau

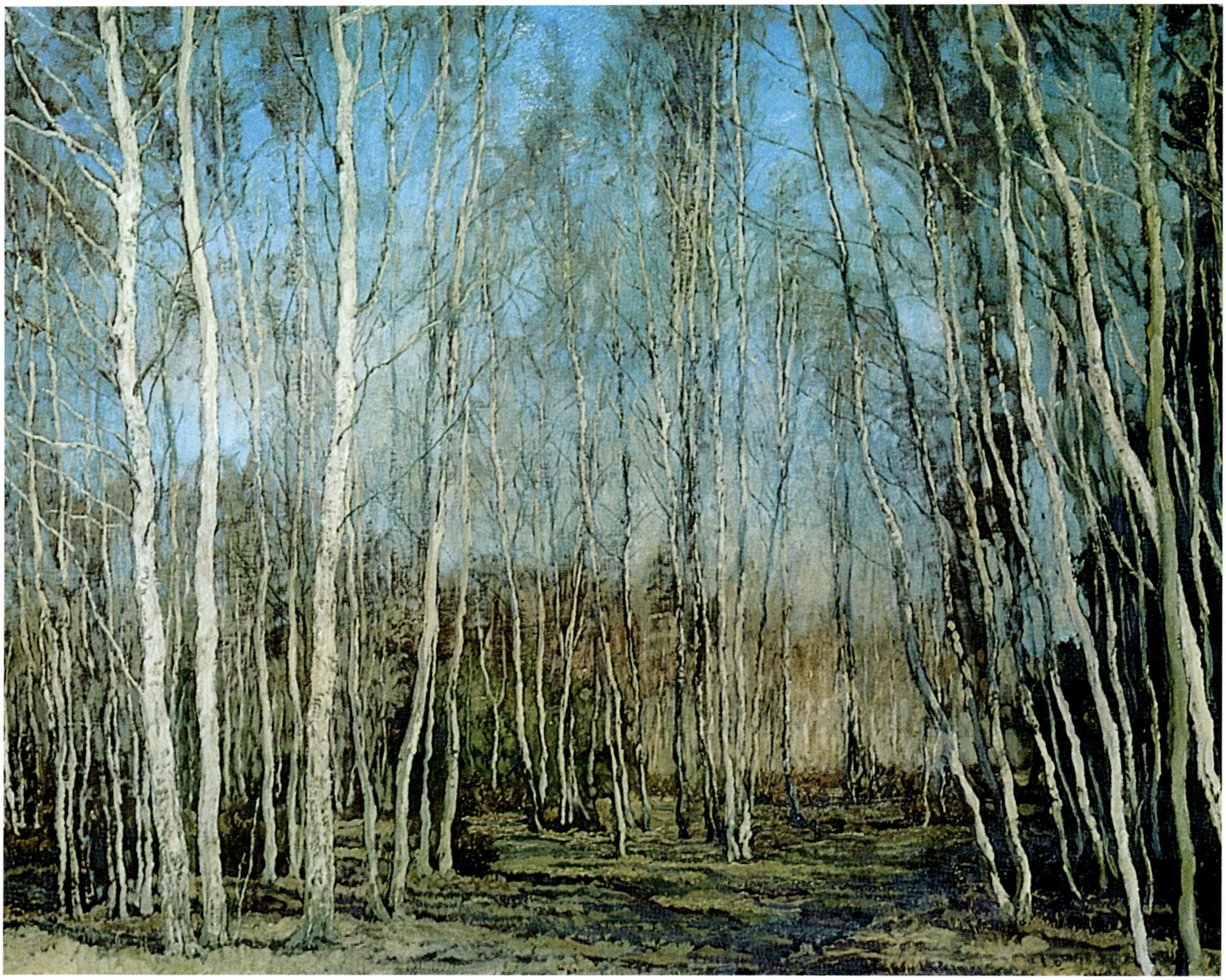

Wassili Bakschejew
181 *Blauer Frühling.* 1930
Öl auf Holz. 44 x 57 cm. Tretjakow-Galerie, Moskau

Der Stil und die Stimmung des Bildes *Blauer Frühling* [181] von Wassili Bakschejew (1862-1958), einem Zeitgenossen Grabars, erinnern an die Frühlingslandschaften von Sawrassow, der einer seiner Lehrer war. Bakschejew widmete sich schon von einem frühen Stadium seiner Laufbahn an fast ausschließlich der Landschaftsmalerei. Die Schönheit schlanker Birken vor einem klaren Frühlingshimmel war ein Gegenstand, zu dem er immer wieder zurückkehrte.

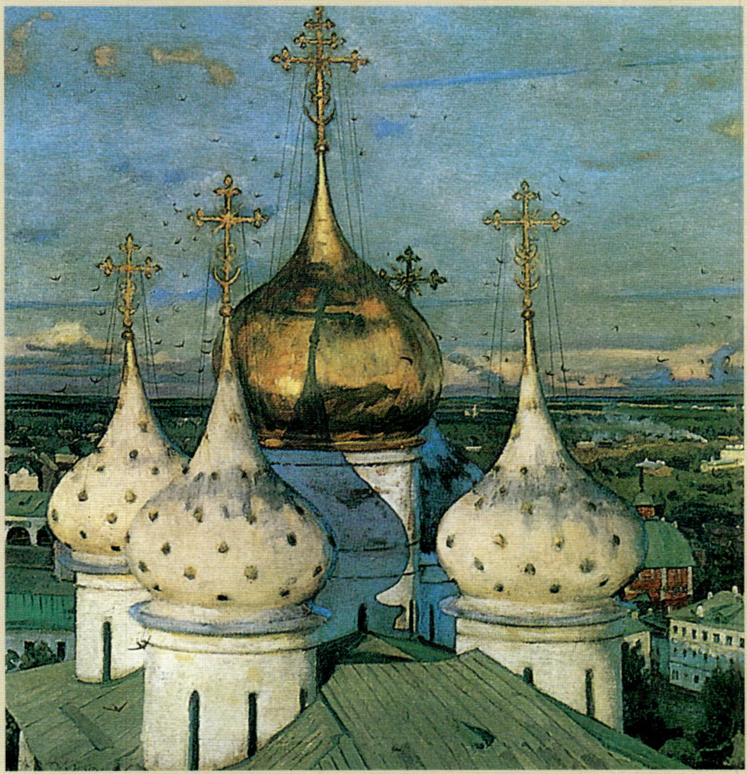

Konstantin Juon
182 *Türme und Schwalben.* 1921
Öl auf Leinwand. 71 x 89 cm
Tretjakow-Galerie, Moskau

Wie auch andere Maler, die dem 'Verband der russischen Künstler' angehörten, zogen Konstantin Juon (1875-1958) die Landschaften des alten Russland an, besonders die alten Städte mit ihren Zwiebelturm-Kirchen [182], Klöstern und emsigen Märkten. Seine Stadtlandschaften — wie etwa *Ein sonniger Frühlingstag in Sergiew Posad* [183] — werden häufig durch menschliche Aktivität und die Bewegungen von Vögeln oder Tieren belebt. Nach der Revolution malte er Landschaften wie sein berühmtes Bild *Morgen im industriellen Moskau* (1949), denen eine Lyrik eigen ist, die die Dynamik der Industrie und die Freude an der Arbeit zum Ausdruck bringt.

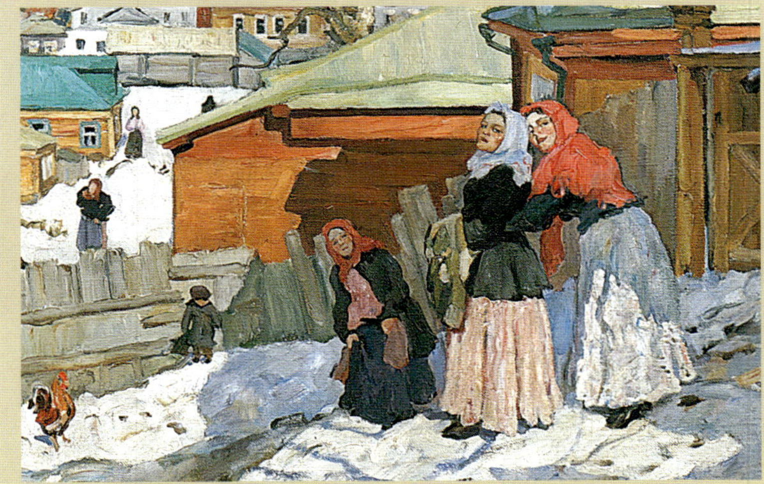

Konstantin Juon
183 *Ein sonniger Frühlingstag in Sergiew Posad.* 1910. (Detail). Öl auf Leinwand. 87 x 131 cm
Russisches Museum, St. Petersburg

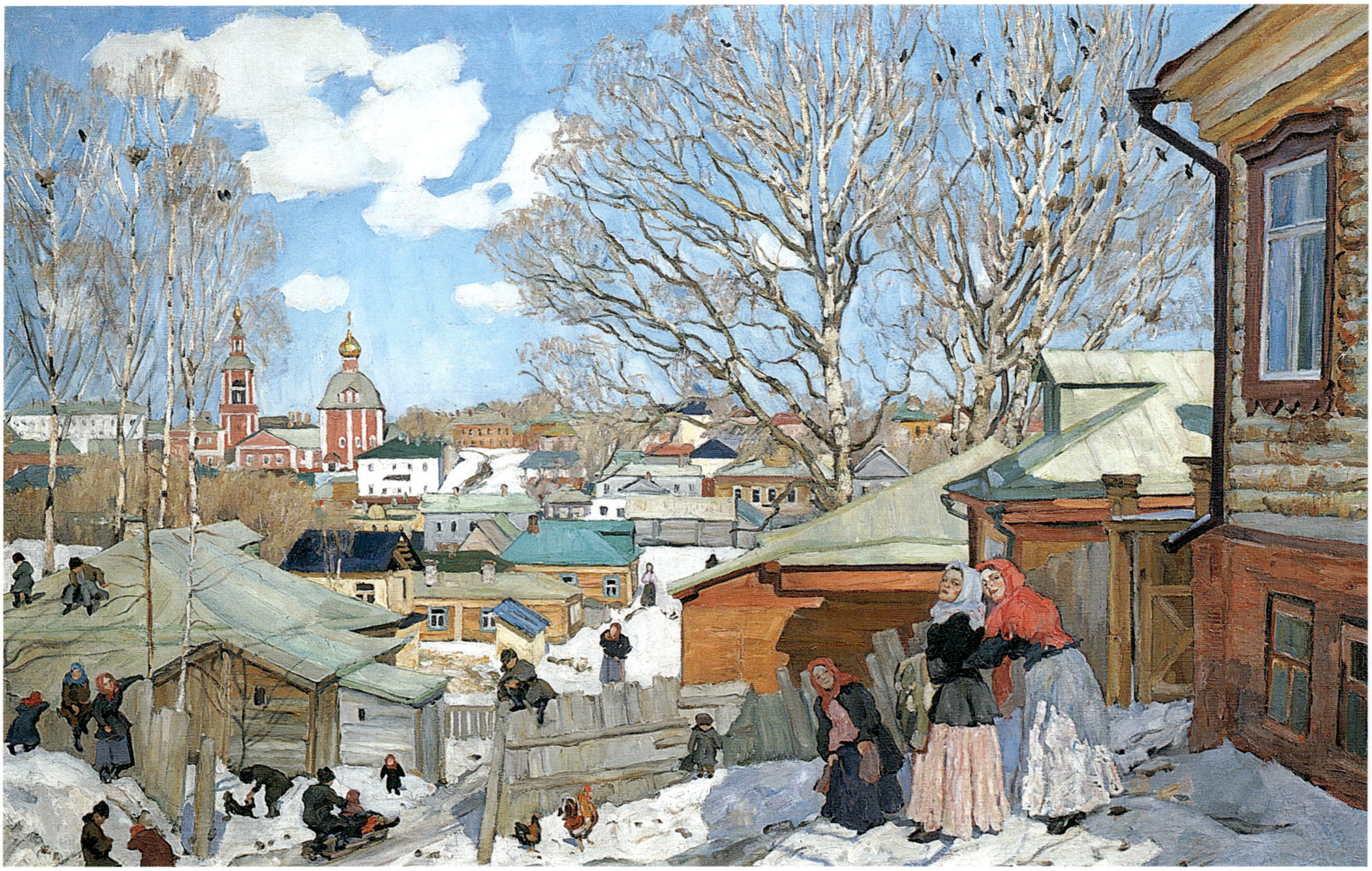

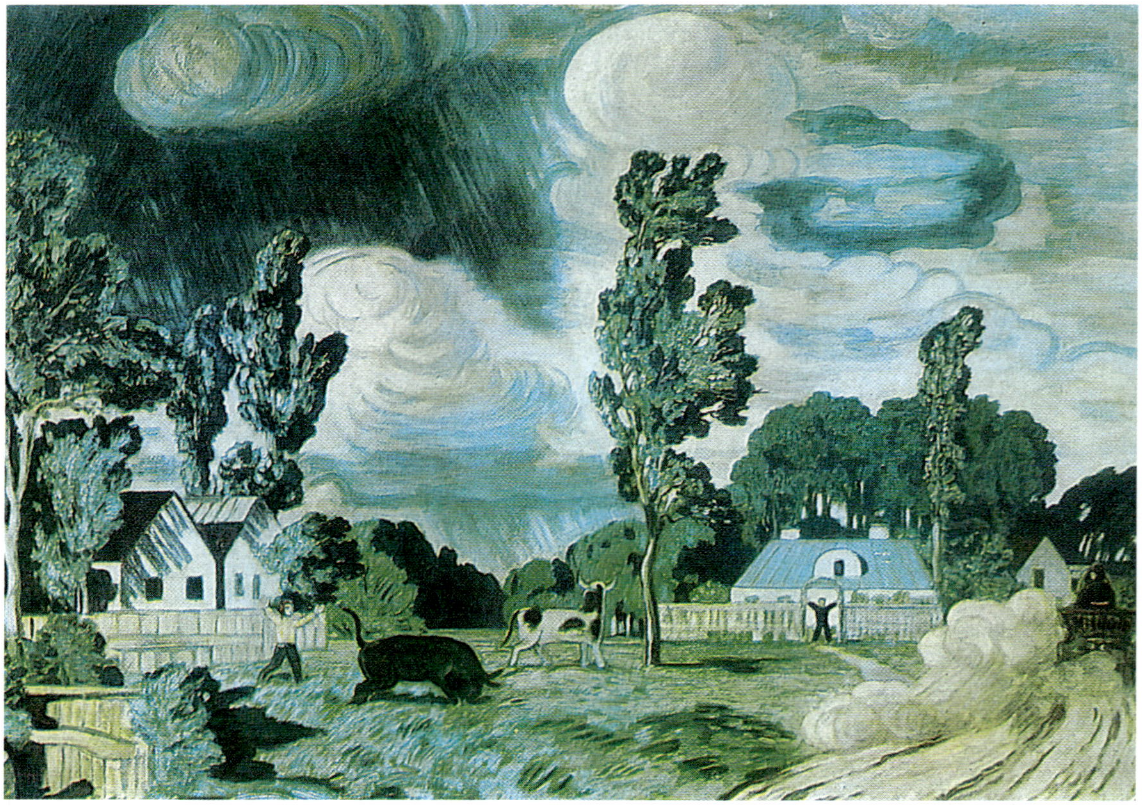

Konstantin Juon
183 *Sonniger Frühlingstag in Sergiew Posad.* 1910
Öl auf Leinwand. 87 x 131 cm
Russisches Museum, St. Petersburg

Ein anderer Maler, der mit dem 'Verband der russischen Künstler' und auch mit der 'Blauen Rose' in Verbindung stand, war Nikolai Krymow (1884-1958), der in der Zeit nach der Revolution eine wichtige Rolle als Lehrer der Landschaftsmalerei spielte. Vor der Revolution experimentierte er mit unterschiedlichen Stilen, die auch eine primitivistische Phase einschloß, die in Landschaftsbildern wie *Windiger Tag* [184] resultierte, das durch seine meisterliche Qualität und die von der russischen Volkskunst inspirierte Farbpalette auffällt.

Nikolai Krymow
184 *Windiger Tag.* 1908
Öl auf Karton. 70 x 101 cm
Tretjakow-Galerie, Moskau

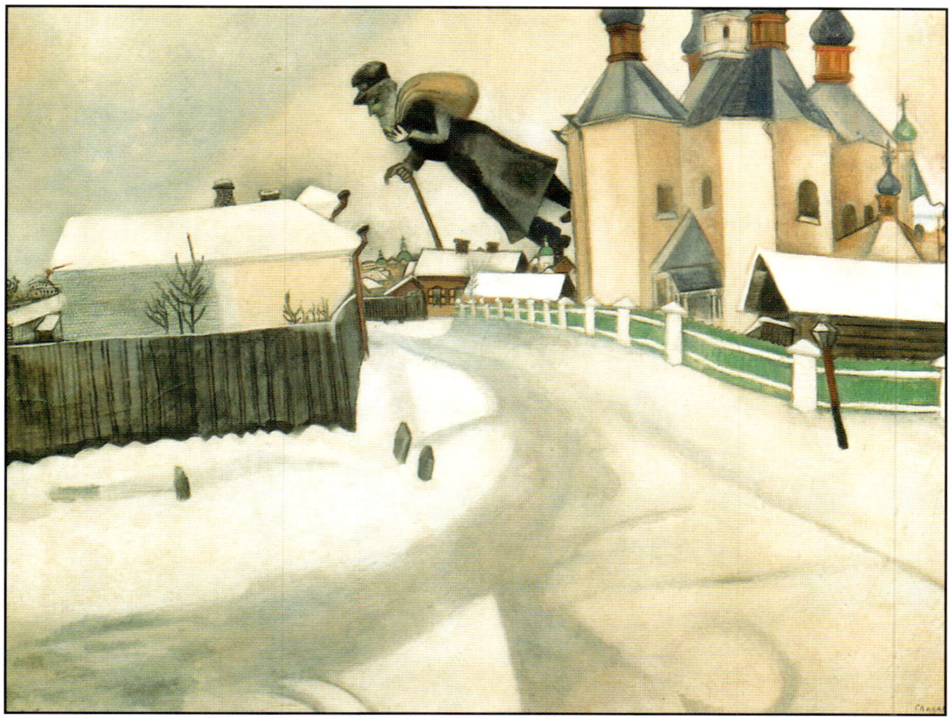

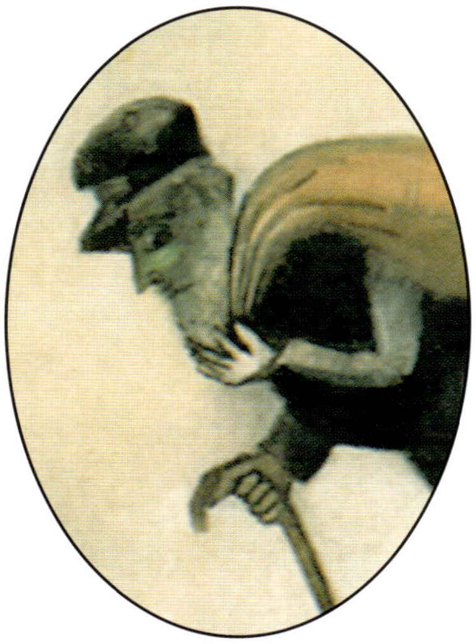

Marc Chagall
185 *Über Witebsk.*1914. Öl auf Papier. 73 x 92,5 cm. Sammlung Ayala und Sam Zacks, Toronto

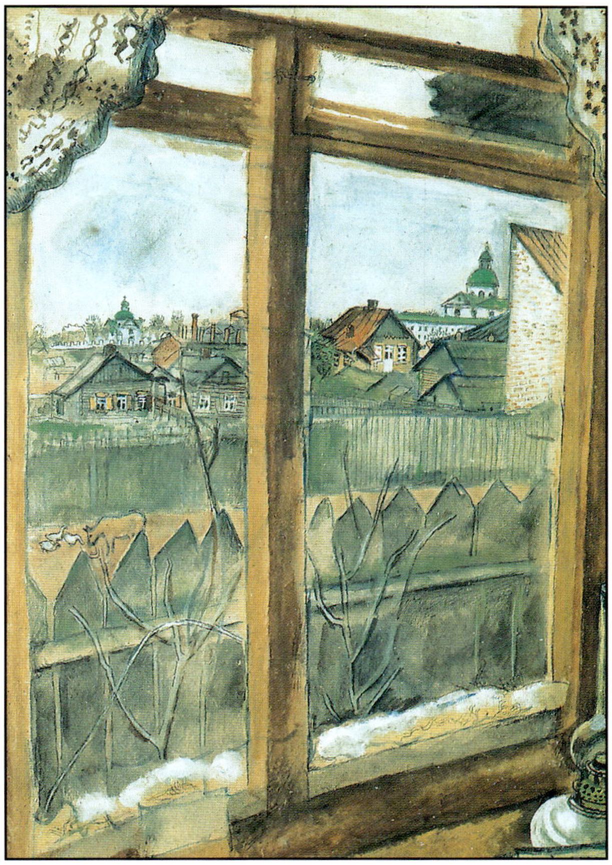

Sowohl Chagall als auch Kandinsky waren die Landschaftsmalerei und die volkstümliche Kunst wichtig. Die Liebenden und andere dramatische Figuren, die in Chagalls Gemälden — wie etwa *Über Witebsk* [185] — fliegen, drohen oder schweben, tun dies über unverwechselbar russischen Häusern und Straßen. *Das blaue Haus* (1917-1920) zeigt im Vordergrund *ein isba* (ein traditionelles Holzhaus) und dahinter ein ausgeprägt russisches Panorama in einem der russischen volkstümlichen Kunst nachempfunden Stil. Chagall malte darüber hinaus eine Reihe wunderbarer Blicke durch oder aus Fenstern, einige von ihnen realistisch [186], andere in einem stärker symbolischen Stil.

Marc Chagall
186 *Blick aus dem Fenster. Witebsk.* 1914
Gouache, Öl und Bleistift auf Papier, auf Karton aufgezogen. 36,3 x 49 cm
Tretjakow-Galerie, Moskau

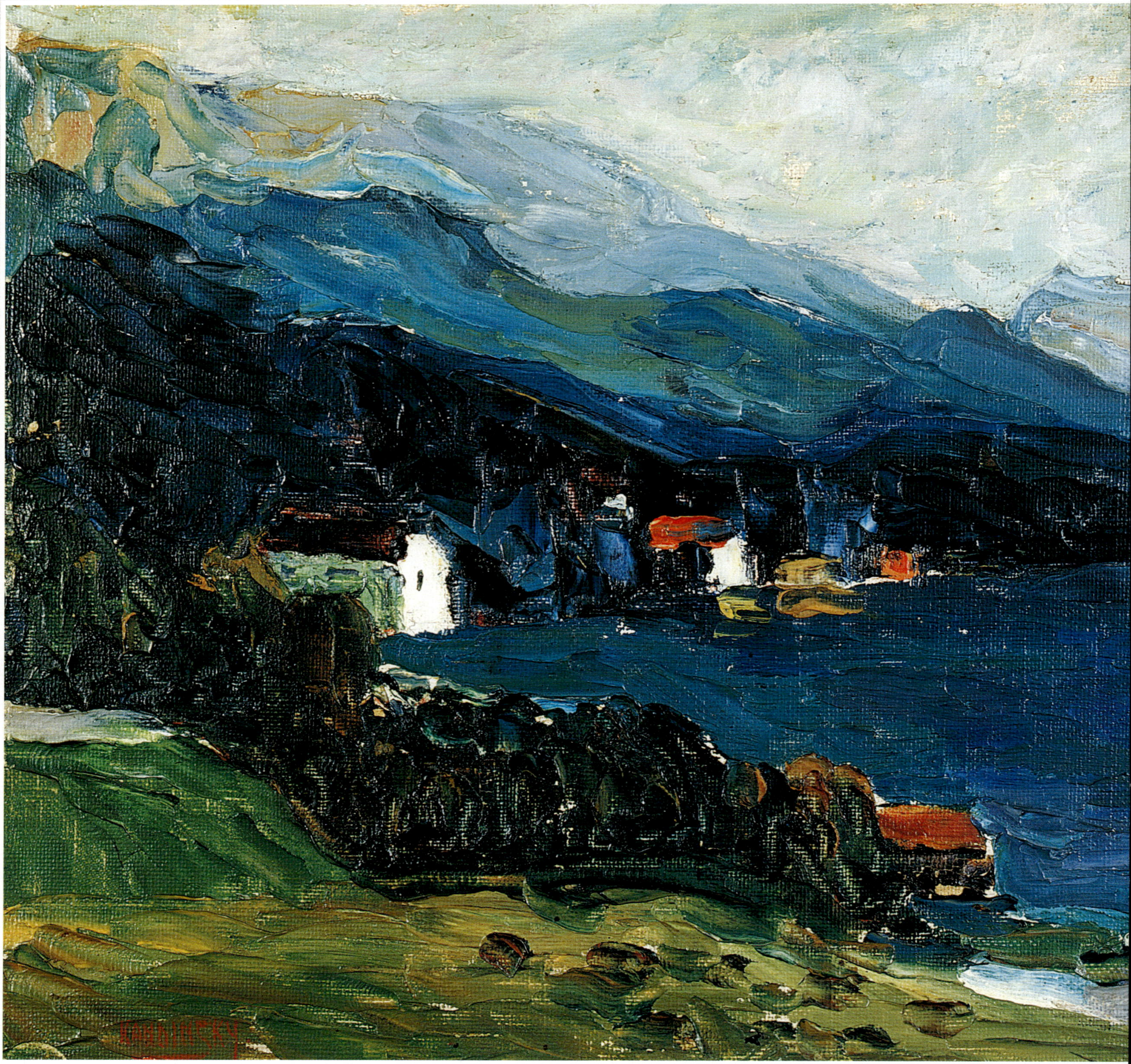

Wassili Kandinsky
187 *Kochel (See und Hotel Grauer Bär),* ca. 1902
Öl auf Karton. 23,8 x 32,9 cm
Tretjakow-Galerie, Moskau

Kandinskys frühe Landschaften, wie das Bild Kochels in den Bayerischen Alpen [187], verweisen bereits auf seinen zukünftigen Expressionismus. Aber seine Entwicklung hin zur Abstraktion setzte erst ein, nachdem er nach Murnau — in der bergigen Region außerhalb Münchens gelegen, wo er sich mit Jawlenski ein Haus teilte — übersiedelte, wo er Gemälde wie *Kahnfahrt* [188] schuf. Dieses Bild malte er 1910, ein Jahr bevor er zusammen mit Franz Marc die die Gruppe 'Blauer Reiter' ins Leben rief.

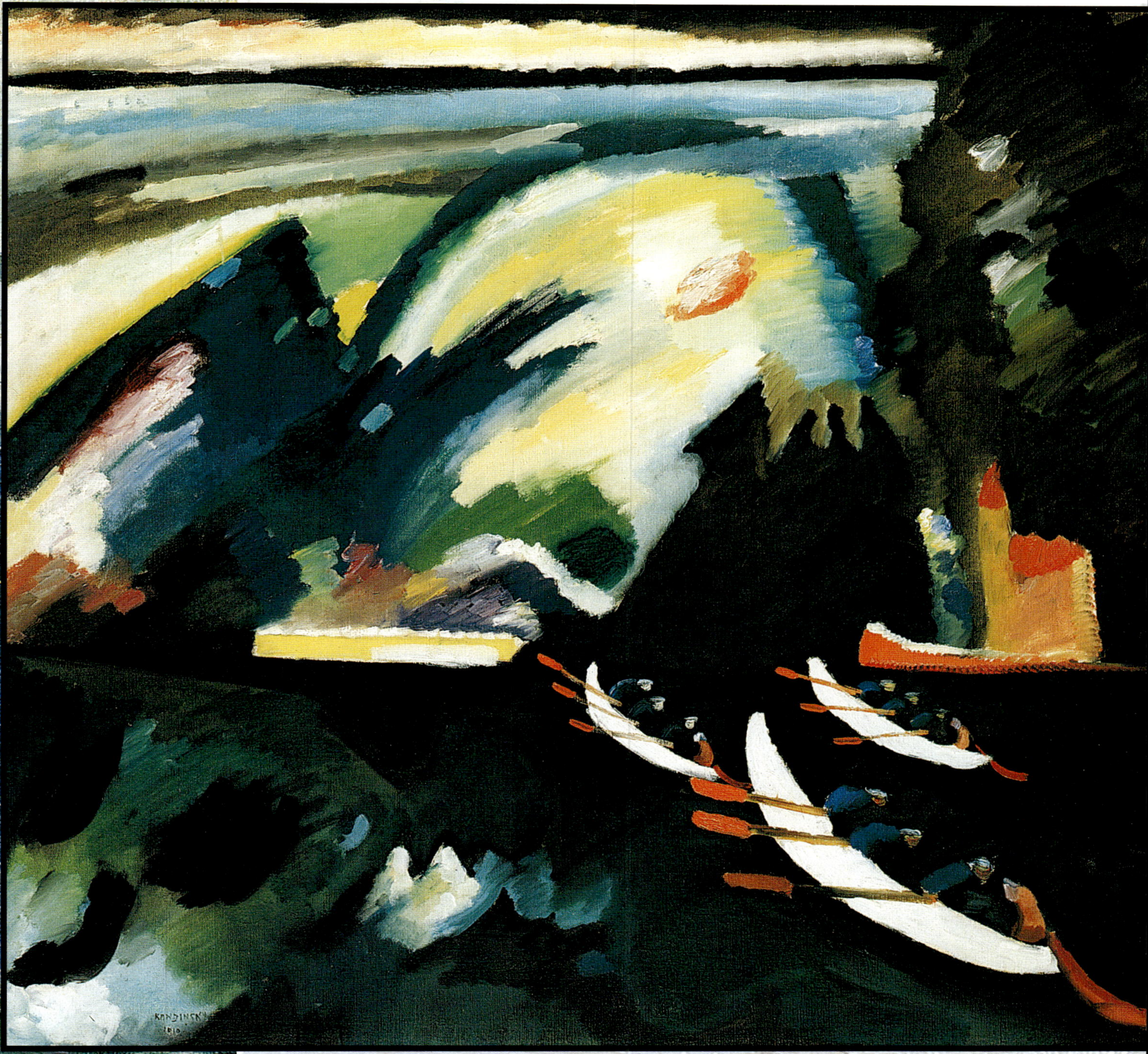

Wassili Kandinsky
188 *Kahnfahrt.* 1910
Öl auf Leinwand. 98 x 105 cm. Tretjakow-Galerie, Moskau

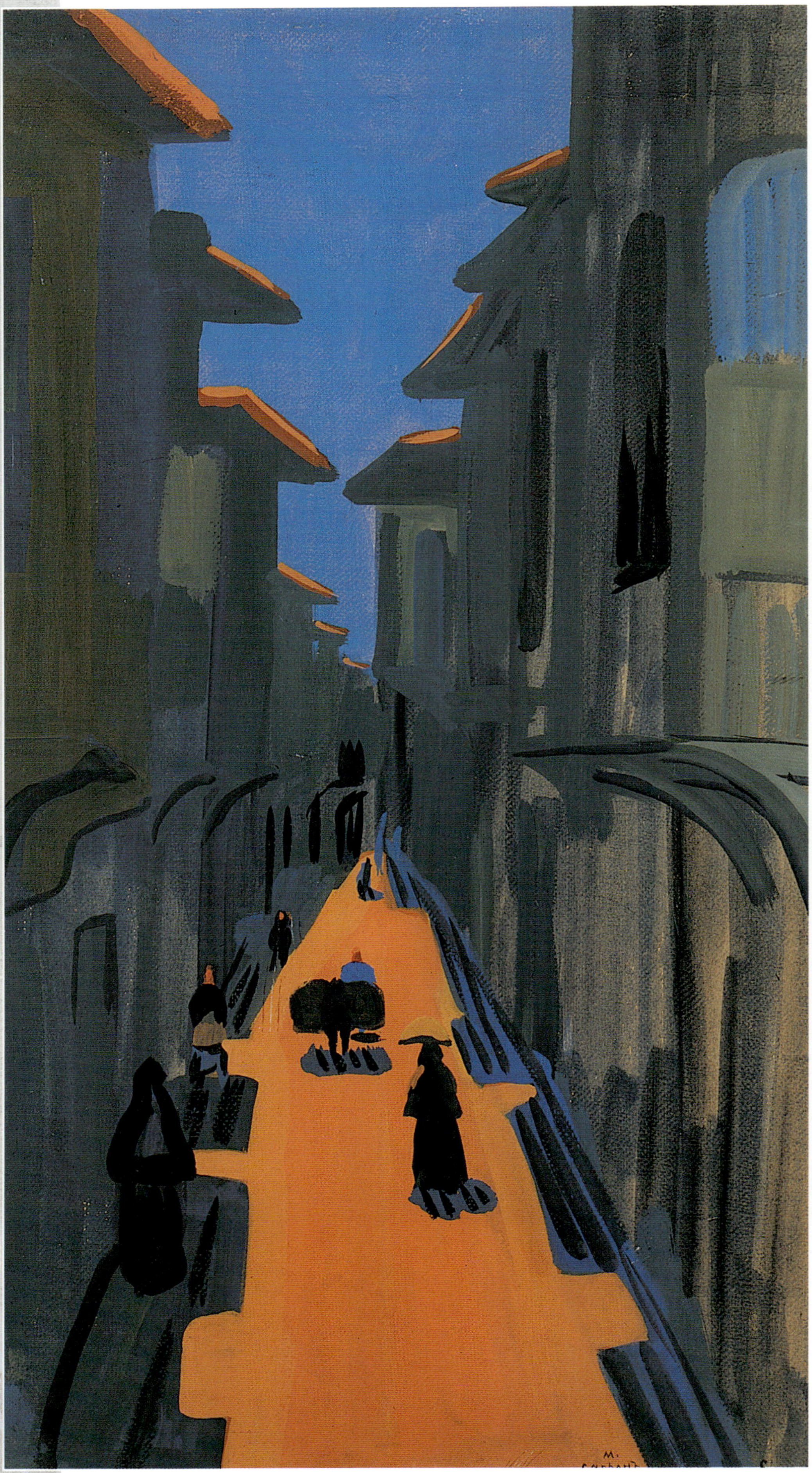

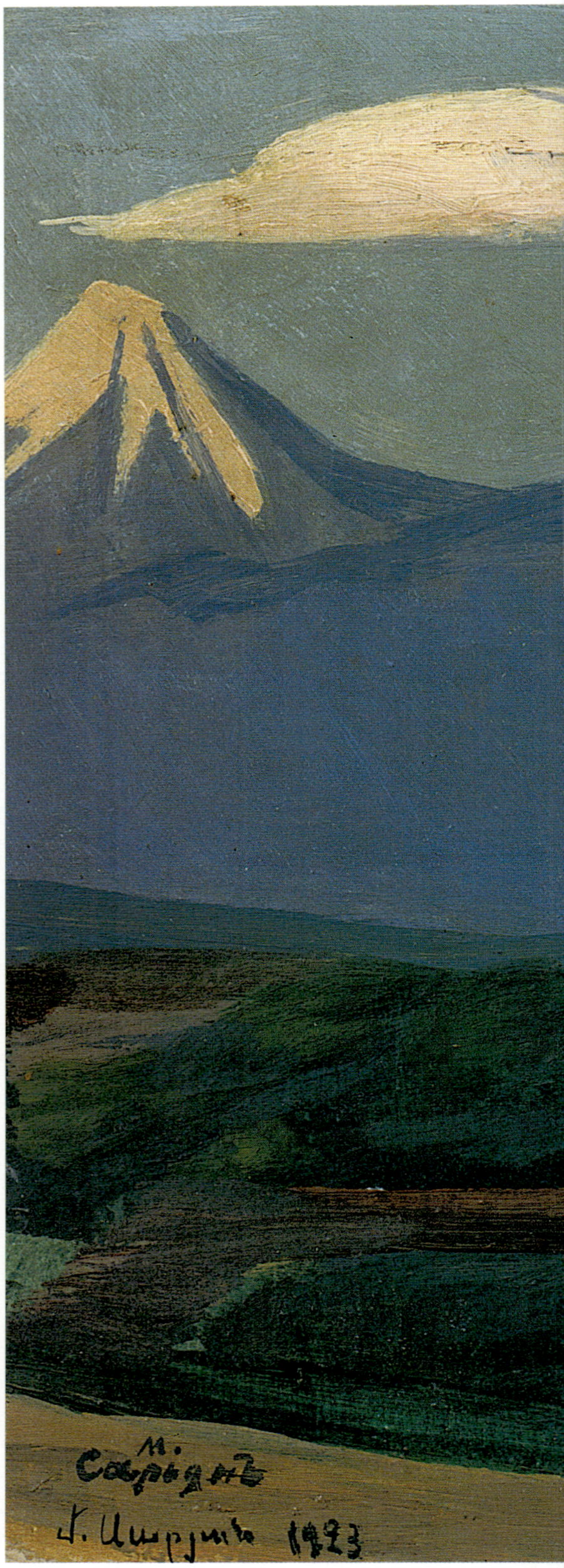

Martiros Sarjan
190 *Sonnenaufgang über dem Ararat.* 1923
Öl auf Leinwand, auf Karton aufgezogen. 23 x 36 cm
Sammlung I. Lunarcharskaja, Moskau

Martiros Sarjan
189 *Straße. Mittagsstunde.* 1910. Tempera auf Karton. 66 x 39 cm. Tretjakow-Galerie, Moskau

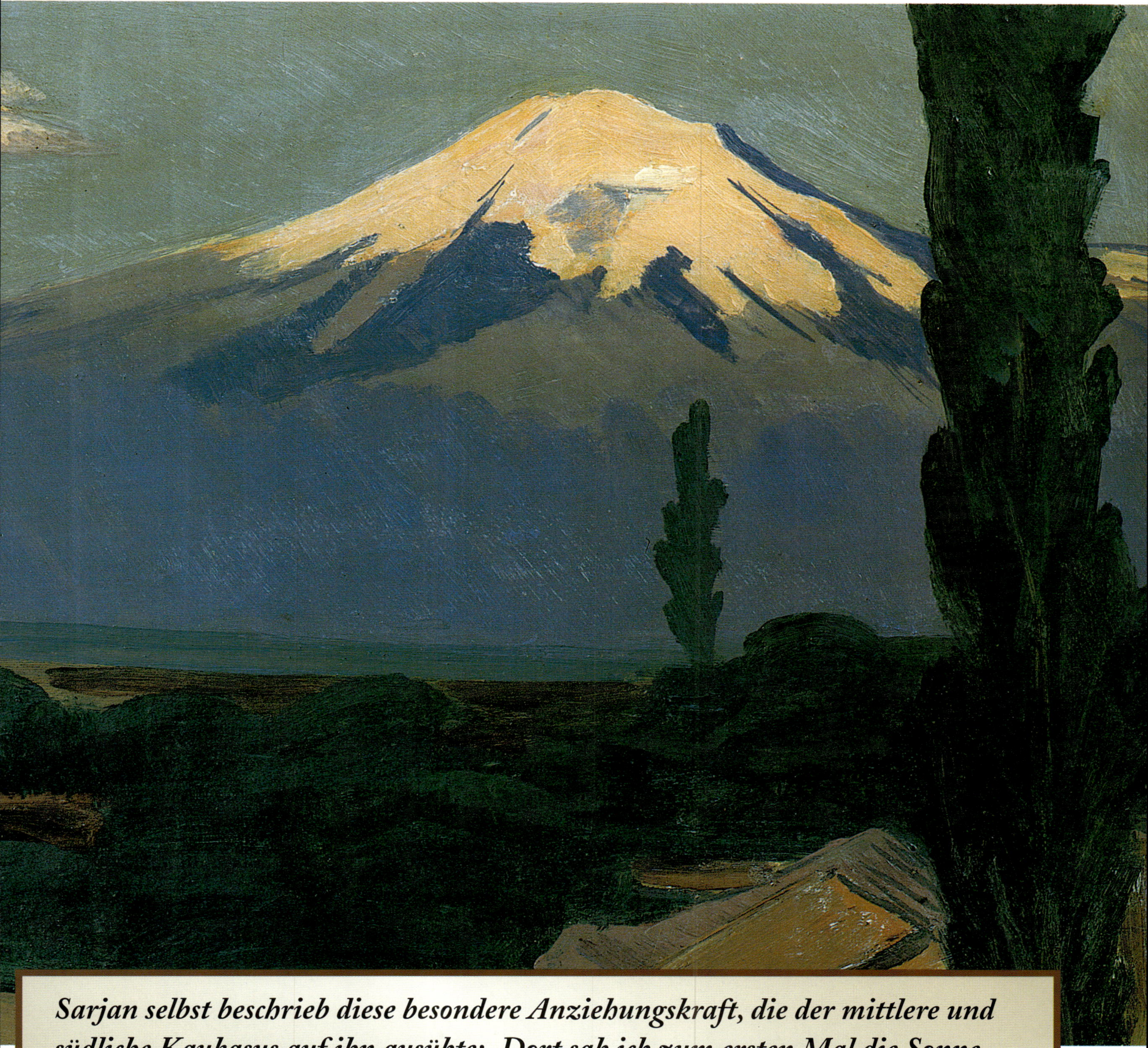

Sarjan selbst beschrieb diese besondere Anziehungskraft, die der mittlere und südliche Kaukasus auf ihn ausübte: „Dort sah ich zum ersten Mal die Sonne und erlebte große Hitze. Karawanen von Kamelen mit Glocken, Nomaden, die mit sonnengebräunten Gesichtern von den Bergen herunterkamen, mit Herden von Schafen, Rindern, Büffeln, Pferden, Eseln oder Ziegen…"

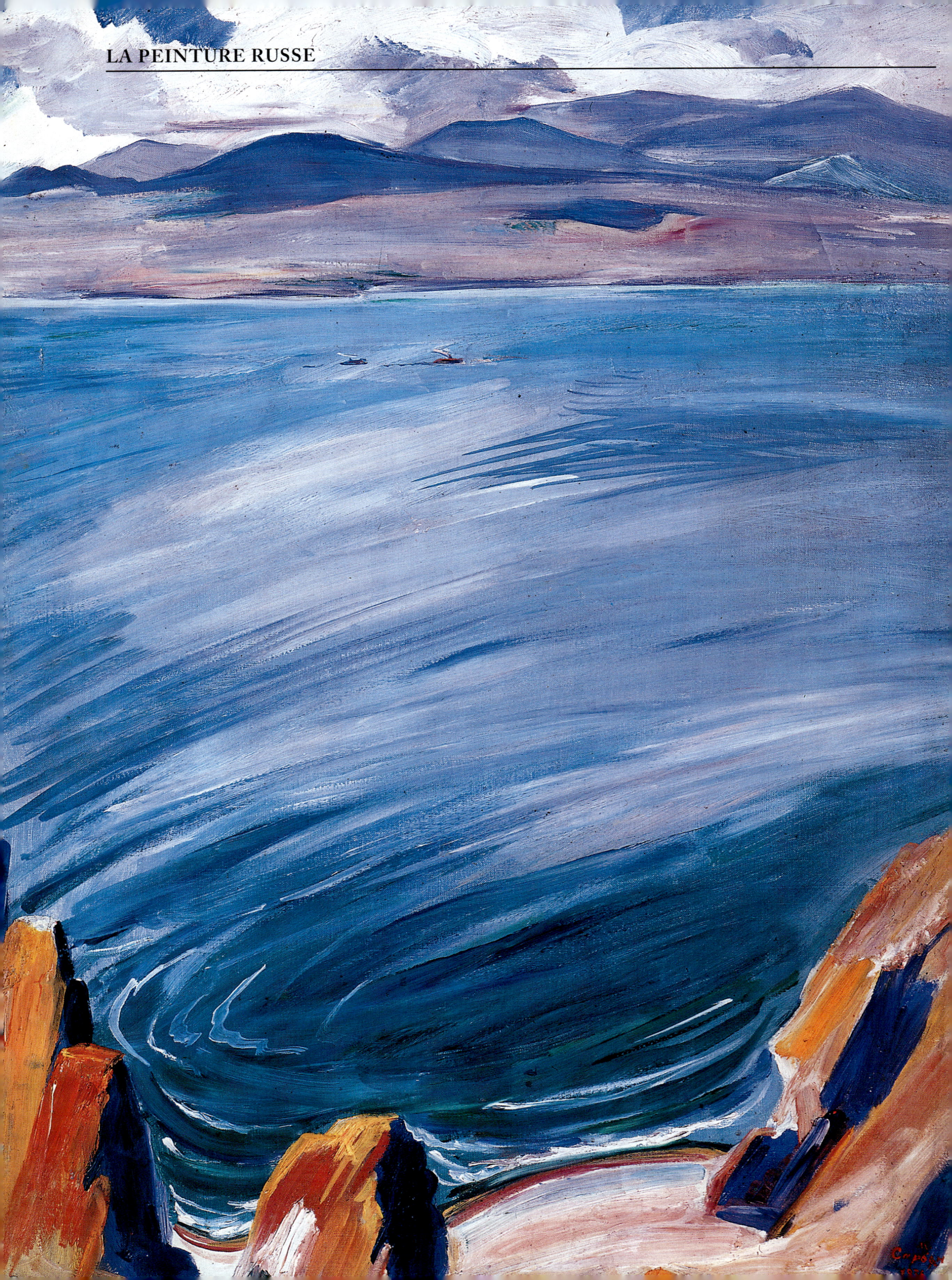

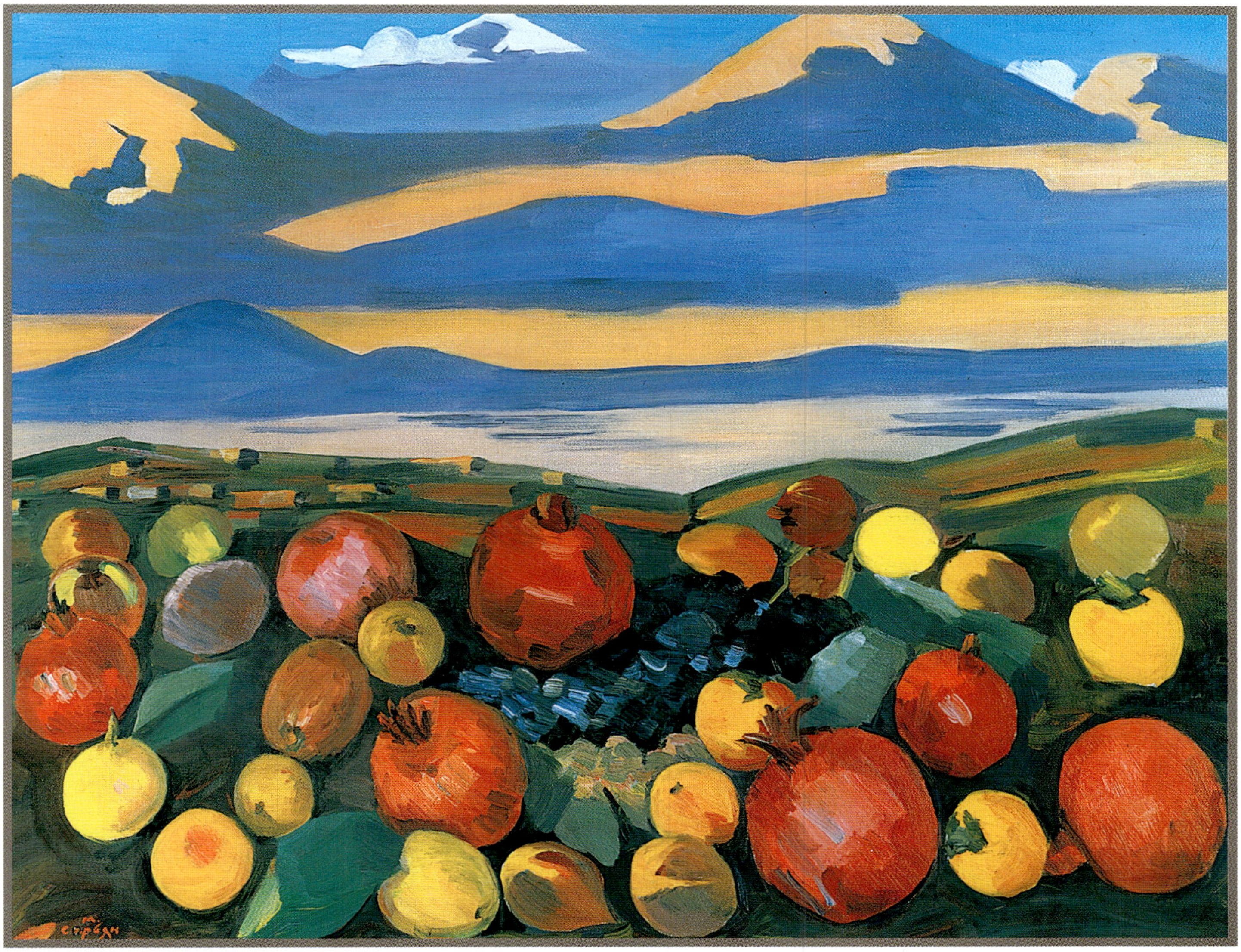

Martiros Sarjan
192 *Oktober in Eriwan.* 1961. Öl auf Leinwand. 79 x 102 cm. Museum der orientalischen Kunst, Moskau

Martiros Sarjan war in der Mitte des 20. Jahrhunderts einer der spektakulärsten Landschaftsmaler. Trotz der Dauer seiner aktiven Laufbahn blieb Sarjans Landschaften stets der Ausdruck der Spontaneität und Freude an der erhabenen Landschaft Armeniens und des Kaukasus erhalten. Bilder wie *Straße. Mittagsstunde* [189], *Sonnenaufgang über dem Ararat* [190], *Der Sewansee* [191] und *Oktober in Jerewan* [192] illustrieren die Intensität seiner Farben und sein Gefühl für die dramatische Komposition. Sarjan selbst beschrieb diese besondere Anziehungskraft, die der mittlere und südliche Kaukasus auf ihn ausübte: „Dort sah ich zum ersten Mal die Sonne und erlebte große Hitze. Karawanen von Kamelen mit Glocken, Nomaden, die mit sonnengebräunten Gesichtern von den Bergen herunterkamen, mit Herden von Schafen, Rindern, Büffeln, Pferden, Eseln oder Ziegen; die Basare, das Straßenleben der bunten Menge; muslimische Frauen, die in schwarzen und rosa Schleiern leise vorbeihuschen; die großen, dunklen Mandelaugen der armenischen Frauen — dies war genau die Wirklichkeit, die ich mir damals in meiner Kindheit in Tagträumen ausgemalt hatte ... Die mit ihren vielen Gesichtern und vielen Farben von einer unbekannten Hand geschmiedete Natur ist mein einziger Lehrer." [36]

Linke Seite:
Martiros Sarjan
191 Der Sewansee. 1936
Öl auf Leinwand. 73 x 53 cm
Sammlung I. Korezkaja, Moskau

Historienmalerei

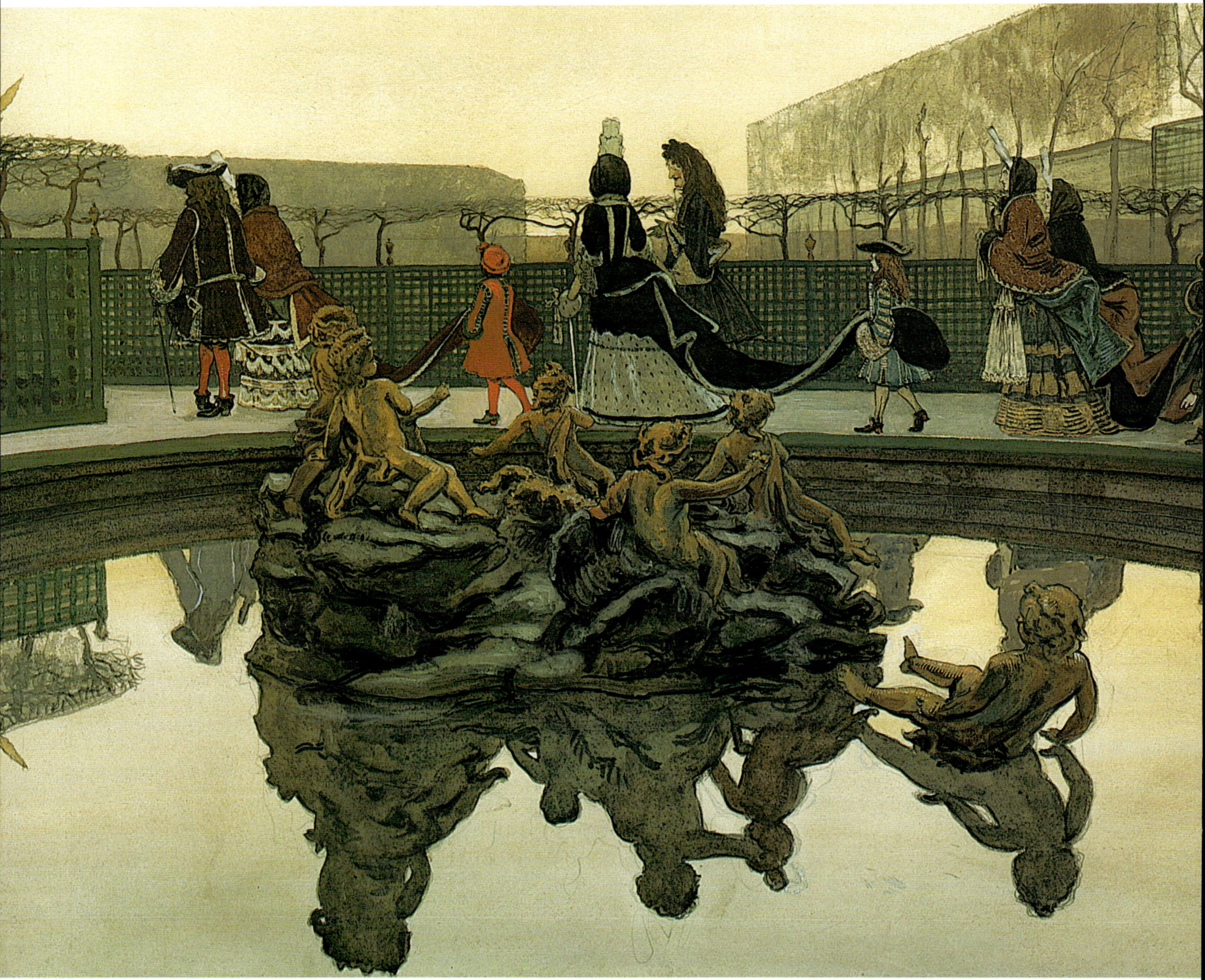

Alexander Benois
193 *Spaziergang des Königs.* 1896
Pastellkreide und Gouache auf Karton. 44 x 62 cm
Russisches Museum, St. Petersburg

Ein Element des künstlerischen Glaubensbekenntnisses der Bewegung 'Welt der Kunst' war der Retrospektivismus, den eine Vergangenheitsfaszination kennzeichnete. In den Worten Wsewolod Petrows: „Die 'Welt der Kunst' brachte Neuerungen in die Historienmalerei ein, die völlig anders als alles bisher Dagewesene waren. Weder Stil noch psychologisches Forschen noch soziale Fragen spielten eine wesentliche Rolle im kreativen Denken von Somow, Benois und ihren Kollegen ... Sie strebten mit ihren historischen Themen danach, die schwer fassbare Atmosphäre und Faszination vergangener Zeiten zu vermitteln, jene Enttäuschung über die Wirklichkeit, jenen nostalgischen Traum von der unwiederbringlichen Vergangenheit, der Gemüter und Herzen ihres Milieus befallen hatte. Der retrospektive Blick fungierte als romantischer Protest gegen die kleinbürgerliche Nüchternheit der Gegenwart." [37]

Alexander Benois
194 *Versailles.* 1896
Gouache auf Karton. 52 x 77 cm
Privatbesitz, St. Petersburg

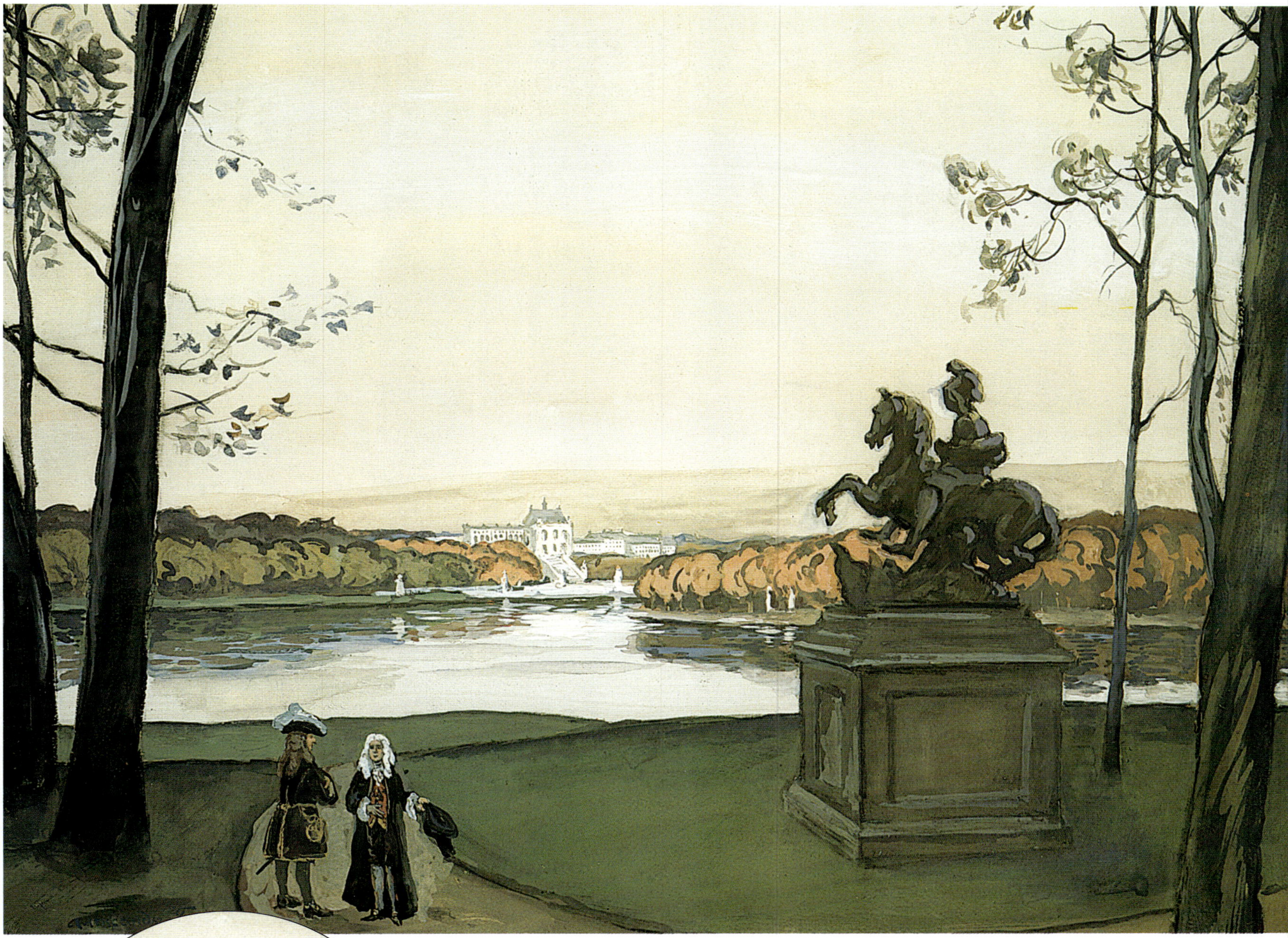

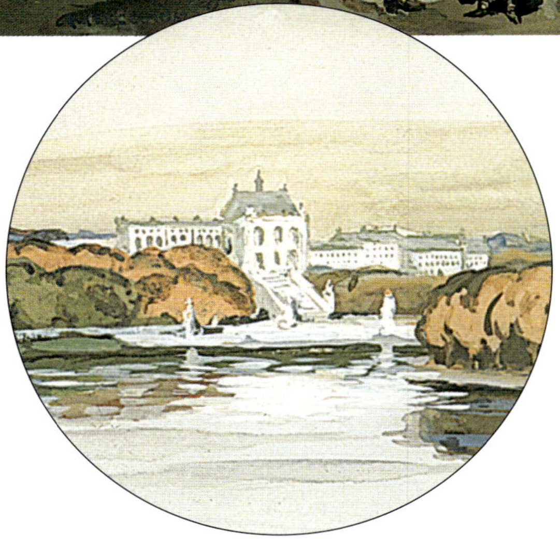

Dieser Retrospektivismus ist in den Werken von Alexander Benois (1870-1960), der eine Mode der historischen Landschaften etablierte, deutlich zu sehen. Viele von ihnen stellten Schauplätze der russischen Geschichte, darunter königliche Paläste und Parks, und die architektonische und monumentale Pracht der Vergangenheit dar. Zusätzlich war Benois von Versailles zur Zeit Ludwigs XIV. fasziniert. Hieraus resultierte eine ausgedehnte Serie von Bildern, die er mit Unterbrechungen zwischen 1897 und 1922 malte und zu der beispielsweise *Der Spaziergang des Königs* [193] und *Versailles* [194] gehören.

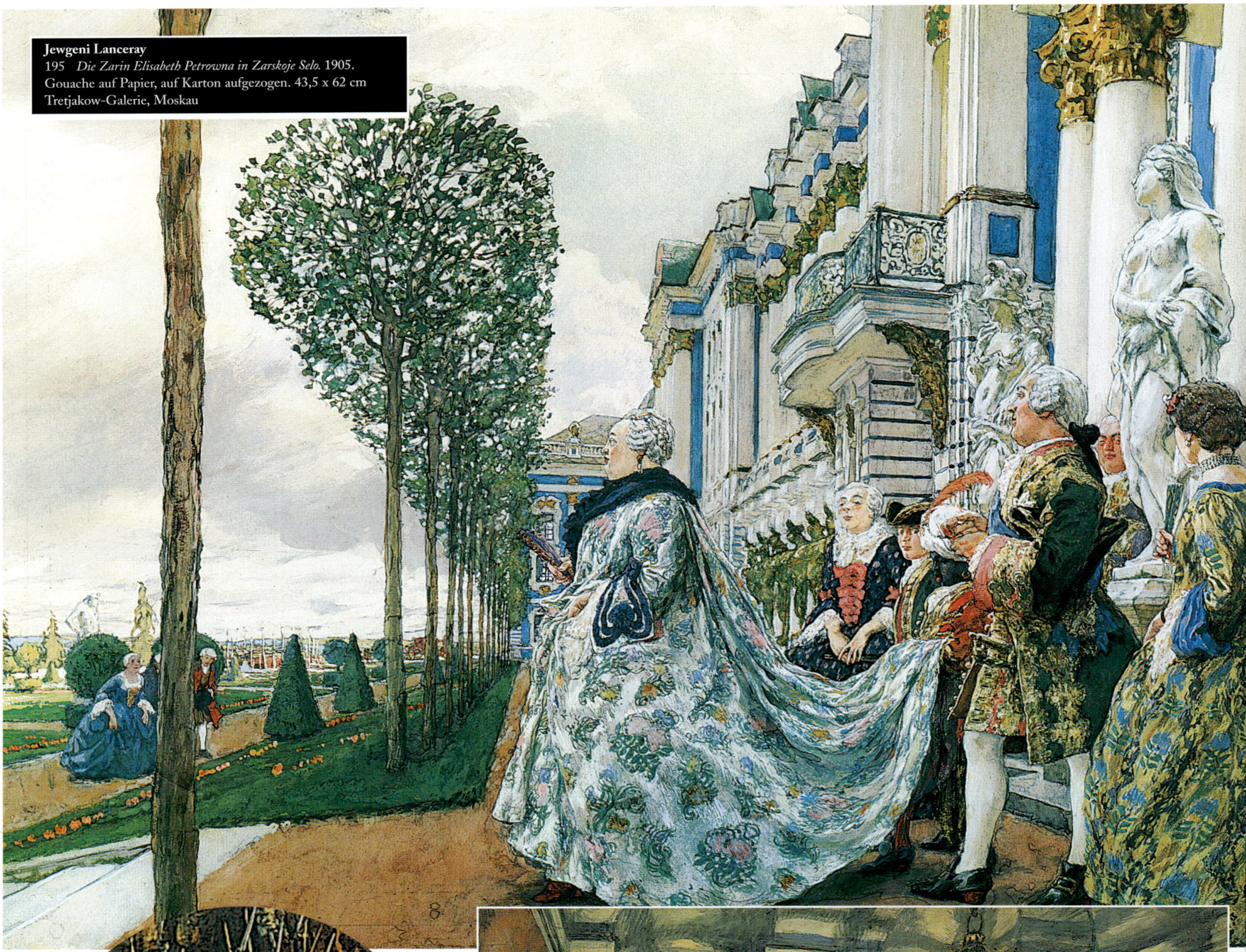

Jewgeni Lanceray
195 *Die Zarin Elisabeth Petrowna in Zarskoje Selo.* 1905.
Gouache auf Papier, auf Karton aufgezogen. 43,5 x 62 cm
Tretjakow-Galerie, Moskau

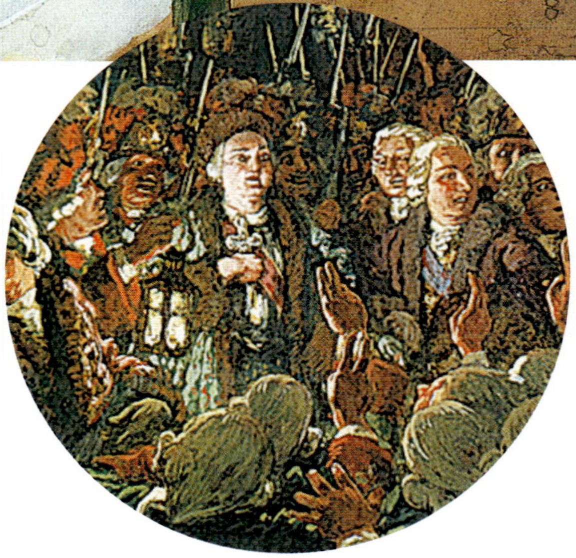

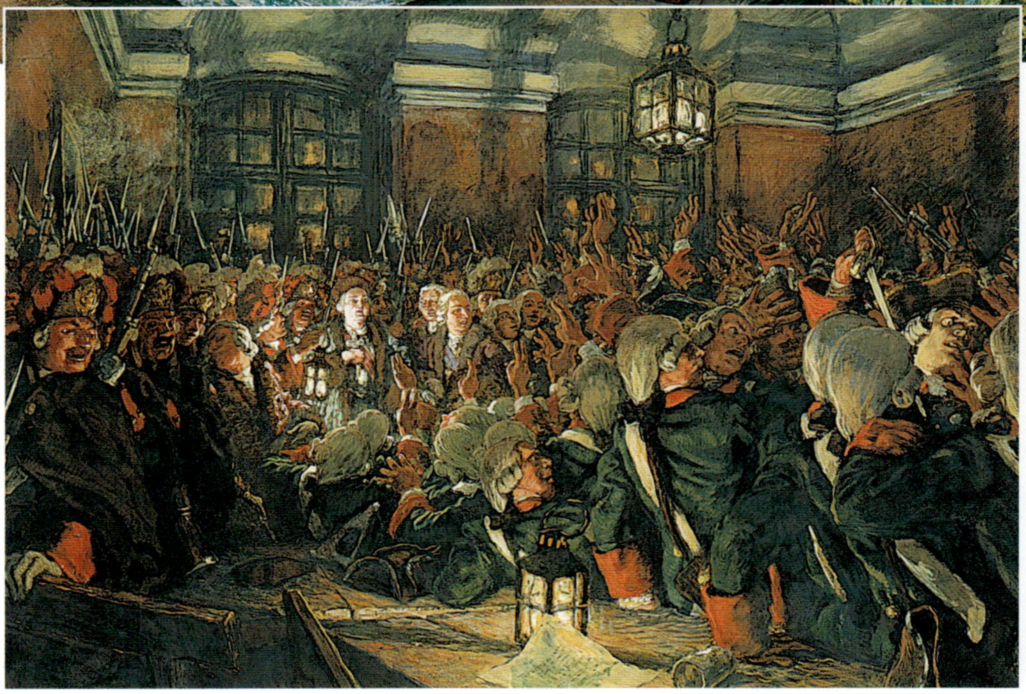

Jewgeni Lanceray
196 *Die Kronprinzessin Elisabeth in der Wachstube des Winterpalastes* 1911.
Tempera auf Papier. 60 x 83 cm
Kunstmuseum, Odessa

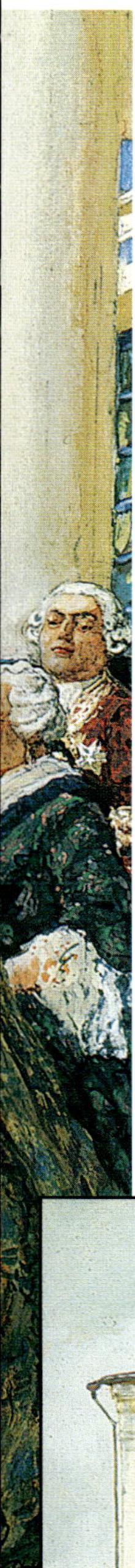

Diese Beschäftigung mit „dem alltäglichen Leben, der Intimität und Ästhetik der Geschichte" [38] kann in Landschaftsbildern wie *Die Zarin Elisabeth Petrowna in Zarskoje Selo* [195] von Jewgeni Lanceray (1875-1946) beobachtet werden. Lanceray schuf ebenfalls Gemälde, die historische Ereignisse darstellten — wie sein spannungsgeladenes Bild, das Elisabeth Petrowna (die jüngere Tochter Peters des Großen) an dem Abend zeigt, an dem sie den Kronprinzen Iwan VI. absetzte [196] — und historische Landschaften wie *St. Petersburg. Anfang des 18. Jahrhunderts* [197]. Benois, sein Onkel, der sich lebhaft für seine künstlerische Laufbahn interessierte, unterstützte Lancerays Vorliebe für die Geschichte.

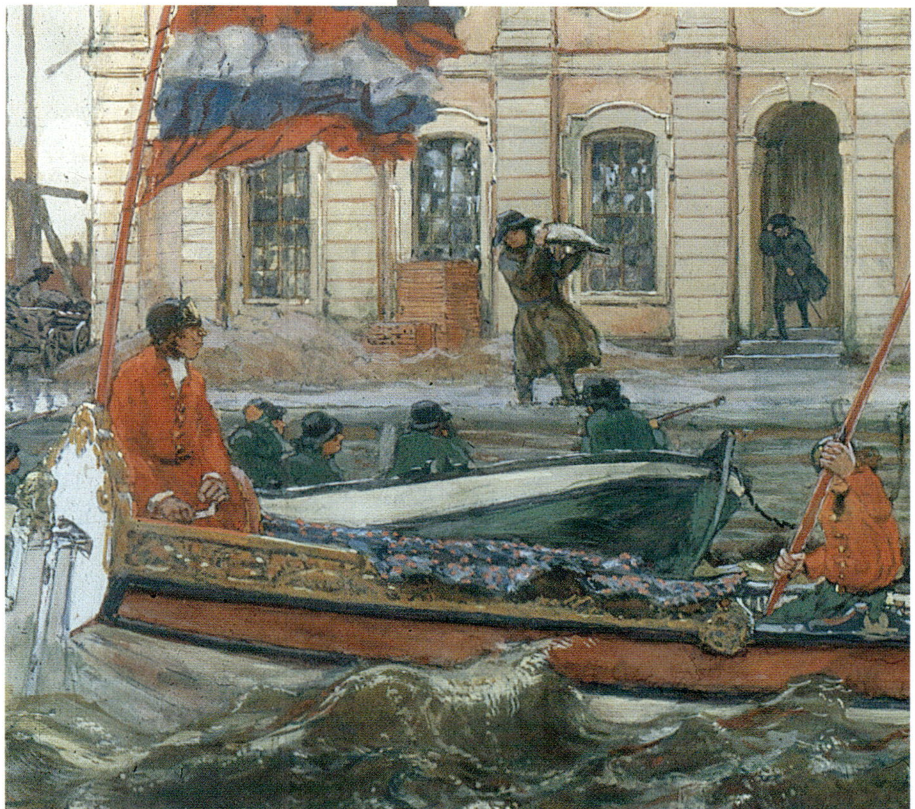

Jewgeni Lanceray
197 *Die Zarin Elisabeth Petrowna in Zarskoje Selo.* 1906
Gouache auf Papier, auf Karton aufgezogen.
43,5 x 62cm. Tretjakow-Galerie, Moskau

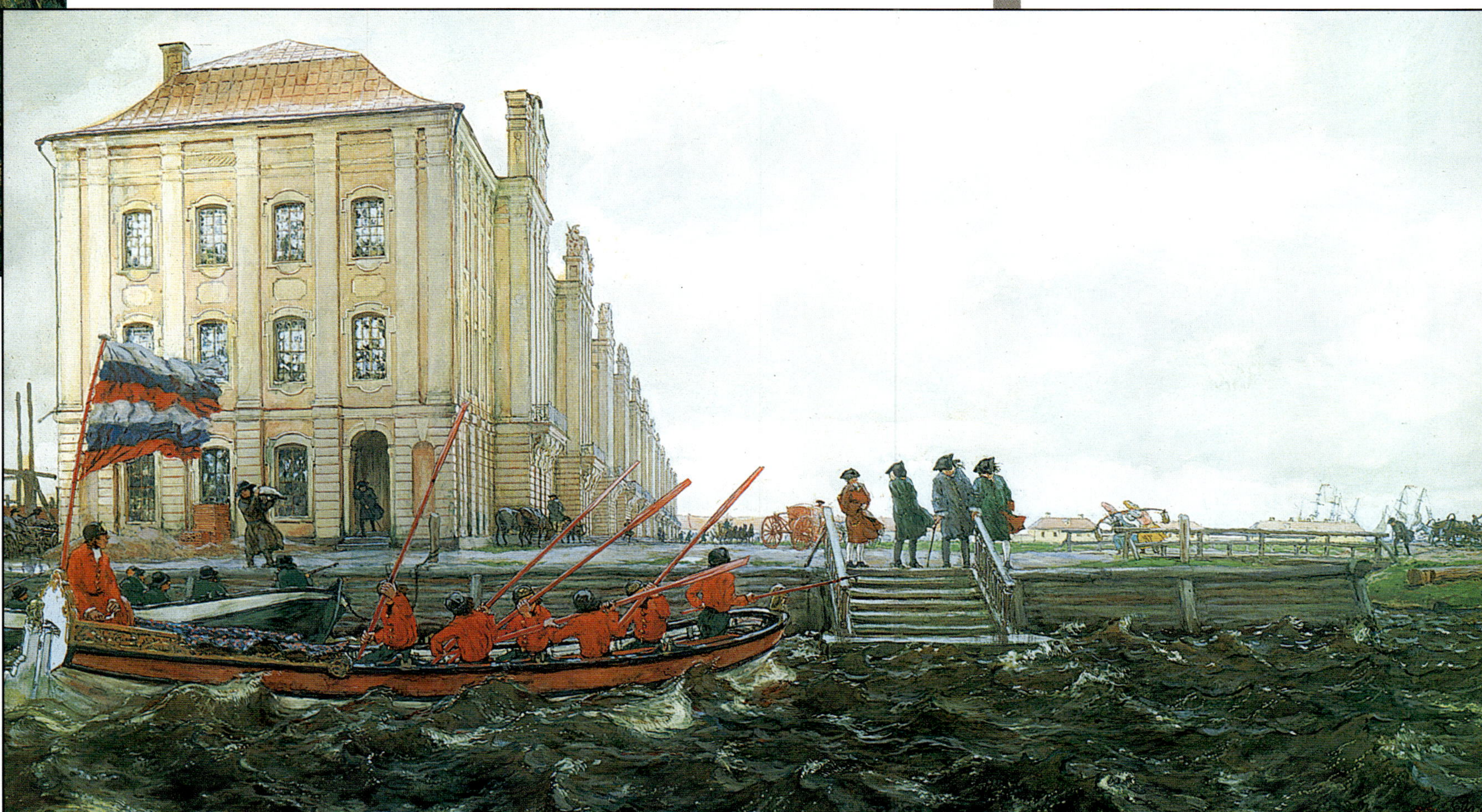

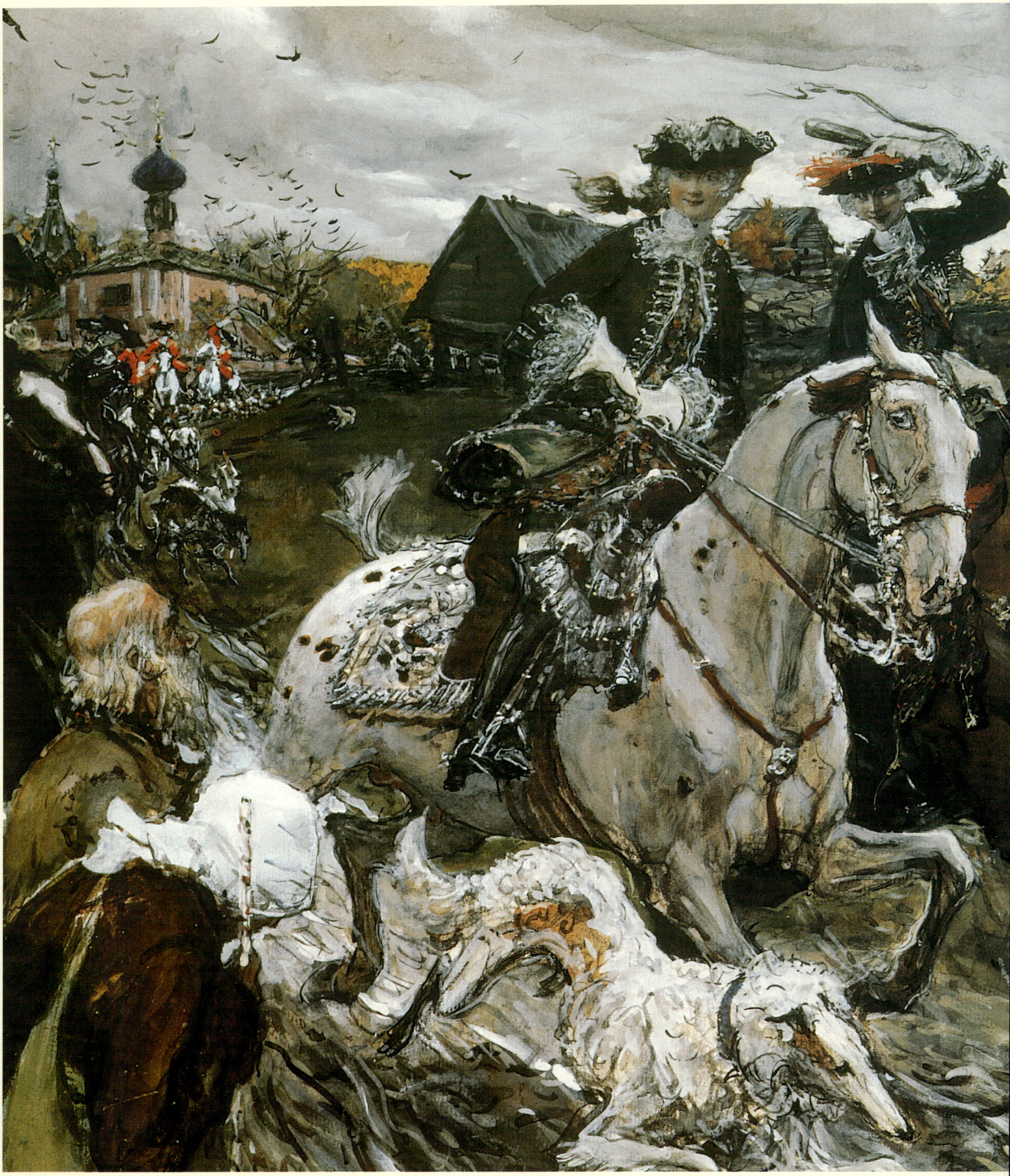

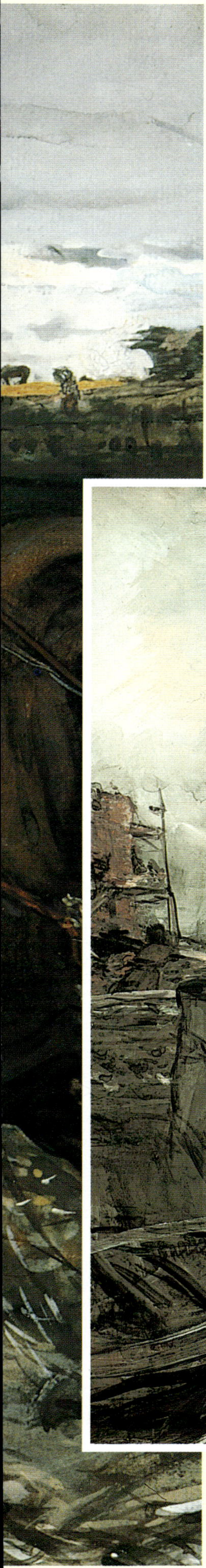

Wie Benois und Lanceray war Valentin Serow bestrebt, die Atmosphäre vergangener Zeiten, insbesondere des 18. Jahrhunderts, wiederzugeben, aber er interessierte sich gleichzeitig sehr für die Persönlichkeit historischer Figuren und die psychologischen Nuancen historischer Begebenheiten. Schon bald, nachdem er der Gesellschaft 'Welt der Kunst' beigetreten war, erhielt er den Auftrag, Illustrationen für Nikolai Kutepows Buch *Königliche Jagden in Russland* zu produzieren — unter anderem *Peter II. und Kronprinzessin Elisabeth Petrowna auf der Hetzjagd* [198], ein Bild, das durch die bemerkenswerte Dynamik galoppierender Pferde und dargestelltem Kontrast zwischen der kostbaren Kleidung der Reiter und der Armut der sie beobachtenden Bauern besticht.

Die Maler der 'Welt der Kunst' tendierten dazu, die dekorative Textur von Tempera, Pastellkreide, Wasserfarben und Gouache der Sattheit der Ölfarben vorzuziehen. Serows herausragendes historisches Werk ist ein relativ kleines Temperabild mit dem unausgeschmückten und nicht weiter spezifizierten Titel *Peter der Große* [199]. Es zeigt, wie Peter der Große während des Baus von St. Petersburg entschlossen am Ufer der Wassili-Insel dahinschreitet, während sein Gefolge Mühe hat, mit dem ungeduldigen Zaren Schritt zu halten.

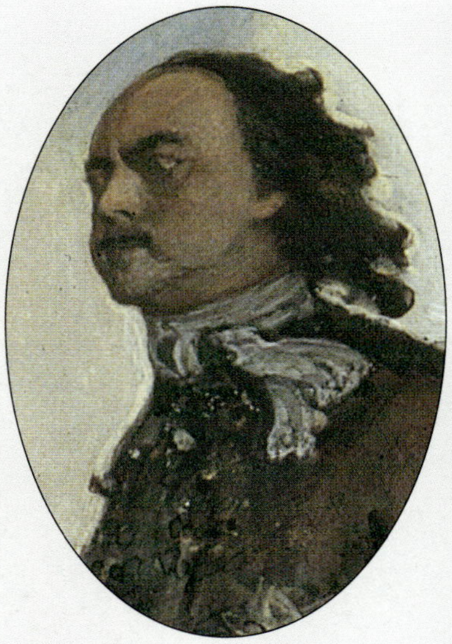

Valentin Serow
199 *Peter I.* 1907. Tempera auf Karton. 68,5 x 88 cm. Tretjakow-Galerie, Moskau

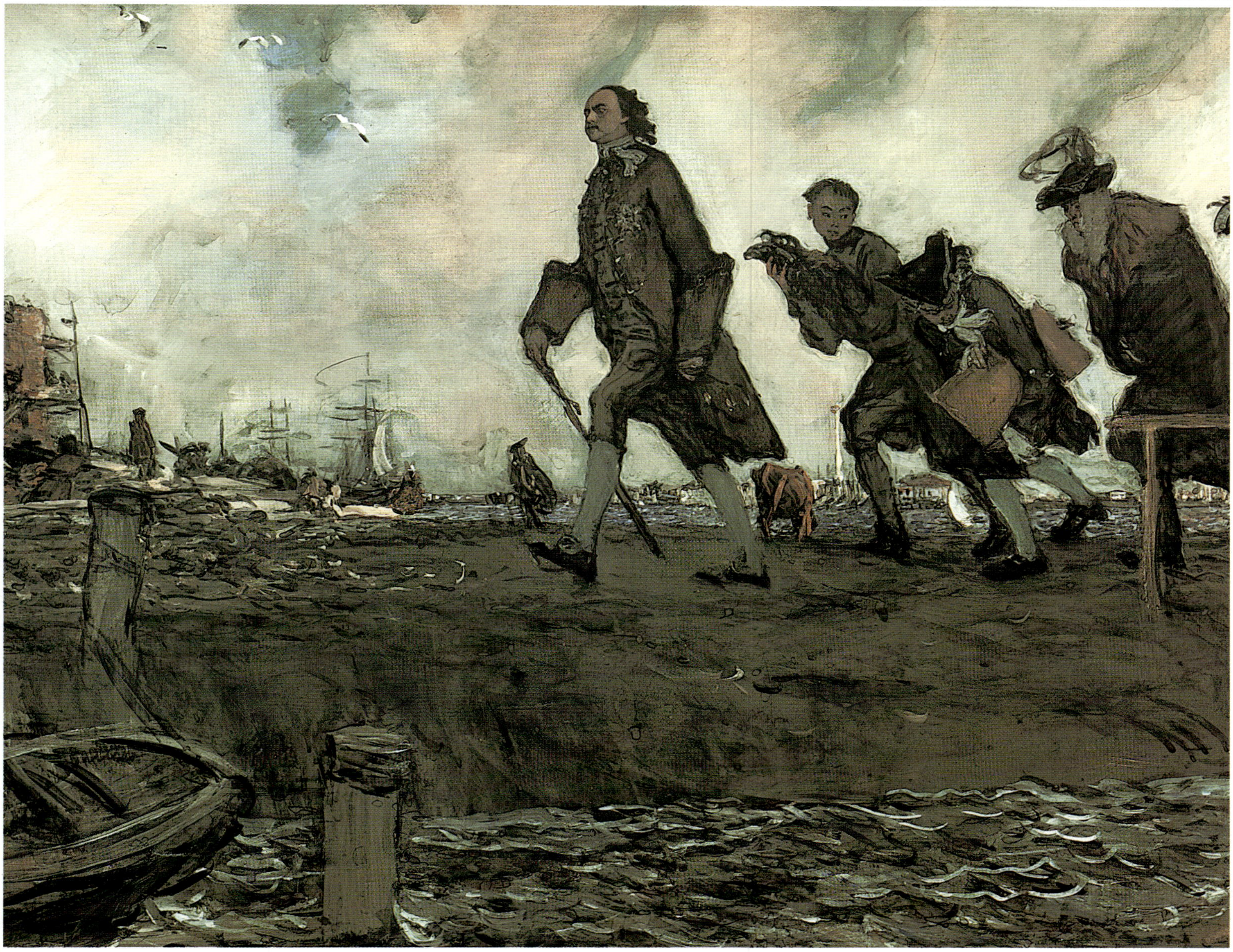

Linke Seite:
Valentin Serow
198 *Ausritt des Zaren Peters II. und der Kronprinzessin Elisabeth Petrowna zur Jagd.* 1900
Tempera und Gouache auf Papier, auf Karton aufgezogen. 193 x 232 cm
Russisches Museum, St. Petersburg

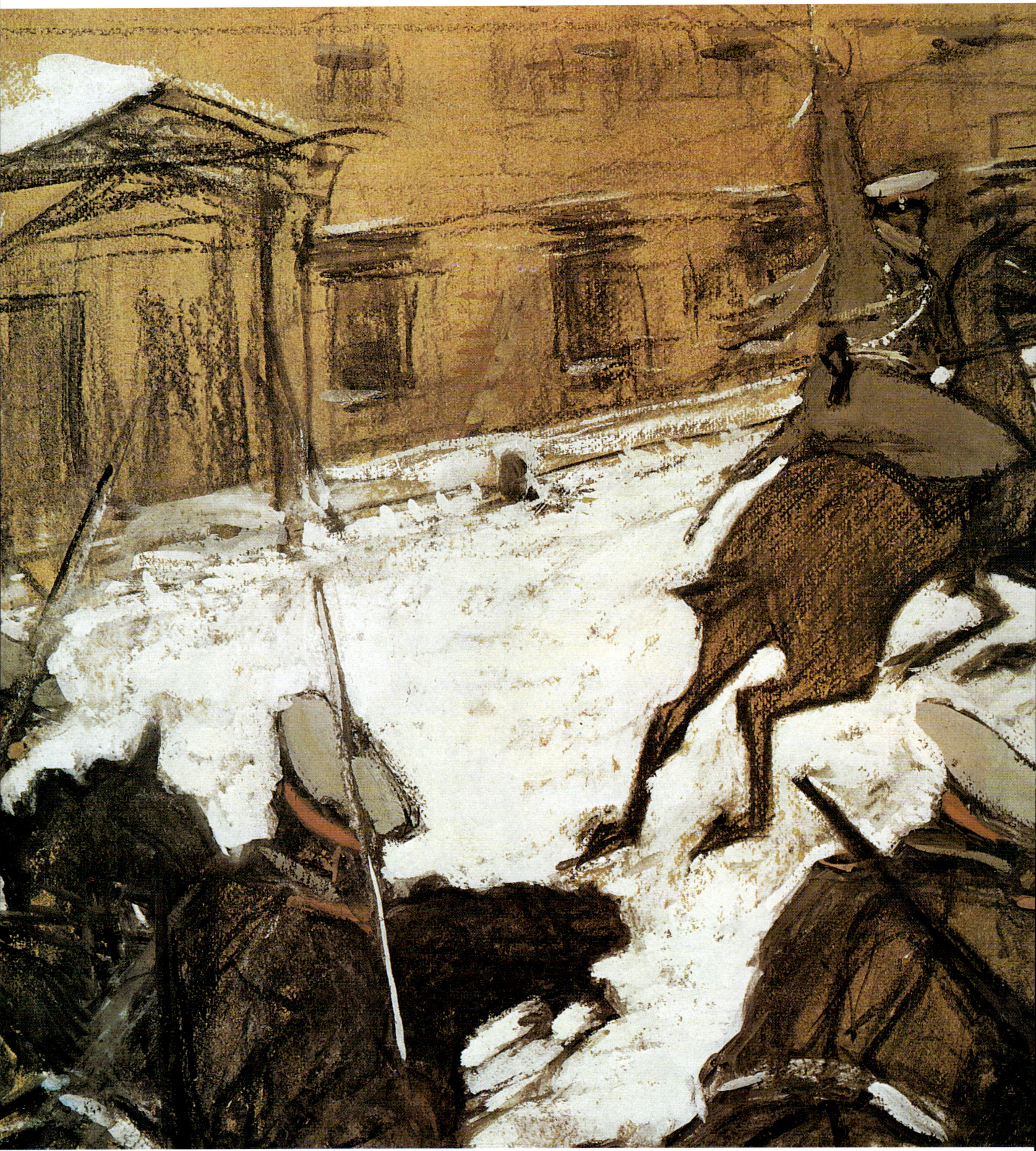

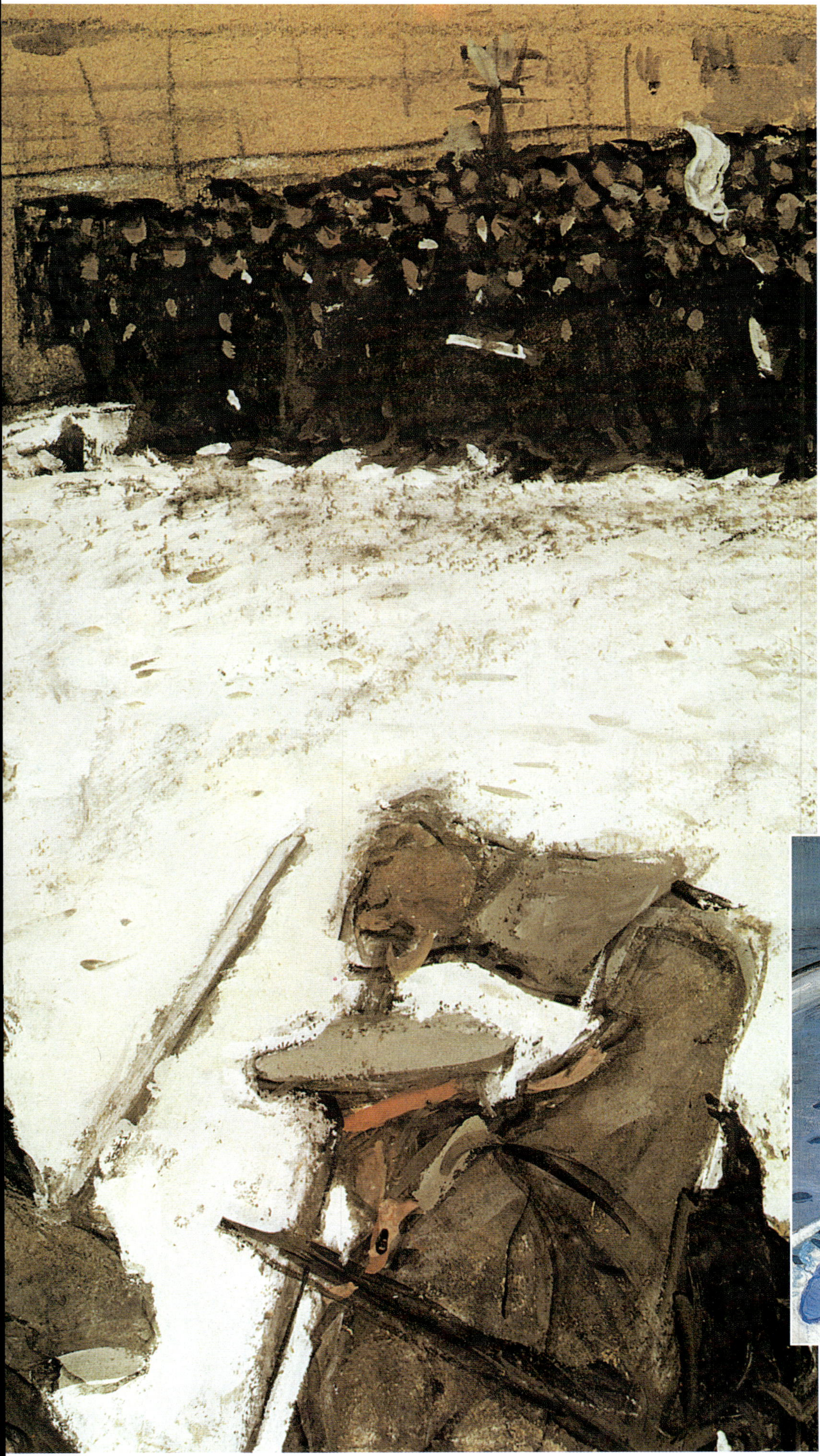

Valentin Serow
200 *„Liebe Soldaten, brave Burschen, wo ist denn euer Ruhm?".* 1905
Tempera und Holzkohle auf Karton. 47,5 x 71,5 cm.
Russisches Museum, St. Petersburg.

Serow arbeitete bei einer Serie ausgeprägt satirischer Bilder, die von der brutalen Unterdrückung der Revolution von 1905 veranlasst war, ebenfalls mit Tempera und Holzkohle. Soldaten eröffneten am Blutsonntag (9. Januar 1905) das Feuer auf einen Zug von Arbeitern, der sich dem Winterpalast näherte. Serows Antwort war *Liebe Soldaten, brave Burschen, wo ist denn euer Ruhm ?* [200], das darstellt, wie die von einem Offizier zu Pferd geführten Truppen gegen die unbewaffneten Demonstranten vorrücken.

Zwei Jahre später, im Jahr 1907, besuchte Serow zusammen mit Léon Bakst (1866-1924) Griechenland. Ihre Reisen inspirierten Serow zu *Odysseus und Nausikaa* und der *Raub der Europa* [201] zu malen, zwei Bilder, die gleichermaßen aufgrund ihrer Aura der Zeitlosigkeit wie auch der mutigen Komposition und Modulation der Farben ins Auge stechen. Bakst prägten diese Reisen auf andere Art. Seine Reaktion bestand in einer dekorativen Tafel, die eine schwindelerregende Perspektive und eine fast surrealistische alptraumhafte Intensität besitzt. Mit dem Titel *Terror Antiquus* [202] versehen, zeigt es eine alte Zivilisation im Moment der Zerstörung.

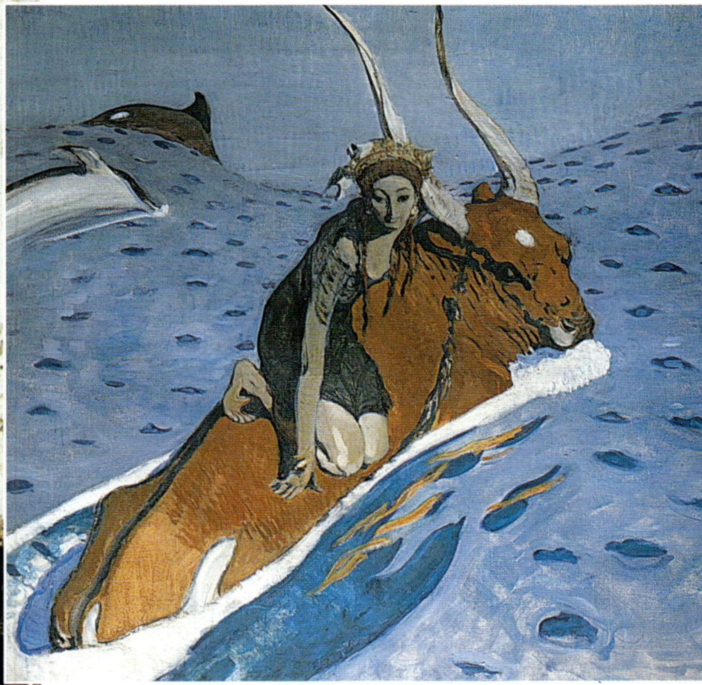

Oben:
Valentin Serow
201 *Der Raub der Europa.* 1910
Tempera auf Leinwand. 71 x 98 cm
Tretjakow-Galerie, Moskau

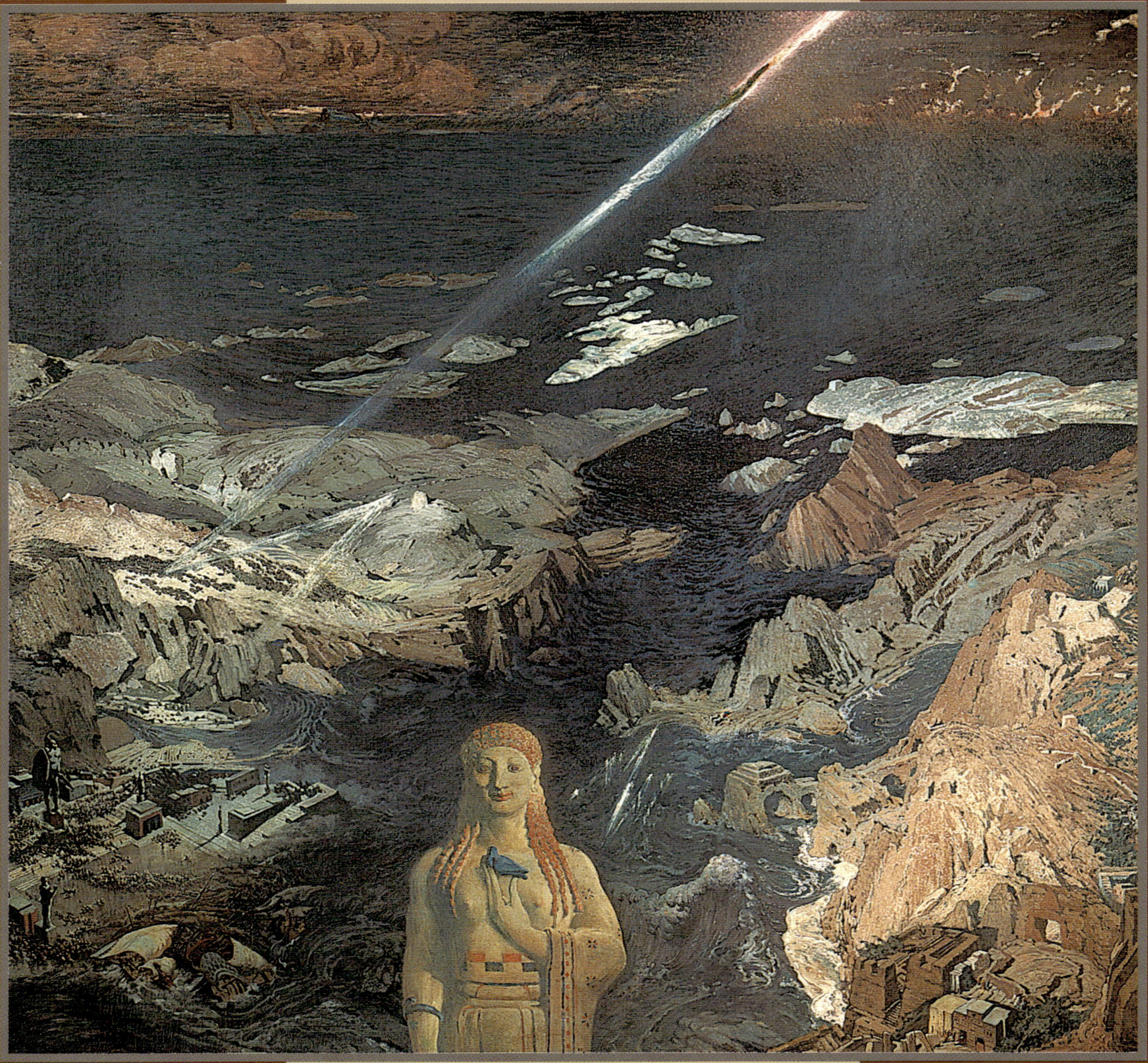

Leon Bakst
202 *Terror Antiquus.* 1908
Öl auf Leinwand. 250 x 270 cm
Schmucktafel. Russisches Museum, St. Petersburg

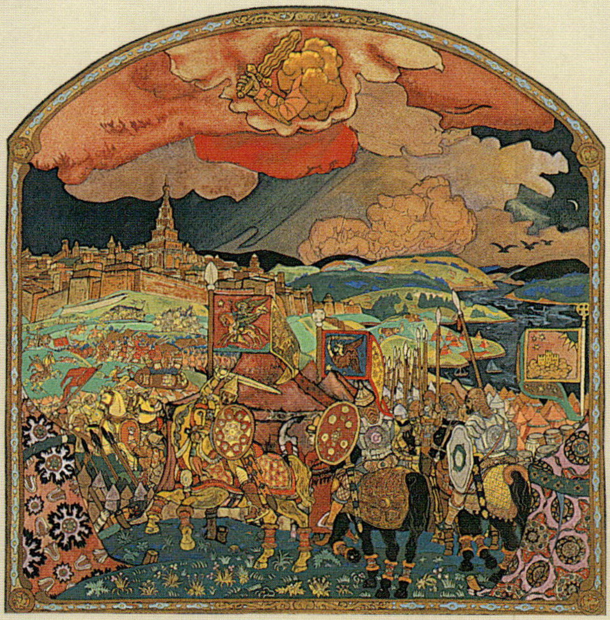

Nikolai Roerich
203 *Die Unterwerfung Kasans.* 1914. Tempera auf Papier. 78 x 73cm. Gemälde-Galerie von Armenien, Eriwan

Wie Bakst war auch Nikolai Roerich (1874-1947) ein außergewöhnlich phantasievoller Bühnenbildner (Roerich entwarf das Bühnenbild für Strawinskys Ballett *Le sacre du printemps).* Die Ausmaße und dekorativen Möglichkeiten des Bühnenbildes im Verbund mit seinem großen Interesse an der slawischen Geschichte machten ihn zum idealen Kandidaten, als es darum ging, einen Auftrag für Wandtafeln für Moskaus neuen Kasaner Bahnhof zu vergeben, der zwischen 1913 und 1926 von dem Architekten Alexej Stschussew in einer prachtvollen Mischung der Stile erbaut wurde. Ähnlich wie Kustodijews Vorschläge für die Hauptdecke gelangten Roerichs Ideen nicht über das Entwurfsstadium hinaus, aber seine Vorarbeiten [203 und 204] deuten an, wie eindrucksvoll die Wandgemälde geworden wären. Während des Zweiten Weltkrieges setzte Roerich seine Kenntnis der Geschichte und der Legenden zu patriotischen Zwecken in Bildern der Epenhelden und russischer Heiligen ein.

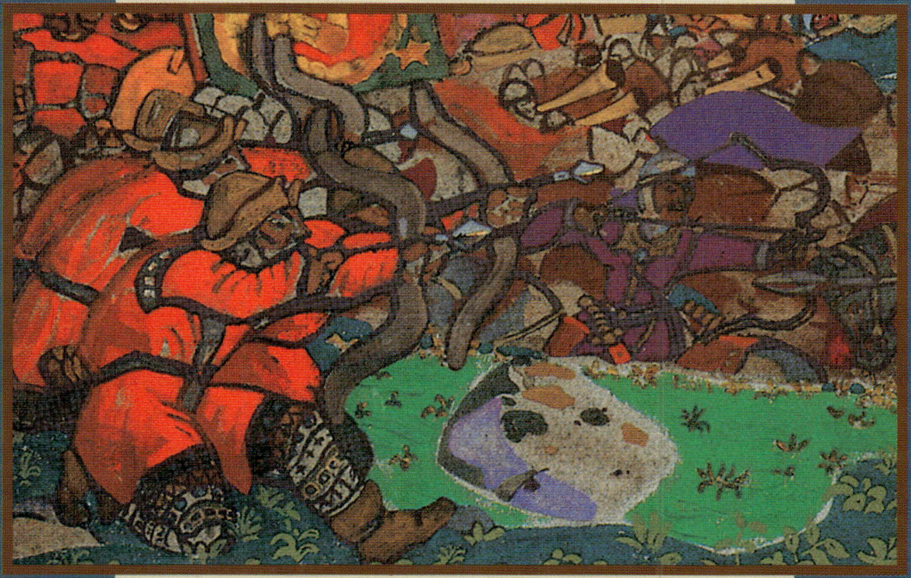

Nikolai Roerich
204 *Schlacht bei Kershenez.* 1911. Detail. Tempera auf Karton. 52,4 x 70 cm. Russisches Museum, St. Petersburg

Nikolai Roerich
204 *Schlacht bei Kershenez.* 1911. Tempera auf Karton
52,4 x 70cm. Russisches Museum, St. Petersburg

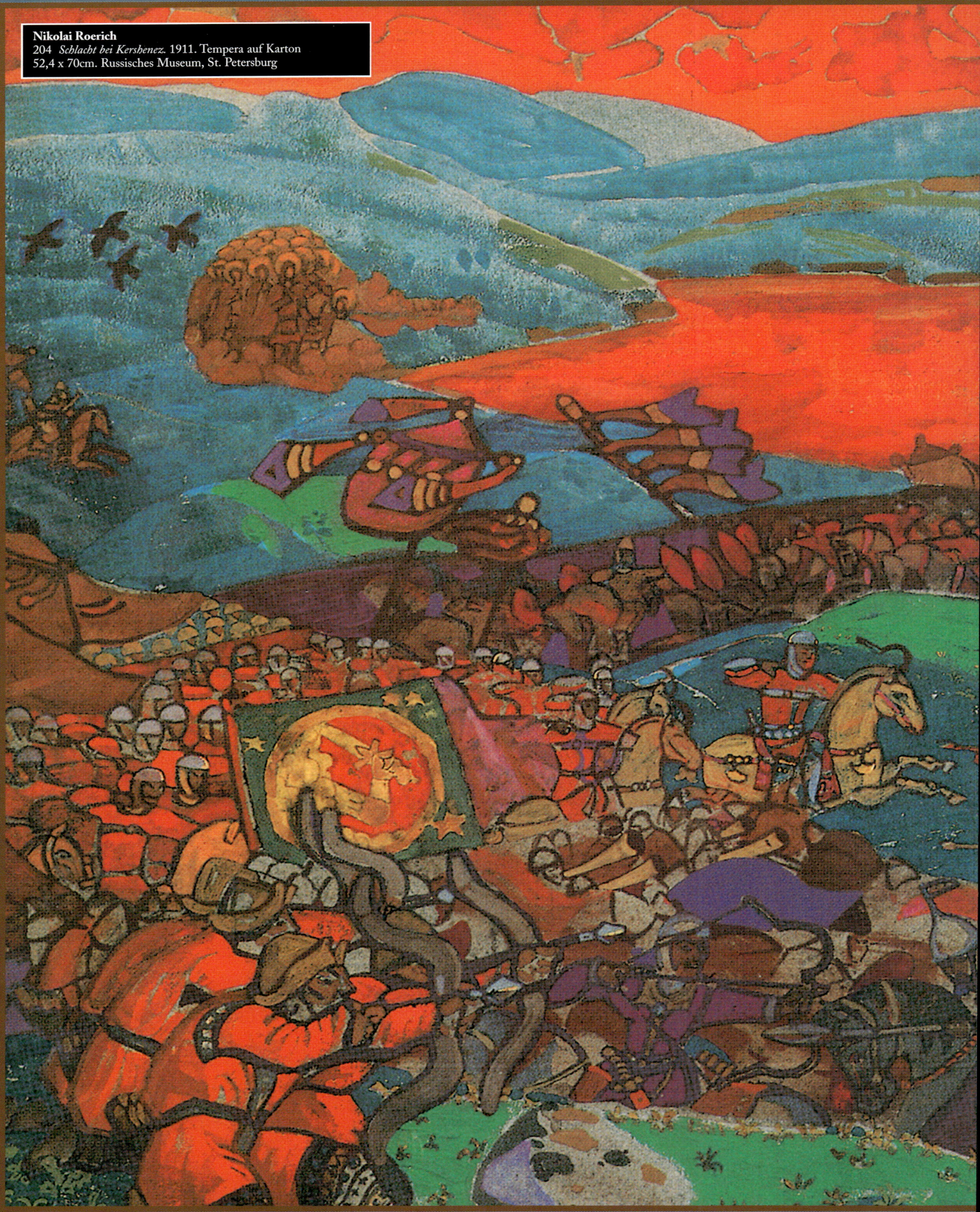

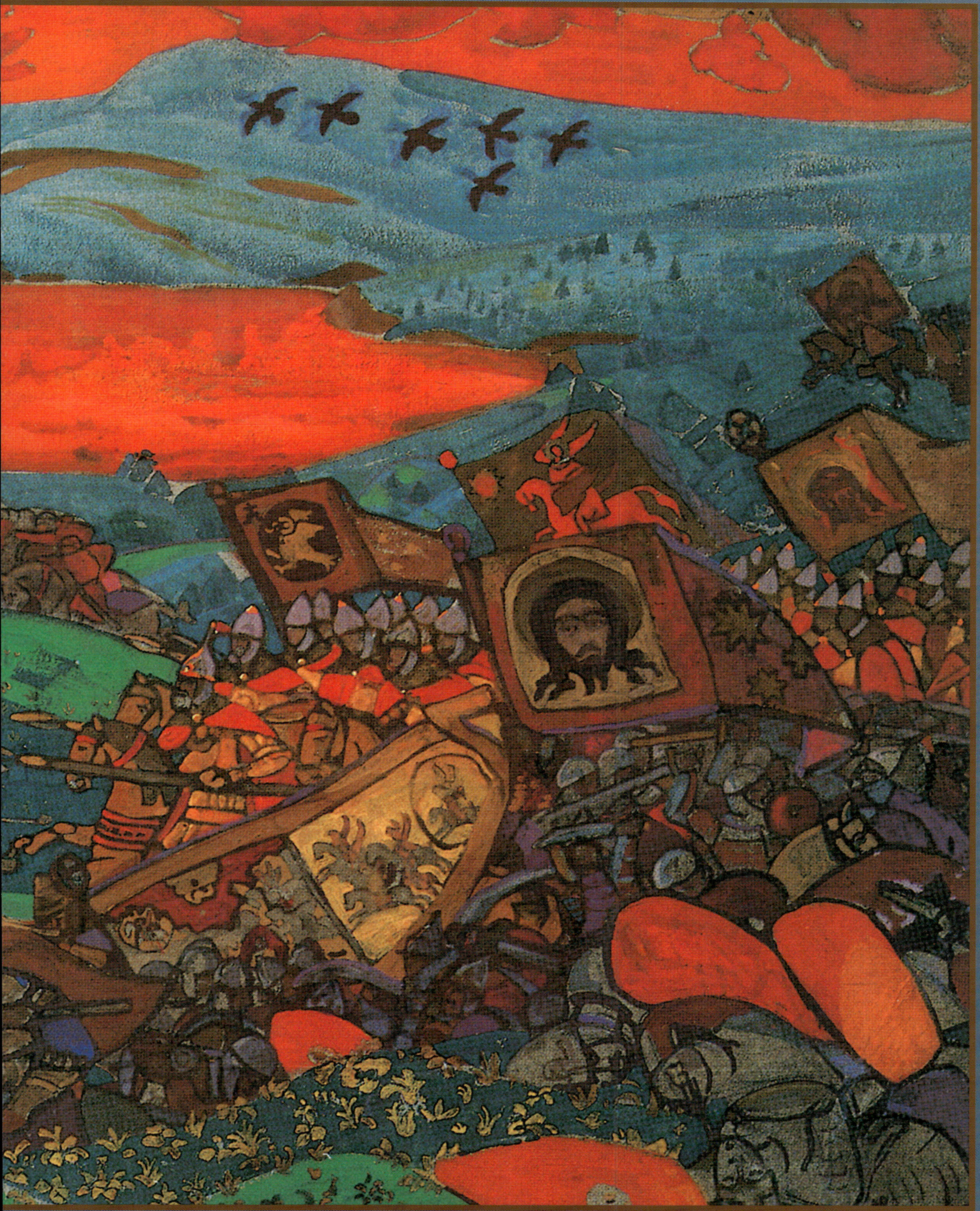

Die beiden Weltkriege und die sowjetische Revolution regten zahlreiche Bildschöpfungen an, mit dokumentarischer Zielsetzung oder zur Erinnerung an bestimmte Ereignisse oder Personen. Bei vielen von ihnen, besonders nachdem 1934 die Dogmen des Sozialistischen Realismus verkündet worden waren, handelte es sich um öffentliche Auftragsarbeiten. In ihrem 1921 veröffentlichten ersten Manifest betonte die 'Assoziation der Künstler des Revolutionären Russland' (AchRR), dass ihr Ziel darin bestehe, „diesen größten Augenblick in der Geschichte mit künstlerischen und dokumentarischen Mitteln einzufangen" und „das Leben in der Roten Armee, das Leben der Arbeiter, Bauern und revolutionären Aktivisten und Helden der Arbeit" zu porträtieren[39]. Der Fortsetzung des historischen Realismus der 'Wanderer' verschrieben, zog die Assoziation eine eindrucksvolle Menge bekannter Künstler an, darunter Archipow, Bakschejew, Kassatkin, Kustodijew, Maljutin, Petrow-Wodkin und Juon. Kustodijew, der ein ungewöhnliches Talent für die Darstellung von Massenszenen besaß, schuf ein lebhaftes Dokument der festlichen Stimmung vor dem 1920 in St. Petersburg veranstalten Kongress der Komintern [205]. Petrow-Wodkins Der Tod des Kommissars aus dem Jahr 1928 schuf denjenigen, die während des Russischen Bürgerkrieges den Tod fanden, ein Pietá-ähnliches Denkmal.

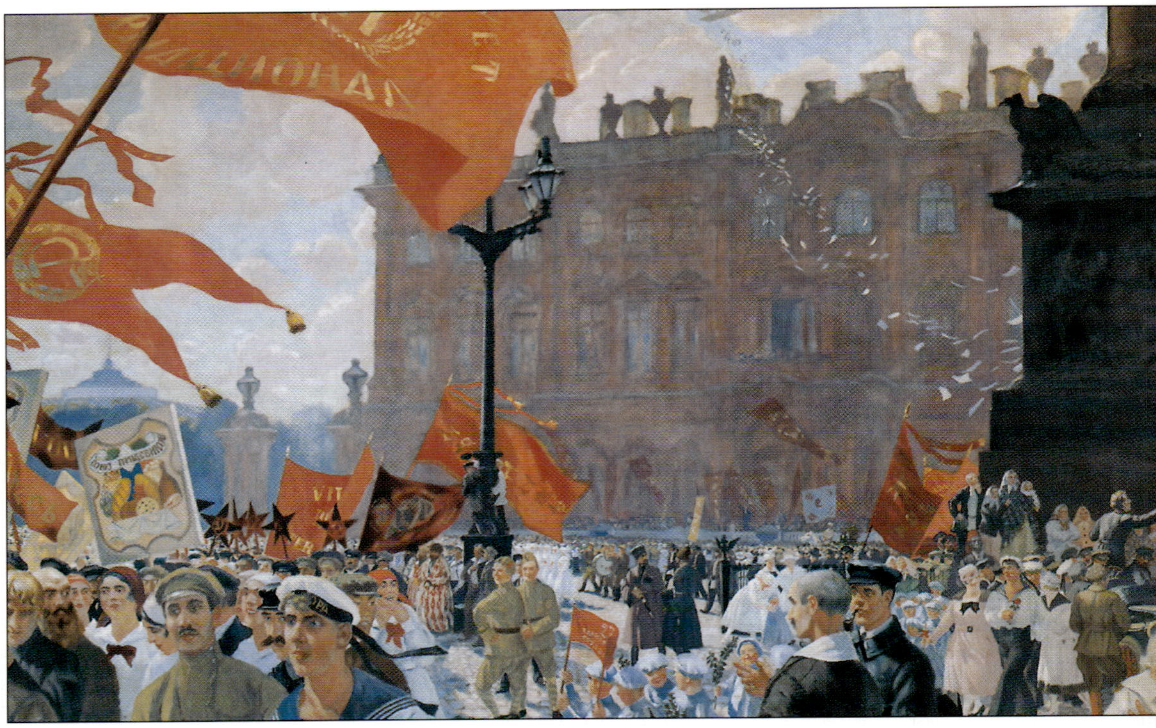

Boris Kustodijew
205 *Feier auf dem Urizki-Platz zu Ehren der Eröffnung des II. Kongresses der III. Internationale am 19. Juli 1920.* 1921
Öl auf Leinwand.133 x 268 cm. Russisches Museum, St. Petersburg

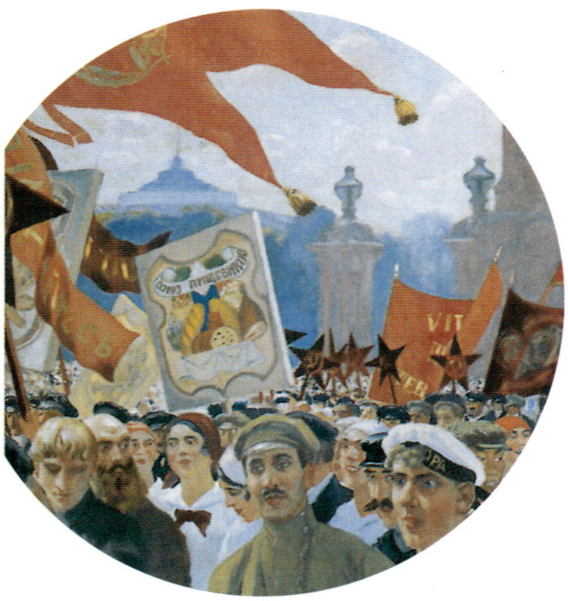

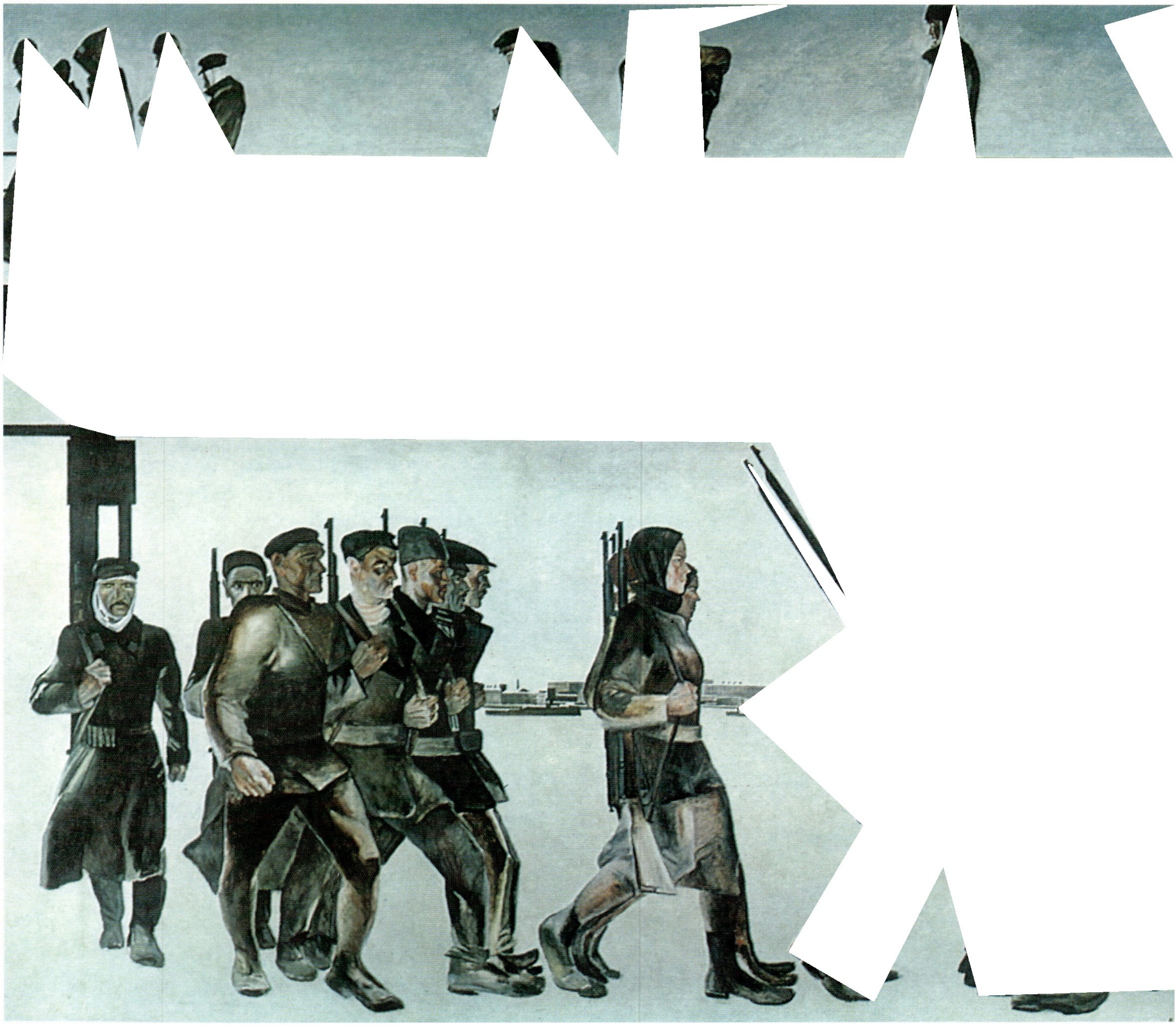

Alexander Deineka
206 *Die Verteidigung Petrograds.* 1964. Öl auf Leinwand. 201 x 248,5 cm. Tretjakow-Galerie, Moskau

Um die Forderungen nach patriotischer Propaganda zu erfüllen, waren viele der Bilder aus der Zeit des Zweiten Weltkrieges in einem an die Plakatkunst erinnernden, übertrieben heroischen Stil gehalten, wie beispielsweise so monumentale Leinwände wie *Die Verteidigung Sewastopols* von Alexander Deineka (1899-1969). Nicht weniger heroisch fiel das Gemälde *Die Verteidigung Petrograds* [206] aus, das Deineka 1964 malte. Aber der Stil ist völlig anders und verkörpert im Endeffekt eine Rückkehr zu — oder besser eine Weiterentwicklung von — seinem Stil der 1920er Jahre. Das Bild stellt zwei in deutlichem Gegensatz stehende Elemente gegenüber; im oberen Teil ziehen Opfer des Krieges müde über eine Brücke, während unten, wie im Gegenzug, ihre Kameraden zur Verteidigung der Stadt herbeieilen.

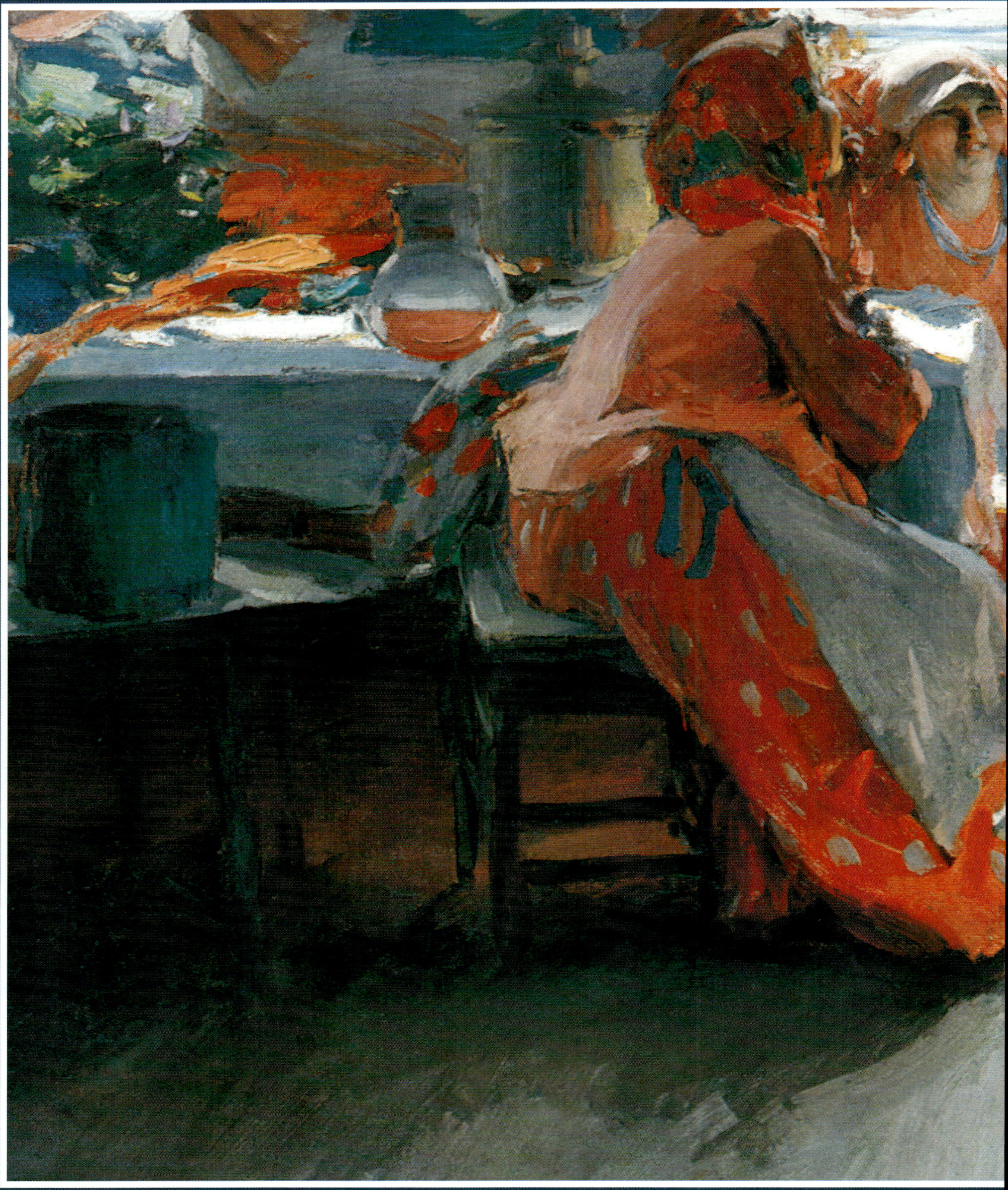

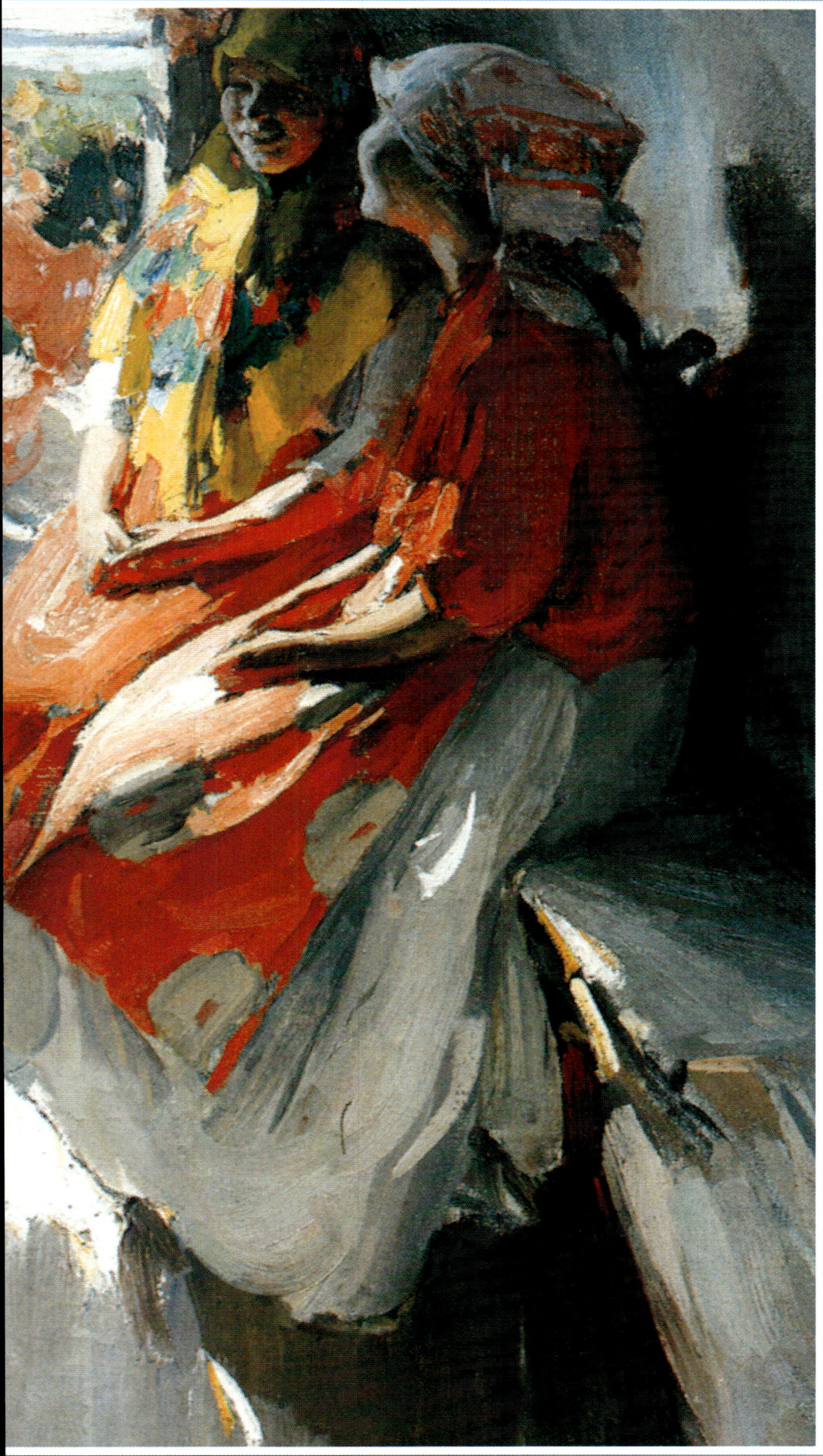

Das Leben des Volkes

Das Leben der Arbeiter, Bauern und Helden der Arbeit sollte das zentrale Thema der sowjetischen Kunst werden. Es war jedoch schon das wichtigste Thema der 'Wanderer' gewesen. Dies gilt besonders für die jungen Peredwischniki wie Abram Archipow (1862-1930), Nikolai Kassatkin (1859-1930) und Sergej Iwanow (1864-1910).

Etwa im letzten Jahrzehnt des 19. Jahrhunderts kam das sogenannte ereignislose Genre auf — Bilder, die die grundlegende Bedeutung oder Nuancen einer Situation ausdrückten, ohne irgendein narratives Element oder die Implikation eines ursächlichen Ereignisses zu enthalten. Das ultimative ereignislose Bild war wohl eine Darstellung gelangweilter bürgerlicher Häuslichkeit von Bakschejew mit dem Titel *Die Prosa des Lebens* (1893). Eines der berühmtesten war Archipows Bild *Auf dem Oka* (1889), das eine Gruppe Bauern zeigt, die an einem sonnigen Tag mit einem Boot auf dem Fluss sind, und das ein überwältigendes Gefühl des Stillstands der Zeit vermittelt.

Aber das ereignislose Genre konnte die Freude und das Leiden am Leben ebenso gut wie seine existentielle Qualität wiedergeben. Archipows *Zu Besuch* [207] porträtiert die einfache Freude des Beisammenseins mit Freunden, während der Priester, der in Kustodijews *Moskauer Teehaus* [208] ernst einen freien Nachmittag genießt, seine satirische Ader und seinen Sinn für Komik dokumentiert.

Abram Archipow
207 *Zu Besuch.* 1915
Öl auf Leinwand. 105 x 154 cm
Russisches Museum, St. Petersburg

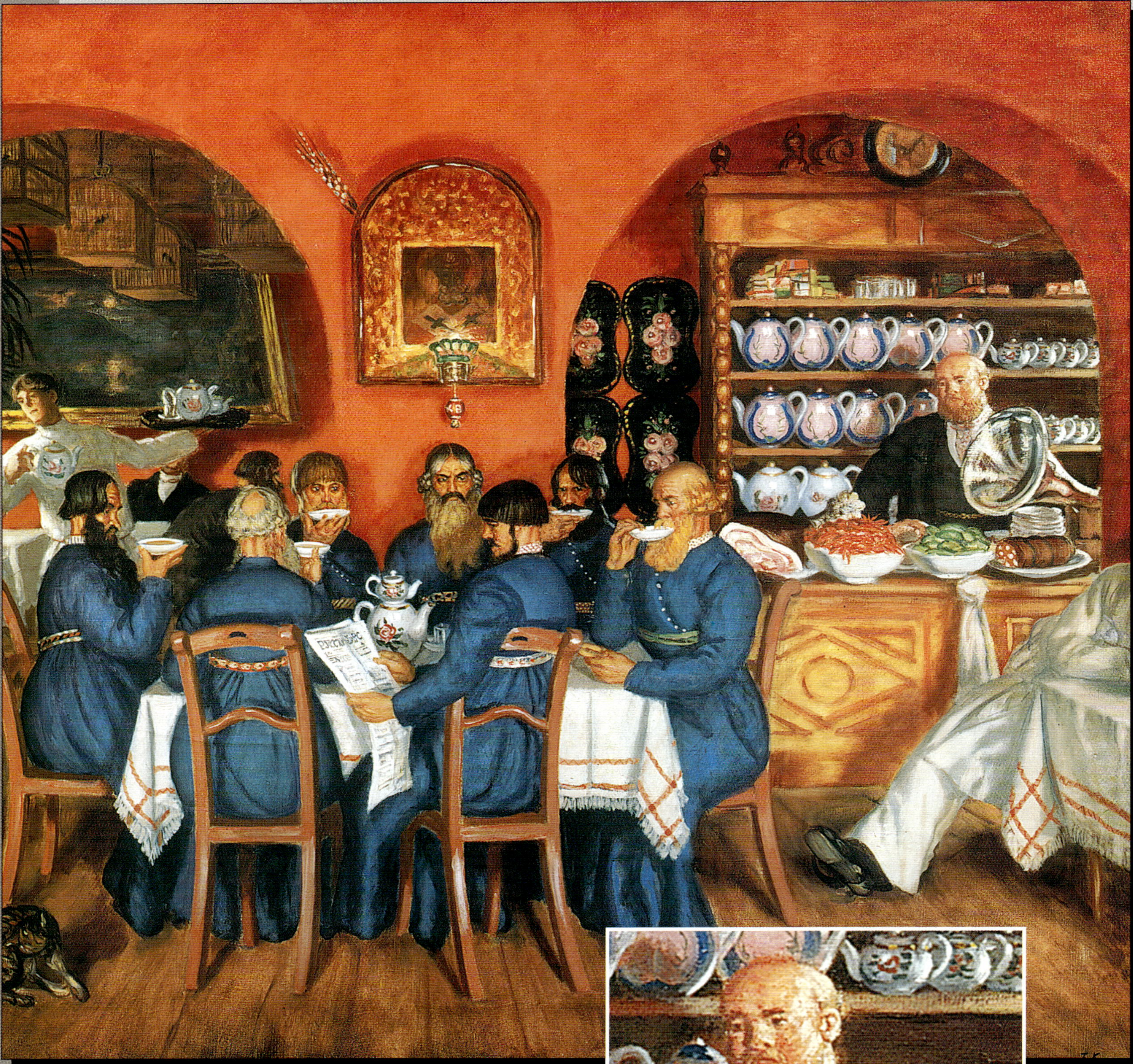

Boris Kustodijew
208 *Moskauer Teehaus.* 1915
Öl auf Leinwand. 99,3 x 129,3 cm
Tretjakow-Galerie, Moskau

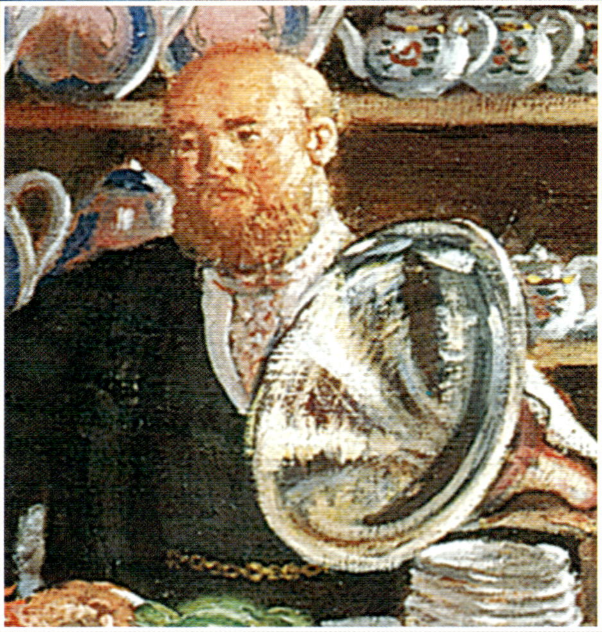

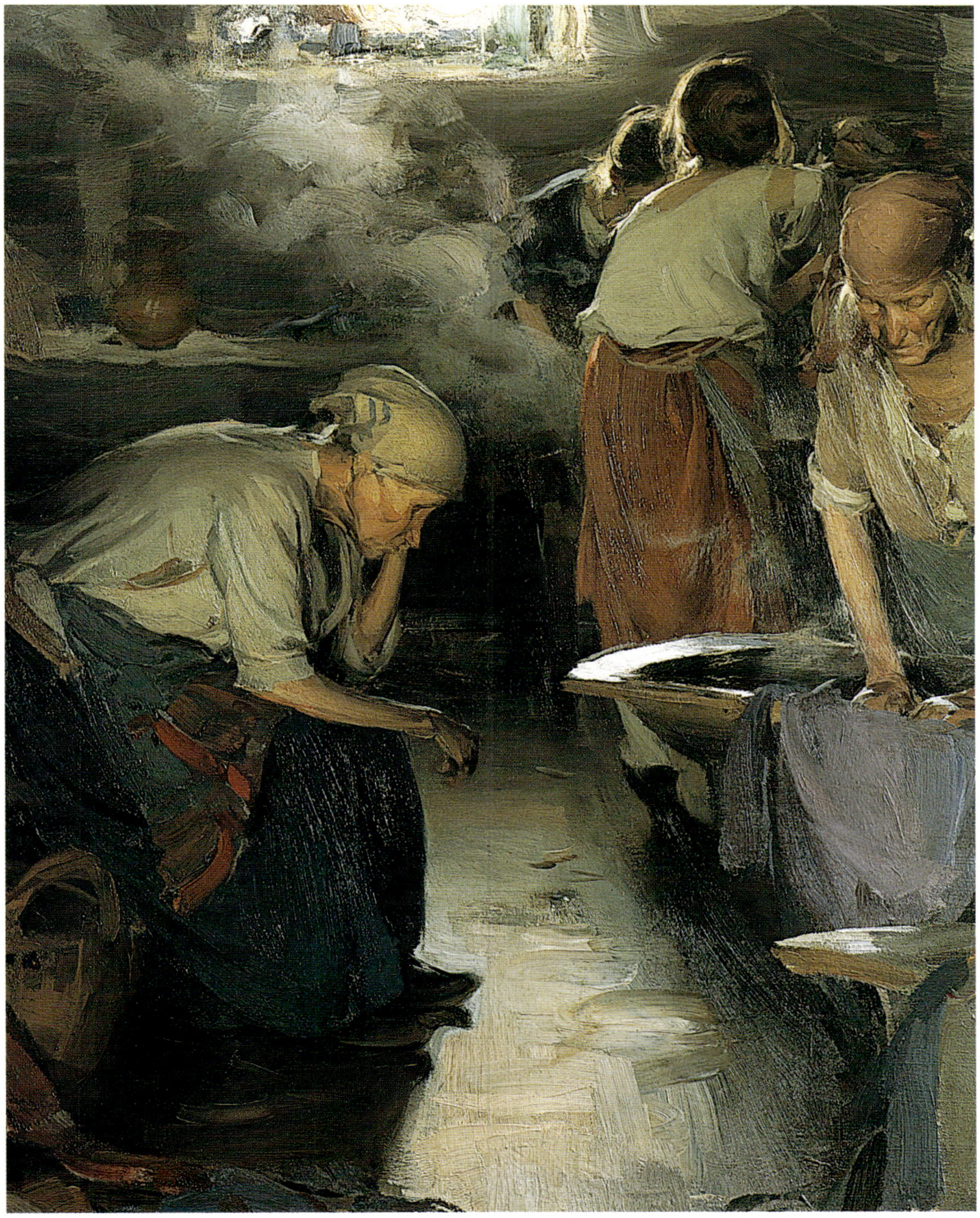

In einem radikalen Gegensatz hierzu steht Archipows Bild *Wäscherinnen* [209], eine machtvolle Anklage der mühseligen Plackerei ausgebeuteter Arbeiter. In den Werken vieler seiner Zeitgenossen kommt die Sorge um die Lebens- und Arbeitsbedingungen der Bauern und Industriearbeiter zum Ausdruck. Kassatkin lebte beispielsweise mehrere Monate in einem Kohlenbezirk, und viele seiner Bilder geben die Härte des Bergarbeiterlebens wieder [210]. Sergej Iwanows *Auf der Landstraße. Der Tod des Übersiedlers* [211] stellt die Not der Landarbeiter gegen Ende des 19. Jahrhunderts in den Mittelpunkt. Aufgrund der verzweifelten wirtschaftlichen Lage hatten Tausende von Bauern ihre Heimatdörfer verlassen, um Arbeit zu suchen. Der tote Mann, der im hellen Sonnenlicht mitten im Nirgendwo liegt, seine kraftlos am Boden liegende Frau und ihr verwirrtes Kind sind unübersehbare Symbole des grausamen Kampfes um das Überleben.

Abram Archipow
209 *Wäscherinnen.* Späte 1890er. Öl auf Leinwand. 91 x 70 cm. Russisches Museum, St. Petersburg.

Nikolai Kassatkin
210 *Arme Menschen beim Kohlesammeln in einem aufgegebenem Bergwerk.* 1894. Detail

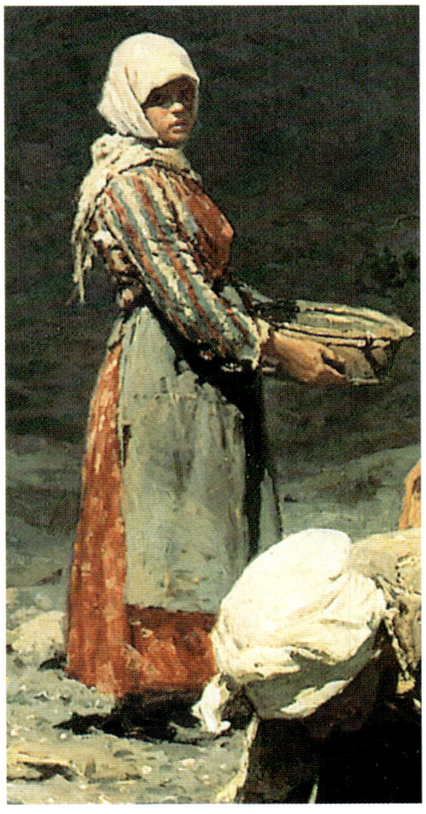

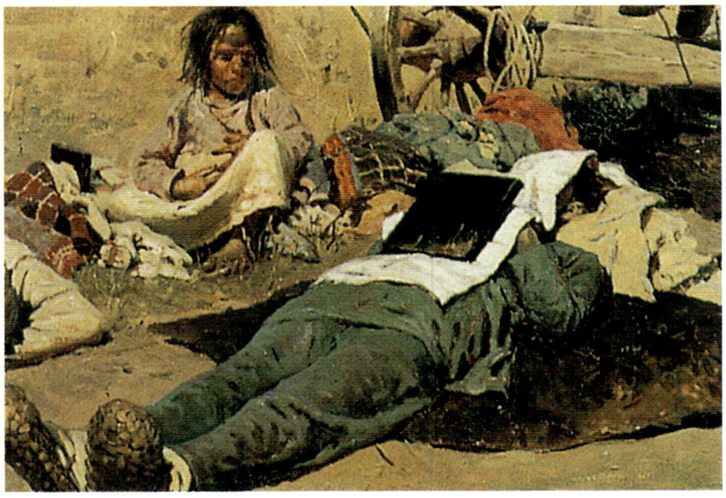

Sergej Iwanow
211 *Unterwegs. Der Tod des Übersiedlers.* 1889. Detail
Öl auf Leinwand. 71 x 122 cm, Tretjakow-Galerie, Moskau

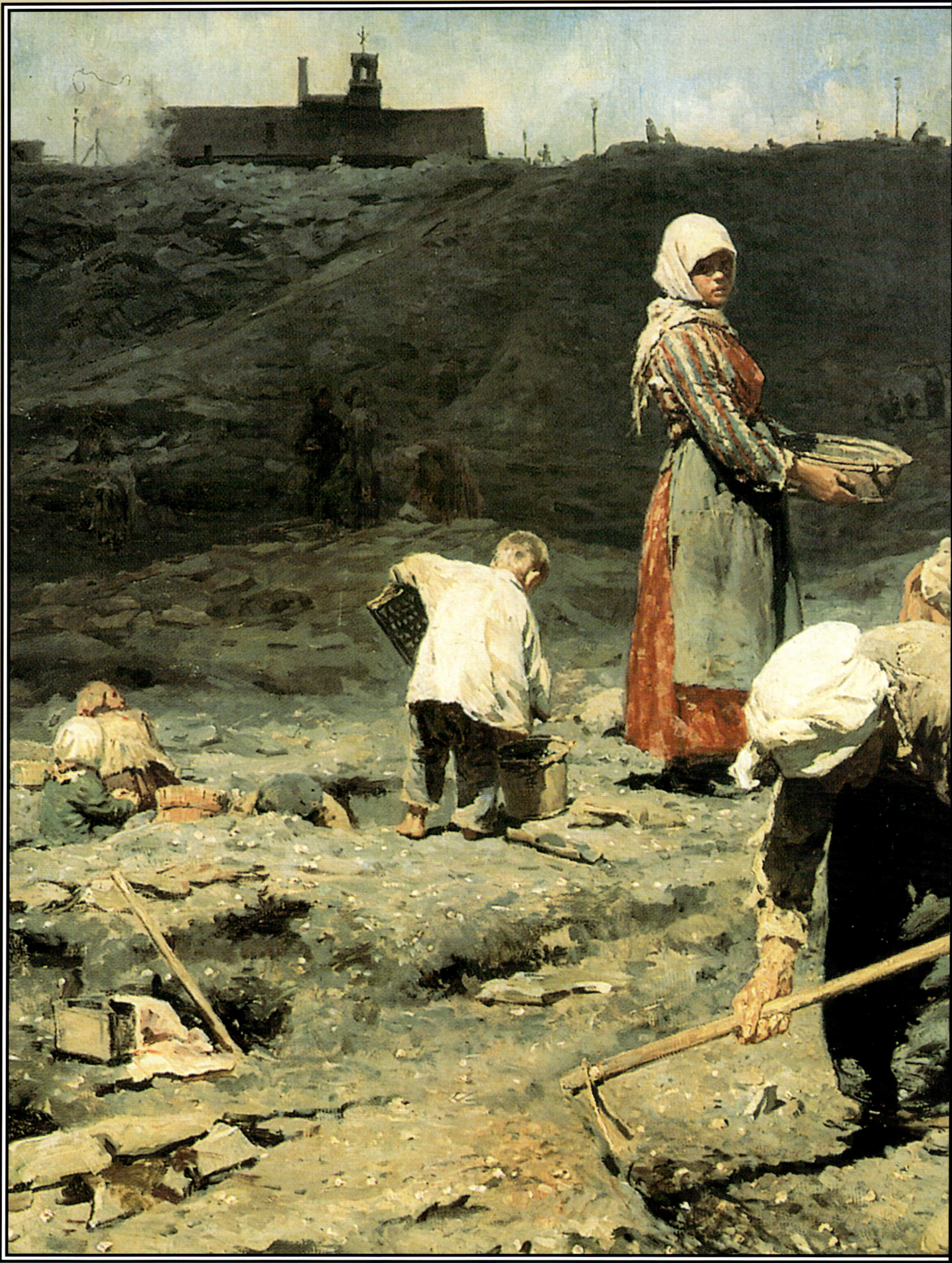

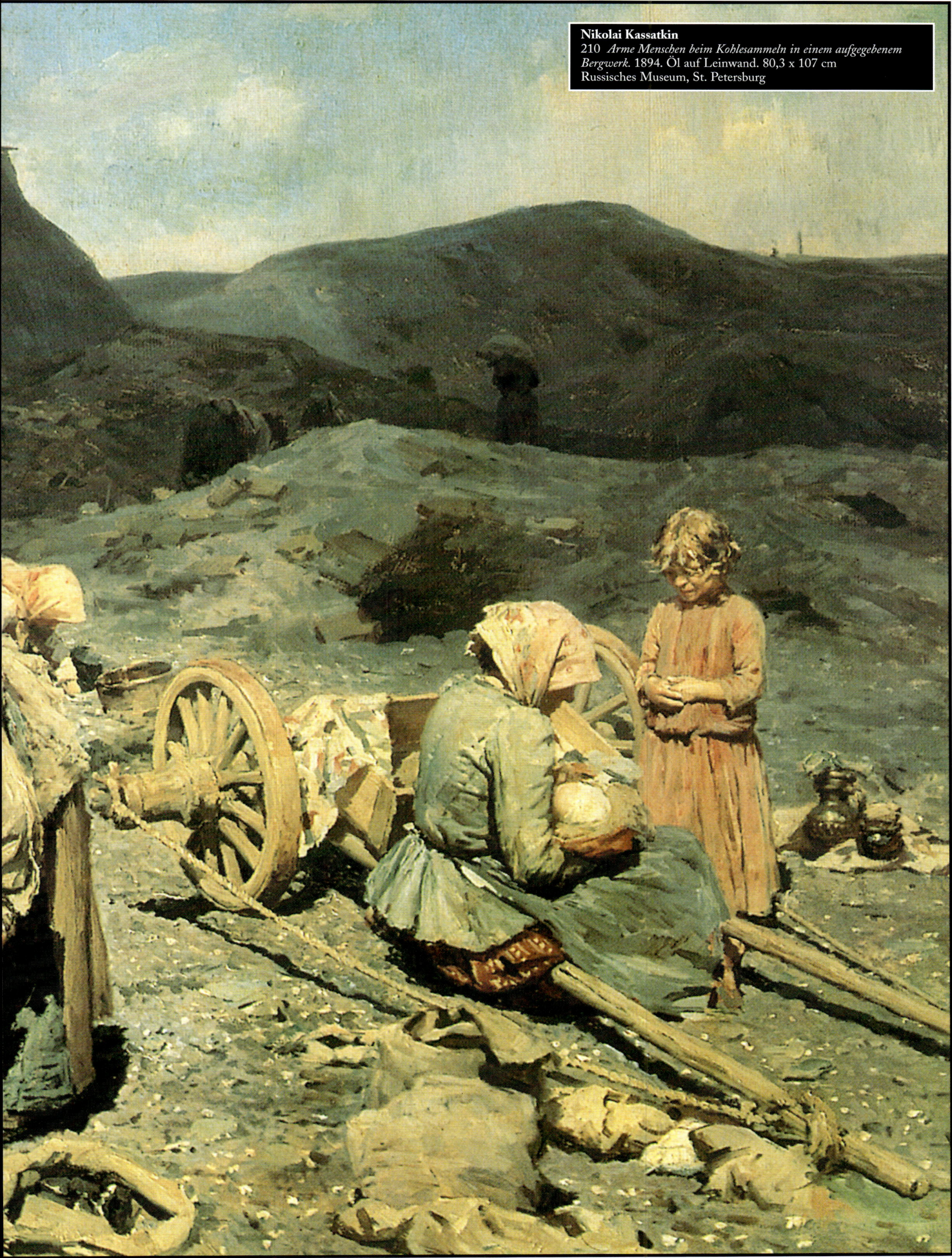

Nikolai Kassatkin
210 *Arme Menschen beim Kohlesammeln in einem aufgegebenem Bergwerk.* 1894. Öl auf Leinwand. 80,3 x 107 cm
Russisches Museum, St. Petersburg

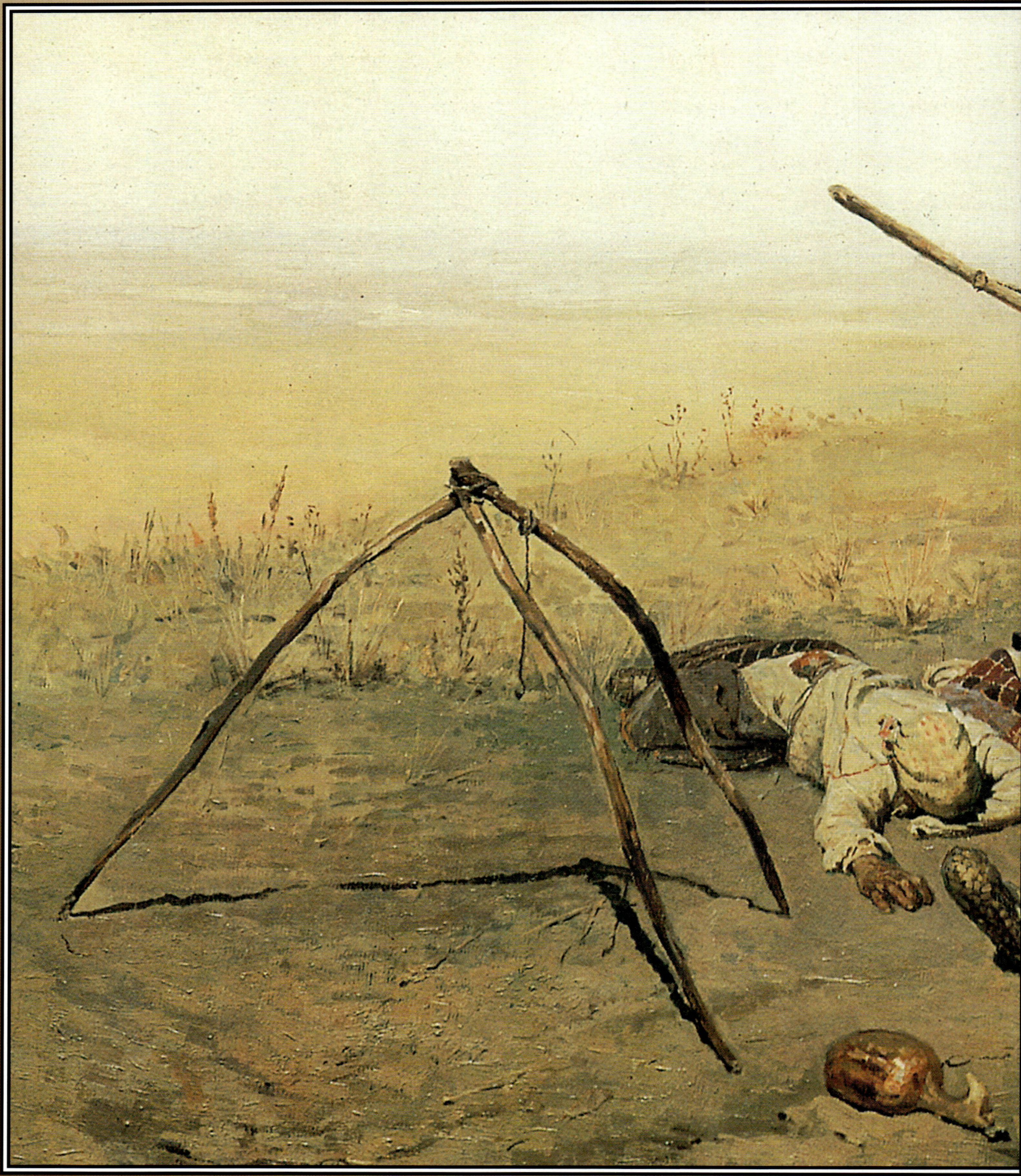

Sergej Iwanow
211 *Unterwegs. Der Tod des Übersiedlers.* 1889. Öl auf Leinwand. 71 x 122 cm. Tretjakow-Galerie, Moskau

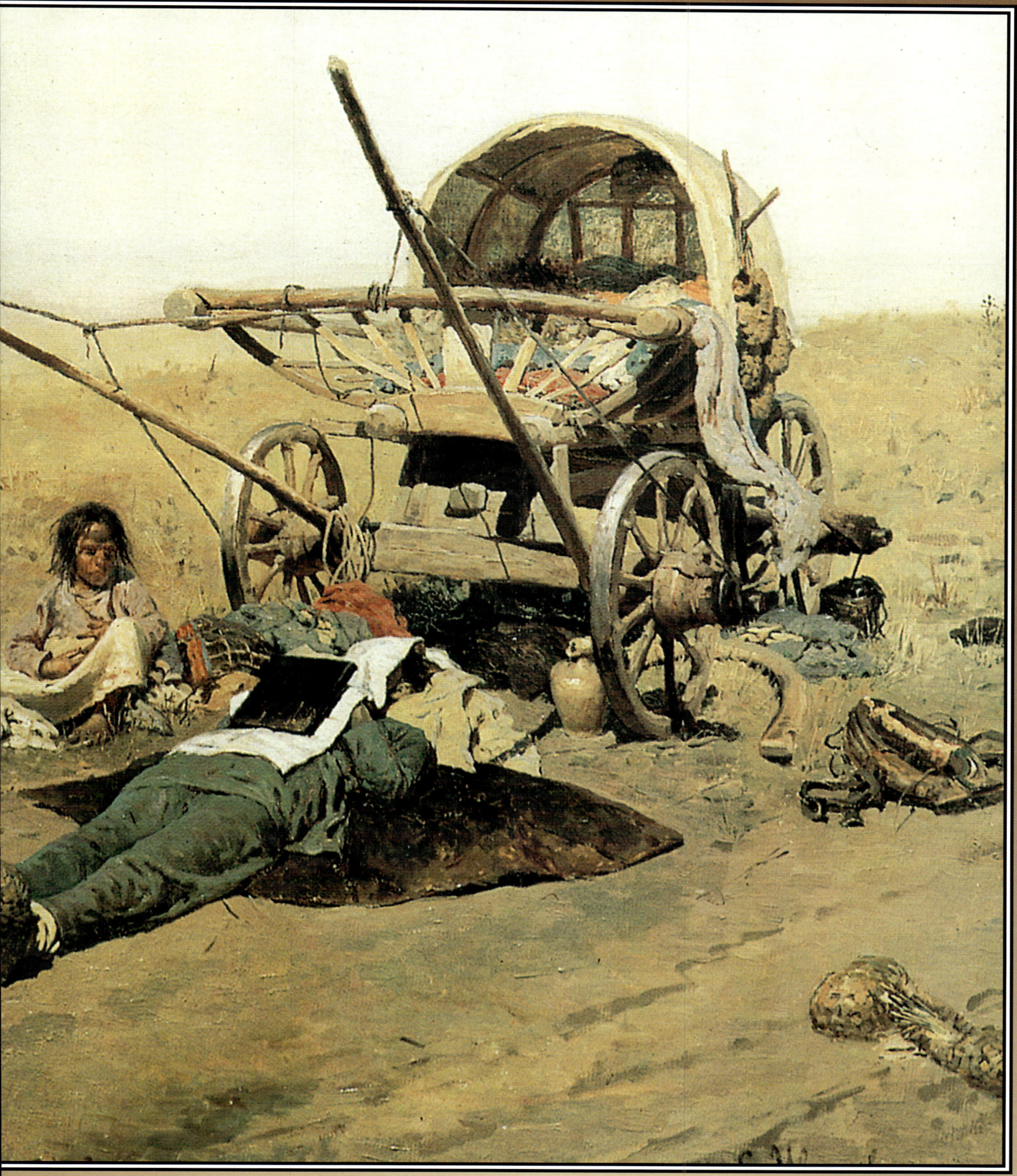

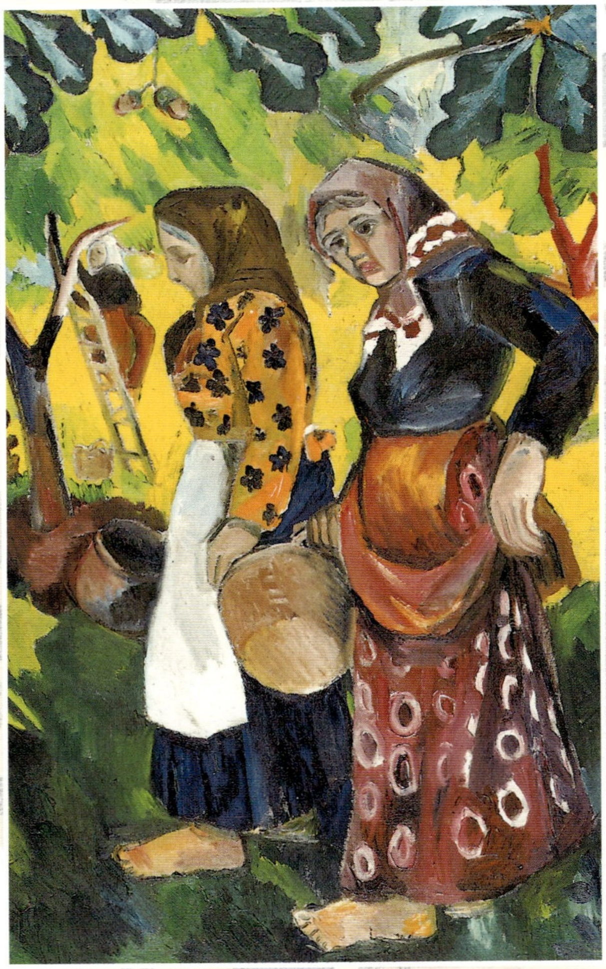

Natalia Gontscharowa
212 *Obsternte.* 1910. Öl auf Leinwand. 103,5 x 71 cm
Russisches Museum, St. Petersburg

Seit Wenezianow sind die Würde des Bauernlebens, seine Naturverbundenheit sowie seine Kraft und Ruhe wiederkehrende Themen der russischen Kunst gewesen. Die Bauern in den Bildern Serebrjakowas, Gontscharowas [212] oder Plastows sind in gewisser Weise die Nachfahren von Wenezianows Säern und Mähern. Philip Maljawins tanzende Bauernmädchen [213], die inmitten der rasenden Farbwirbel kaum auszumachen sind, gehören hinsichtlich der Metaphorik zu den herausragendsten Darstellungen von Bäuerinnen. Laut Dimitri Sariabianow wurden Maljawins Tänzerinnen von seinen Zeitgenossen „als ein Symbol der elementaren Kraft der Bauernschaft, die zur Zeit der Revolution explodierte" interpretiert [40]. Ebenso eindrucksvoll sind die harmonischen, rhythmischen Farben von *Schlafende in der Jurte* [214] von Pawel Kusnezow (1878-1968), der viele Bilder von der Freiheit und Faszination der Nomadenwelt der Steppen malte.

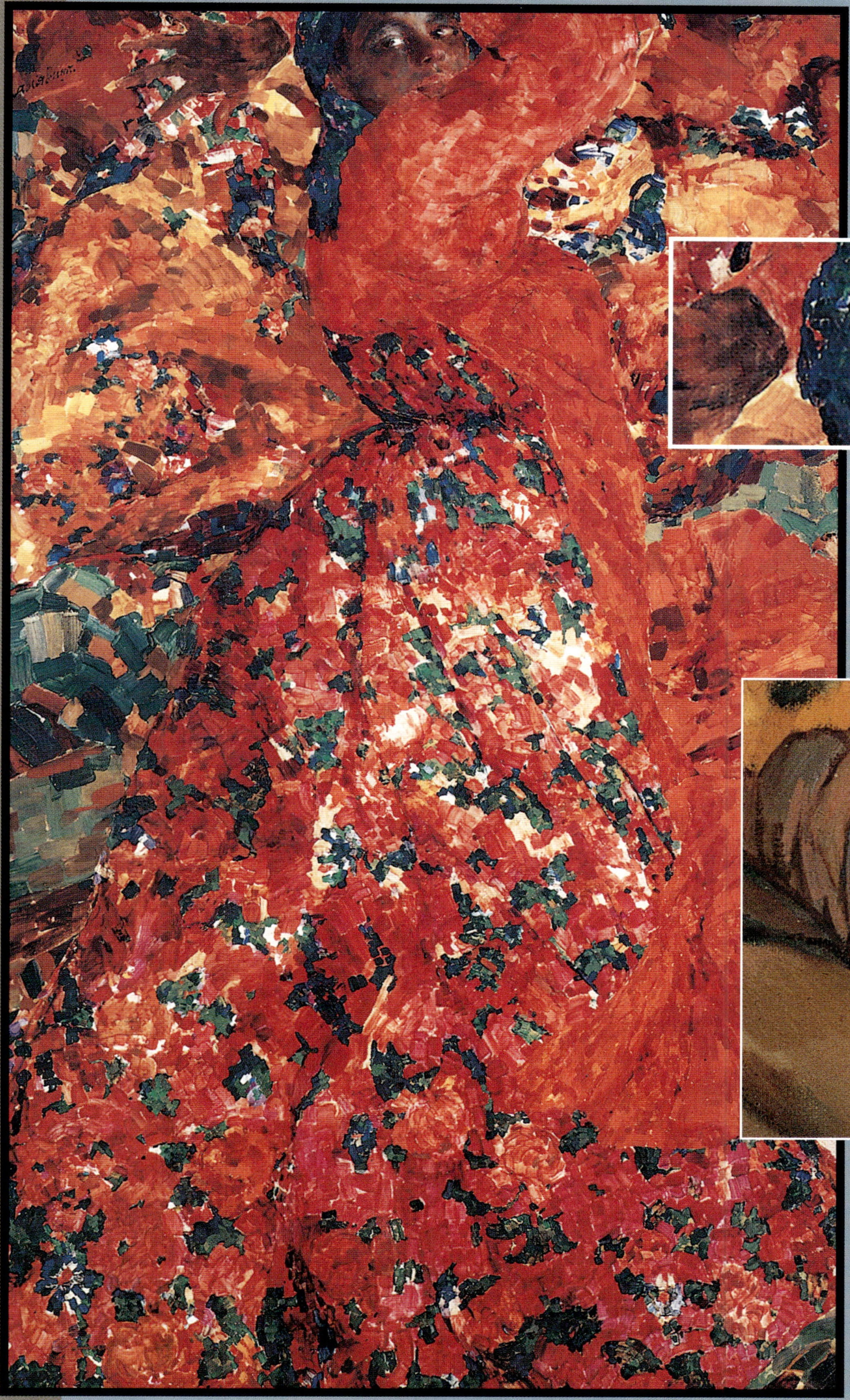

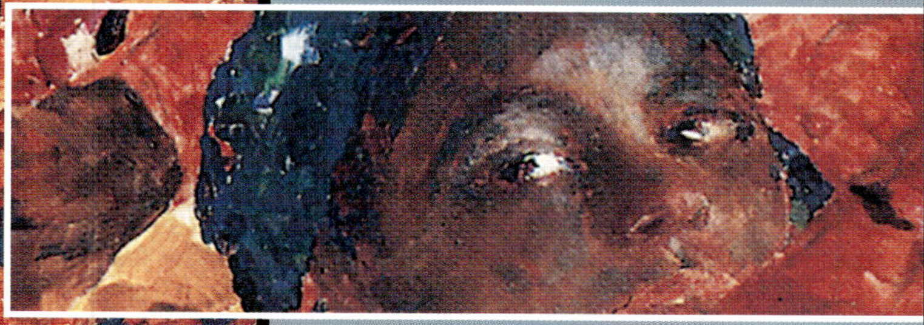

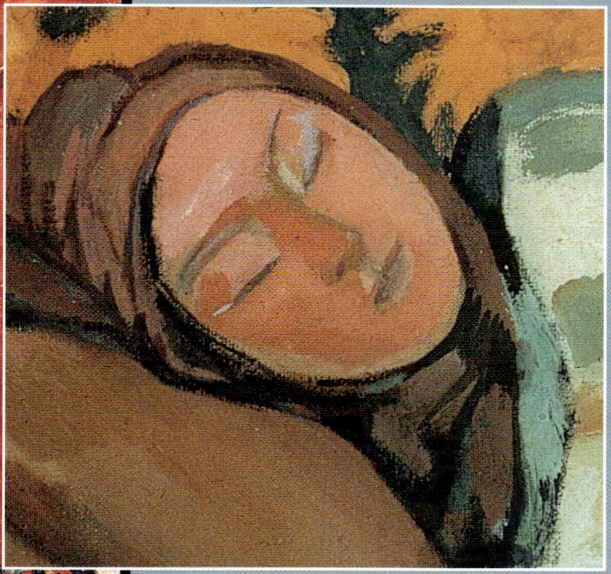

Pawel Kusnezow
214 *Schlafende in der Jurte.* 1911. Detail
Öl auf Leinwand. 66 x 71 cm
Tretjakow-Galerie, Moskau

Philip Maljawin
213 *Der Wirbelwind.* Späte 1900er. Öl auf Leinwand
210 x 125 cm. Russisches Museum, St. Petersburg

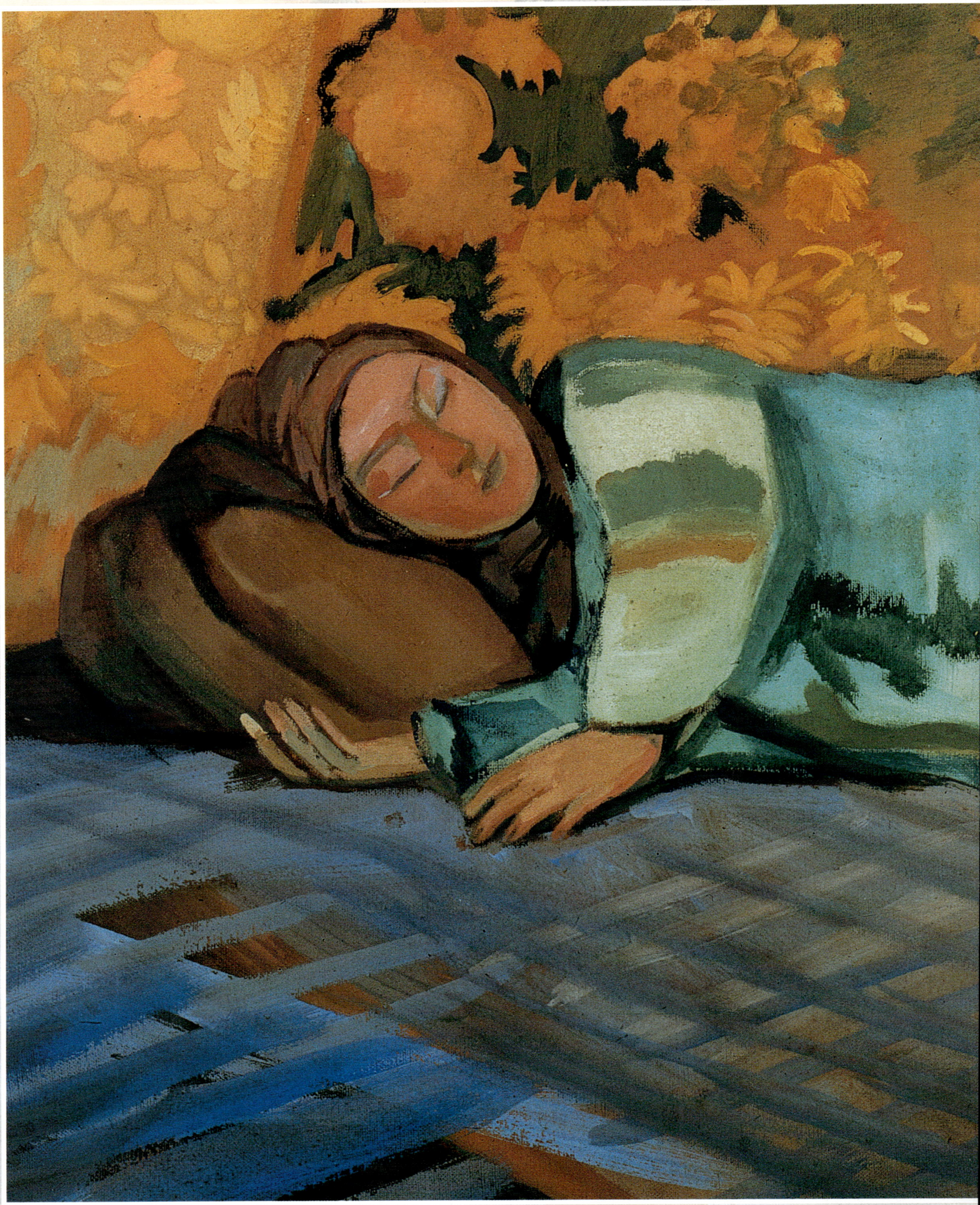

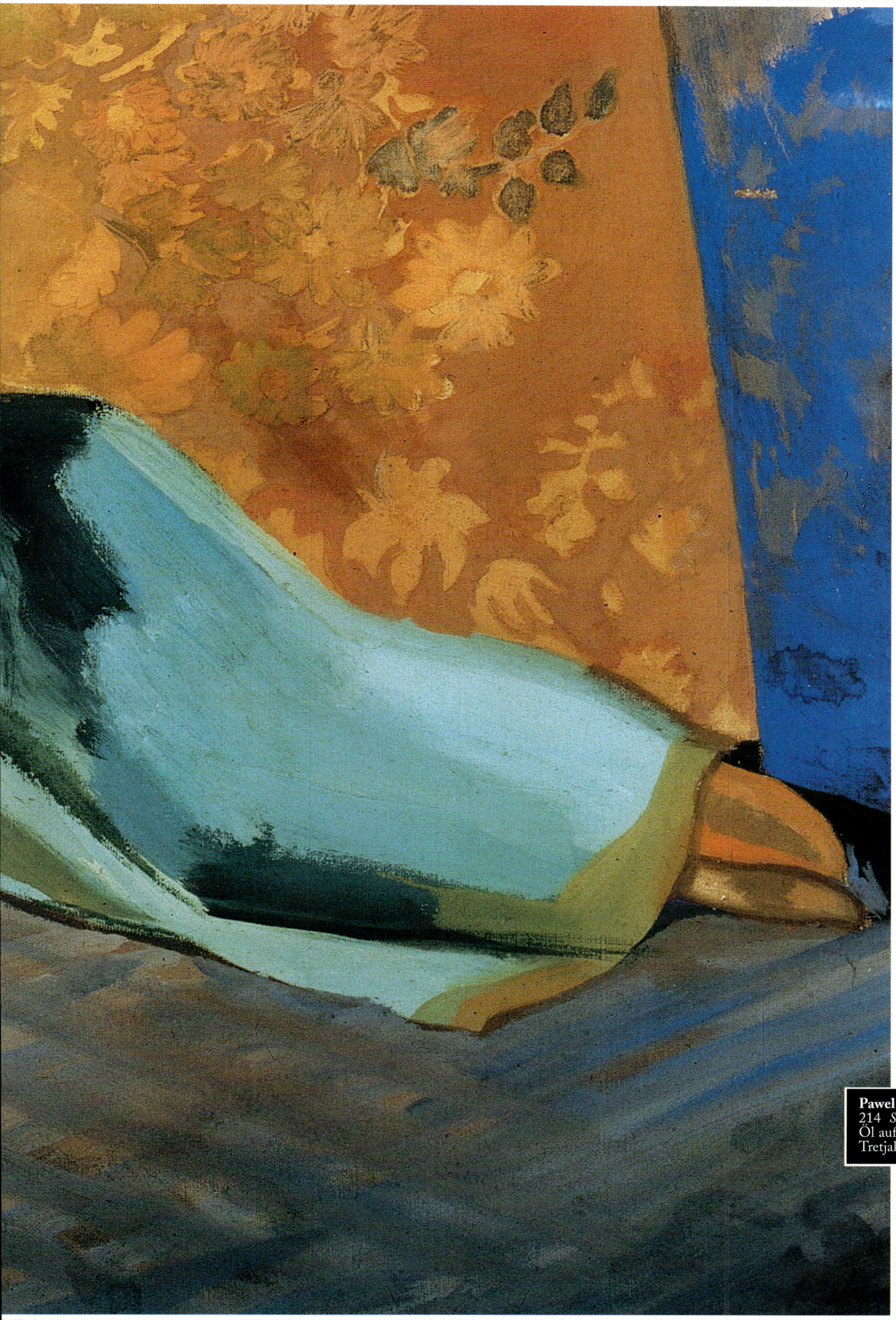

Pawel Kusnezow
214 *Schlafende in der Jurte.* 1911
Öl auf Leinwand. 66 x 71 cm
Tretjakow-Galerie, Moskau

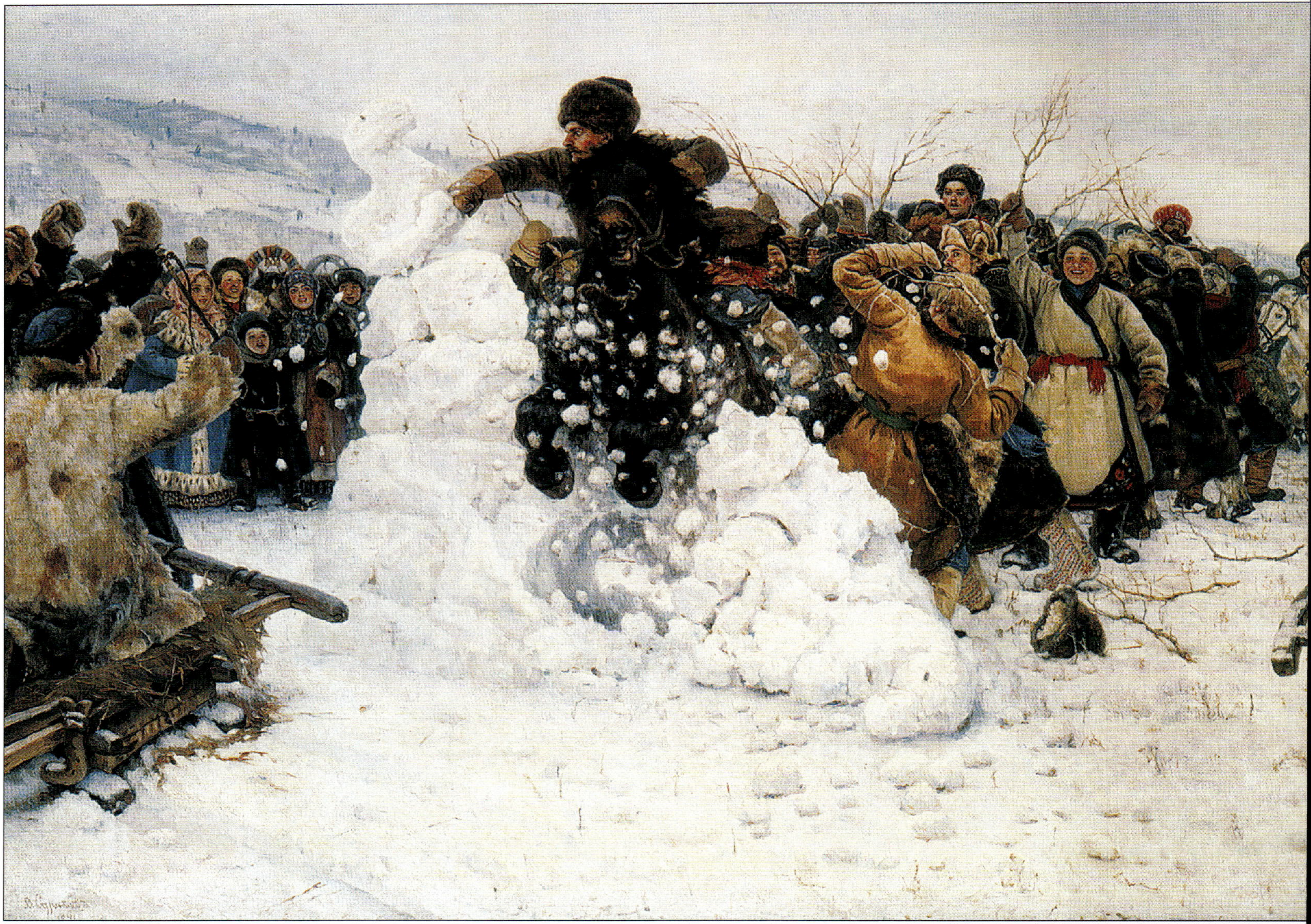

Wassili Surikow
215 *Einnahme der Schneestadt.* 1891. Öl auf Leinwand. 156 x 282 cm. Russisches Museum, St. Petersburg

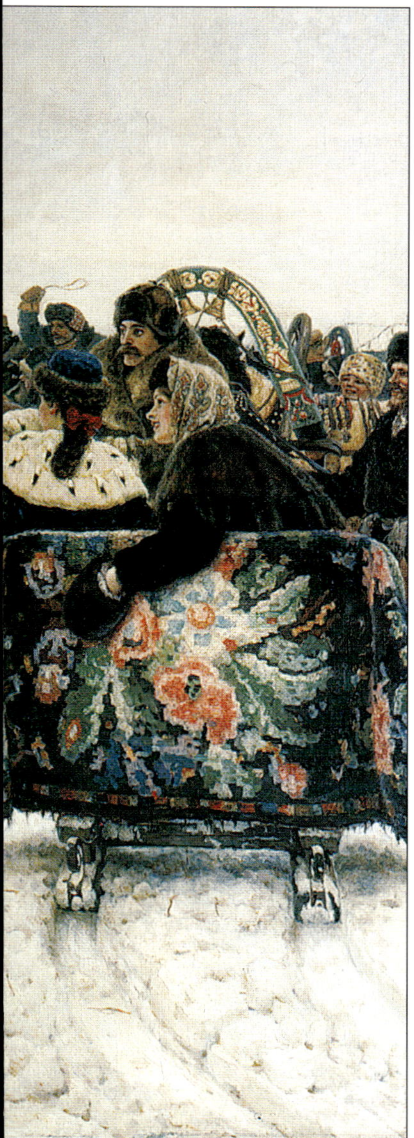

Eines der lebendigsten Tableaus des russischen Lebens stammt aus den 1890er Jahren. Um Surikow zu helfen, über den Tod seiner Frau hinwegzukommen, drängte ihn sein Bruder, ein Bild der Bestürmung einer Schneefestung — ein Kosakenbrauch, der in der Gegend seiner Heimatstadt Krasnojarsk immer noch beliebt war — zu malen [215]. Jedes Jahr wurde am letzten Tag vor dem Frühlingsanfang eine Schneefestung gebaut, wobei häufig ein beachtliches handwerkliches Geschick und eine bemerkenswerte Phantasie aufgebracht wurden. Dann folgte eine Schlacht zwischen berittenen Angreifern, die die Festung einnehmen mussten, und mit Ästen und Rasseln bewaffneten Verteidigern[41].

Chagalls Bilder — darunter auch solche, die er malte, während er in Paris lebte — bieten mit ihren Geigern, Straßenkehrern, Soldaten, Zeitungsverkäufern, Viehhändlern, Rabbis und Liebespaaren liebevolle Einblicke in das dörfliche und kleinstädtische Leben im vorrevolutionären Russland.

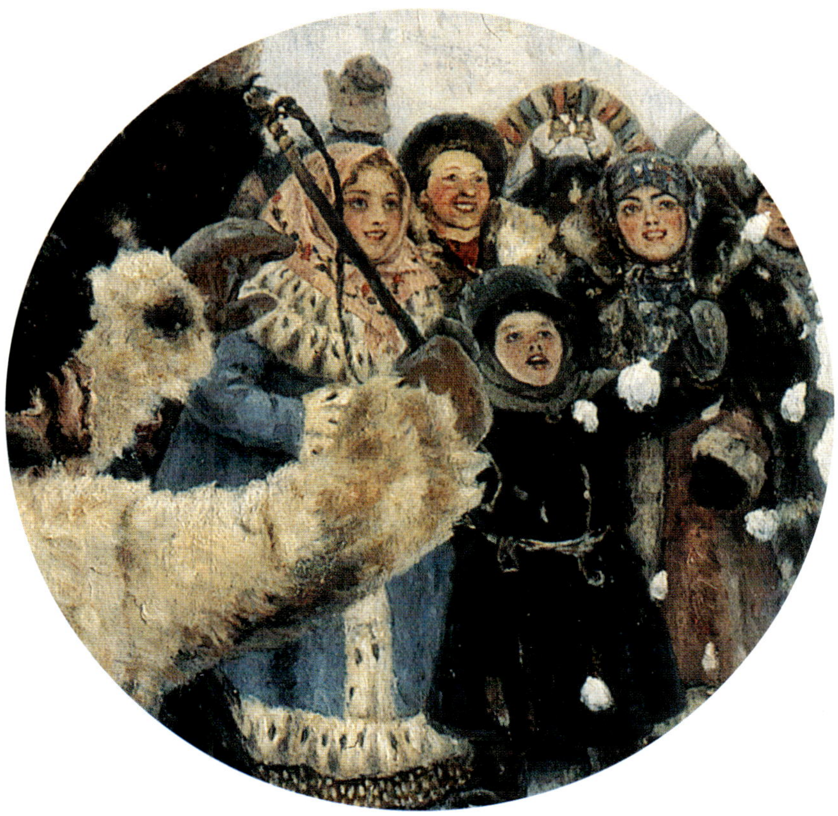

In der nachrevolutionären Ära stellte die Industrialisierung einen neuen Stimulus für sowjetische Künstler dar. 1923 malte Boris Jakowljew (1890-1972) ein kleines Bild mit dem Titel *Der Transport kommt in Gang* [216]. In den Worten des Kunsthistorikers John Milner „vermittelt nur der rote Stern auf der sich nähernden Lokomotive die Botschaft" in dieser „Hymne an den Eisenbahnverkehr ..., die stark an Monets Bild *Gare St. Lazare erinnert*" [42]. Wenn Jakowljews Bild eine Hymne an die Eisenbahn ist, sind viele von Deinekas Arbeiten Hymnen an die Industrie oder die Dynamik des sowjetischen Volkes. Dennoch weisen seine Bilder häufig eine gewisse Ambiguität oder Paradoxie auf.

Boris Jakowljew
216 *Der Transport kommt in Gang.* 1923. Öl auf Leinwand. 87 x 131 cm. Russisches Museum, St. Petersburg

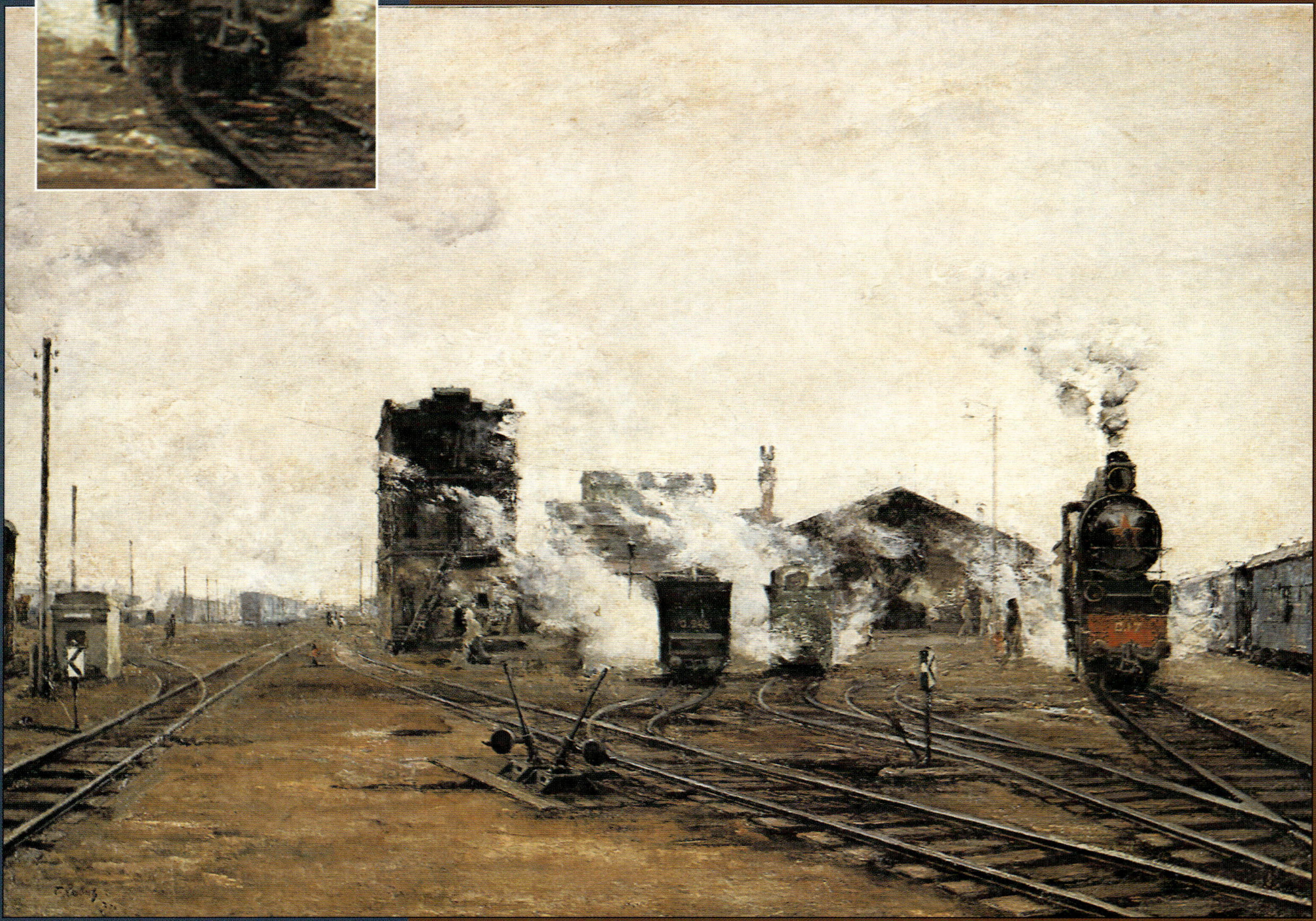

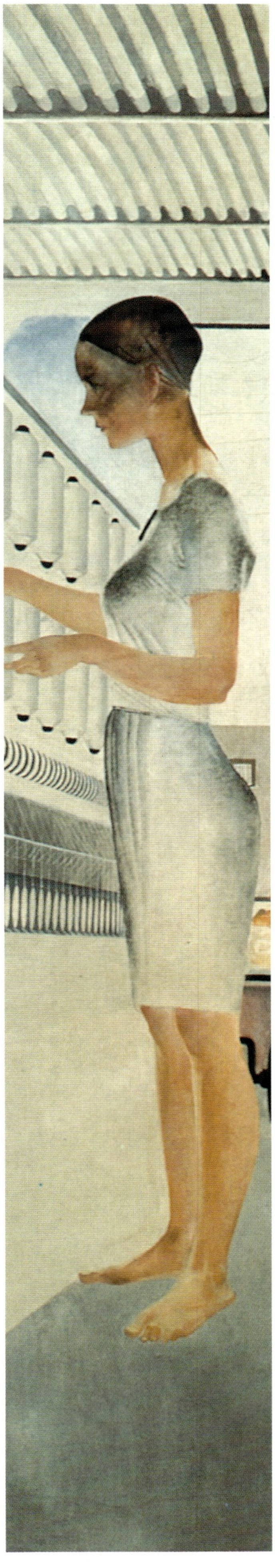

In *Textilarbeiterinnen* [217] wirken die Bewegungen der Arbeiterinnen leicht und gekonnt, scheinen aber gleichzeitig wie in Trance ausgeführt und roboterhaft; durch das Fenster der ultramodernen Fabrik sind ein Kuhhirte und ein Paar Kühe zu sehen, die eindeutig einer vorindustriellen Zeit entstammen.

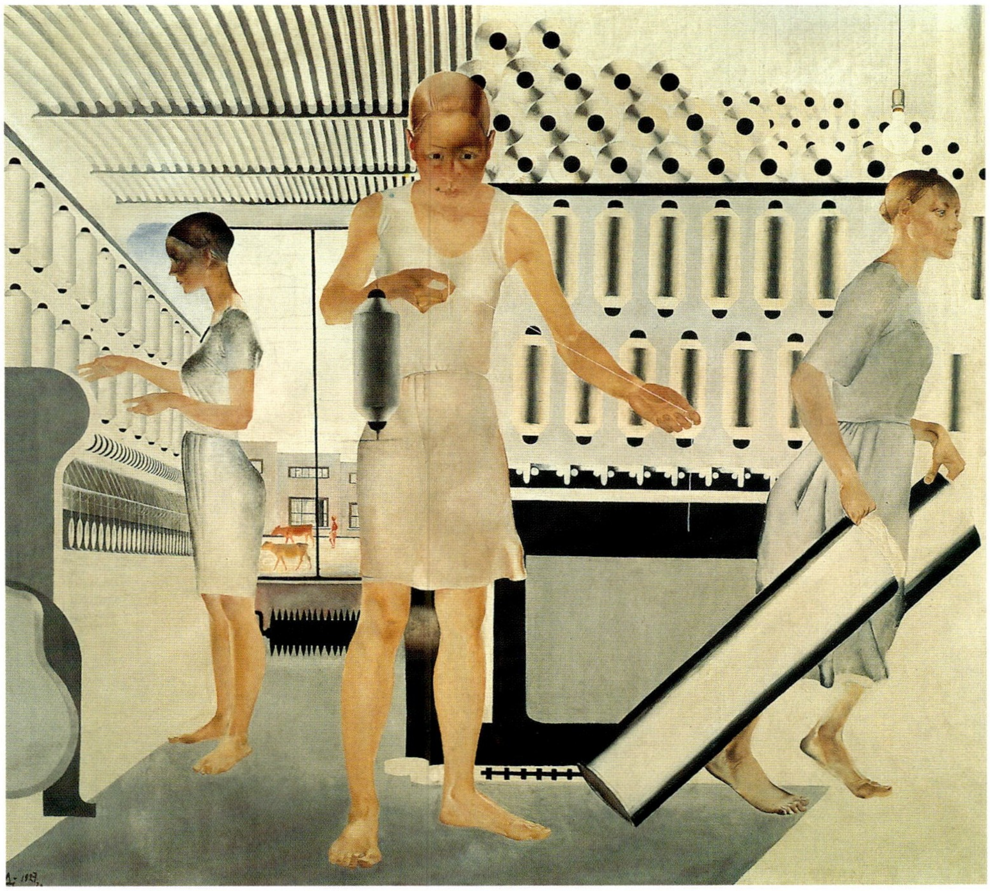

Alexander Deineka
217 *Textilarbeiterinnen*. 1927
Öl auf Leinwand. 171 x 195 cm. Russisches Museum, St. Petersburg

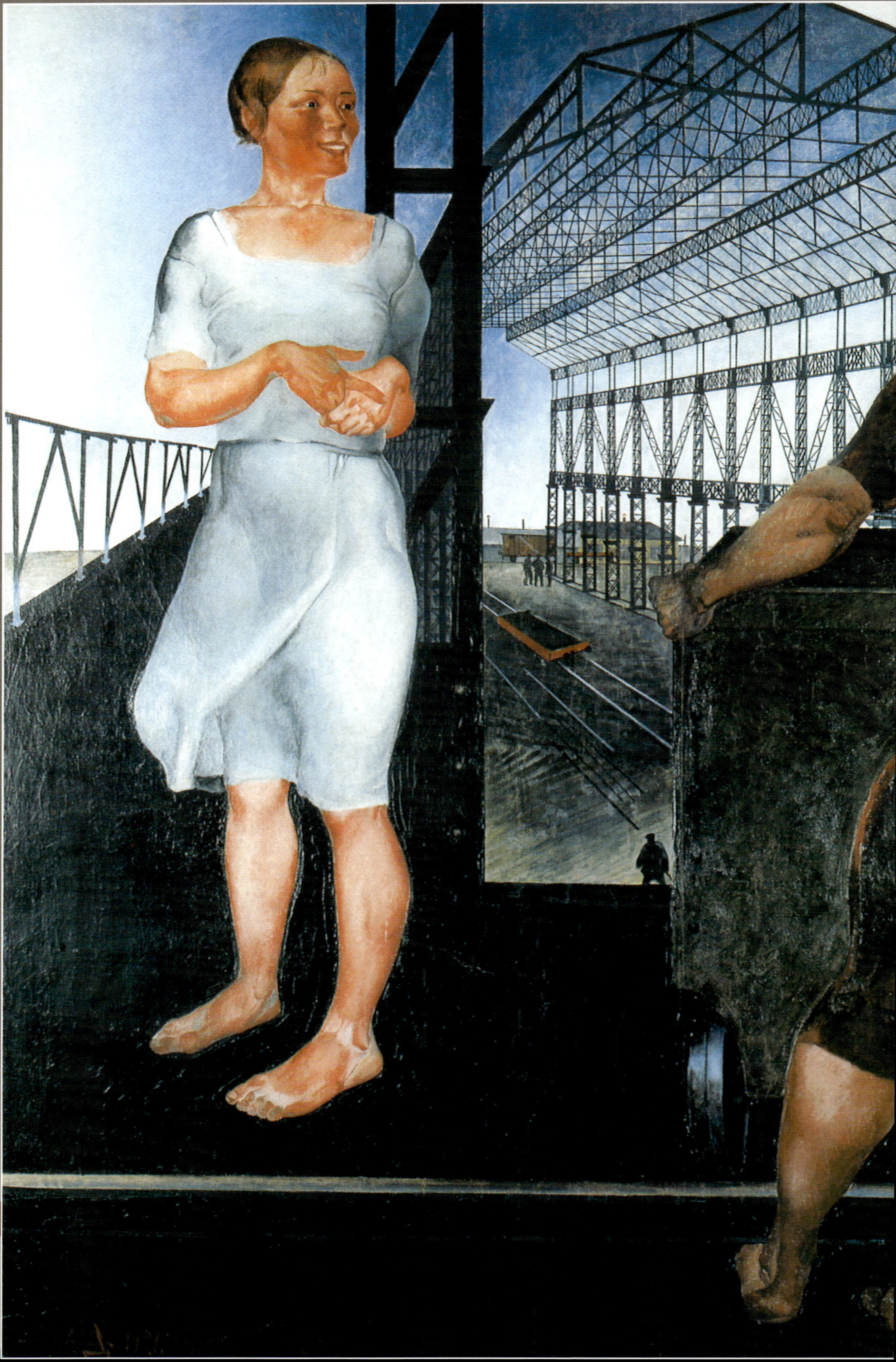

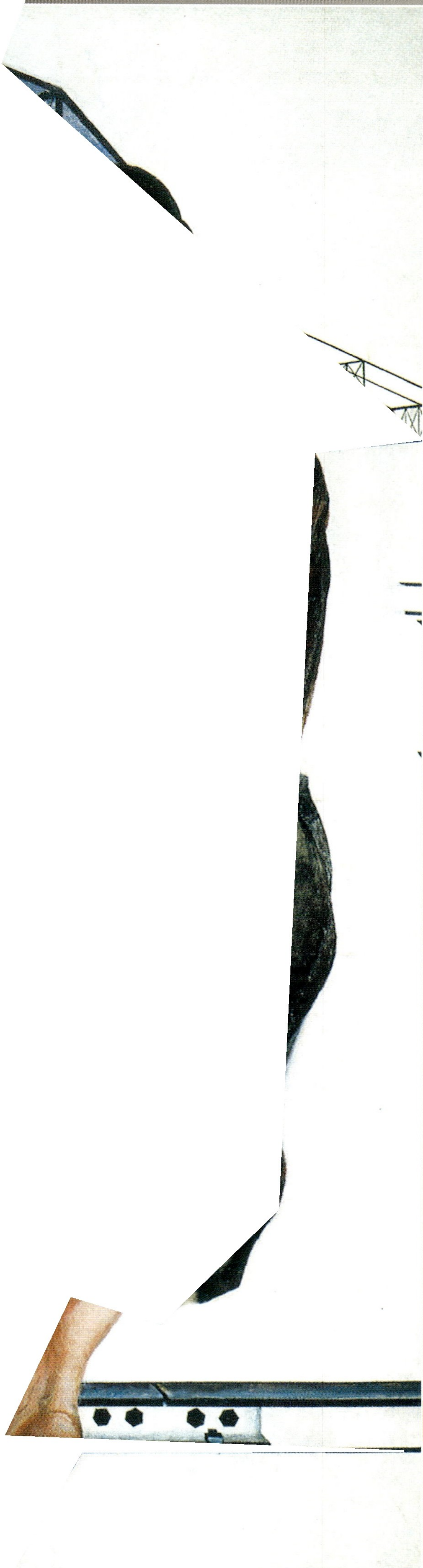

In ähnlicher Weise kontrastieren in *Beim Bau neuer Werkhallen* [218] der Geist der Kommunikation zwischen den beiden Frauen sowie die athletische Haltung ihrer Körper mit dem geometrischen Skelett lebloser Stahlträger.

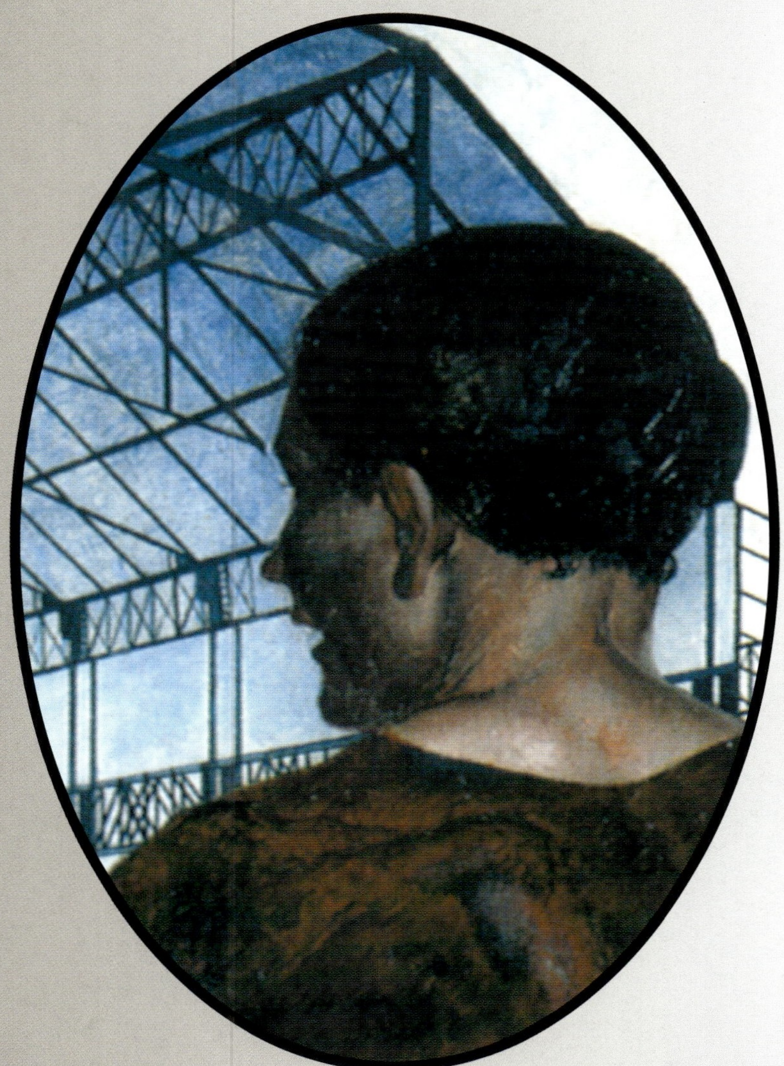

Alexander Deineka
218 *Beim Bau neuer Werkhallen.* 1926
Öl auf Leinwand. 209 x 200 cm. Tretjakow-Galerie, Moskau

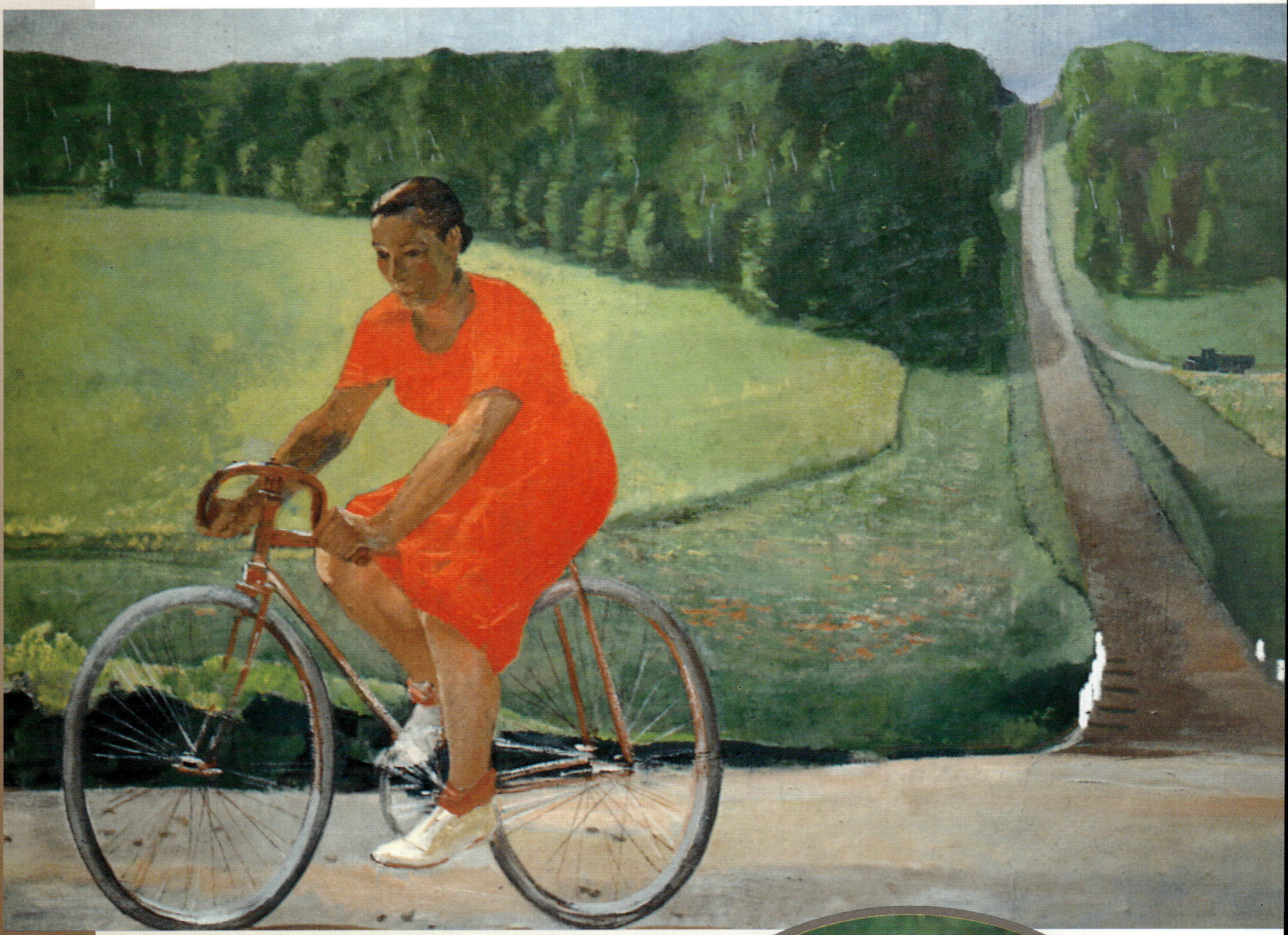

Alexander Deineka
219 *Bäuerin auf dem Fahrrad.* 1935
Öl auf Leinwand. 120 x 220 cm
Russisches Museum, St. Petersburg

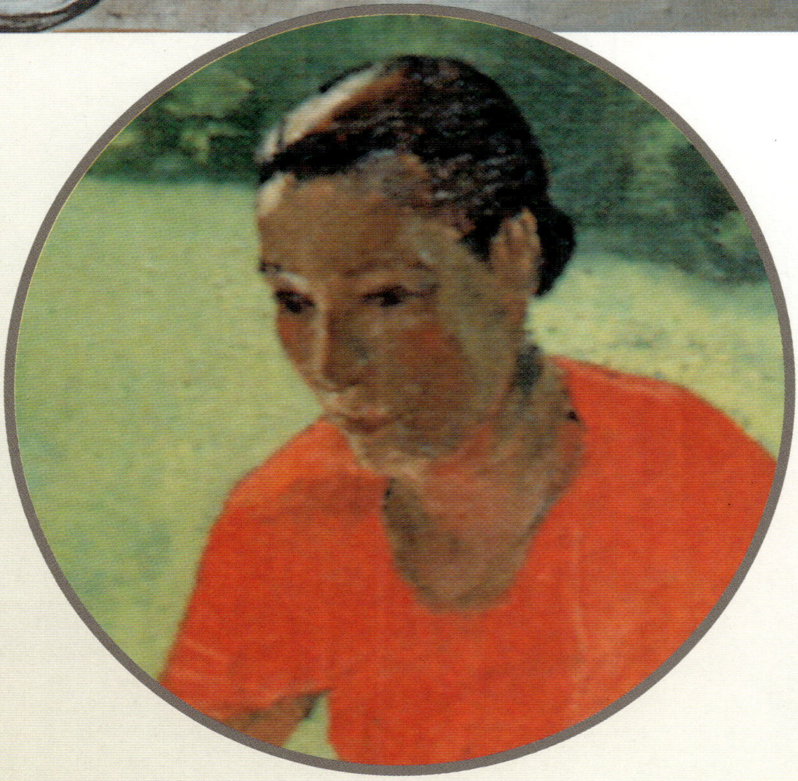

Rechts: **Arkadi Plastow**
221 *Auf der Kolchostenne.* 1949. Detail
Öl auf Leinwand. 200 x 382 cm
Museum der Russischen Kunst, Kiew

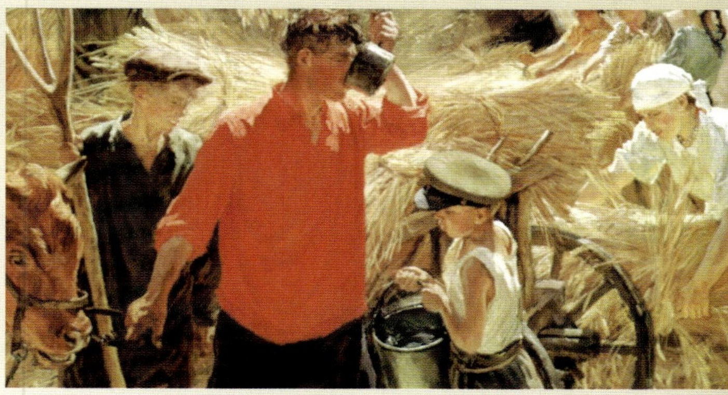

Arkadi Plastow
220 *Heumahd.* 1945. Öl auf Leinwand. 193 x 232 cm. Tretjakow-Galerie, Moskau

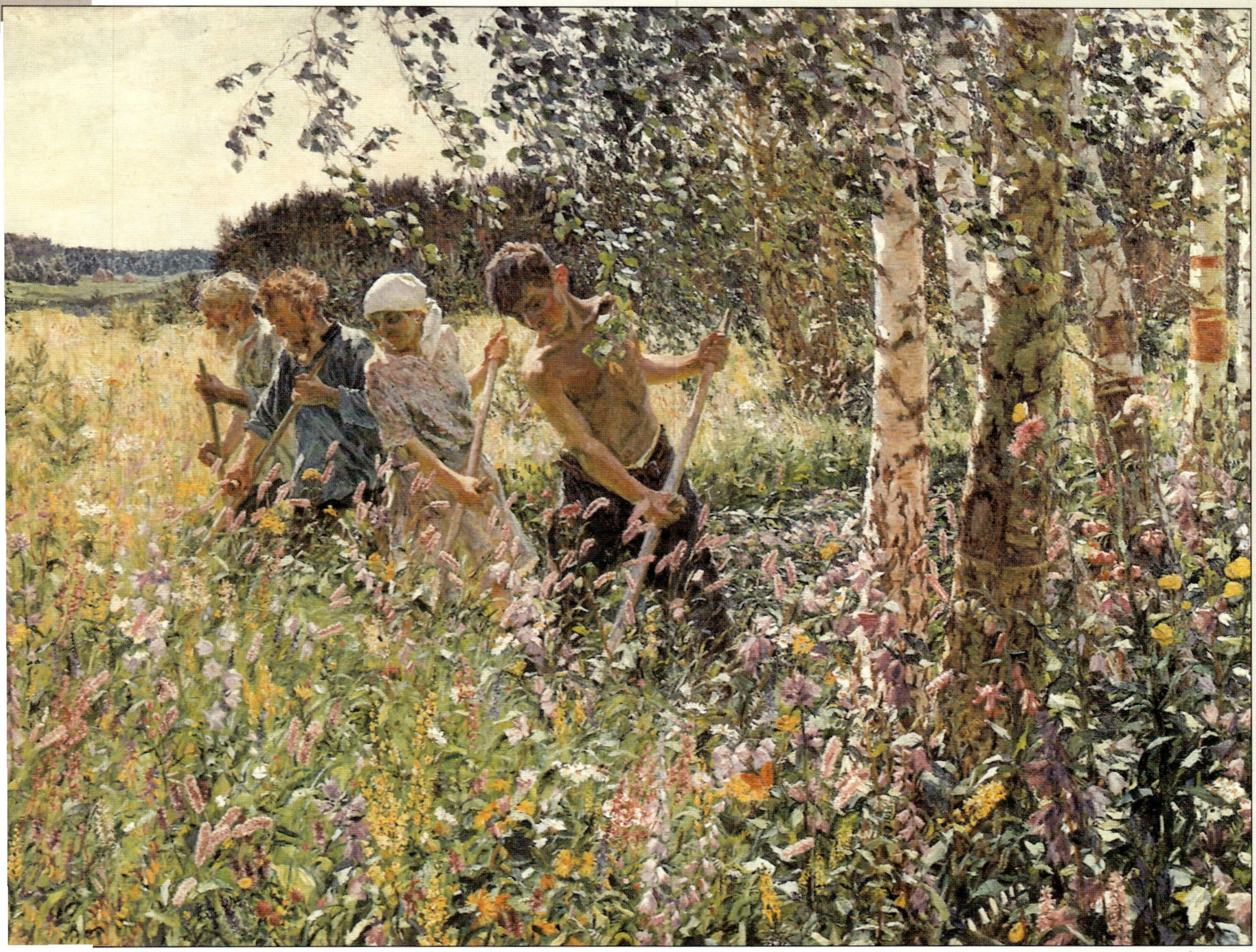

Die Entstehung der genossenschaftlichen Kolchosen inspirierte zu einigen ebenso einprägsamen Bildern. Deinekas adrette, auf ihrem Fahrrad durch die makellose Landschaft fahrende Landarbeiterin aus den 1930er Jahren [219] ist ein beruhigendes Symbol des Fortschritts — vielleicht durch eine kaum angedeutete Ironie abgemildert. In den 1930er Jahren und nach dem Zweiten Weltkrieg malte Arkadi Plastow (1893-1972) Bilder über den Alltag auf Bauernhöfen [220 und 221], die voller Leben und Selbstvertrauen sind und die Schönheit der russischen Landschaft und die heroischen Anstrengungen der Arbeiter in ihrem Kampf für die Wiederherstellung der Landwirtschaft feiern. Diese riesigen Leinwände, die für öffentliche Gebäude vorgesehen waren und die Menschen beeindrucken sollten, sind zu Recht „Aufrufe zur Aktion, Ikonen des Sozialismus" [43] genannt worden.

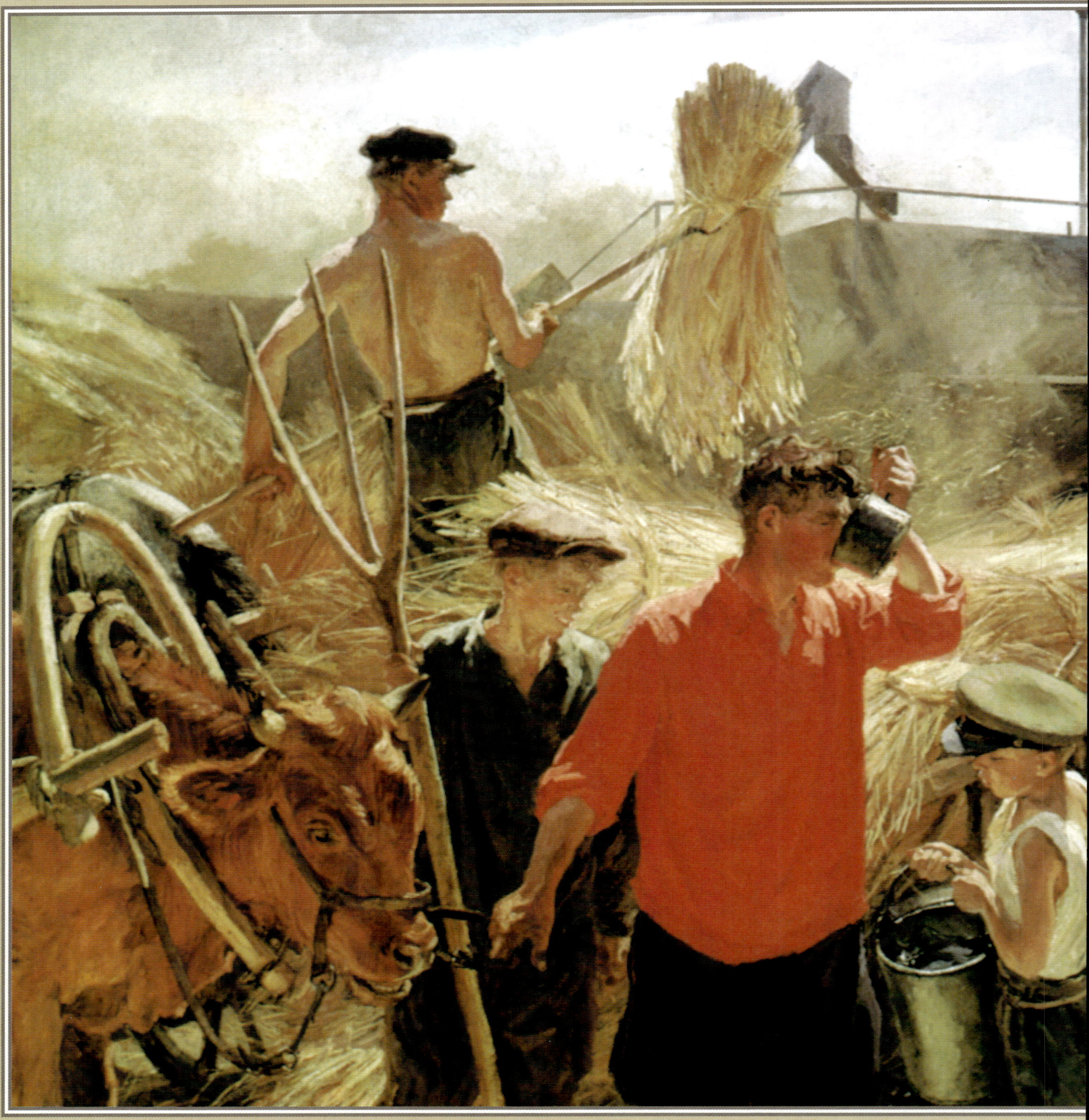

Arkadi Plastow
221 *Auf der Kolchostenne.* 1949. Öl auf Leinwand. 200 x 382 cm. Museum der Russischen Kunst, Kiew

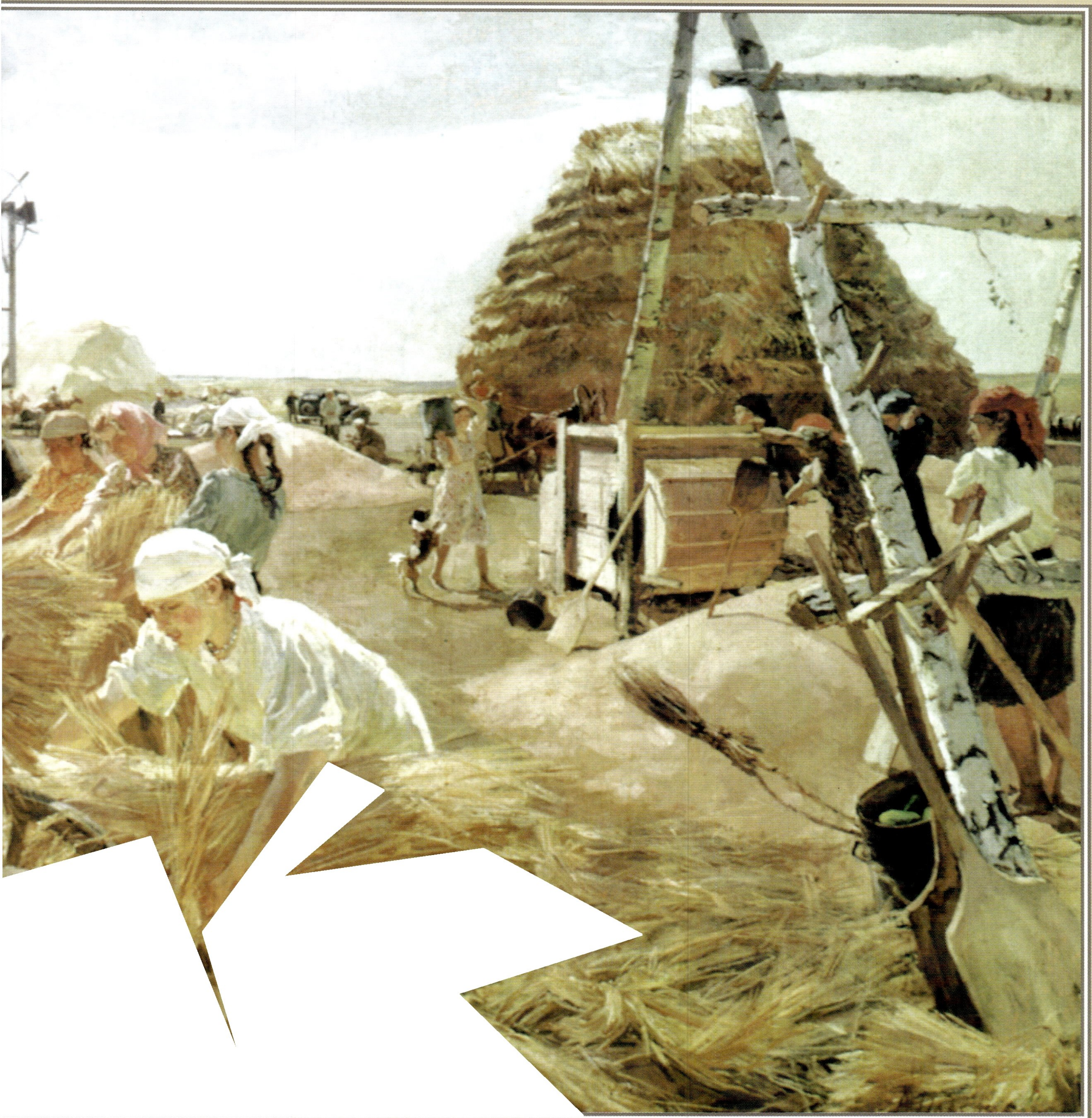

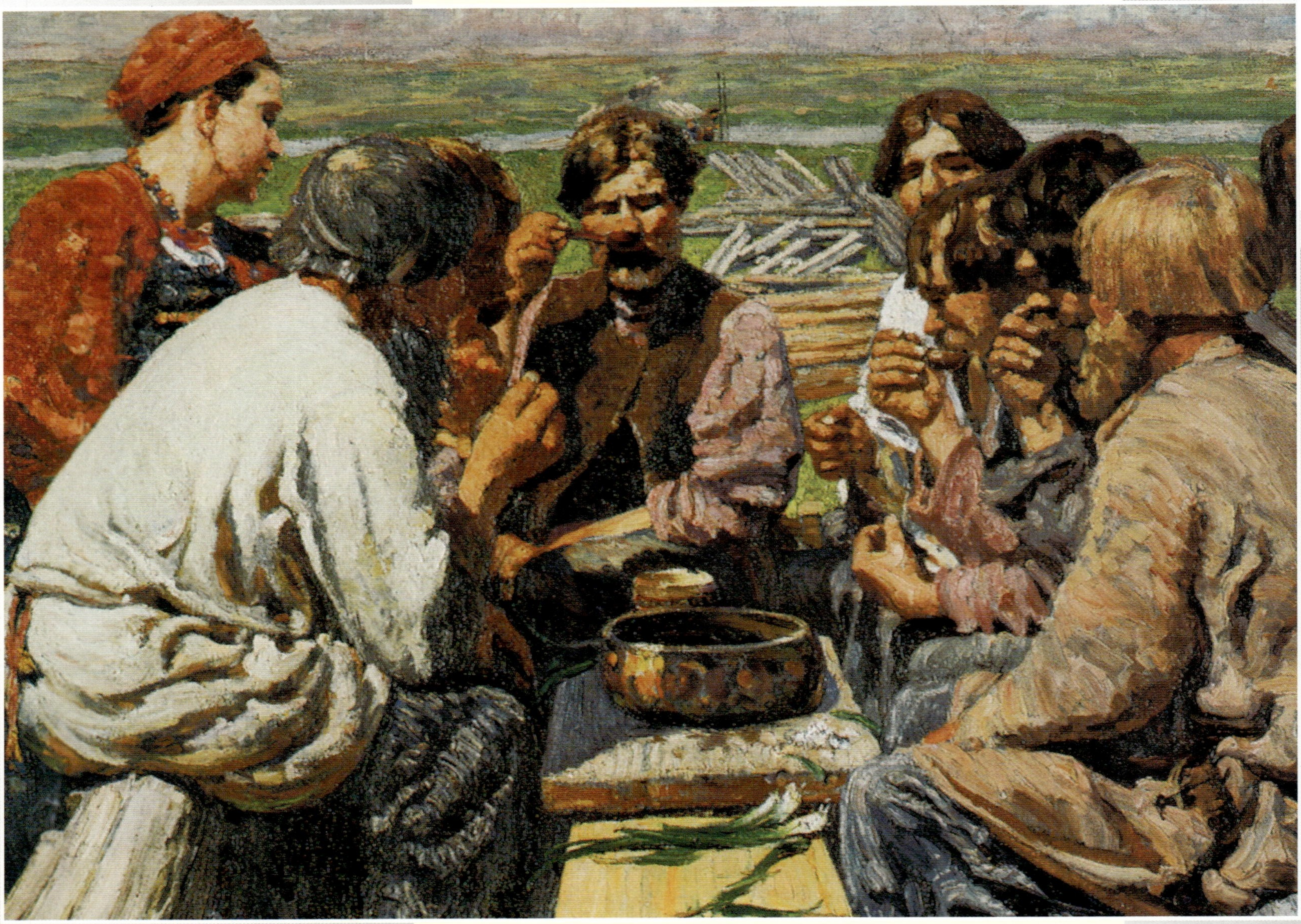

Sergej Maljutin
222 *Das Mittagessen der Brigade.* 1934.
Öl auf Leinwand. 123 x 249 cm. Tretjakow-Galerie, Moskau.

Einige Aspekte des ländlichen Lebens haben sich allerdings kaum geändert. Sergej Maljutin (1859-1937), ein Künstler mit vielerlei Talenten, der mehrere Bauten in Moskau entwarf, dabei Elemente der Volkskunst einfließen ließ und in den 1890er Jahren die Holzateliers in Talashkino leitete, malte 1934 *Das Mittagessen* [222]. Wie so häufig in der russischen Kunst gibt es auch hier ein Spur der Kontinuität, die Gegenwart und Vergangenheit verbindet. Die aus Suppe und grünen Zwiebeln bestehende Bauernmahlzeit, die essenden Bauern und der Schauplatz am Flussufer hätten auch von einem der 'Wanderer' als Gegenstand gewählt werden können (vielleicht Mjassojedow, Archipow oder Sergej Iwanow) — oder sogar von Michail Schibanow, jenem Maler, der fast einen Aufruhr provozierte, als er seine *Bauernmahlzeit* im 18. Jahrhundert in der Akademie ausstellte.

BILDVERZEICHNIS

Alphabetisch nach Malern geordnet

Konstantin Juon
182 *Türme und Schwalben.* 1921.
183 *Ein sonniger Frühlingstag in Sergiew Posad.* 1910.

Wassili Kandinsky
117 *Schwarzer Fleck I.* 1912
118 *Gegenstandslos.* 1916
187 *Kochel. c.*1902.
188 *Kahnfahrt.* 1910.

Nikolai Kassatkin
210 *Arme Menschen beim Kohlesammeln in einem aufgegebenem Bergwerk.* 1894.

Orest Kiprenski
17 *Porträt Alexander Puschkin.* 1827
18 *Porträt des Oberst Jevgraf Dawydow.* 1809

Pjotr Kontschalowski
167 *Stillleben. Truhe (Heroisch).* 1919
168 *Tablett und Gemüse.* 1910

Konstantin Korowin
139 *Die Tänzerin.* 1883

Iwan Kramskoj
6 *Porträt von Pawel Tretjakow.* 1876
42 *Porträt von Iwan Schischkin.* 1873
43 *Porträt von Leo Tolstoi.* 1872
44 *Nekrassow in der Periode seiner 'Letzten Lieder'.* 1877
65 *Christus in der Wüste.* 1872
66 *Christus und die Sünderin.* 1887

Nikolai Krymow
184 *Windiger Tag.* 1908

Archip Kuindschi
75 *Nach dem Gewitter.* 1879
76 *Birkenhain.* 1879

Alexander Kuprin
165 *Stillleben. Kaktus und Früchte.* 1918
166 *Großes Stillleben mit künstlichen Blumen, einem roten Tablett und einer hölzernen Platte.* 1919

Pawel Kusnezow
214 *Schlafende in der Jurte.* 1911

Boris Kustodijew
112 *Gruppenporträt der Künstler der'WeltderKunst'.* 1916-20
142 *Porträt von Fjodor Schaljapin.* 1921
160 *Stillleben mit Fasan.* 1914
205 *Feier auf dem Urizki-Platz zu Ehren der Eröffnung des II. Kongresses der III. Internationale.* 1921
208 *Moskauer Teehaus.* 1915

Jewgeni Lanceray
195 *Die Zarin Elisabeth Petrowna in Zarskoje Selo.* 1905
196 *Die Kronprinzessin Elisabeth in der Wachstube des Winterpalastes.* 1911
197 *St. Petersburg, Anfang des 18. Jahrhunderts.* 1906

Michail Larionow
116 *Hahn und Huhn.* 1912
172 *Fische im Abendlicht.* 1904
173 *Blumen (Zwei Sträuße).* 1904
174 *Brot.* Um 1910

Isaak Lewitan
80 *Frühling. Hochwasser.* 1897
81 *Goldener Herbst.* 1895
82 *Stiller Zufluchtsort.* 1890
83 *Die Wladimirka (Die Straße nach Wladimir).* 1892
84 *Sommerabend.* 1900
85 *Birkenhain.* 1885-89

Dimitri Lewitzki
13 *Porträt von Ursula Mnischek.* 1782
14 *Porträt von Maria Djakowa.* 1778

Anton Lossenko
26 *Hektors Abschied von Andromache.* 1773

Wladimir Makowski
95 *Bankrott des Bankhauses.* 1881
96 *Im Wartezimmer des Arztes.* 1870
97 *Auf dem Boulevard.* 1886-87

Kasimir Malewitsch
119 *Heumahd.* 1909-1910 (oder nach 1927?)
120 *Prinzip einer Wandbemalung.* 1919

Philip Maljawin
213 *Der Wirbelwind.* Späte 1900er Jahre

Sergej Maljutin
222 *Das Mittagessen der Brigade.* 1934

Ilja Maschkow
145 *Das Modell des Künstlers.* 1920er
169 *Moskauer Stillleben. Brote.* 1924

Andrei Matwejew
9 *Selbstbildnis mit Gattin.* 1729

Wassili Maximow
91 *Ein Zauberer kommt auf eine Bauernhochzeit.* 1875
92 *Alles liegt in der Vergangenheit.* 1889

Grigori Mjassojedow
90 *Mittagsmahl des Semstwo.* 1872

BIBLIOGRAPHIE

AUTY, ROBERT and OBOLENSKY, DIMITRI *An Introduction to Russian Art and Architecture*, Cambridge University Press, 1980

BIRD, ALAN *A History of Russian Painting*, Phaidon, 1987

BOWLT, JOHN *From the Classical to the Romantic: Russian Art of the Late Eighteenth and Early Nineteenth Centuries* (Essay ursprünglich veröffentlicht in *The Art of Russia 1800-1850*, University of Minnesota, 1978), Nachdruck in *Art and Culture in Nineteenth-Century Russia*, herausgegeben von Theofanis George Stavrou, Indiana University Press, 1983

FJODOROW-DAWYDOW, ALEXEJ *Isaak Lewitan*, Parkstone/Aurora, 1995

GRAY, CAMILLA *The Great Experiment: Russian Art 1863-1922*, Thames & Hudson, 1962 (überarbeitet von Marian Burleigh-Motley, Thames & Hudson, 1986)

GUERMAN, MICHAIL *Michail Wrubel*, Parkstone/Aurora, 1996

GUERMAN, MICHAIL *Russian Impressionists and Postimpressionists*, Parkstone Press, 1998

GUERMAN, MICHAIL *Wassily Kandinsky*, Parkstone Press, 1998

GUERMAN, MICHAIL und FORESTIER, SYLVIE *Marc Chagall*, Parkstone/Aurora, 1995

HAMILTON, GEORGE HEARD *The Art and Architecture of Russia*, in *Pelican History of Art series*, Penguin Books, 1954

HARE, RICHARD *The Art and Artists of Russia*, Methuen, 1965

KEMENOV, WLADIMIR *Wassili Surikow*, Parkstone Press, 1997

KOWTUN, JEWGENY *Die russische Avantgarde der 20er Jahre*, Parkstone/Aurora, 1996

KOWTUN, JEWGENI *Michail Larionow*, Parkstone Press, 1998

LEONTJEWA, GALINA *Karl Brüllow*, Parkstone/Aurora, 1996

MILNER, JOHN *A Dictionary of Russian and Soviet Artists 1420-1970*, Antique Collectors' Club, 1993

NESTEROVA, ELENA *Die Wanderer*, Parkstone/Aurora, 1996

NOVOUSPENSKY, NIKOLAI *Iwan Aiwasowski*, Parkstone/Aurora, 1995

PEROV, S.S. *Russian Art of the First Half of the Nineteenth Century*, Essay in *The Art of Russia 1800-1850*, University of Minnesota, 1978-9

PETROW, WSEWOLOD *Art Nouveau in Russland*, Parkstone Press, 1997

RAZDOLSKAYA, VERA *Martiros Sarjan*, Parkstone Press, 1998

SARABIANOV, D.V. *Russian Art: From Neoclassicism to the Avant-Garde*, Thames & Hudson, 1990

SARABIANOV, D.V. *Valentin Serow*, Parkstone/Aurora 1996

SHUVALOVA, IRINA *Iwan Schischkin*, Parkstone/Aurora, 1996

SMIRNOV, G. *Venetsianov and His School*, Aurora, 1973

STAVROU, THEOFANIS GEORGE (editor) *Art and Culture in Nineteenth-Century Russia*, Indiana University Press, 1983

STERNIN, GRIGORY *Ilja Repin*, Parkstone/Aurora, 1996

TALBOT RICE, TAMARA *A Concise History of Russian Art*, Thames & Hudson, 1963

AUSSTELLUNGSKATALOG:
The Art of Russia 1800-1850, University of Minnesota, 1978

ANMERKUNGEN

1 G. Smirnov, *Venetsianov and His School.*

2 G. Smirnov, *Venetsianov and His School.*

3 Zitiert in einer biographischen Anmerkung über Brüllow in *The Art of Russia 1800-1850.*

4 Zitiert von Galina Leontyeva in *Karl Briullov.*

5 Siehe Dmitri Sarabianov, *Russian Art: From Neoclassicism to the Avant-Garde.*

6 Zitiert von John Bowlt in *The Art of Russia 1800-1850.*

7 George Heard Hamilton, *The Art and Architecture of Russia.*

8 Repin, *Ausgewählte Briefe,* zitiert von Elena Nesterova in *Die Wanderer.*

9 Repin, *Ausgewählte Briefe,* zitiert von Grigory Sternin in *Ilja Repin.*

10 Der Kritiker war Vasily Rozanov, zitiert von Grigory Sternin in *Ilja Repin.*

11 Dmitri Sarabianov, *Russian Art: From Neoclassicism to the Avant-Garde.*

12 Zitiert von Grigory Sternin in *Ilja Repin.*

13 Zitert von Elena Nesterova in *Die Wanderer.*

14 *Die Korrespondenz Kramskojs,* Moscow, 1954, Bd. 2.

15 Zitiert von Elena Nesterova in *Die Wanderer.*

16 Benois, *Die Geschichte der russischen Kunst des 19. Jahrhundert,* zitiert von Elena Nesterova in *Die Wanderer.*

17 F.M. Dostojewski: *Über die Kunst,* zitiert in Elena Nesterova in *Die Wanderer.*

18 Repin, *Ausgewählte Briefe*, zitiert von Elena Nesterova in *Die Wanderer.*

19 Diaghilews eigene Worte, zitiert von Wsewolod Petrow in *Art Nouveau in Russland.*

20 Grabars Projektbeschreibung, zitiert von Wsewolod Petrow in *Art Nouveau in Russland.*

21 Zitiert von Camilla Gray in *The Great Experiment: Russian Art 1863-1922.*

22 Dmitri Sarabianov, *Russian Art: From Neoclassicism to the Avant-Garde.*

23 Dmitri Sarabianov, *Russian Art: From Neoclassicism to the Avant-Garde.*

24 Camilla Gray, *The Great Experiment: Russian Art 1863-1922.*

25 Aus dem Artikel über Symbolismus in *The Oxford Companion to Art*, herausgegeben von Harold Osborne, Oxford University Press, 1970.

26 Zitiert in dem Artikel über Symbolismus in *The Oxford Companion to Art*, herausgegeben von Harold Osborne, Oxford University Press, 1970.

27 Alan Bird, *A History of Russian Painting.*

28 John Milner, *A Dictionary of Russian and Soviet Artists 1420-1970.*

29 Dmitri Sarabianov, *Russian Art: From Neoclassicism to the Avant-Garde.*

30 Jewgeni Kowtun, *Die russische Avantgarde in Russland der 20er Jahre.*

31 Jewgeni Kowtun, *Die russische Avantgarde in Russland der 20er Jahre.*

32 Zitiert von Elena Nesterova in *Die Wanderer.*

33 Zitiert von Wladimir Kemenow in *Wassili Surikow.*

34 Alan Bird, *A History of Russian Painting.*

35 Zitiert v. Jewgeni Kowtun in *Die russische Avantgarde in Russland der 20er Jahre.*

36 Auszug aus "M.S. Saryan"von M. Voloshin (auf Russisch) in *Apollon*, 1913, No. 9, S. 13, zitiert von Vera Razdolskaya in *Martiros Sarjan.*

37 Wsewolod Petrow, *Art Nouveau in Russand.*

38 Dmitri Filosov, zitiert in *Mir iskusstva* by N. Sokolova, Moscow-Leningrad, 1934. Zitiert von Wsewolod Petrow in *Art Nouveau in Russland.*

39 Zitiert v. Jewgeni Kowtun in *Die russische Avantgarde in Russland der 20er Jahre.*

40 Dmitri Sarabianov, *Russian Art: From Neoclassicism to the Avant-Garde.*

41 Basiert auf einer ausführlicheren Beschreibung dieses Brauches von Wladimir Kemenow in *Wassili Surikow.*

42 John Milner, *A Dictionary of Russian and Soviet Artists 1420-1970.*

43 Alan Bird, *A History of Russian Painting.*